耳鼻咽喉头颈外科学

Otorhinolaryngology-Head and Neck Surgery

（第2版）

主　　编　韩德民

副 主 编　叶京英　肖水芳

编　　委　（按姓氏拼音排序）

迟放鲁（复旦大学）　　　　　　阮　标（昆明医学院）

崔晓波（内蒙古医科大学）　　　隋　军（昆明医学院）

董　震（吉林大学）　　　　　　陶泽璋（武汉大学）

房居高（首都医科大学）　　　　仝庆忠（齐齐哈尔医学院）

韩德民（首都医科大学）　　　　王　军（首都医科大学）

韩东一（解放军总医院）　　　　王宁宇（首都医科大学）

黄志刚（首都医科大学）　　　　魏永祥（首都医科大学）

贾深汕（哈尔滨医科大学）　　　夏　寅（首都医科大学）

姜学钧（中国医科大学）　　　　肖健云（中南大学）

孔维佳（华中科技大学）　　　　肖水芳（北京大学）

黎万荣（泸州医学院）　　　　　徐　文（首都医科大学）

李华斌（中山大学）　　　　　　叶京英（首都医科大学）

李永新（首都医科大学）　　　　于振坤（首都医科大学）

刘　博（首都医科大学）　　　　于子龙（首都医科大学）

刘　鸣（哈尔滨医科大学）　　　余力生（北京大学）

刘　莎（首都医科大学）　　　　张　华（首都医科大学）

刘世喜（四川大学）　　　　　　张宇丽（承德医学院）

牟忠林（海南医学院）　　　　　赵守琴（首都医科大学）

倪　鑫（首都医科大学）　　　　周　兵（首都医科大学）

裴士庚（河北工程大学）　　　　周慧芳（天津医科大学）

邱建华（第四军医大学）　　　　周　梁（复旦大学）

仇志强（兰州大学）

编写秘书　尹国平　王小轶

北京大学医学出版社

ERBI YANHOU TOUJING WAIKEXUE

图书在版编目（CIP）数据

耳鼻咽喉头颈外科学 / 韩德民主编 . —2 版
—北京：北京大学医学出版社，2013.5（2019.1 重印）
ISBN 978-7-5659-0516-2

Ⅰ.①耳… Ⅱ.①韩… Ⅲ.①耳鼻咽喉科学 – 外科学
②头 – 外科学 ③颈 – 外科学 Ⅳ.① R762 ② R65

中国版本图书馆 CIP 数据核字（2013）第 000571 号

耳鼻咽喉头颈外科学（第 2 版）

主　　编：韩德民
出版发行：北京大学医学出版社
地　　址：（100191）北京市海淀区学院路 38 号　北京大学医学部院内
电　　话：发行部 010-82802230；图书邮购 010-82802495
网　　址：http://www.pumpress.com.cn
E-mail：booksale@bjmu.edu.cn
印　　刷：中煤（北京）印务有限公司
经　　销：新华书店
责任编辑：药　蓉　　　　责任校对：金彤文　　　责任印制：罗德刚
开　　本：850mm×1168mm　1/16　　印张：27.25　　字数：797 千字
版　　次：2013 年 5 月第 2 版　2019 年 1 月第 4 次印刷
书　　号：ISBN 978-7-5659-0516-2
定　　价：65.00 元

全国高等医学院校临床专业本科教材编审委员会

序

在教育部教育改革、提倡教材多元化的精神指导下，北京大学医学部联合国内多家医学院校于2003年出版了第1版临床医学专业本科教材，受到了各医学院校师生的好评。为了反映最新的教学模式、教学内容和医学进展的最新成果，同时也是配合教育部"十二五"普通高等教育本科国家级规划教材建设的要求，我们决定对原有的教材进行改版修订。

本次改版广泛收集了对上版教材的反馈意见，同时，在这次教材编写过程中，我们吸收了较多院校的富有专业知识和一线教学经验的老师参加编写，不仅希望使这套教材在质量上进一步提升，为更多的院校所使用，而且我们更希望通过教材这一"纽带"，增进校际间的沟通、交流和联系，为今后的进一步合作奠定基础。

第2版临床医学专业本科教材全部为教育部"十二五"普通高等教育本科国家级规划教材。教材内容与人才培养目标相一致，紧密结合执业医师资格考试大纲和研究生入学考试"西医综合"的考试要求，严格把握内容深浅度，突出"三基"（即基础理论、基本知识和基本技能），体现"五性"（即思想性、科学性、先进性、启发性和适用性），强调理论和实践相结合。

在继承和发扬原教材结构优点的基础上，修改不足之处，使新版教材更加层次分明、逻辑性强、结构严谨、文字简洁流畅。教材中增加了更多能够帮助学生理解和记忆的总结性图表，这原是国外优秀教材的最大特点，但在本版我国自己编写的教材中也得到了充分的体现。

除了内容新颖、具有特色以外，在体例、印刷和装帧方面，我们力求做到有启发性又引起学生的兴趣，使本套教材的内容和形式都双双跃上一个新的台阶。

在编写第2版教材时，一些曾担任第1版主编的老教授由于年事已高，此次不再担任主编，但他们对改版工作给予了高度的关注，并提出了很多宝贵的意见，对他们做出的贡献我们表示诚挚的感谢。

本套教材的出版凝聚了全体编者的心血，衷心希望她能在教材建设"百花齐放"的局面中再次脱颖而出，为我国的高等医学教育事业贡献一份力量。同时感谢北京大学医学出版社的大力支持，使本次改版能够顺利完成。

尽管本套教材的编者都是多年工作在教学第一线的教师，但基于现有的水平，书中难免存在不当之处，欢迎广大师生和读者批评指正。

王德炳

再版前言

近年来，随着我国社会、经济和科学技术的高速发展，高等医学教育的发展也面临着新的机遇和挑战。在科技日新月异、信息急剧膨胀、全球一体化进程加剧的时代背景下，我国高等医学教育质量也需要与时俱进、不断提高，以适应社会经济和科技的发展，并得以不断地向国际前沿水平迈进。多种版本教材的出现及由此产生的竞争局面，对加速教材改革及提高教育质量起了重要的作用。教材不同于参考书，它不仅要求内容准确，更重要的是如何使准确的内容让学生学懂、学会、掌握。不同的教材，不同的授课方式，会取得不同的教学效果。而新的学术思想、新的技术成果的不断涌现，使得既往的教学方法、教育模式受到了前所未有的挑战。

根据第1版教材使用情况的反馈，结合近年来学科发展的前沿动态，本书在延续第1版基本内容及模式的同时，根据学科近年来的发展动向及疾病谱的变化，在章节安排、内容编写上进行了适当的调整，增加更新了颈部疾病及颅底疾病篇，适当压缩炎性疾病的篇幅，增加了变态反应性疾病、肿瘤类疾病、畸形及功能障碍类疾病的篇幅。在内容编写方面，在精简文字的基础上，力求体现鲜明的时代感，充分反映学科领域新的学术思想和新的研究成果，强调内容的可读性与示意性，在每章前均以概述的形式提示其内容要点。在形式上，采用双色印刷，使绘图更加生动、清晰、明了，不仅解剖学和手术学部分应用各种插图，在疾病的病理生理机制、检查法的应用等方面也使用了大量的绘图和照片，使得相关内容更易于理解和掌握。

本书各章节的执笔者大多是我国著名院校的中青年专家和学者，他们有很好的国内外教育背景，并长期活跃在临床和教学的一线，积累了丰富的经验，能够准确把握学科的前沿动态及临床教学需求。他们的努力使本书更好地体现了时代特色和需求。

书中的插图主要由北京市耳鼻咽喉科研究所刘仲燕同志绘制，首都医科大学附属北京同仁医院周兵教授提供了大量的临床病例照片，丰富了本书的内容。北京同仁医院王小轶、尹国平医师负责本书的资料整理工作，为本书的完成做了大量的工作。

谨此，对参加教材编写、绘图及编辑的全体同仁所付出的艰辛努力深表谢意，对中外同道为本书出版发行所做的卓越贡献表示衷心的感谢。

由于本书涉及的若干新领域有待进一步发展完善，加之时间仓促，篇幅有限，书中多有疏漏不足之处，还望读者朋友们海涵，并提出宝贵的修改意见，以便再版时能予以补充完善。

韩德民

目　　录

绪论 ………………………………………………………………………………… 1

第一篇　耳　科　学

第一章　耳科学基础 ……………………… 7
　第一节　耳应用解剖学 ……………………… 7
　　一、外耳 ……………………………………… 7
　　二、中耳 ……………………………………… 9
　　三、内耳 ……………………………………… 13
　　四、听神经及其传导径路 ………………… 17
　　五、颞骨解剖 ………………………………… 18
　第二节　听觉生理学 ………………………… 21
　　一、声音的物理特性 ……………………… 21
　　二、声音传入内耳的途径 ………………… 22
　　三、外耳生理 ………………………………… 23
　　四、中耳生理 ………………………………… 23
　　五、内耳生理 ………………………………… 24
　第三节　平衡生理学 ………………………… 25
　　一、前庭毛细胞生理 ……………………… 25
　　二、半规管的生理功能 …………………… 26
　　三、椭圆囊斑和球囊斑的生理功能 …… 26
　　四、前庭习服 ………………………………… 27
第二章　耳科临床检查法 ………………… 28
　第一节　外耳与鼓膜检查法 ……………… 28
　　一、光源与额镜的使用方法 …………… 28
　　二、受检者体位 …………………………… 28
　　三、检查耳廓 ………………………………… 28
　　四、检查外耳道与鼓膜 …………………… 29
　第二节　听功能检查法 …………………… 30
　　一、音叉试验 ………………………………… 30
　　二、纯音测听 ………………………………… 31
　　三、盖莱试验 ………………………………… 34
　　四、声导抗测听 …………………………… 34
　　五、言语测听 ………………………………… 35
　　六、听性诱发反应 ………………………… 36
　　七、耳声发射 ………………………………… 36
　　八、听力测试的综合应用 ………………… 37
　第三节　前庭功能检查法 ………………… 37
　　一、眼震和眼震检查 ……………………… 37
　　二、平衡检查 ………………………………… 38
　　三、冷热试验及其临床意义 …………… 38

　第四节　咽鼓管功能检查法 …………… 39
　　一、吞咽试验法 …………………………… 39
　　二、咽鼓管吹张法 ………………………… 39
　第五节　耳部影像学检查法 …………… 40
　　一、X线检查 ………………………………… 40
　　二、HRCT检查 ……………………………… 40
　　三、磁共振成像检查 ……………………… 40
第三章　先天性耳畸形 …………………… 41
　　一、先天性外耳畸形 ……………………… 41
　　二、先天性中耳畸形 ……………………… 42
　　三、内耳畸形 ………………………………… 42
　　四、与耳部相关的畸形 …………………… 43
第四章　外耳疾病 ………………………… 44
　　一、耳廓假囊肿 …………………………… 44
　　二、耳廓化脓性软骨膜炎 ………………… 44
　　三、耵聍栓塞 ………………………………… 44
　　四、外耳道湿疹 …………………………… 44
　　五、弥漫性外耳道炎 ……………………… 44
　　六、局限性外耳道炎 ……………………… 45
　　七、外耳道胆脂瘤 ………………………… 45
　　八、外耳道异物 …………………………… 45
　　九、外耳道真菌病 ………………………… 45
　　十、大疱性鼓膜炎 ………………………… 45
第五章　中耳炎性疾病 …………………… 46
　第一节　分泌性中耳炎 …………………… 46
　第二节　急性化脓性中耳炎 …………… 48
　第三节　慢性化脓性中耳炎 …………… 49
　第四节　中耳胆脂瘤 ……………………… 50
　第五节　中耳炎及中耳胆脂瘤的外科治疗
　　　　　原则 ………………………………… 52
　　一、手术分类 ………………………………… 52
　　二、慢性化脓性中耳炎术前检查 …… 53
　　三、慢性单纯性中耳炎的鼓室成形术 … 53
　　四、中耳胆脂瘤的鼓室成形术 ………… 53
　第六节　中耳炎的并发症 ………………… 54
　　一、颅外并发症 …………………………… 55
　　二、颅内并发症 …………………………… 56

第七节 中耳炎后遗疾病 …………………57
　一、粘连性中耳炎 …………………57
　二、鼓室硬化症 …………………58
第六章 耳硬化症 …………………59
第七章 眩晕 …………………62
　第一节 眩晕总论 …………………62
　　一、眩晕的分类 …………………62
　　二、眩晕的诊断 …………………62
　　三、眩晕的鉴别诊断 …………………63
　第二节 梅尼埃病 …………………64
　第三节 良性阵发性位置性眩晕 …………67
第八章 耳聋 …………………69
　第一节 概述 …………………69
　　一、耳聋的分类与分级 …………………69
　　二、传导性聋 …………………70
　　三、感音神经性聋 …………………70
　　四、混合性聋 …………………72
　　五、功能性聋 …………………72
　　六、伪聋 …………………72
　第二节 突发性聋 …………………73
　第三节 药物中毒性聋 …………………73
　第四节 噪声性聋和爆震性聋 …………………74
　　一、噪声性聋 …………………74
　　二、爆震性聋 …………………76
　第五节 老年性聋 …………………76
　第六节 自身免疫性内耳病 …………………77
　第七节 遗传性感音神经性聋 …………………79
　第八节 人工听觉技术 …………………80
　　一、助听器 …………………80
　　二、人工耳蜗植入术 …………………81
第九章 耳鸣 …………………83
　　一、耳鸣的病因及分类 …………………83
　　二、耳鸣的病理生理机制 …………………84
　　三、耳鸣的检查 …………………84

　　四、耳鸣的诊断 …………………84
　　五、耳鸣的治疗 …………………85
第十章 面神经疾病 …………………87
　第一节 面神经应用解剖学 …………………87
　　一、面神经的组成 …………………87
　　二、面神经的血液供应 …………………87
　第二节 面神经疾病的诊断与功能评价 …88
　　一、运动功能 …………………88
　　二、味觉 …………………88
　　三、分泌检查 …………………88
　　四、镫骨肌反射 …………………88
　　五、电生理检查 …………………89
　第三节 面神经常见疾病 …………………90
　　一、贝尔麻痹 …………………90
　　二、Hunt 综合征 …………………90
　　三、创伤性面神经麻痹 …………………91
　　四、半面痉挛 …………………92
　第四节 面神经减压术 …………………93
第十一章 耳外伤 …………………94
　第一节 耳廓外伤 …………………94
　第二节 外伤性鼓膜穿孔 …………………94
　第三节 听骨链损伤 …………………95
　第四节 颞骨骨折 …………………96
　第五节 气压创伤性中耳炎 …………………98
　第六节 创伤性聋 …………………100
　第七节 外伤性面神经麻痹 …………………100
第十二章 耳部肿瘤 …………………101
　第一节 外耳肿瘤 …………………101
　　一、外耳良性肿瘤 …………………101
　　二、外耳恶性肿瘤 …………………102
　第二节 中耳肿瘤 …………………103
　　一、中耳良性肿瘤 …………………103
　　二、中耳癌 …………………103

第二篇 鼻 科 学

第一章 鼻科学基础 …………………107
　第一节 鼻应用解剖学 …………………107
　　一、外鼻 …………………107
　　二、鼻腔 …………………108
　　三、鼻窦 …………………113
　第二节 鼻组织学 …………………116
　　一、嗅黏膜 …………………116

　　二、呼吸黏膜 …………………117
　第三节 鼻呼吸生理 …………………117
　　一、呼吸通道 …………………117
　　二、加温、加湿功能 …………………118
　　三、清洁、滤过功能 …………………118
　第四节 鼻嗅觉生理 …………………119
　　一、嗅觉系统的组成 …………………119

二、嗅觉处理过程 ……………… 119
三、嗅觉灵敏度及其影响因素 …… 120
第五节 鼻腔与鼻窦的其他功能 ……… 120
一、声音共鸣功能 ……………… 120
二、反射功能 …………………… 120
三、免疫功能 …………………… 121
四、吸收功能 …………………… 121
五、鼻窦的生理功能 …………… 122
第二章 鼻部检查方法 …………………… 123
第一节 外鼻与鼻腔检查 …………… 123
一、外鼻的检查 ………………… 123
二、鼻腔的检查 ………………… 123
第二节 鼻内镜检查 ………………… 125
一、硬质鼻内镜检查法 ………… 125
二、软质鼻内镜检查法 ………… 126
第三节 鼻功能检查 ………………… 126
一、通气功能检查法 …………… 127
二、鼻自净功能检查法 ………… 127
三、嗅觉功能检查法 …………… 128
第四节 鼻与鼻窦影像学检查 ……… 129
一、普通 X 线检查法 …………… 129
二、CT 检查 …………………… 129
三、MRI 检查 …………………… 129
四、影像导航系统简介 ………… 129
第三章 鼻先天性疾病及畸形 …………… 131
第一节 外鼻先天性畸形 …………… 131
一、缺鼻 ………………………… 131
二、额外鼻孔及双鼻 …………… 131
三、驼鼻 ………………………… 131
四、鼻背中线皮样囊肿与鼻瘘管 … 132
五、前鼻孔闭锁及狭窄 ………… 132
第二节 先天性后鼻孔闭锁 ………… 132
第四章 外鼻与鼻前庭疾病 ……………… 133
第一节 鼻前庭炎 …………………… 133
第二节 鼻前庭湿疹 ………………… 133
第三节 鼻疖 ………………………… 133
第四节 酒渣鼻 ……………………… 134
第五章 鼻腔炎症性疾病 ………………… 135
第一节 急性鼻炎 …………………… 135
第二节 非变应性鼻炎 ……………… 137
第六章 鼻窦炎性疾病 …………………… 139
第一节 急性鼻窦炎 ………………… 139
第二节 慢性鼻窦炎 ………………… 142
第三节 儿童慢性鼻窦炎 …………… 147

第四节 真菌性鼻窦炎 ……………… 148
第五节 额骨骨髓炎 ………………… 151
第六节 上颌骨骨髓炎 ……………… 152
一、血源性上颌骨骨髓炎 ……… 152
二、化脓性上颌骨骨髓炎 ……… 153
第七节 鼻窦炎并发症 ……………… 154
一、眶内并发症 ………………… 154
二、颅内并发症 ………………… 155
第八节 鼻内镜下鼻窦开放术 ……… 155
一、从前向后鼻窦手术方法 …… 155
二、从后向前鼻窦手术方法 …… 156
第七章 鼻、鼻窦和颌面外伤 …………… 158
第一节 鼻骨骨折 …………………… 158
第二节 鼻窦骨折 …………………… 159
一、额窦骨折 …………………… 159
二、筛窦骨折 …………………… 160
三、上颌窦骨折 ………………… 160
四、蝶窦骨折 …………………… 160
第三节 眼眶击出性骨折 …………… 160
第四节 鼻眶筛骨折 ………………… 161
第五节 鼻颌面复合骨折 …………… 161
第六节 鼻与鼻窦异物 ……………… 163
一、鼻腔异物 …………………… 163
二、鼻窦异物 …………………… 163
第八章 鼻与鼻窦囊肿 …………………… 165
第一节 面裂囊肿 …………………… 165
第二节 鼻窦囊肿 …………………… 166
一、鼻窦黏液囊肿 ……………… 166
二、鼻窦黏膜囊肿 ……………… 166
第三节 上颌窦牙源性囊肿 ………… 167
一、含牙囊肿 …………………… 167
二、牙根囊肿 …………………… 168
第九章 变应性鼻炎 ……………………… 169
第十章 鼻出血 …………………………… 174
第十一章 鼻中隔及其他鼻腔病变 ……… 177
第一节 鼻中隔偏曲 ………………… 177
第二节 鼻中隔血肿和脓肿 ………… 179
第三节 鼻中隔穿孔 ………………… 180
第四节 鼻石 ………………………… 181
第十二章 颌面骨纤维病 ………………… 182
第一节 纤维结构不良 ……………… 182
第二节 骨化纤维瘤 ………………… 183
第十三章 鼻与鼻窦良性肿瘤 …………… 184
第一节 骨瘤 ………………………… 184

第二节　软骨瘤 ……………………… 185
第三节　神经纤维瘤 ………………… 185
第四节　血管瘤 ……………………… 185
第五节　鼻部脑膜瘤 ………………… 186
第六节　内翻性乳头状瘤 …………… 186

第十四章　鼻与鼻窦恶性肿瘤 …… 188
第一节　外鼻恶性肿瘤 ……………… 188
　一、基底细胞癌 …………………… 188
　二、鳞状细胞癌 …………………… 188
第二节　鼻腔与鼻窦恶性肿瘤 ……… 189
　一、概述 ………………………… 189
　二、鼻腔恶性肿瘤 ……………… 192
　三、上颌窦恶性肿瘤 …………… 193
　四、筛窦恶性肿瘤 ……………… 194
　五、蝶窦恶性肿瘤 ……………… 195
第三节　恶性肉芽肿 ………………… 195

第十五章　内镜鼻眼相关外科 …… 198
　一、内镜鼻眼相关外科解剖学基础　198
　二、内镜鼻眼相关外科的范围和手术
　　种类 …………………………… 198

三、内镜鼻眼相关外科的优点 ……… 198
四、内镜鼻眼相关外科的困难 ……… 198
五、内镜鼻眼相关外科对手术医生的
　要求 …………………………… 199
第一节　外伤性视神经病变与经鼻内镜视
　　神经减压术 ………………… 199
第二节　慢性泪囊炎与经鼻内镜鼻腔泪囊
　　造孔术 …………………… 201
　一、术前检查 …………………… 201
　二、经鼻内镜鼻腔泪囊造孔术 … 201
第三节　经鼻内镜眶减压术 ………… 201
　一、手术适应证 ………………… 202
　二、术前检查 …………………… 202
　三、手术方法 …………………… 202
　四、术后注意事项 ……………… 202
第四节　经鼻内镜眶内手术 ………… 203
　一、鼻内镜手术对眶内区域的可控
　　范围 ………………………… 203
　二、手术中的主要困难及解决办法　203

第三篇　咽科学

第一章　咽科学基础 ……………… 207
第一节　咽应用解剖学 ……………… 207
　一、咽的分部 …………………… 207
　二、咽壁的构造 ………………… 210
第二节　咽应用生理学 ……………… 212
　一、吞咽过程 …………………… 212
　二、吞咽过程中的保护性神经反射　212
　三、呼吸功能 …………………… 213
　四、发声功能 …………………… 213

第二章　咽部检查方法 …………… 214
第一节　咽部一般检查 ……………… 214
　一、望诊 ………………………… 214
　二、口咽部检查 ………………… 214
　三、咽部触诊 …………………… 215
　四、儿童咽部检查 ……………… 215
第二节　间接鼻咽镜检查法 ………… 216
第三节　鼻咽部内镜检查法 ………… 216
　一、硬管内镜检查法 …………… 216
　二、纤维内镜检查法 …………… 217
第四节　咽部影像学检查法 ………… 217
　一、X线平片检查 ……………… 217

二、CT检查 ………………………… 217
三、MRI检查 ……………………… 218
四、数字减影血管造影（DSA）检查 … 218
第五节　咽部功能检查 ……………… 218
　一、呼吸功能 …………………… 218
　二、吞咽功能 …………………… 218
　三、感觉功能 …………………… 218

第三章　咽部先天性疾病及畸形 … 219
第一节　舌甲状腺 …………………… 219
第二节　先天性舌根囊肿 …………… 220
第三节　甲状舌管囊肿与瘘管 ……… 221
第四节　鳃裂囊肿与瘘管 …………… 221

第四章　咽部炎性疾病 …………… 222
第一节　急性鼻咽炎 ………………… 222
第二节　急性咽炎 …………………… 222
第三节　慢性咽炎 …………………… 223
　一、慢性感染性咽炎 …………… 223
　二、慢性过敏性咽炎 …………… 224
　三、慢性反流性咽炎 …………… 225
　四、慢性萎缩性咽炎 …………… 226

第五章　腭扁桃体疾病 …………… 227

第一节　急性腭扁桃体炎 …………… 227
第二节　慢性腭扁桃体炎 …………… 229
第三节　腭扁桃体切除术 …………… 229
第六章　腺样体与舌根淋巴组织疾病 ……… 232
第一节　腺样体炎 …………………… 232
第二节　腺样体肥大 ………………… 232
第三节　舌扁桃体肥大（舌根淋巴组织
　　　　增生） ……………………… 233
第七章　咽部间隙脓肿 ……………………… 235
第一节　扁桃体周脓肿 ……………… 235
第二节　咽后脓肿 …………………… 236
第三节　咽旁脓肿 …………………… 237
第四节　脓性颌下炎 ………………… 238
第八章　咽的运动性和感觉性神经障碍 … 240
第一节　咽感觉神经功能障碍 ……… 240
一、咽感觉减退或缺失 …………… 240
二、咽感觉过敏或感觉异常 ……… 240
第二节　咽运动神经功能障碍 ……… 242
一、软腭瘫痪 ……………………… 242
二、咽缩肌瘫痪 …………………… 243
三、咽肌痉挛 ……………………… 243
第九章　睡眠呼吸障碍 ……………………… 244
第一节　睡眠医学基本知识与睡眠

疾病 ………………………………… 244
一、睡眠分期 ……………………… 244
二、睡眠呼吸障碍疾病 …………… 245
第二节　阻塞性睡眠呼吸暂停低通气
　　　　综合征 …………………… 245
第三节　阻塞性睡眠呼吸暂停低通气
　　　　综合征的外科治疗 ……… 251
一、手术疗效预测 ………………… 252
二、手术风险评估 ………………… 253
第十章　咽部异物与外伤 …………………… 255
第一节　咽部异物 …………………… 255
第二节　咽部灼伤 …………………… 256
第十一章　咽与咽旁肿瘤 …………………… 257
第一节　鼻咽血管纤维瘤 …………… 257
第二节　鼻咽癌 ……………………… 258
第三节　口咽部肿瘤 ………………… 260
一、口咽部良性肿瘤 ……………… 260
二、扁桃体恶性肿瘤 ……………… 261
第四节　喉咽部肿瘤 ………………… 261
一、喉咽部良性肿瘤 ……………… 261
二、喉咽部恶性肿瘤 ……………… 261
第五节　咽旁间隙肿瘤 ……………… 262

第四篇　喉科学

第一章　喉科学基础 ………………………… 267
第一节　喉应用解剖学 ……………… 267
一、喉的软骨 ……………………… 267
二、喉的韧带和膜 ………………… 270
三、喉的肌肉 ……………………… 272
四、喉腔 …………………………… 273
五、喉的神经、血管和淋巴 ……… 274
六、喉的间隙 ……………………… 276
第二节　喉应用生理学 ……………… 276
一、呼吸功能 ……………………… 276
二、发声功能 ……………………… 277
三、保护功能 ……………………… 277
四、吞咽功能 ……………………… 277
五、喉的循环反射系统 …………… 277
第二章　喉部检查方法 ……………………… 278
第一节　喉的外部检查 ……………… 278
第二节　间接喉镜检查 ……………… 278
第三节　喉纤维内镜检查 …………… 279

一、喉纤维内镜 …………………… 279
二、电子喉纤维内镜 ……………… 280
第四节　直接喉镜检查 ……………… 280
第五节　频闪喉镜检查 ……………… 280
第六节　喉肌电图检查法 …………… 281
第七节　嗓音功能检查 ……………… 281
第八节　喉影像学检查 ……………… 282
第三章　喉先天性疾病 ……………………… 283
第一节　先天性声门下狭窄 ………… 283
第二节　先天性喉囊肿 ……………… 283
第三节　先天性喉蹼 ………………… 284
第四节　先天性声门下血管瘤 ……… 285
第五节　先天性喉下垂 ……………… 285
第六节　先天性喉软骨软化症 ……… 285
第四章　喉炎性疾病 ………………………… 287
第一节　急性会厌炎 ………………… 287
一、急性感染性会厌炎 …………… 287
二、急性变态反应性会厌炎 ……… 288

第二节 急性喉炎 ……………………… 288
第三节 小儿急性喉炎 ………………… 289
第四节 小儿急性喉气管支气管炎 …… 289
第五节 慢性喉炎 ……………………… 290
第六节 喉关节炎 ……………………… 291
第五章 喉良性增生性疾病 …………… 292
第一节 声带小结 ……………………… 292
第二节 声带息肉 ……………………… 292
第三节 声带任克水肿 ………………… 293
第四节 舌会厌囊肿 …………………… 293
第五节 声带囊肿 ……………………… 294
第六节 声带接触性肉芽肿 …………… 294
第七节 嗓音外科治疗 ………………… 295
第六章 喉的神经功能障碍及功能性疾病… 296
第一节 喉返神经麻痹 ………………… 296
第二节 喉神经混合性麻痹 …………… 300
第三节 喉痉挛 ………………………… 301
第四节 癔症性失声 …………………… 302
第七章 喉部外伤及异物 ……………… 303
第一节 闭合性喉部外伤 ……………… 303
第二节 开放性喉部外伤 ……………… 304
第三节 喉烫伤与烧灼伤 ……………… 305
第四节 喉插管损伤 …………………… 306
第五节 喉异物 ………………………… 307
第八章 喉部良性肿瘤 ………………… 309
第一节 概述 …………………………… 309
一、喉血管瘤 ……………………… 309
二、喉的纤维瘤、脂肪瘤、横纹肌瘤和
平滑肌瘤 ……………………… 310
三、喉的神经纤维瘤、神经鞘瘤和化学
感受器瘤 ……………………… 310
第二节 喉乳头状瘤 …………………… 310
第三节 内镜下喉良性肿瘤切除术 …… 311
一、纤维内镜 ……………………… 312

二、显微支撑喉镜 …………………… 312
三、硬质内镜联合支撑喉镜 ………… 312
第九章 喉部恶性肿瘤 ………………… 313
第一节 喉癌前病变 …………………… 313
一、慢性肥厚性喉炎 ……………… 313
二、喉角化症 ……………………… 313
三、成人喉乳头状瘤 ……………… 314
四、喉癌前病变的早期干预治疗 … 314
第二节 喉癌 …………………………… 314
第三节 喉部肿瘤手术方法 …………… 319
一、喉癌激光手术 ………………… 319
二、喉部分切除术分类及手术适应证… 320
三、喉部分切除术术后的整复 …… 321
四、全喉切除术术后语音重建 …… 322
第十章 喉阻塞 ………………………… 324
第十一章 喉气管狭窄 ………………… 326
第十二章 气管插管术与气管切开术 … 329
第一节 气管插管术 …………………… 329
一、适应证与禁忌证 ……………… 329
二、器械 …………………………… 329
三、方法 …………………………… 330
四、并发症 ………………………… 330
第二节 气管切开术 …………………… 331
一、应用解剖学 …………………… 331
二、适应证 ………………………… 331
三、术前准备 ……………………… 332
四、手术方法 ……………………… 332
五、术后并发症 …………………… 333
六、术后护理 ……………………… 334
第三节 环甲膜切开术 ………………… 334
第十三章 临床嗓音医学与言语病理学… 335
第一节 嗓音疾病 ……………………… 335
第二节 言语障碍 ……………………… 337
第三节 艺术嗓音 ……………………… 338

第五篇 气管与食管科学

第一章 气管与食管科学基础 ………… 343
第一节 气管、支气管及食管应用
解剖学 ………………… 343
一、气管 …………………………… 343
二、支气管 ………………………… 343
三、食管 …………………………… 344
第二节 气管与食管应用生理学 …… 346

一、气管生理学 …………………… 346
二、食管生理学 …………………… 347
第二章 气管、支气管及食管的内镜检
查法 ……………………………… 348
第一节 支气管镜检查法 ……………… 348
一、硬管支气管镜检查法 ………… 348
二、纤维支气管镜检查法 ………… 351

第二节 食管镜检查法 ……………… 351
一、硬管食管镜检查法 …………… 352
二、纤维食管镜检查法 …………… 353

第三章 气管与支气管异物 ……………… 354
第四章 食管异物 ………………………… 357
第五章 食管腐蚀伤 ……………………… 360

第六篇 颈部疾病

第一章 颈部应用解剖学 ……………… 365
第一节 颈部分区 …………………… 365
一、颈前区 ……………………… 365
二、胸锁乳突肌区 ……………… 366
三、颈外侧区 …………………… 366
第二节 颈筋膜及其间隙 ………… 366
一、颈浅筋膜 …………………… 366
二、颈深筋膜 …………………… 366
三、颈部筋膜间隙 ……………… 367
第三节 颈部肌肉、血管与神经 … 367
一、颈部肌肉 …………………… 367
二、颈部血管 …………………… 368
三、颈部神经 …………………… 369
第四节 颈部淋巴组织 …………… 371
一、颈上部淋巴结 ……………… 371
二、颈前区淋巴结 ……………… 371
三、颈外侧区淋巴结 …………… 371
第二章 颈部先天性疾病 ……………… 373
第一节 甲状舌管囊肿与瘘管 …… 373
第二节 鳃裂囊肿与瘘管 ………… 373
第三节 囊性水瘤 ………………… 374
第三章 颈深部感染性疾病 …………… 375
第一节 颈部血管间隙感染 ……… 375
第二节 气管前间隙感染 ………… 376

第四章 颈部肿瘤 ……………………… 377
第一节 颈部良性肿瘤 …………… 377
一、颈部神经鞘瘤 ……………… 377
二、颈动脉体瘤 ………………… 377
三、甲状腺腺瘤 ………………… 378
四、腮腺多形性腺瘤 …………… 378
第二节 颈部恶性肿瘤 …………… 379
一、颈部转移癌 ………………… 379
二、甲状腺癌 …………………… 379
三、腮腺恶性肿瘤 ……………… 380
第三节 颈部肿块的鉴别诊断 …… 381
一、颈部肿块的分类 …………… 381
二、颈部肿块的诊断 …………… 381
第四节 颈淋巴结清扫术 ………… 382
一、颈淋巴结应用解剖学与分区 … 382
二、颈淋巴结（cN）转移的分级 … 382
三、颈淋巴结清扫术的分类 …… 383
四、颈淋巴结转移的治疗原则 … 383
第五章 颈部创伤 ……………………… 384
第一节 颈部闭合性创伤 ………… 384
一、气管闭合性损伤 …………… 384
二、咽与食管闭合性损伤 ……… 384
第二节 颈部开放性创伤 ………… 385

第七篇 颅底疾病

第一章 颅底应用解剖学 ……………… 389
一、颅底内侧面 ………………… 389
二、颅底外侧面 ………………… 390
第二章 颅底疾病 ……………………… 392
第一节 鼻与鼻腔脑膜脑膨出 …… 392

第二节 垂体腺瘤 ………………… 393
第三章 侧颅底疾病 …………………… 397
第一节 听神经瘤 ………………… 397
第二节 颈静脉球体瘤 …………… 400

附录 全身疾病在耳鼻咽喉头颈部的表现 …………………………………………… 403
第一节 梅毒在耳鼻咽喉头颈部的表现 …………………………………………… 403
第二节 艾滋病在耳鼻咽喉头颈部的表现 ………………………………………… 404
参考文献 ……………………………………………………………………………… 407
专业词汇中英文对照索引 …………………………………………………………… 408

绪　　论

随着当代科学技术的迅猛发展，耳鼻咽喉头颈外科学随之成为医学领域内发展最为迅速的学科之一。先进的科学技术带动了学科的综合发展，新技术、新仪器、新学科思想不断出现；内镜技术广泛普及，激光、低温等离子、电子显微镜、三维螺旋计算机化断层显像、磁共振成像及影像导航系统广泛应用；分子生物学、免疫学等基础学科不断发展。这些使得耳鼻咽喉头颈外科学在完善原有的诊疗技术及基础研究的同时，不断地向周边学科延伸，已涵盖生物工程、信息技术、麻醉学、放射学、免疫学、药物学及其他基础学科。本专业的主要任务不仅包括治愈疾病，解除患者痛苦，还要促进患者康复，提高其生活质量。

一、耳科学

早在 1952 年，Wullstein 已将手术显微镜应用于耳科手术，奠定了耳显微外科的基础。近几十年来，随着学科的发展，最先采用显微镜的耳科也发展分化成了现代耳显微外科、耳神经外科及颅底外科等不同分支。

（一）耳显微外科

慢性化脓性中耳炎是耳科的常见多发病，不仅影响患者的日常生活和社会交往，严重者可危及生命。各种改良乳突根治术在清除病变的同时，注意保存听力，同时施行传音机构重建术——鼓室成形术，以形成闭合的含气中耳，提供蜗窗声保护及重建听骨，恢复鼓膜至前庭窗的声压转换功能。在听骨重建方面，材料多采用自体听骨或羟基磷灰石部分听骨链或全听骨链赝复物。镫骨外科主要是耳硬化症的镫骨手术。其次是鼓室硬化症、胆脂瘤、Mondini 综合征、先天性中耳或听骨畸形涉及镫骨的有关手术。目前国内已开展了镫骨足板小窗技术，不仅促进了听力恢复，而且明显减少了术中、术后的眩晕反应。

（二）耳神经外科

随着耳部电生理诊断学和影像学的发展，耳神经外科学取得了长足的进步，表现在手术范围更广泛（颅底、侧颅底）、技术难度更大、重视功能性手术等方面。

耳神经外科主要包括眩晕手术、听神经瘤手术、面神经手术、颞骨外科以及人工听觉植入技术等。

1．人工听觉植入技术　为耳神经外科领域内最有魅力的研究课题之一。主要包括人工耳蜗植入、听觉脑干植入及人工中耳植入。人工耳蜗是目前唯一能使全聋患者恢复听觉的医学装置。人工耳蜗植入术始于 20 世纪 50 年代末期的法、美两国，目前已从早期只能帮助患者唇读的单通道电子装置发展到能使患者打电话的现代化多通道电子装置。我国于 1980 年开展此类技术，效果令人满意，绝大部分患者术后能听懂正常人的谈话，可进行正常的社会交往。

2．听力言语康复　随着计算机科学、语音学及听力言语测试技术的迅速发展，听力言语康复在近几年获得了长足的进步，听力康复工作逐步走入规范化进程中。程控式、耳后式、耳内式助听器已用于听力损失的补偿，可以精确调节增益曲线，并设定多个程序以适应不同的语言环境。模式语言信号助听器被用于极重度耳聋患者的听力言语康复，并获得了满意的临床效果。

3．颅底外科　颅底外科是 20 世纪 90 年代形成的一门新兴边缘学科，涉及耳鼻咽喉科学、神经外科学、颌面外科学、肿瘤外科学等。鉴于颅底区域结构复杂、功能重要、位置深在，以往被视为手术禁区。随着影像技术同导航技术的结合、内镜系统及激光系统的应用，在颅底肿瘤治疗领域，包括垂体瘤、脑神经病变、小脑脑桥角手术、颞骨岩尖部病变的处理方面均已取得了很大的进步及良好效果。

二、鼻科学

作为最古老的医学专业，20世纪80年代以来，随着电子学和光学等高科技含量学科的迅速发展，鼻科学领域取得了许多突破性进展，其中以慢性鼻窦炎、鼻息肉为主要治疗对象的现代鼻内镜外科技术成为耳鼻咽喉头颈外科学领域内发展最为迅速的外科技术之一。

内镜技术始于19世纪，其后在电子和光学技术不断进步的推动下，出现了性能优良的硬性鼻内镜。进入20世纪70年代，发达国家的耳鼻喉科医生开始认识到使用内镜的重要性。80年代初，奥地利学者Messerklinger创立了内镜鼻窦手术，并指出慢性鼻窦炎的发生与窦口鼻道复合体的病变有关。上述认识奠定了功能性内镜鼻窦外科(functional endoscopic sinus surgery，FESS)的理论基础。我国鼻内镜外科技术始于20世纪80年代。90年代后，我国鼻内镜外科技术得到了蓬勃发展并在全国推广开来。

目前鼻内镜外科日益成熟、快速发展并不断向周边学科延伸，应用范围不仅包括鼻腔、鼻窦各类手术，同时也涉及鼻眼相关外科、颅底外科手术、内镜头颈肿瘤手术及其他如小脑脑桥角手术、颞骨岩尖部病变的处理等耳鼻咽喉头颈外科学整个领域，推动了学科的整体进步。

三、咽喉科学

1．阻塞性睡眠暂停低通气综合征　阻塞性睡眠暂停低通气综合征是临床常见的多发病，在诊断、治疗方面与心血管内科、呼吸内科、神经内科和口腔科等多科室有密切联系，探讨本病与多种全身疾患的关系，已成为国内外的研究热点。计算机辅助多导睡眠检测仪的问世，极大地提高了诊断水平。阻塞性睡眠暂停低通气综合征作为源头性疾病，引起多系统、多器官的渐进性损伤，逐渐被人们所认识。因此建立真正意义上的多学科综合诊治体系势在必行。

2．喉显微外科技术　咽喉部维系呼吸、吞咽、发音等多种功能，部位深在，手术的危险性较高，在去除病变的基础上最大限度地保留咽喉功能成为临床治疗研究的热点。目前二氧化碳激光、Nd-YAG激光、半导体激光和钬激光器及各类喉显微手术显微镜等已在喉部各类疾患的治疗中得到广泛应用。以重建和恢复发音功能为主的嗓音外科和嗓音显微外科也方兴未艾，进入新的发展时期。

而反流性食管炎、吞咽障碍等病症的研究也日益引起相关专业人员的关注。

四、头颈外科

头颈外科与耳鼻咽喉科融合，是适应治疗头颈部与耳鼻喉科相关恶性肿瘤的需求而发展起来的。它的发展离不开头颈肿瘤治疗观念的进步。目前单一疗法很难取得令人满意的效果，综合治疗是人们公认的发展方向。现代分子生物学、免疫生物学和肿瘤免疫学的飞速发展，提高了肿瘤综合诊治的水平。

（一）手术治疗

全喉及部分喉切除手术于1900年开始应用，经过一百多年来的不断发展，外科手术仍然是治疗头颈部肿瘤的主要手段。手术要求在彻底切除肿瘤的基础上，尽可能保留器官的基本功能，在提高患者生存率的同时提高生存质量。现在科技进步为达到上述目的提供了更加优越的条件。如以二氧化碳激光为代表的各种类型的激光手术在头颈外科的应用，不仅能达到根治的目的，而且能最大限度地保留喉的生理功能。在治疗早期声带癌、喉部分切除术后拔管困难和舌根肿物等方面都取得了满意的疗效。利用现代诊断技术，明显提高了癌前病变的监测和早期干预性治疗。声带角化、白斑黏膜肥厚病变等应用二氧化碳激光声带黏膜剥脱术，有效控制了恶性肿瘤的发生。

针对晚期头颈部肿瘤的外科治疗是朝着彻底切除病变、重建器官功能方向发展的。头颈部缺损修复常用的方法为组织瓣修复，包括带蒂组织瓣和游离组织瓣等。显微血管外科利用血管吻合、血液循环重建的游离组织瓣技术获得了广泛的临床应用，推动了整复外科技术的进步，在头颈部大面积、复合组织缺损的即期修复方面也显示了优越性。

（二）化学治疗、放射治疗及生物治疗

新型抗癌药物大量投放市场，恰当选择放射治疗适应证和改进具体实施方式使头颈部肿瘤的放射治疗、化学治疗水平有了显著提高。化学治疗主要包括辅助化疗、经导管区域动脉化疗及诱导化疗等。恶性肿瘤的放射治疗已有百余年历史。近年来放射免疫治疗、远距离放疗等方面的研究有较大的进展。精确定位、精确设计、精确治疗的统一应用是肿瘤放射治疗技术的必然发展趋势。立体定向治疗、三维立体适形放疗、调强适形放疗等技术将成为临床的主流，也是 21 世纪从事放射治疗工作的追求目标。

现在分子生物学、免疫生物学和肿瘤免疫学的飞速发展，使得肿瘤的生物治疗成为继手术治疗、化学治疗、放射治疗之后的第 4 种治疗模式。基因治疗和免疫治疗是目前生物治疗中应用最为广泛的两种方式。基因治疗主要包括免疫基因疗法、药物敏感基因疗法、肿瘤抑制基因疗法、反义基因疗法等。近年来，基因治疗中免疫疗法与癌基因替代疗法联合应用，生物治疗辅助常规手术治疗或化学治疗、放射治疗的治疗策略有望成为今后的发展方向。

癌症是一类多因素、多环节、多阶段、机制复杂、高度异质性的疾病，对于头颈部恶性肿瘤采取单一疗法很难取得令人满意的进展，因此综合应用外科手术、放射治疗、化学治疗以及新近出现的生物治疗等手段，将为头颈部恶性肿瘤的治疗开创新的局面。

（三）导航技术的应用

影像导航技术是在神经外科框架立体定向技术的基础上发展起来的，这种计算机辅助的手术技术正在被医学界广泛地接受。目前有 4 种类型的导航系统：声导型、机械臂型、电磁感应型和光感应型，其中电磁感应型和光感应型影像导航系统逐渐成为市场的主流。

影像导航系统可弥补内镜单目操作的局限，精确定位手术局部的解剖关系，确定肿瘤占位范围，减少手术并发症，提高手术成功率。导航技术除适用于鼻内镜外科手术技术外，还适用于一些耳科、颅底外科手术。影像导航系统也存在一些问题，其信息提供的准确性、及时性及手术花费等方面有待进一步改善。

五、展望

21 世纪的医学将围绕分子生物学、医学信息学、基因工程、微创技术及预防医学的发展而发展。耳鼻咽喉头颈外科学由于"孔小洞深"等特点，决定了其与高科技含量成果的紧密结合是不可或缺的。

耳鼻咽喉头颈外科疾病的临床发病率系各科之首，但由于科技发展水平的限制尚未能充分发展起来。为进一步提高全民族的健康水平，树立大学科发展理念，在市场经济环境下，努力提高学术水平，注重"高层次嫁接"，形成新的发展优势，带动全学科的快速发展，是摆在每一位耳鼻咽喉头颈外科学工作者面前的迫切任务。

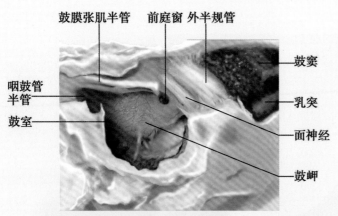

鼓膜张肌半管　前庭窗　外半规管

咽鼓管半管

鼓室

鼓窦

乳突

面神经

鼓岬

彩图 1-1-1-5　中耳 4 部分结构
（鼓室、咽鼓管、鼓窦及乳突）

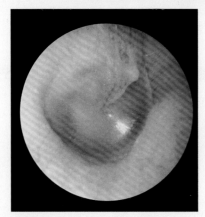

彩图 1-2-1-5　正常鼓膜像（右耳）

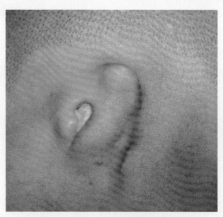

彩图 1-3-0-1　先天性无耳畸形

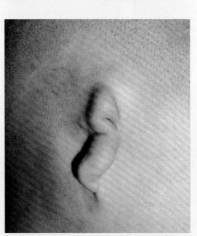

彩图 1-3-0-2　先天性小耳畸形

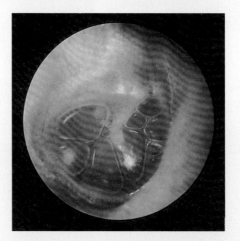

彩图 1-5-1-1　分泌性中耳炎（右），
鼓室内有气泡

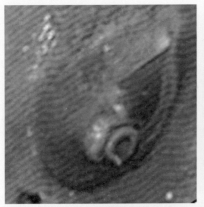
彩图 1-5-1-2　鼓膜置管术后（右）

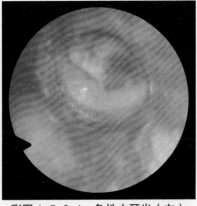
彩图 1-5-2-1　急性中耳炎（左）

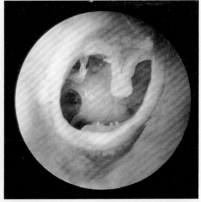
彩图 1-5-3-1　慢性化脓性中耳炎
（右，单纯型）

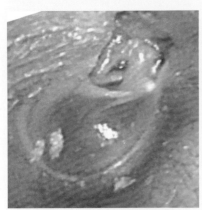
彩图 1-5-4-1　中耳胆脂瘤
（右，上鼓室型）

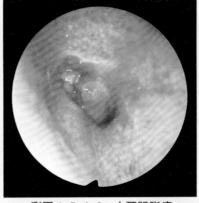
彩图 1-5-4-2　中耳胆脂瘤
（左，粘连型）

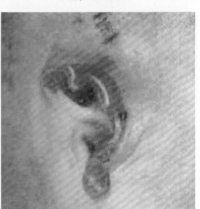
彩图 1-11-1-1　左耳廓断裂伤

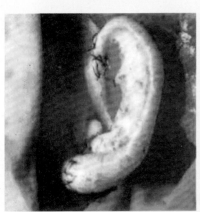
彩图 1-11-1-2　左耳清创缝合术后

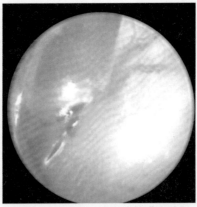
彩图 1-11-2-1　外伤性鼓膜穿孔呈
裂隙状（左耳）

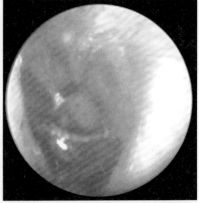
彩图 1-11-2-2　外伤性鼓膜穿孔呈
三角形，周边见血迹（左耳）

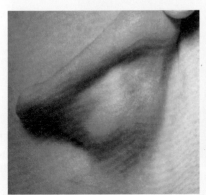
彩图 1-12-1-1　耳廓血管瘤

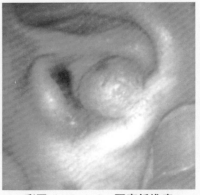
彩图 1-12-1-2　耳廓纤维瘤

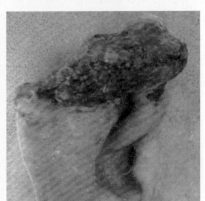
彩图 1-12-1-3　耳廓鳞状细胞癌

第一章 耳科学基础

概 述

本章主要讲解耳科学疾病的诊断、治疗以及与手术相关的解剖学、生理学知识。内容包括外耳、中耳、内耳各结构的解剖学特点及其临床意义；听觉、平衡觉传导路径，听觉生理、平衡调节生理功能等。掌握本章内容是认识耳科疾病的基础。

第一节 耳应用解剖学

耳包括外耳、中耳及内耳。

一、外耳

外耳包括耳廓和外耳道。

（一）耳廓

耳廓（auricle）借韧带、肌肉、软骨和皮肤附着于颅侧面，一般与头颅成 30° 夹角。

1. 耳廓表面解剖名称（图 1-1-1-1） 耳廓边缘卷曲部分名耳轮（helix），起自耳轮脚（crux of helix）。耳轮前方与之大致平行的弧形隆起为对耳轮（antihelix），其上端又分为上、下两个嵴状突起，名对耳轮脚（crux of antihelix），两脚之间的凹陷部分名三角窝（triangular fossa）。舟状窝 (scaphoid fossa) 位于耳轮与对耳轮之间。对耳轮前方的深窝名耳甲（concha），被耳轮脚分为上部的耳甲艇（cymba conchae）和下部的耳甲腔（cavum conchae）。耳甲腔前方为外耳道口。外耳道口前方突起为耳屏（tragus）。对耳轮前下端与耳屏相对的突起称对耳屏（antitragus）。耳屏与对耳屏之间的凹陷名耳屏间切迹（intertragic notch）。耳屏与耳轮脚之间的凹陷名耳前切迹（incisura anterior auris）。此处无软骨连接，在此做手术切口可直达外耳道和乳突的骨面，而不会损伤软骨。对耳屏下方、无软骨的部分名耳垂（lobule）。

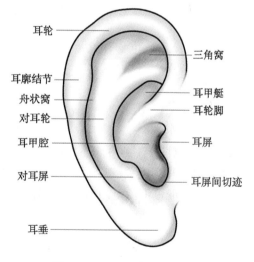

图 1-1-1-1 耳廓结构示意图

2. 耳廓结构特点 除耳垂由脂肪和结缔组织构成外，耳廓的其余部分均由软骨组成，其外覆软骨膜和皮肤。耳廓前面皮下软组织少，因炎症等原因发生肿胀时，易感到剧痛；有血肿或渗出物时，吸收困难；耳廓血管位置表浅、皮肤菲薄，易受冻伤。

（二）外耳道

外耳道（external acoustic meatus）位于耳甲腔底和鼓膜之间，长 2.5 ～ 3.5cm。

外耳道结构特点：外耳道由外 1/3 的软骨部和内 2/3 的骨部组成。外耳道有两处狭窄，一为骨部与软骨部交界处，另一处为距鼓膜约 0.5cm 处，后者称外耳道峡（isthmus）。外耳道略呈 S 形弯曲，外段向内、向前，中段向内、向后，内段向内、向前而微向下，因此检查外耳道深部或鼓膜时，须将耳廓向后上提起，才能使外耳道成一直线以窥视全貌。外耳道软骨部后上方有一缺口，为结缔组织所取代。外耳道的骨部由颞骨的鼓部构成其前、下壁及部分后壁，后上壁由颞骨鳞部构成。

外耳道皮下组织其少，皮肤几乎与软骨膜和骨膜相贴，发生感染引起肿胀时易压迫神经末梢产生剧痛。软骨部皮肤含耵聍腺，能分泌耵聍，并富含毛囊和皮脂腺，骨部皮肤没有毛囊等结构，故外耳道疖肿常发生在外耳道的软骨处。

（三）外耳的神经、血管及淋巴

1. 神经（图1-1-1-2）　外耳的神经来源主要有两个：一为下颌神经的耳颞支，分布于外耳道的前半部，故当牙病等疼痛时可传至外耳道；二为迷走神经的耳支，分布于外耳道的后半部，刺激外耳道皮肤时，可引起刺激性咳嗽。另有耳大神经、枕小神经、面神经和舌咽神经的分支。

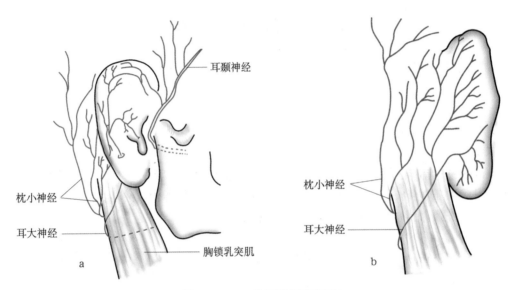

图 1-1-1-2　外耳神经示意图
a. 前面观；b. 后面观

2. 血管（图1-1-1-3）　外耳的血液由颈外动脉的颞浅动脉、耳后动脉和上颌动脉供给，后者只供给外耳道，耳廓的前、后面分别由颞浅动脉和耳后动脉供给。与外耳动脉同名的静脉汇流至颈外静脉，部分血液可汇流至颈内静脉。耳后静脉可经乳突导血管与乙状窦相通。

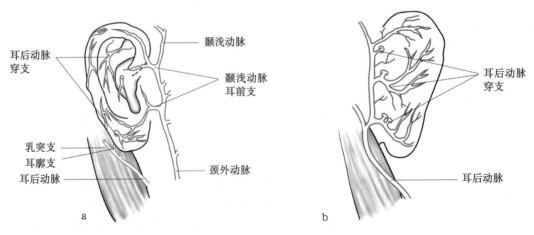

图 1-1-1-3　外耳血管示意图
a. 前面观；b. 后面观

3．淋巴（图 1-1-1-4）外耳的淋巴引流至耳廓周围淋巴结。

二、中耳

中耳（middle ear）包括鼓室、咽鼓管、鼓窦及乳突 4 部分（图 1-1-1-5；彩图 1-1-1-5）。

（一）鼓室

鼓室（tympanic cavity）为含气空腔，位于鼓膜与内耳外侧壁之间，向前借咽鼓管与鼻咽部相通，向后通过鼓窦入口与鼓窦和乳突气房相通。以鼓膜紧张部的上下缘为界，可将鼓室分为 3 部分：①上鼓室（epitympanum），或称鼓室上隐窝（epitympanic recess，attic），位于鼓膜紧张部上缘平面以上的鼓室腔；②中鼓室（mesotympanum），位于鼓膜紧张部上、下缘平面之间，即鼓膜紧张

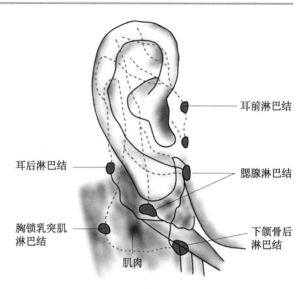

图 1-1-1-4 外耳淋巴循环示意图

部与鼓室内壁之间的鼓室腔；③下鼓室（hypotympanum），位于鼓膜紧张部下缘平面以下，下达鼓室底。鼓室的上下径约 15mm、前后径约 13mm；内外径在上鼓室约 6mm、下鼓室约 4mm；鼓膜脐部与鼓岬之间的距离最短，仅 2mm（图 1-1-1-6）。

1．鼓室六壁（图 1-1-1-7）

（1）外壁：由骨部和膜部组成。骨部较小，即鼓膜以上的上鼓室外侧壁；膜部较大，即鼓膜。

鼓膜（tympanic membrane）：鼓膜高约 9mm、宽约 8mm、厚约 0.1mm。前下方朝内倾斜，与外耳道底成 45°~50° 角，故外耳道的前下壁较后上壁长约 6mm。鼓膜边缘略厚，大部分借纤维软骨环嵌附于鼓沟内，名紧张部（pars tensa）。其上方鼓沟缺如的鼓切迹处，鼓膜直接附着于颞骨，较松弛，名松弛部（pars flaccida）。鼓膜的结构可分为 3 层：外为上皮层，系与外耳道皮肤连续的复层鳞状上皮；中为纤维层，含浅层放射状纤维和深层环状纤维，锤骨柄附着于纤维层中间，松弛部无此层；内为黏膜层，与鼓室黏膜相连续（图 1-1-1-8）。

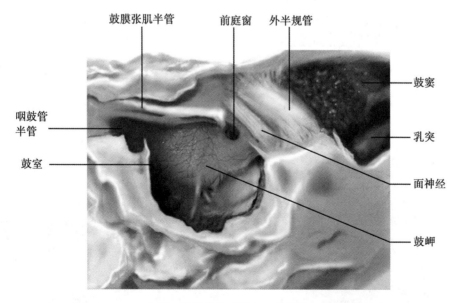

图 1-1-1-5 中耳 4 部分结构（鼓室、咽鼓管、鼓窦及乳突）

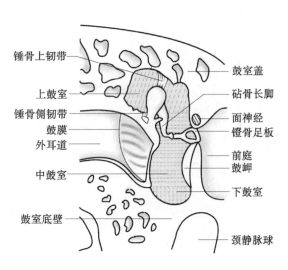

图 1-1-1-6 上、中、下鼓室及内径

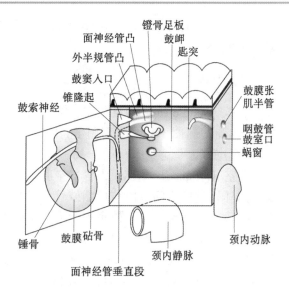

图 1-1-1-7 鼓室各壁结构示意图

　　鼓膜的表面标志（图 1-1-1-9）：鼓膜中心部最凹点相当于锤骨柄的尖端，称为脐（umbo）。自脐向上稍向前达紧张部上缘处，有一灰白色小突起名锤骨短突（short process of malleus），即锤骨顶起鼓膜处。自锤骨短突向前至鼓切迹前端有锤骨前襞（anterior malleolar fold），向后至鼓切迹后端有锤骨后襞（posterior malleolar fold），两者均系锤骨短突挺起鼓膜所致，为紧张部与松弛部的分界线。自脐向前达鼓膜边缘有一个三角反光区，名为光锥（cone of light），系外来光线被鼓膜的凹面集中反射而成。为便于描述，常将鼓膜分为 4 个象限：即沿锤骨柄做一条假想直线，另经鼓膜脐做一条与其垂直相交的直线，便将鼓膜分为前上、前下、后上和后下 4 个象限。

　　（2）内壁：即内耳的外壁。鼓岬（promontory）为内壁中央较大的膨凸，系耳蜗底周所在处；其表面有鼓室神经丛。前庭窗（vestibular window）又名卵圆窗（oval window），位于鼓岬后上方的小凹内，面积约 3.2mm^2，为镫骨足板及周围的环韧带所封闭，向内通向内耳的前庭。蜗窗（cochlear window）又称圆窗（round window），位于鼓岬后下方的小凹内，为圆窗膜所封闭，面积约 2 mm^2，内通耳蜗的鼓阶。面神经管的水平部位于前庭窗的上方。外半规管位于面神经管的后上方、鼓窦入口的内下方，迷路瘘管好发于此。匙突（cochleariform process）位于前庭窗之前稍上方，为鼓膜张肌半管的鼓室端向外弯曲所形成；鼓膜张肌的肌腱出匙突向外止于锤骨颈部的内侧。

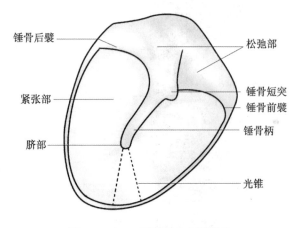

图 1-1-1-8 鼓膜的分部及结构

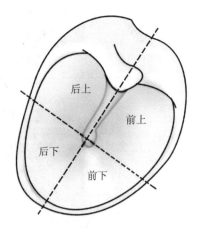

图 1-1-1-9 鼓膜表面标志及象限示意图

（3）前壁：前壁下部内侧以极薄的骨板与颈内动脉相隔；前壁上部有两个开口：上者为鼓膜张肌半管的开口，下者为咽鼓管的鼓室口。

（4）后壁：上宽下窄，面神经管垂直段经过此壁的内侧。后壁上部有一小孔，名鼓窦入口（aditus ad antrum），鼓窦借此与上鼓室相通。鼓窦入口的内下壁有外半规管凸。鼓窦入口的底部正好在面神经管水平段与垂直段交界处（又称面神经第二膝）的外侧，有一容纳砧骨短脚的小窝，名砧骨窝（incudial fossa），为中耳手术的重要标志。后壁在相当于前庭窗的高度处有一个骨性隆起，名锥隆起（pyramidal eminence），内有小管（含面神经镫骨肌支），镫骨肌腱由此发出而附着于镫骨颈后面。锥隆起的外侧、鼓膜内侧有鼓索神经穿出，进入鼓室。

[附] 后鼓室

相当于鼓膜后缘以后的鼓室常称后鼓室，内有鼓室窦（tympanic sinus）与面神经隐窝（facial recess）。鼓室窦：系介于前庭窗、圆窗和鼓室后壁之间的间隙；位于后鼓室的下半部、锥隆起之下，其后侧与面神经管的垂直段、后半规管相邻，外侧以锥隆起和镫骨肌腱为界。鼓室窦的形态和大小因颞骨的气化程度不同而有差异。面神经隐窝：外界为深部外耳道的后壁与鼓索神经，内侧为面神经管垂直段，上方为砧骨窝。从后鼓室的横断面观察，鼓室窦位于锥隆起的内侧，面神经隐窝位于锥隆起的外侧；两者常为病灶隐匿的部位。面神经隐窝是近代耳科手术特别是人工耳蜗植入术的一个重点部位，通过面神经隐窝切开的后鼓室径路探查术，可以观察到锥隆起、镫骨板上结构、前庭窗、蜗窗、砧骨、镫骨等（图 1-1-1-10）。

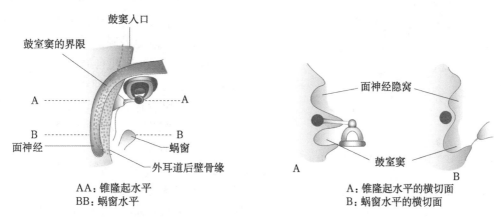

图 1-1-1-10　鼓室窦与面神经隐窝示意图

（5）上壁：又称鼓室盖（tegmen tympani），由颞骨岩部前面构成，后连鼓窦盖，前与鼓膜张肌半管的顶相连续，鼓室借此壁与颅中窝的大脑颞叶分隔。位于此壁的岩鳞裂在婴儿时尚未闭合，硬脑膜的细小血管经此裂与鼓室相通，可成为中耳感染进入颅内的途径之一。

（6）下壁：为一较上壁狭小的薄骨板，颈静脉球位于此壁的后内侧。此壁若有缺损，即可透过鼓膜的后下部隐约见颈静脉球的蓝色。

2．鼓室内容物

（1）听骨：为人体中最小的一组小骨，共 3 块，称为锤骨（malleus）、砧骨（incus）和镫骨（stapes），连接而成听骨链（ossicular chain）（图 1-1-1-11）。

锤骨由头、颈、短突（外侧突）、长突（前突）和柄构成，锤骨柄位于鼓膜黏膜层与纤维层之间，锤骨头的后上方有凹面，与砧骨体形成关节。砧骨分为体、长脚和短脚，砧骨体位于上鼓室后方，其前内侧与锤骨头相接形成锤砧关节，短脚位于鼓窦入口底部的砧骨窝内，长脚位于锤骨柄的后内侧，末端向内侧稍膨大名豆状突（lenticular process），以此与镫骨头形成砧镫关节。镫骨分为头、颈、前脚、后脚和足板（footplate），颈甚短，其后有镫骨肌腱附着，足板呈椭圆形，借环韧带（annular ligament）连接于前庭窗。

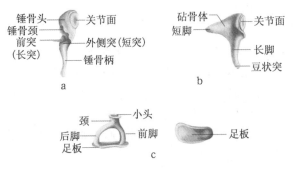
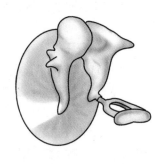

A. 分离的听小骨（a. 锤骨；b. 砧骨；c. 镫骨）　　　B. 听骨链及与鼓膜的连接

图 1-1-1-11　听骨及听骨连接

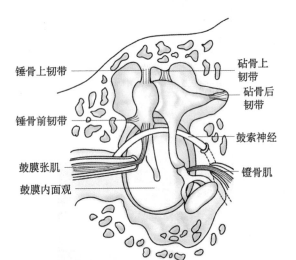

图 1-1-1-12　听骨韧带和鼓室内肌肉

（2）听骨韧带（图 1-1-1-12）：有锤骨上韧带、锤骨前韧带、锤骨外侧韧带、砧骨上韧带、砧骨后韧带和镫骨环韧带等，将听骨固定于鼓室内。

（3）肌肉（图 1-1-1-12）：①鼓膜张肌（tensor tympani muscle）起自咽鼓管软骨部、蝶骨大翼和鼓膜张肌半管壁等处，其肌腱向后绕过匙突呈直角向外止于锤骨颈下方，此肌收缩时牵拉锤骨柄向内，增加鼓膜张力，以免鼓膜震破或伤及内耳。②镫骨肌（stapedius muscle）起自鼓室后壁锥隆起内，向前止于镫骨颈后方，由面神经的小支司其运动；此肌收缩时可牵拉镫骨头向后，使镫骨足板以后缘为支点，前缘向外跷起，以减少内耳损伤。

3. 鼓室的血管与神经

（1）鼓室的血管：动脉血供主要来自颈外动脉。上颌动脉的鼓室前动脉供应鼓室前部和鼓膜，耳后动脉的茎乳动脉供应鼓室后部和乳突，脑膜中动脉的鼓室上动脉和岩浅动脉供应鼓室盖和内侧壁，咽升动脉的鼓室下动脉供应鼓室下部和鼓室肌肉。颈内动脉的鼓室支供应鼓室前壁。静脉流入翼静脉丛和岩上窦。

（2）鼓室的神经（图 1-1-1-13）：主要为鼓室丛与鼓索神经。①鼓室丛（tympanic plexus）：由舌咽神经的鼓室支及颈内动脉交感神经丛的上、下颈鼓支所组成，位于鼓岬表面，司鼓室、咽鼓管及乳突气房黏膜的感觉。②鼓索神经（chorda tympani nerve）：自面神经垂直段的中部分出，在鼓索

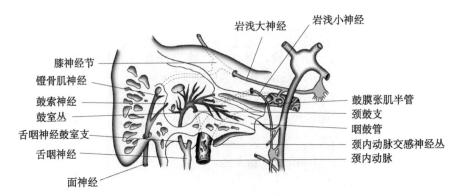

图 1-1-1-13　鼓室的神经

小管内向内、向前，约于锥隆起的外侧进入鼓室，经锤骨柄上部和砧骨长脚之间，向前下方由岩鼓裂出鼓室，与舌神经联合终止于舌前 2/3 处，司味觉。

（二）咽鼓管

咽鼓管（pharyngotympanic tube, Eustachian tube）为沟通鼓室与鼻咽的管道，其外侧端的鼓室口位于鼓室前壁上部，内侧端的咽口位于鼻咽侧壁，正好在下鼻甲后端的后下方，成人全长约 35mm（图 1-1-1-14）。

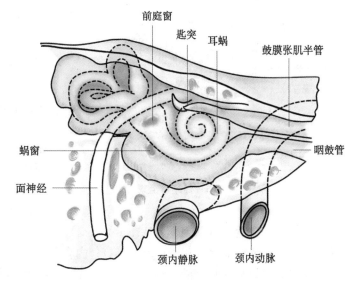

图 1-1-1-14　咽鼓管及其结构特点

结构特点：咽鼓管外 1/3 为骨部，位于颞骨鼓部与岩部交界处，正好在颈内动脉管的外侧，上方仅由薄骨板与鼓膜张肌相隔；内 2/3 为软骨部。咽鼓管向内、向前、向下达咽口，故咽鼓管与水平面约成 40° 角，与矢状面约成 45° 角。骨部管腔呈开放性，内径最宽处为鼓室口，越向内越窄，骨与软骨部交界处最窄，称为峡，内径 1 ~ 2mm；自峡向咽口又逐渐增宽，软骨部在静止时闭合成一条裂隙。由于腭帆张肌、腭帆提肌、咽鼓管咽肌起于软骨部和结缔组织膜部，前两者止于软腭，后者止于咽后壁，故当张口、吞咽、打哈欠、歌唱时借助上述 3 个肌的收缩，可使其咽口开放，以调节鼓室气压，从而保持鼓膜内外压力平衡。咽鼓管黏膜为假复层柱状上皮，纤毛运动方向朝向鼻咽部，可使鼓室的分泌物得以排除；又因软骨部黏膜呈皱襞样，具有活瓣作用，故能防止咽部液体进入鼓室。成人咽鼓管的鼓室口高于咽口 2 ~ 2.5cm，小儿的咽鼓管接近水平，且管腔较短，内径较宽，故小儿的咽部感染较易经此管传入鼓室。

（三）鼓窦

鼓窦（tympanic antrum）为鼓室后上方的含气空腔。鼓窦向前经鼓窦入口与上鼓室相通，向后下通乳突气房；上方以鼓窦盖与颅中窝相隔，内壁前方有外半规管凸和面神经管凸，后壁借乳突气房及乙状窦骨板与颅后窝相隔，外壁为乳突皮层，相当于外耳道上三角（Macewen 三角）。鼓窦内覆有纤毛黏膜上皮。

（四）乳突

乳突（mastoid process）乳突的气化程度个体差异较大。根据气房发育程度，可将乳突分为 4 种类型：①气化型（pneumatic type）：乳突全部气化，气房较大而间隔的骨壁较薄，此型约占 80%；②板障型（diploetic type）：乳突气化不良，气房较小而多，形如头颅骨的板障；③硬化型（sclerotic type）：乳突未气化，骨质致密；④混合型（mixed type）：上述 3 种类型中有任何两型同时存在或 3 型俱存者（图 1-1-1-15）。

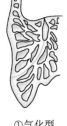
①气化型

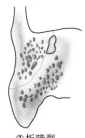
②板障型

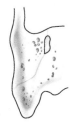
③硬化型

图 1-1-1-15　乳突气房

三、内耳

内耳（inner ear）又称迷路（labyrinth），为听觉和平衡觉感受器的位置，位于颞骨岩部之内，分为骨迷路（osseous labyrinth）和膜迷路（membranous labyrinth）。两者形态相似，膜迷路借助纤维束固定于骨迷路内，膜迷路内为内淋巴（endolymph），膜迷路和骨迷路之间为外淋巴（perilymph），内外淋巴互不相通。

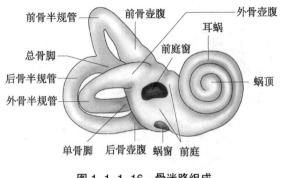

图 1-1-1-16　骨迷路组成

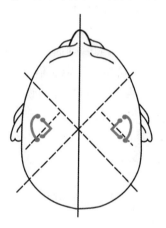

图 1-1-1-17　骨半规管结构及位置

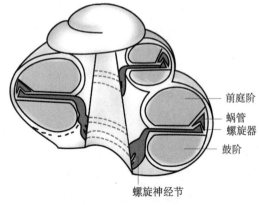

图 1-1-1-18　骨耳蜗形态及结构

前庭阶
蜗管
螺旋器
鼓阶
螺旋神经节

（一）骨迷路

骨迷路由致密的骨质构成，可分为前庭、骨半规管和耳蜗（图 1-1-1-16）。

1. 前庭（vestibule）　位于耳蜗和骨性半规管之间，略呈椭圆形，前下部有一椭圆孔通入耳蜗的前庭阶；后上部与 3 个半规管的 5 个开口相通。前庭的外壁即鼓室内侧壁的一部分；前庭窗为镫骨足板所封闭；内侧壁为内耳道底的一部分；上壁骨质中有迷路段面神经穿过；下壁为骨壁。前庭内面较为复杂，有一个前上后下的斜形骨嵴，称前庭嵴。嵴的前方为球囊隐窝（spherical recess），内含球囊，窝壁有数个小孔称中筛斑（球囊筛区）；嵴的后方为椭圆囊隐窝（elliptical recess），内含椭圆囊，此窝壁及前庭嵴前上端有数个小孔称为上筛斑（椭圆囊壶腹筛区）。椭圆囊隐窝前下方有前庭小管（内含内淋巴管）内口，其外口位于颞骨岩部后面的内淋巴囊裂隙处。前庭嵴的后下端呈分叉状，其间有蜗隐窝（cochlear recess），它与后骨半规管壶腹之间的有孔区称为下筛斑（壶腹筛区）。

2. 骨半规管（osseous semicircular canals）　位于前庭的后上方，为 3 个弓状弯曲的骨管，互成直角；依其所在位置，分别称为外（水平）、前（垂直）、后（垂直）骨半规管（lateral, superior and posterior semicircular canals）。每个半规管的两端均开口于前庭，其膨大的一端为壶腹（ampulla），内径约为管腔的 2 倍。前骨半规管的内端和后骨半规管的上端合成一总骨脚，故 3 个半规管共有 5 个孔入前庭。两侧外骨半规管在同一平面上，并与水平面成 30° 夹角。两侧前骨半规管所在平面向后延长相互垂直，亦分别与同侧岩部长轴垂直。两侧后骨半规管所在平面向前延长也相互垂直，但分别与同侧岩部长轴平行。一侧前骨半规管与另一侧后骨半规管所在平面互相平行（图 1-1-1-17）。

3. 耳蜗（cochlea）　位于前庭的前面，形似蜗牛壳，主要由中央的蜗轴（modiolus）和周围的骨蜗管（osseous cochlear duct）构成。骨蜗管旋绕蜗轴 2½ ～ 2¾ 周，底周相当于鼓岬。蜗底向后内方，构成内耳道底。蜗顶向前外方，靠近咽鼓管鼓室口。蜗轴形似圆锥，内含蜗神经和螺旋神经节细胞，从蜗轴伸出的骨螺旋板在骨蜗管中同样旋转，基底膜由骨螺旋板处伸出延续到骨蜗管外壁，并将骨蜗管分为上、下两腔（为便于说明耳蜗内部结构，一般将耳蜗自其自然解剖位置向上旋转约 90°，使蜗顶向上、蜗底向下），前庭膜又将上腔分为 2 腔，因此骨蜗管共有 3 个管腔：上方者为前庭阶（scala vestibuli），起自前庭；中间为中阶（scala media），即膜蜗管，系膜迷路；下方者为鼓阶（scala tympani），起自圆窗（蜗窗），为圆窗膜所封闭。骨螺旋板顶端形成螺旋板钩，蜗轴顶端形成蜗轴板；螺旋板钩、蜗轴板和膜蜗管顶盲端共围成蜗孔（helicotrema）。鼓阶外淋巴经蜗孔与前庭阶外淋巴相通。在鼓阶的起始部、圆窗附近，有蜗水管内口，鼓阶外淋巴从蜗水管内口经蜗水管到达岩部下部蜗水管外口（位于颈静脉窝和颈内动脉管之间的三角凹内），与蛛网膜下腔的脑脊液相通（图 1-1-1-18）。

（二）膜迷路

膜迷路（membranous labyrinth）由椭圆囊、球囊、膜半规管及膜蜗管构成，借纤维束固定于骨迷路内，含内淋巴，各部分相互贯通（图 1-1-1-19）。

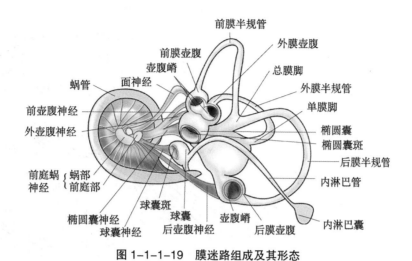

图 1-1-1-19　膜迷路组成及其形态

1. **椭圆囊（utricle）**　位于椭圆囊隐窝内，囊壁有椭圆囊斑（macula utriculi），为位觉斑（maculae staticae），由前庭神经椭圆囊支支配。后壁有 5 个孔，与 3 个半规管相通。椭圆囊由椭圆球囊管连接球囊与内淋巴管，后者经前庭小管止于颞骨岩部后面硬脑膜内的内淋巴囊。内淋巴管离开椭圆囊处有一瓣膜（Bast 瓣），可防止逆流。内淋巴囊并非一个单一的大腔，据颞骨标本观察，内淋巴囊的囊腔被分隔成多个小囊腔者占 80%。

2. **球囊（saccule）**　位于球囊隐窝内，较椭圆囊小，内前壁有球囊斑（macula sacculi），亦为位觉斑，由前庭神经球囊支支配，球囊经联合管与蜗管相通。

椭圆囊斑与球囊斑构造相同，由毛细胞和支持细胞组成，毛细胞的纤毛较壶腹嵴的短，其上覆盖耳石膜（otolith membrane），此膜系由多层以碳酸钙结晶为主的颗粒即耳石和蛋白质混合而成。位觉斑主要感受直线加速度的刺激（图 1-1-1-20）。

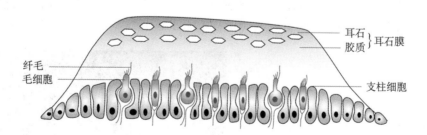

图 1-1-1-20　椭圆囊斑与球囊斑构造

3. **膜半规管（membranous semicircular canals）**　附着于骨半规管的内壁，约占骨半规管腔隙的 1/4。有 5 孔与前庭的椭圆囊相通，与骨半规管壶腹相应的部位，膜半规管也膨大为膜壶腹（membranous ampulla），其内有一横位镰状隆起名为壶腹嵴（crista ampullaris），由支柱细胞和毛细胞组成，毛细胞纤毛束插入其顶部的胶状层内，称终顶（cupula terminalis）或嵴帽（图 1-1-1-21）。

超微结构研究表明，囊斑与壶腹嵴的感觉毛细胞有两型：Ⅰ型细胞（杯状细胞），与耳蜗的内毛细胞相似；Ⅱ细胞（柱状细胞），与耳蜗的外毛细胞相似。

4. 膜蜗管（membranous cochlear duct） 即中阶，位于骨螺旋板和骨蜗管外壁之间，亦在前庭阶和鼓阶之间，内含内淋巴。膜蜗管为螺旋状的盲管，顶端为顶盲端，前庭部为前庭盲端。

膜蜗管横切面呈三角形，分上、下、外3壁（图1-1-1-22）。

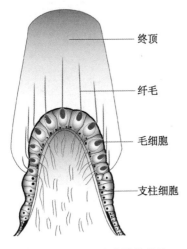

图1-1-1-21 壶腹嵴的结构

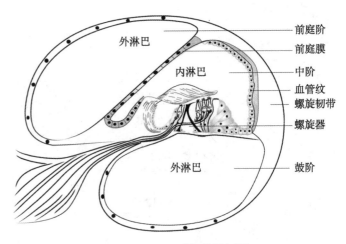

图1-1-1-22 膜蜗管横切面

上壁：即前庭膜（vestibular membrane），由两层上皮细胞组成，起自骨螺旋板，向外上止于骨蜗管外侧壁。

外壁：螺旋韧带（spiral ligament），其内表面为血管纹（stria vascularis）；血管纹的边缘细胞有分泌和吸收内淋巴的作用。

下壁：主要由源自骨螺旋板游离缘的基底膜（basilar membrane）及位于其上的螺旋器（spiral organ）（又名Corti器）组成，是听觉感受器的主要部分。基底膜的宽度由底转到顶逐渐增宽，而骨螺旋板及其相对的基底膜嵴则逐渐变窄，这与基底膜的不同部位具有不同的固定频率有关（图1-1-1-23）。

螺旋器由内毛细胞、外毛细胞、支柱细胞及盖膜组成。内毛细胞呈烧瓶状，约3500个，镶接在内指细胞之上，内毛细胞的静纤毛排列成笔直的内、外两排；外毛细胞呈试管状，约12 000个，镶坐在Deiter细胞之间。耳蜗底部外毛细胞排列成3列，其静纤毛排列成"W"形；耳蜗顶部外毛细胞有4～5列，其静纤毛排列成簇状。支柱细胞从内到外依次包括缘细胞、内指细胞、内柱细胞、外柱细胞、Deiter细胞（外指细胞）、Hensen细胞、Claudius细胞等（图1-1-1-24）。

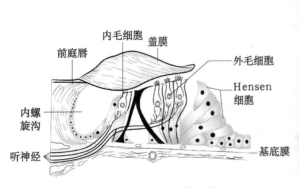

图1-1-1-23 螺旋器结构

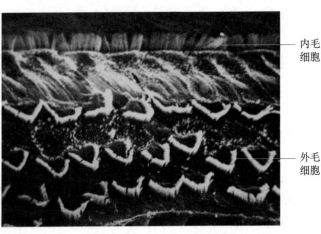

图1-1-1-24 内、外毛细胞

5．内、外淋巴循环

（1）内淋巴：血管纹、囊斑和壶腹嵴处的分泌细胞产生内淋巴，依次到球囊、椭圆囊、内淋巴管、内淋巴囊吸收。

（2）外淋巴：依次经过半规管、前庭、前庭阶、蜗孔、鼓阶、蜗水管内口、蜗水管、蜗水管外口、蛛网膜下腔，最后汇入脑脊液。

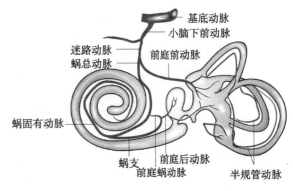

图 1-1-1-25　内耳的血管

（三）内耳的血管

供应内耳的血液主要来自由基底动脉和小脑下前动脉分出的迷路动脉（labyrinthine artery），间有耳后动脉的茎乳动脉分支分布于半规管。

内耳静脉分布与动脉不同。耳蜗、椭圆囊、球囊及半规管的静脉分别汇成迷路静脉、前庭小静脉及蜗水管静脉，然后流入侧窦或岩上窦、岩下窦及颈内静脉（图 1-1-1-25）。

四、听神经及其传导径路

听神经（acoustic nerve）又称前庭蜗神经，于延髓和脑桥之间离开脑干，携面神经进入内耳道，即分为前、后两支，前支为蜗神经，后支为前庭神经。

（一）蜗神经及其传导径路

位于蜗轴与骨螺旋板相连接处的螺旋神经节（spiral ganglion）由双极细胞组成。双极细胞的中枢突组成蜗神经（cochlear nerve），为约 30 000 根神经纤维组成的神经束。神经束的外层由来自蜗底周的纤维组成，故传送高频音的冲动；来自蜗顶部的纤维组成蜗神经的中心部。螺旋神经节内双极细胞的周围突穿过骨螺旋板分布于螺旋器的毛细胞。约有 95% 的来自螺旋神经节的纤维与约 3000 个内毛细胞相连，仅约 5% 的纤维与约 9000 个外毛细胞相连。

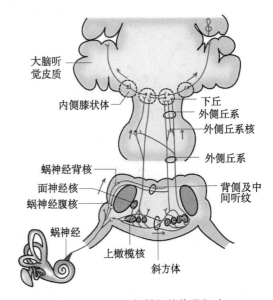

蜗神经的传导径路：蜗神经经内耳门入颅，终止于延髓与脑桥连接处的蜗神经背核和蜗神经腹核。自耳蜗至蜗核的神经纤维为听觉的第 1 级神经元。胞体位于蜗神经腹核与背核的第 2 级神经元发出传入纤维至两侧上橄榄体，尚有一部分纤维直接进入外侧丘系，并终止于外侧丘系核。自橄榄核第 3 级神经元发出传入纤维沿外侧丘系上行而止于下丘，自外侧丘系核第 3 级神经元发出的纤维至内侧膝状体。自下丘核或内侧膝状体核发出传入纤维（第 4 级神经元）经内囊终止

图 1-1-1-26　蜗神经的传导径路

于大脑皮质的听区即上颞横回（superior transverse temporal gyrus）（图 1-1-1-26）。由于第 2、3 级神经元有交叉及不交叉的纤维，故一侧外侧丘系或皮质受损时，可导致两侧听力下降，且对侧较重。一侧蜗神经或蜗神经核损坏时，引起同侧全聋。

（二）前庭神经及其传导径路

位于内耳道底的前庭神经节（vestibular ganglion）也为双极细胞。其上部细胞的周围突分布于前、外半规管壶腹嵴及椭圆囊斑，下部细胞的周围突分布于后半规管壶腹嵴及球囊斑。双极细胞的中枢突构成前庭神经，约含 20 000 根神经纤维。

前庭神经的传导径路：前庭神经在耳蜗神经上方进入脑桥及延髓，大部分神经纤维终止于前庭

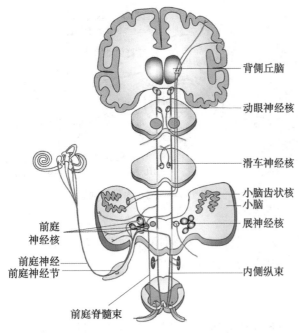

图 1-1-1-27　前庭神经的传导径路

背侧丘脑

动眼神经核

滑车神经核

小脑齿状核
小脑

前庭
神经核

展神经核

前庭神经
前庭神经节

内侧纵束

前庭脊髓束

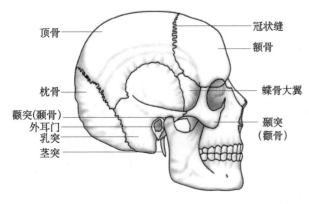

图 1-1-1-28　颞骨的组成及毗邻

顶骨

枕骨

颧突(颞骨)
外耳门
乳突
茎突

冠状缝

额骨

蝶骨大翼

颞突
(颧骨)

神经核区，小部分纤维越过前庭神经核而入小脑。前庭神经核位于脑桥和延髓部分，每侧共有4个，即前庭神经上核、外核、内核和下核。上核接受来自壶腹嵴的传入纤维，外核与内核主要接受来自椭圆囊斑和壶腹嵴的传入纤维，下核接受所有前庭终器的传入神经纤维。由前庭神经核发出的第2级神经元有以下传导径路：①前庭脊髓束：前庭神经诸核发出的前庭脊髓纤维经内侧纵束走向脊髓；前庭神经外核还发出下行纤维进入同侧脊髓前束。所有前庭脊髓纤维均与脊髓前角细胞相连，因此来自内耳前庭的冲动可引起颈部、躯干和四肢肌肉的反射性反应。②前庭眼束：由前庭神经核发出的上升纤维经内侧纵束到达同侧和对侧的动眼神经、滑车神经和展神经诸核，因此头位改变可引起两侧眼球的反射，这种反射与维持眼肌张力的平衡密切相关。③前庭网状束：由前庭神经内核发出的纤维经过脑干网状结构与自主神经细胞群相连，引起自主神经系统反应，如面色苍白、出汗、恶心、呕吐等。④前庭小脑束：前庭神经下核大部分传入纤维经绳状体上行到达小脑，前庭神经内核有少数纤维到达小脑。前庭神经到大脑皮质的通路尚未确定，大脑皮质的前庭中枢在颞叶，可能在听皮质附近；或许顶叶尚有前庭代表区（图 1-1-1-27）。

五、颞骨解剖

颞骨（temporal bone）位于颅骨的两侧，参与颅中窝和颅后窝的组成，其前与蝶骨、后与枕骨、上与顶骨相连，司听觉和平衡觉的外周器官均深寓其中。颞骨为一个复合的骨块，由鳞部、鼓部、乳突部、岩部及茎突组成（图 1-1-1-28）。

（一）鳞部

颞骨鳞部（squamous portion）位于颞骨的前上方，因其形似鱼鳞而得名。其颅外面光滑稍外凸，有颞肌附着。其前方有颧突与颧骨颞突构成颧弓，颧突前根呈结节状，又称关节结节。关节结节后侧的椭圆形深窝称为下颌窝。从颧突根部向后至顶切迹有一条微凸的弧形骨线，称为颞线，颞肌下缘止于此，可作为颅中窝底高度的颅外参考标记。颞线之下，骨性外耳道口的后上方有一个骨性棘状隆起，称为道上棘（suprameatal spine）。棘的后上方，颞线之下，有一个富含小孔（为小血管穿通）的骨面区，又称筛区，是乳突手术时指示鼓窦位置的重要标志。鳞部颅内面稍凹，系大脑颞叶所在区，有脑压迹和脑膜中动脉沟（图 1-1-1-29）。

（二）鼓部

鼓部（tympanic portion）是一个扁曲的"U"形骨板，位于鳞部之下、乳突部之前、岩部之外，它构成骨性外耳道的前壁、底壁及部分后壁。其前方以鳞鼓裂（squamotympanic fissure）和鳞部相连，后方以鼓乳裂（tympanomastoid fissure）和乳突部毗邻，内侧以岩鼓裂（petrotympanic fissure）和岩部连接。鼓部的前下方构成下颌窝后壁。鼓部内端有一个细小沟槽，称为鼓沟（tympanic sulcus），鼓

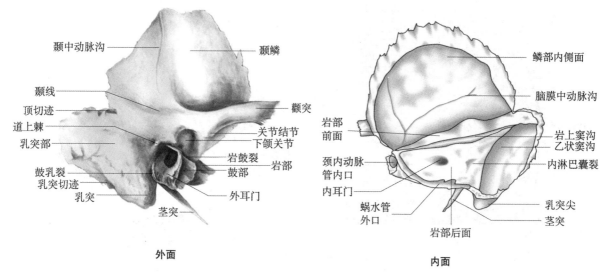

图 1-1-1-29　颞骨鳞部内外面（右）

膜边缘的纤维软骨环镶嵌于沟内。鼓部缺口居上，称为鼓切迹（Rivinus 切迹），该处无鼓沟和纤维软骨环。鼓部发育不全时可形成先天性外耳道狭窄，未发育时则形成先天性外耳道闭锁。

（三）乳突部

乳突部（mastoid portion）位于鳞部的后下方，呈锥状隆起，名乳突，内侧与岩部相连，前方与鼓部形成鼓乳裂，可作为面神经垂直段的表面标志之一。乳突的外面粗糙，其下方有胸锁乳突肌、头长肌和头最长肌附着，其近后缘处常有一个贯穿骨内外的乳突孔（mastoid foramen），乳突导血管经此孔使颅外静脉与乙状窦（sigmoid sulcus）相通。乳突尖内侧有一个深沟，称为乳突切迹（mastiod notch）或二腹肌沟，二腹肌附着于此；沟的前端为茎乳孔（stylomastoid foramen），为面神经出颞骨之处。该切迹内侧有一浅沟伴行，称为枕动脉沟，有枕动脉通过。气化良好的乳突在二腹肌沟的乳突腔面可见一个与其相对应的弧形骨性隆起，称为二腹肌嵴。该嵴与外耳道后壁的交点和砧骨短脚窝之间的连线，可作为乳突轮廓化时磨除面神经垂直段外侧骨质的标志之一，此线的深部即为面神经垂直段。两岁以内的幼儿仅具乳突雏形，其茎乳孔处无乳突作为屏障，当两岁以下的婴幼儿患耳后骨膜下脓肿时，切勿贸然采用成人的耳后切口实施手术，以免损伤面神经。乳突的内侧面为颅后窝的前下方，其与岩部交界处有一个弯曲的深沟，称为乙状沟，内有乙状窦。乙状窦骨板的厚薄及其位置的稍前或稍后，常因乳突气房发育程度的不同而各异。

（四）岩部

岩部（petrous portion）形似一个横卧的三棱锥体，名岩锥（petrous pyramid），位于侧颅底，嵌于蝶骨大翼和枕骨底部之间，内藏听觉和平衡器官，有一底、一尖、三面、三缘。底朝外与鳞部和乳突部融合；尖端粗糙，朝向内前而微向上，颈内动脉管内口在此，并组成破裂孔的后外界。

1. 岩部三面

（1）前面：组成颅中窝的后部，并与鳞部的脑面相连。从内向外有以下重要结构：近岩尖处有三叉神经压迹，容纳三叉神经半月神经节；压迹的后外侧有两条与岩锥长轴平行的小沟，内侧者为岩浅大神经沟、外侧者为岩浅小神经沟；在岩浅大神经沟的外侧末端为面神经管裂孔，有岩浅大神经穿出；在岩浅小神经沟的外侧末端为岩浅小神经管裂孔，有同名神经穿出。继而向后外方有一大的凸起，称为弓状隆起（arcuate eminence），前骨半规管位于其下方，大多数前骨半规管的最高点是在弓状隆起最高点前内方之斜坡中。向外有一个浅凹形的薄骨板，称为鼓室盖，将其下的鼓室与中颅窝分隔（图 1-1-1-30）。

（2）后面：组成颅后窝的前面，向外与乳突部的内面相连，是由 3 个静脉窦（岩上窦、岩下窦

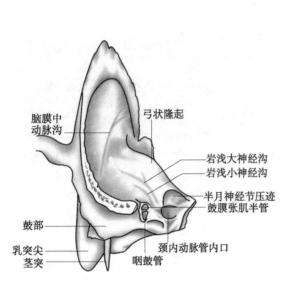

图 1-1-1-30　颞骨岩部前面（左）

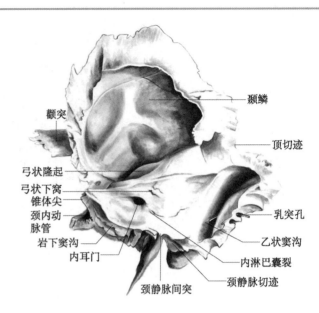

图 1-1-1-31　颞骨岩部后面（右）

和乙状窦）围成的三角形骨面。在中部偏内为内耳门（internal acoustic porus），向外通入内耳道。内耳门之后外有一个薄骨板遮盖的裂隙，称内淋巴囊裂，为前庭小管（vestibular aqueduct）外口，后者通向骨迷路的前庭，为内淋巴管所经过。内耳门和上述裂隙之间的上方有一个小凹，名为弓状下窝（subarcuate fossa），有小血管通过（图 1-1-1-31）。

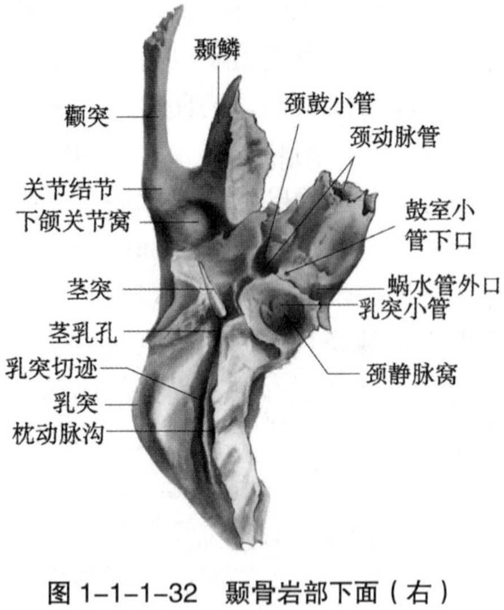

（3）下面：为侧颅底底面的一部分。其前内侧部骨面粗糙，为腭帆张肌、鼓膜张肌及咽鼓管的软骨部附着处，后外侧部有前内和后外紧邻的两个深窝，前内者为颈内动脉管外口，有颈内动脉和颈动脉神经丛经过，颈内动脉管先沿鼓室前壁偏内垂直上升，继而折向前内方水平行走，开口于岩尖处的颈内动脉内口处。后外者为颈静脉窝（jugular fossa），内纳颈静脉球的顶部。颈内动脉管外口和颈静脉窝之间的薄骨嵴上，有鼓室小管的下口，有舌咽神经的鼓室支即鼓室神经（Jacobson 神经）通过。在颈静脉窝的前内方、紧靠颈静脉间突处有一个三角形的压迹，为舌咽神经的岩神经节所在的部位，凹底有一个小孔，为蜗水管外口（external aperture of cochlear aqueduct）。在颈静脉窝的外侧壁上有乳突小管的开口，为迷走神经耳支（Arnold 神经）的通路（图 1-1-1-32）。

图 1-1-1-32　颞骨岩部下面（右）

2．岩部三缘　上缘最长，有岩上沟容纳岩上窦，沟缘有小脑幕附着；上缘尖端借蝶岩韧带和蝶骨连接并形成小管，内有展神经和岩下窦经过。故在气化良好的颞骨发生急性化脓性中耳乳突炎时可并发岩尖炎，从而出现三叉神经痛和展神经麻痹症状（Gradenigo 征）。岩部后缘的内侧端有岩下沟，内含岩下窦；其外侧端和枕骨的颈静脉切迹形成颈静脉孔。在岩部与鳞部之间，有上下并列的两管通入鼓室，居上者为鼓膜张肌半管，居下者为咽鼓管半管。

3．内耳道（internal acoustic meatus）　为一骨性管道，位于岩部内。岩部后面偏内侧的内耳门为扁圆形，后缘较锐而突起，前缘较平而无明显边缘。自内耳门通入内耳道，平均长约 10mm，其外端以一垂直而有筛状小孔的骨板所封闭，此板即为内耳道底（fundus of internal acoustic meatus），它构成内耳的前庭和耳蜗内侧壁的大部分。内耳道由一个横行骨嵴分为大小不等的上、下两区。上区又被一个垂直骨嵴分为前、后两部；前部有一凹陷名为面神经区，即面神经管入口处，面神经自此进入骨管即为迷路段；后部的凹陷名前庭上区，穿过前庭神经上终末支。下区较大，其前方为蜗区，有许多呈螺旋状排列的小孔，为蜗神经纤维所通过；蜗区的后方为前庭下区，为前庭神经下终末支的球囊神经所通过。前庭下区的后方有一单孔，有前庭神经下终末支的后壶腹神经通过。内耳道内含面神经、听神经及迷路动静脉（图1-1-1-33）。

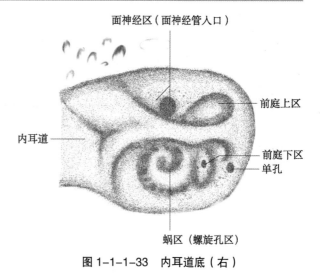

图 1-1-1-33　内耳道底（右）

（五）茎突

茎突（styloid process）起于颞骨鼓部的下面，伸向前下方，呈细长形，长短不一，平均长度约2.5cm；远端有茎突咽肌、茎突舌骨韧带等附着。在茎突和乳突之间有茎乳孔，为面神经管下口，面神经由此出颅骨。

第二节　听觉生理学

耳主要司听觉和平衡觉。首先让我们了解声的某些物理学基础。

一、声音的物理特性

（一）声音的传播

声音是一种主观感觉，其能量作用于可振动的物体产生声波。声波可在任何弹性介质（气体、液体或固体）中传播，其传播速度与所处的介质有关。声波是一种纵波，从声源的中心点向周围呈球形传播，并逐渐减弱，声压与离声源的距离成反比。当声波遇到不同的介质时，一部分声波会被界面反射，其余部分被吸收并在新介质中继续传播。反射的声波遇到原来的声波时，根据两者的相对相位，声音可增强或抵消。声波也可发生衍射，即根据不同声波的频率，它们可环绕于较小或中等大小的物体周围传播。

（二）声音的参数

1．频率（frequency）　即传递声波的介质质点每秒正弦振动的次数，单位为赫兹（Hz）。人类能感受到的声波的频率在 20 ～ 20 000Hz 范围之内。

2．周期（cycle）　即介质质点正弦振动一次所经历的时间，为频率的倒数，单位为毫秒（ms）。

3．波长（wave length）　即声波振动一次的位移距离，波长＝声速 / 频率。

4．声强（sound intensity）　即单位时间内通过垂直于声波传播方向单位面积的声能量，常用瓦 / 米^2（W/m^2）表示。

5．声压（sound pressure）　是声波造成环境大气压的变量，即总压强与大气压强的差值。检测听功能最常用的纯音（pure tone）刺激，即为声压随时间变化的正弦波。声压的单位为帕（Pa），1 帕＝ 1 牛顿 / 米^2，约相当于 10 达因 / 厘米^2，声强与声压的平方成反比。

6．音调（pitch）　即人的听觉系统对声音频率的主观感觉。

7．响度（loudness）　即人耳对声音强弱程度的主观感觉，单位是宋（song）。

8．声阻抗（acoustic impedance）　即声波传递过程中，振动能量引起介质分子位移所遇到的阻力，包括质量声抗（mass reactance，即感抗）、弹性声抗（elastic reactance，即容抗）和摩擦阻力 3 种成分。

9．听阈（hearing threshold）　即能引起人耳听觉的最小声强值。人耳对不同频率声音的听阈各不相同，对 1 ~ 4kHz 频率区的声音最敏感。

10．听力计零级（audiometric zero）　为健康青年人正常耳听阈的声压级的统计值。临床上应用的听力计将正常人各频率的平均听阈作为零分贝。

（三）声音强度的测量

刺激强度通常用对数单位即分贝（dB）来表示。

1．声强级　即用对数单位来表示的声强值，按如下公式计算：dB=10 lg（I / I_0）。I 为测试声强，I_0 为基准声强。从听阈至痛阈的声强差为 10^{12}，用声强级表示则为 $10 \times lg10^{12} = 120dB$。

2．声压级（sound pressure level，SPL）　即用对数单位来表示的声压值，按如下公式计算：dB=20 lg（P/P_0）。P 为测试声压，P_0 为基准声压。P_0 相当于正常人耳对 1kHz 声音的听阈声压值（20μPa）。

二、声音传入内耳的途径

声波可通过气导和骨导两种途径传入内耳。在正常情况下，主要通过气导途径传入内耳。

（一）空气传导

空气传导简称气导（air conduction，AC），声波经外耳、鼓膜、听骨链、前庭窗传入内耳。镫骨足板的振动使内耳淋巴液产生波动，引起蜗窗膜向相反方向振动。内耳的淋巴液波动时可振动基底膜，使之发生移位，螺旋器上的毛细胞受到刺激而感音（图 1-1-2-1）。

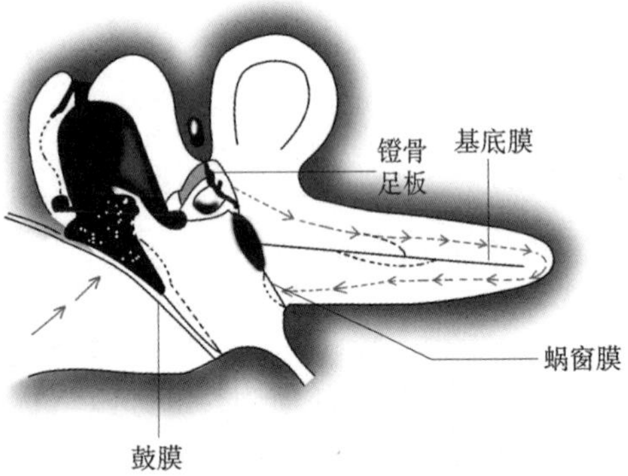

（二）骨传导

骨传导简称骨导（bone conduction，BC），指声波通过颅骨传导至内耳，使内耳淋巴液发生相应的振动而引起基底膜振动。

1．压缩式骨导学说　声波作用于颅骨时，颅骨随声波的密相和疏相而相应地压缩与复位，骨迷路和膜迷路亦相应地压缩与复位。当膜迷路内压力增加时，半规管内的淋巴液被压入容量较大的前庭阶，再流向鼓阶，使蜗窗膜外凸，基底膜向下移位。与之相反，当膜迷路内压力降低时，蜗窗膜内凹，基底膜上移，因此刺激毛细胞而感音（图 1-1-2-2）。

2．位移式骨导学说　当颅骨移动时，膜迷路内的液体由于惰性而出现相位落后于骨迷路的振动，淋巴液的移动方向与骨迷路的移动方向相反，因而基底膜发生往返的位移，进而刺激毛细胞而感音（图 1-1-2-3）。

3．颅骨 - 鼓室传入学说　颅骨振动也可直接经外耳道、鼓膜、鼓室腔、听骨链及前庭窗传入内耳，其传导过程与空气传导相似。

图 1-1-2-1　声音的传导途径

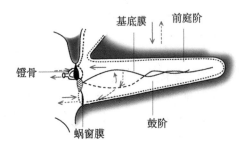

图 1-1-2-2　压缩式骨导示意图

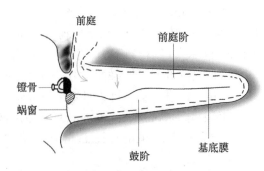

图 1-1-2-3　位移式骨导示意图

三、外耳生理

（一）外耳的声压增益

耳廓可改变入耳的声音的幅度，从而放大不同频率的声音。在 1.5 ～ 7kHz 之间，声音到达人耳鼓膜时可放大 5 ～ 20dB，这种放大作用主要来源于两个方面：①耳甲腔对 5kHz 左右声音的共振作用；②外耳道对 2.5kHz 左右声音的共振作用。

（二）外耳对声源的定位作用

人类声源定位最主要的信号是声波到达双耳的强度差和时间差，但对于正前方、正后方、上方和下方的声源的定位，则依赖于耳廓和耳甲腔的作用。

四、中耳生理

（一）中耳阻抗匹配机制

由于内耳听觉感受器是完全在液体环境中发挥作用的，而当空气中的声音到达液体界面时，因水的阻抗为空气阻抗的 3471 倍，故而约 99.9% 的能量将因反射而丧失，这些丧失的能量相当于 30dB。中耳通过下述阻抗匹配作用（impedance matching），改善声音能量的传递效应（图 1-1-2-4）。

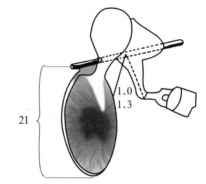

图 1-1-2-4 鼓膜、听骨链及其转轴模式图
数字为鼓膜与前庭窗面积比和听骨链长臂与短臂比

1．鼓膜的有效振动面积为其解剖面积的 2/3，即约 55mm²，比镫骨足板面积 3.2mm² 大 17 倍，也就是说，鼓膜表面的声压集中到镫骨足板所在的前庭窗时可增强 17 倍。这是阻抗匹配机制中最重要的因素。

2．听骨链形成一弯形杠杆，作为杠杆两臂的锤骨柄与砧骨长脚长度之比为 1.3 : 1，而在运动轴心的两侧，听小骨的质量大致相等，因此听骨链的杠杆作用可使声压自锤骨柄传至前庭窗时增加 1.3 倍。

因此声波经鼓膜、听骨链到达镫骨足板时可提高 1.3×17=22.1 倍，相当于声压级 27dB，加上鼓膜弧度的杠杆作用，可补偿声波从空气到达内耳液体时所衰减的约 30dB 的能量。通过中耳、外耳道及耳廓对声波的共振作用以及中耳的转换功能，使中耳和外耳的传音结构对语言频率的声波有最大的增益和传导功能。

（二）蜗窗在耳蜗淋巴液体移位中的作用

鼓膜在不同的声压作用下来回移动，引起锤骨和砧骨沿其支点旋转，进而引起镫骨在前庭窗内往复运动，振动经前庭阶的外淋巴沿蜗孔、鼓阶再传到蜗窗，由于外淋巴液的可压缩性很小，而蜗窗膜具有弹性，因此蜗窗膜向外凸，基底膜向下移位。这为内耳液体提供了弹性缓冲作用，为声波振动在外淋巴液中的传导提供了有利条件。此作用依赖于蜗窗膜的良好弹性。

（三）咽鼓管的生理作用

中耳内的气压与大气压平衡时，中耳结构才能正常发挥作用，这依赖于咽鼓管的正常开放与闭合。咽鼓管具有以下功能：①平衡中耳气压与外界大气压；②将中耳分泌物引流入鼻咽部；③保护中耳免受鼻咽部分泌物的感染。在通常状况下，咽鼓管都处于关闭状态，当吞咽或打哈欠时腭帆张肌收缩可引起咽鼓管开放。若咽鼓管不能正常开放，部分或完全阻塞时，由于中耳黏膜对密闭气体的吸收，中耳腔内迅速产生负压，中耳机械传递系统的硬度增加，低频声音的能量丧失增加，其中 1kHz 以下约为 20dB。若中耳内负压或鼻咽部正压使鼻咽部分泌物经咽鼓管进入污染中耳时，将导致中耳炎性疾病。

（四）中耳肌肉的声反射作用

中耳内的鼓膜张肌、镫骨肌在受到大于 90dB HL 的强声刺激后会反射性收缩。鼓膜张肌收缩时使锤骨柄向内牵拉，同时使鼓膜向内移位，张力增加，引起镫骨足板推向前庭窗，从而升高内耳外淋巴液压力。镫骨肌收缩时牵拉镫骨，其足板前部向外跷起，从而降低外淋巴液压力。在鼓膜张肌和镫骨肌的协同作用下，中耳传声结构的硬度增加，活动性减小，声音传递将减少约 15dB，因而可保护内耳免受噪声损害，但其程度有限，且主要对低频更有效。此外，由于肌反射的潜伏期为 25 ～ 35ms，在出现突发性的响声时，可能在肌反射产生之前，耳蜗即已遭受损害。

五、内耳生理

（一）内耳微环境

耳蜗中阶内为内淋巴，其电解质成分与细胞内液相似，即为高 K^+、低 Na^+、低 Ca^{2+} 的液体，而前庭阶和鼓阶内的外淋巴则为低 K^+、高 Na^+ 的液体，与细胞外液相似。毛细胞所需氧和营养物质的供应主要来源于外淋巴。由于内、外淋巴间存在着化学浓度梯度，因而在两者间产生电化学电位，中阶内的电位为 +80mV，称为蜗内电位，这是信号传导的主要驱动力。由于静止毛细胞的静息膜电位约为 –60mV，因此毛细胞顶部膜的电压梯度约为 140mV。

（二）毛细胞的机械 - 电换能作用

当声音传入内耳后，引起基底膜的振动，但周围的内淋巴和盖膜处于静止状态，由于基底膜与盖膜的附着点不在同一轴上，因此盖膜与静纤毛间发生相对运动，即剪切运动（shearing motion），所产生的剪切力（shearing force）使静纤毛发生弯曲（图 1-1-2-5）。静纤毛若向最高一排的方向弯曲，将激活细胞侧膜的电压依赖性离子通道开放，K^+ 顺着电压梯度流入毛细胞，毛细胞发生去极化，毛细胞底端的突触前膜释放神经递质而兴奋听神经纤维，沿中枢传导径路上传到听觉皮质产生听觉。若静纤毛向相反方向弯曲，K^+ 通道将关闭，K^+ 不能顺电化学梯度流动，毛细胞将发生超极化（图 1-1-2-6）。近年来的研究表明，钙离子参与毛细胞部分 K^+ 通道的调控以及毛细胞神经递质的释放过程。

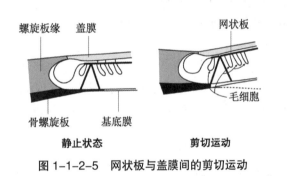

图 1-1-2-5　网状板与盖膜间的剪切运动　　　　图 1-1-2-6　毛细胞的功能

（三）耳蜗的频率分析机制

关于耳蜗分析声音频率的学说有多种，具有代表性的有行波论和排放论，介绍如下。

1. 行波论（travelling wave theory）　由 Békésy 提出，声波传入内耳，外淋巴液的振动引起基底膜波动，由蜗底开始逐步向蜗顶移动，即行波。波行过程中振幅逐渐上升达到最高值，继而迅速下降至消失。当高频刺激时最大振幅点在蜗底，随着频率降低最大振幅点移向蜗顶。毛细胞在行波最大振幅点受到的刺激最强，因此基底膜的高频感受部位在蜗底，低频感受部位在蜗顶，依频率的高低感受部位依次排列，耳蜗即据此分析频率。

2. 排放论（volley theory）　由 Wever 提出，单根神经纤维发放冲动每秒不过数百次，中高频率的声波的传送是由多根神经纤维随声波周期同步锁相发放的，这样组合成的排放可以达到中高频率。

这两种学说的内容是互补的，虽然有时代的局限性，但原则上能解释耳蜗的频率分析机制，以后的研究补充了这两种学说的不足。

（四）听神经的信息编码

不同的听神经纤维兴奋时可产生不同的听觉，这是由于听神经纤维对声音具有频率选择性。把每条神经纤维在各个频率纯音刺激下起反应的阈值绘成曲线即为调谐曲线，其尖端所对应的频率称为特性频率（characteristic frequency），即某一神经纤维最敏感的频率（图 1-1-2-7）。不同的神经纤维由于其相连的毛细胞位置各异而有不同的特性频率。

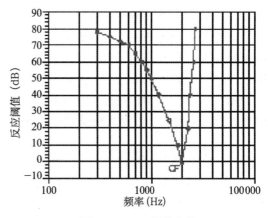

图 1-1-2-7　调谐曲线

（五）耳声发射

对耳声发射现象的探讨是耳科领域近二十年来的重大研究进展之一。耳声发射现象的发现使人们对听觉生理特别是耳蜗生理有了一个全新的认识。耳蜗不仅是声音能量转换为电冲动的被动换能器，它也能主动产生能量，即具有主动功能。在短声刺激后，外耳道内会出现另外一个较短的延迟声，目前认为这种能量来自于外毛细胞，在使基底膜发生振动后又在内耳淋巴中以压力变化的形式传导，并通过前庭窗推动听骨链及鼓膜振动，最终引起外耳道内的空气振动。此过程实际上是声音传入内耳的逆过程。这种由耳蜗主动耗能活动产生的音频能量即为耳声发射（otoacoustic emission，OAE）。

第三节　平衡生理学

人体主要依靠前庭觉、视觉及本体觉组成的"平衡三联"的协调作用来维持平衡。"平衡三联"中如有一个系统发生障碍，在代偿功能发生后，靠另外两个系统仍能维持平衡，但如有两个系统发生障碍，人体即不能维持平衡。前庭系统在维持平衡方面最为重要。半规管感受角加速度，椭圆囊和球囊则感受线加速度和头部的位置变化。前庭神经核是前庭反射的枢纽，接受前庭终器传入的冲动并反射到大脑感知，同时接受小脑、锥体外系和网状结构的调整，出现眼动、姿势调节等反射和自主神经系统的反应（图 1-1-3-1）。

一、前庭毛细胞生理

前庭毛细胞分为Ⅰ型和Ⅱ型两种。Ⅰ型毛细胞呈烧瓶状，颈部以下被神经盏样传入神经末梢所包绕。Ⅱ型毛细胞呈柱状，仅在底部接触神经末梢。前庭感觉上皮的中央部多为Ⅰ型细胞，周边部多为Ⅱ型细胞。毛细胞的顶面有 1 根动纤毛和多根静纤毛。动纤毛较长、较粗，位于一侧，靠近动纤毛的静纤毛较长，离得远的较短。壶腹嵴毛细胞的纤毛埋于嵴帽内，椭圆囊和球囊毛细胞的纤毛

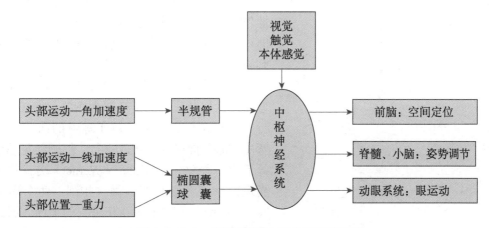

图 1-1-3-1　前庭系统参与平衡调节示意图

埋于耳石膜中。在头部运动或倾斜过程中，毛细胞纤毛随壶腹嵴帽或耳石膜运动，发生弯曲。若静纤毛向动纤毛方向弯曲，毛细胞胞膜离子通道开放，离子内流入细胞，膜电位的电压发生变化，释放神经递质，后者作用于传入神经末梢，前庭神经纤维发放冲动增加，即产生兴奋。而当静纤毛向相反方向（背离动纤毛方向）弯曲时，胞膜离子通道关闭，毛细胞发生超极化，前庭神经纤维发放冲动减少，产生抑制。在外半规管壶腹嵴上，动纤毛分布在近椭圆囊的一侧，在前、后半规管壶腹嵴上，动纤毛则分布在背离椭圆囊的一侧。

二、半规管的生理功能

由于3个半规管互相垂直，因此能感受三维空间中任一平面的角加速度刺激。每对半规管对其所在平面上的角加速度旋转最敏感，即引起的刺激最大。如角加速度方向与各半规管都不平行，引起的反应将视作用于各半规管的分力而定。人类日常生活多在平面上活动，因此刺激主要作用于外半规管。刺激壶腹嵴引起的反应有眩晕、眼震、倾倒、颈和肢体张力改变及自主神经系统反应。反应的强弱一般与刺激强度成正相关。刺激前庭引起的眼震称前庭性眼震，有快、慢相之分。慢相是前庭反射引起的眼运动，与内淋巴流动的方向一致，也与倾倒的方向一致。快相是中枢对眼位的纠正，与慢相相反，快相指向兴奋的一侧壶腹嵴。眼震主要在受刺激的半规管所围成的面上运动，刺激外半规管引起水平型眼震，刺激前或后半规管引起旋转型眼震。一般倾倒的方向与内淋巴流动方向一致，该侧的肌张力也增强。以旋转试验为例，说明壶腹嵴如何感受角加速度的刺激。取自然头位，旋转前头位处于静止状态，壶腹嵴帽在中间位置，毛细胞发放静息电位。开始顺时针旋转时，外半规管的内淋巴由于惰性作用落后于管壁的旋转，做逆旋转方向流动，壶腹嵴帽向逆时针倾斜，右侧外半规管壶腹嵴神经传入冲动增高，呈兴奋状态，左侧则呈抑制状态，引起水平型眼震，慢相向左，快相（即眼震的方向）向右，此时为旋转中眼震。当转椅做匀速旋转后，在管壁摩擦力阻滞下，内淋巴逐渐在管内停止流动，壶腹嵴帽恢复到中间位置，眼震等反应消失。当旋转减速到停止，内淋巴又因惯性作用在一段时间内继续顺原旋转（顺时针）方向流动，左侧壶腹嵴呈兴奋状态，引起的旋转后眼震向左。

三、椭圆囊斑和球囊斑的生理功能

椭圆囊和球囊又称耳石器，都有耳石膜。耳石亦称位觉砂，其比重较内淋巴大。静止时耳石受重力作用对毛细胞产生持续而恒定的刺激，神经冲动传入前庭中枢，通过神经反射传至全身随意肌，维持肌张力，保持人体静态平衡。头向一侧倾斜，耳石膜在重力加速度作用下移位，毛细胞的纤毛随之偏斜，偏斜的程度与倾斜角有关，在直角范围内倾斜角越大，对囊斑的刺激越大。在加速度作用下，由于惯性作用，耳石膜移动较内淋巴慢，因此两者朝相反方向移动。加速度愈大，耳石膜偏位也愈大，囊斑所受刺激愈强。

椭圆囊斑呈长圆形，前缘较宽并向前上方轻度弯曲，状似鞋底，位于椭圆囊底部，略与外半规管平行。球囊斑呈卵圆形，位于球囊的前壁，也有轻度弯曲，略与同侧前半规管平行。椭圆囊斑毛细胞的动纤毛均向着微纹（striola of Werner）方向排列，而球囊斑的动纤毛则均背离微纹排列。两个囊斑夹角为70°～100°，大致组成互相垂直的平面，因此耳石器可感受空间各方向的加速度（图1-1-3-2）。球囊斑主

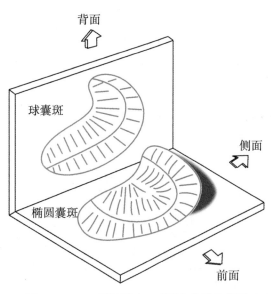

背面

球囊斑

侧面

椭圆囊斑

前面

图1-1-3-2 椭圆囊斑、球囊斑位置示意图

要感受额状面上的静态平衡和加速度，影响四肢内收肌和外展肌的张力；椭圆囊斑主要感受矢状面上的静态平衡和加速度，影响躯体伸肌和屈肌的张力，当头后仰 150° 时，椭圆囊斑所受刺激最强。

在日常生活中囊斑和壶腹嵴往往同时受到刺激，彼此间互相协调，传入的神经冲动在前庭系统中就已有初步的综合加工。

四、前庭习服

前庭系统经一定的锻炼后，反应可下降，而平衡功能并不受影响，称为习服现象。前庭习服（vestibular habituation）有几个特点：①易在相同的反复弱刺激后产生；②一侧前庭习服可传至对侧；③具有方向性，如经适当锻炼后，引起向某一方向的眼震反应降低，但不影响反方向的眼震；④可存在数周至数月，如继续锻炼，则继续存在。前庭习服形成于中枢神经系统，表明前庭系统可塑性强，其实用意义很大，如飞行员、体操运动员、芭蕾舞演员等的训练过程中均有前庭锻炼形成习服的内容。前庭习服也用于前庭康复和若干眩晕疾病的治疗。

（于子龙）

第二章　耳科临床检查法

概　　述

　　耳部一般检查法，主要是指对外耳、中耳的形态学检查，其中耳镜检查是耳科检查法的基础。耳科各种功能检查法包括听觉功能检查、前庭功能检查、咽鼓管功能检查，近年来这些检查方法进展迅速，已成为临床诊断耳部疾病不可缺少的手段。

第一节　外耳与鼓膜检查法

一、光源与额镜的使用方法

　　1. 光源　应设有专科用的 100W 附聚光透镜的检查灯，光源置于额镜同侧，较受检者耳部略高，并相距 10 ~ 20cm。

　　2. 额镜　镜面是一个能聚光的凹面反光镜，焦距约 25cm，中央有一个小孔。镜体借转动灵活的双球状关节连接于额带上。头灯是在额镜上附加的光源，对光方便，适于术中使用。也可用聚光灯泡和干电池自制简易头灯，适用于缺乏光源的医疗场所。

　　3. 戴镜、对光　戴额镜前，先调节双球状关节的松紧，使镜面既能灵活转动又可置于任何位置上均不松滑下坠。然后可调节额带圈使适合检查者的头围。额镜戴上后，将双球状关节拉直，镜面与额面平行，镜孔正对检查者平视时的左眼或右眼，远近适宜。

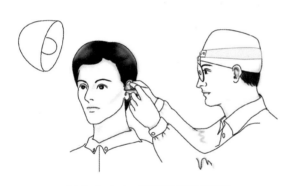

图 1-2-1-1　额镜和窥耳器检查

　　对光的要求：先调整光源，使光线投射于额镜上，再调整额镜镜面，将光线反射、聚焦到要检查的部位。检查者的视线则通过镜孔正好看到反射的焦点光，进行检查。

　　对光时须注意：随时保持瞳孔、镜孔、反光焦点和检查部位成一条直线，才能看清楚被照检查部位；养成"单眼视"的习惯（另一眼不闭），即只用戴额镜一侧的眼睛进行观察；在练习中保持姿势端正舒适，不要扭颈、弯腰、转身来迁就光源光线和反射光线，须仔细调整光源光线的投射方向和额镜镜面的反光角度，并前后调整受检者的头位，使反射的最亮点准确照射到受检部位（图1-2-1-1）。

二、受检者体位

　　受检者侧坐，受检耳朝向检查者，调整光源使额镜的反光焦点投射到外耳道口处。检查不合作的小儿时，应嘱父母将其侧抱坐在大腿上，并用两侧大腿夹住其小腿，一手绕其双臂抱住上身，一手固定其头使检查侧外耳道朝向检查者。

三、检查耳廓

　　先观察耳廓两侧是否对称，有无畸形、隆起、红肿、触痛等。若耳廓被推向前方，则应检查是否有耳后脓肿。同时观察耳周有无红肿、瘘口、瘢痕，外耳道口有无分泌物或阻塞物。然后，检查者两手以相等压力触诊两侧乳突区，注意有无压痛，耳周有无肿胀的淋巴结。若牵拉耳廓出现疼痛或耳痛加重，常常为外耳的急性炎症所致（如外耳道疖肿）。肿胀的淋巴结若无触痛，应警惕头颈肿瘤淋巴结转移的可能。

四、检查外耳道与鼓膜

（一）检查方法

1. 徒手检查法

（1）双手检查法：检查者一只手将耳廓向后、上、外方轻轻牵拉，使外耳道变直，另一只手的示指将耳屏向前推压，使外耳道口扩大。检查婴幼儿时，由于其外耳道呈裂隙状，故应向下牵拉耳廓，同时将耳屏向前推移。

（2）单手检查法：门诊接待患者时，常常需要清洗外耳道脓液、取出耵聍等操作，此时可用左手（习惯用右手操作者）牵拉耳廓进行检查。查左耳时，左手从耳廓下方以拇指和中指挟持并向后、上、外牵拉耳廓，示指向前推压耳屏；查右耳时，左手则从耳廓上方以同样方式牵拉耳廓、推压耳屏（图 1-2-1-2）。

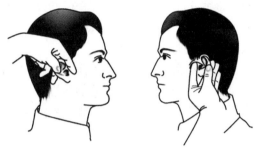

图 1-2-1-2　单手徒手耳部检查法

2. 窥耳器检查法　窥耳器（ear speculum）形如漏斗，口径大小不一。检查时，根据患者外耳道大小选用合适口径（能够放入、不产生疼痛的最大型号）的窥耳器。使用时先按照上述方法牵拉耳廓使外耳道变直后，将窥耳器旋转置入，深入方向应与外耳道纵轴一致，目的在于压倒耳毛，还可以上下、左右移动以观察外耳道和鼓膜。窥耳器前端不能超过软骨部，以免引起疼痛（图 1-2-1-1）。初学者可先练习左手提耳廓，右手持窥耳器插入外耳道，然后空出右手操作。

3. 电耳镜检查法　电耳镜（otoscope）是自带光源和放大镜的窥耳器，可以较仔细地观察鼓膜，发现肉眼不能觉察的细微病变。有的电耳镜的亮度、焦距等可以调节，可以打开放大镜进行鼓膜穿刺等操作。有的还有通气孔，便于与鼓气耳镜相连，观察鼓膜活动度。电耳镜便于携带，对检查婴幼儿、卧床者、普查会诊等较为方便（图 1-2-1-3）。近年来，录像电耳镜（video otoscope）逐渐用于临床，录像电耳镜是将电耳镜与冷光源、录像监视器连接在一起，在检查者观测外耳道、鼓膜的同时，患者本人、家属等能够通过监视器看到鼓膜的图像，有利于资料保存和教学。

4. 鼓气耳镜检查法　鼓气耳镜（Siegle's otoscope）是在耳镜的一侧开一个小孔，通过一个细橡皮管使小孔与橡皮球连接，耳镜底部装有放大镜。检查时将鼓气耳镜置于外耳道口内并使之与外耳道皮肤贴紧，然后交替挤压、松开橡皮球，使外耳道内交替产生正、负压。同时利用额镜反光或电耳镜观察鼓膜向内和向外的活动度。鼓室积液或粘连时鼓膜活动度降低或固定，咽鼓管异常开放时鼓膜活动度则增强。此外，用鼓气耳镜还可以进行瘘管试验、Hennebert 试验（图 1-2-1-4）。

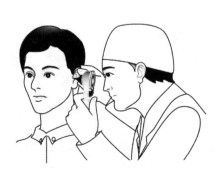

图 1-2-1-3　电耳镜检查法

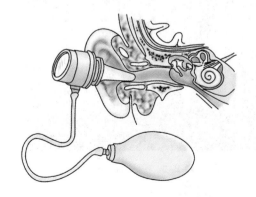

图 1-2-1-4　鼓气耳镜检查法

（二）耳镜检查的要点

检查外耳道和鼓膜时，要先观察外耳道有无皮肤红肿、分泌物、耵聍、异物、局部隆起或塌陷。遇到有分泌物或耵聍等，要予以清除、拭干，以便看清鼓膜。

初学者常常不易看清鼓膜全貌，这需要稍稍变换受检者的体位和头位，并调整耳镜的方向和光源。可先找到光锥和鼓膜脐，然后向周围观察锤骨柄、短突及前后皱襞，要区分鼓膜的松弛部和紧张部。检查时要观察鼓膜的位置、色泽、透明度、活动度等（图 1-2-1-5；彩图 1-2-1-5）。中耳病变时，鼓膜可出现不同形式和程度的改变，如急性炎症时鼓膜充血、肿胀；鼓室积液时，鼓膜色泽变黄或灰蓝，可以透过鼓膜看到液平面或气泡。

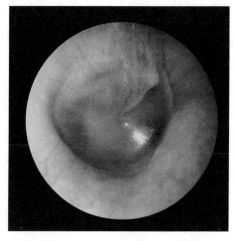

图 1-2-1-5　正常鼓膜像（右耳）

鼓膜穿孔为临床常见体征，要观察穿孔的位置、形状和大小，有无分泌物以及分泌物的性状、颜色和是否有波动性溢出等。可以通过穿孔观察鼓室内有无肉芽、胆脂瘤，黏膜是否充血、水肿等。数种鼓膜像详见本篇第五章。

第二节　听功能检查法

听功能检查或测听术（audiometry）是通过行为观察和电生理的方法评估外周或中枢听觉功能的检测技术，其目的在于确定听力损失的类型和程度。

一、音叉试验

音叉（tuning fork）由钢、镁或铝制成，当音叉振动时，叉臂来回往复运动而发声。每个音叉发出某一特定频率的纯音并具有清晰的音色。一套音叉由 C_{128}（即该音叉发出 128Hz 的纯音）、C_{256}、C_{512}、C_{1024}、C_{2048} 组成（图 1-2-2-1），耳科门诊常用的是 C_{256} 和 C_{512}。测试时手握叉柄，在手掌鱼际部或髌骨敲击一侧叉臂，做下列试验。音叉放置位置如图 1-2-2-2 所示。音叉试验的意义见表 1-2-2-1。

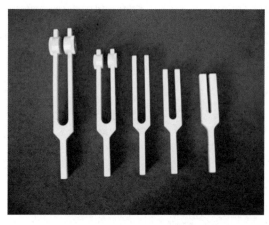

图 1-2-2-1　音叉照片图

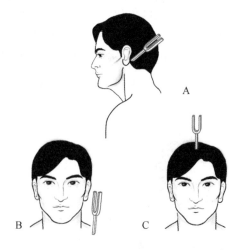

图 1-2-2-2　音叉试验时音叉放置的位置
A.骨导听力；B.气导听力；C.骨导偏侧性试验

表1-2-2-1　音叉试验比较

试验方法	目的	音叉放置部位	正常听力	传导性聋	感音神经性聋
林纳试验	比较患者自己的骨导与气导	乳突与外耳道口	AC＞BC（+）	BC＞AC（−）	AC＞BC（+）
施瓦巴赫试验	比较患者与正常人的骨导听力	乳突	相等（±）	延长（+）	缩短（−）
韦伯试验	骨导偏侧性	颅骨中央	居中（=）	偏向差耳	偏向好耳

（一）林纳试验

林纳试验（Rinne test，RT）比较受试耳气导（AC）和骨导（BC）听力。先在受试耳乳突处测试骨导听力，当听不到声音时，告知测试者并立即将叉臂放在同侧外耳道口1cm处测试气导听力。由于气导对声音的传导远比骨导有效，正常听力者在外耳道口听到的声音要比乳突处响而且时间长（AC＞BC），此称为林纳试验阳性（+）。AC＞BC也见于感音神经性听力损失，因其导致的骨导损失和气导损失的程度是一致的。如果患者有传导性听力损失，其骨导听力要比气导听力响，表现为乳突处听到的声音比外耳道处时间长，此时称为阴性（−），即BC＞AC。若两者时间相等（AC=BC），用"±"表示。

（二）施瓦巴赫试验

施瓦巴赫试验（Schwabach test，ST）目的在于比较测试者（具有正常听力）和受试者的骨导听力。振动音叉，将叉柄交替放置于受试者和测试者的耳后乳突部。先测试受试者，当听到声音时告诉测试者。音叉的音量会逐渐衰减，当受试者听不到时，测试者立刻将叉柄放在自己的乳突处。若此时仍能听到，则受试耳的骨导听力缩短，以"−"表示。若此时测试者也听不到声音，可能为受试者的骨导正常或延长；此时可先检查测试者的骨导，等听不到时再立即将音叉放在受试者乳突处，如受试者仍能听到则为其骨导延长。延长可用"+"表示，两者相等可记录为为"±"。缩短常见于感音神经性听力损失，延长常见于传导性听力损失。混合性听力损失测试到的往往是听力较好侧的骨导听力。

（三）韦伯试验

韦伯试验（Weber test，WT）用于测试听力的偏侧性（lateralization），即在骨导测试中，让受试者指出声音偏向哪一侧（是左耳、右耳、双耳，还是中间听到了声音）。测试时，先振动音叉，然后将叉柄放在颅骨的中央，最常放置的部位是前额，也可以放在头顶或枕部、下颚、两侧第一切牙之间（图1-2-2-2C）。也可用纯音听力计的骨导耳机代替音叉做韦伯试验（一般采用500Hz）。正常听力、两侧相同性质和相同程度听力损失者常常说明声音来自中线，或两耳没有差别。感音神经性听力损失者听到声音来自好耳一侧，传导性听力损失者听到声音来自差耳。

二、纯音测听

音叉试验的主要缺点是不能对听力损失定量，而听力计测听可以初步判断听力损失的类型、程度和部位。纯音测听（pure tone audiometry）百年来一直是耳科和听力学判断听力的主要方法。

（一）听力计（图1-2-2-3）

普通听力计（audiometer）通过气导和骨导测试受试者的听敏度。其常用测试频率为125、250、500、750、1000、1500、2000、3000、4000、6000、8000Hz。听力计常配有一副气导耳机和一副骨导耳机，输出控制钮可以调节声音向左耳、右耳或双耳传

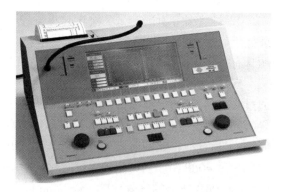

图 1-2-2-3　诊断听力计前面观

（Interacoustics AC 40）

递。其气导声音输出强度在 500 ~ 6000Hz 之间为 –10 ~ 120dB HL（便携式的最大输出常为 110dB HL）；在 125、250、8000Hz 最大输出强度较低，骨导测试频率范围多为 250 ~ 4000Hz。骨导输出的最大声音强度明显低于气导，在 250Hz 为 50dB HL，在 1000Hz 为 70 或 80dB HL。除了气导和骨导输出以外，听力计通常有掩蔽输出，用于测试时用噪声掩蔽非测试耳，避免出现"音影曲线（shadow curve）"。

刺激声的强度单位为分贝（dB），是对数单位，临床听力检测常常使用分贝听力级（dB hearing level，dB HL）作为声音强度单位。在听力图上，dB 的参考强度为 0dB HL。也就是听力零级，此零级（并非没有声音）相当于一组正常年轻人的平均听力级，即能够感知到的每个纯音测试频率的最微弱的强度。另一种表示声音强度的单位是分贝感觉级（dB sensation level，dB SL），即是受试者个体听力阈值之上的分贝数。

（二）纯音听阈测试

临床上一般使用耳机测试听阈，选配助听器或人工耳蜗时，则多采用声场测试。通过对各主要频率听阈的测试，可以提示：① 受试者有无听力损失；② 若有，属于何种性质（传导性、感音神经性或混合性）；③ 听力损失的程度如何（轻度、中度、中重度、重度）。

1. 测前准备　纯音测听的主要目的是测定受试者对每个测试频率的听阈，即 50% 的次数能够听到的最小声级。

听力测试应在隔声室内进行，本底噪声应符合国家标准。

尽量让受试者放松，测听前一定要明确告诉受试者：① 准备做什么检查；② 如何作出反应。任何测听（尤其是主观测听）均应用易懂和简易的词汇向受试者或其陪同人员说明以上两点，同时不能过分强调。解释可以在戴耳机前进行，也可以戴上耳机通过麦克风与其说明。

测试前给患者戴好耳机（国际统一颜色标记为：左侧蓝色，右侧红色）。要保证输出孔对准外耳道口，耳屏不被压向内。受试者的反应多采用听到声音举手方式，听不到声音将手放下，或者每听到声音按压反应器。

2. 测试顺序　① 一般建议先测听力较好的一侧，若两侧差别不大，可先测右耳；② 先测气导，再测骨导；③ 测试频率从 1000Hz 开始，然后是 2000、4000、8000Hz，复测 1000Hz，再测 500、250Hz。当相邻两个频率的听阈相差 20dB 或更多时，应该测试两个频率中间的频率，如 3000 和 6000Hz。而对不易配合的小儿，宜先测试 500 和 2000Hz。每次给声时间应在 1s 左右。

3. 纯音气导听阈测试　根据美国言语 – 语言 – 听力协会（ASHA）的建议，采用改良的 H-W（Hughson-Westlake）法。① 测试一开始的声音要能听得清楚，没有明显听力损失者从 30dB HL 开始，有明显听力损失者从 70dB HL 开始；② 若听不到声音，每次增加 20dB 直到有反应；③ 一旦听到声音，强度每次降低 10dB 直到没有反应；④ 当听不到声音后，强度每次增加 5dB 直到有反应；⑤ 降低强度 10dB，重复以上"升 5 降 10"步骤；⑥ 直到 3 次中有两次听到同一刚刚听到的声级（初学者或难以判断时可采用 5 次中 3 次听到），以此作为该频率的听阈。

4. 纯音骨导听阈测试　测试时将骨导耳机放置在耳后乳突处，测试方法同上。骨导听阈应等于或好于气导听阈，若差于气导听阈，则考虑：骨导耳机是否未放在最敏感处，颅骨和局部脂肪厚度、颅骨有损伤阻碍了骨传导，设备未校准和环境噪声过大等。

5. 掩蔽（masking）　临床上通常采用掩蔽排除非测试耳对测试耳听阈的影响。当声音从一侧耳通过头颅传递到对侧耳时，声能将有所损失，此被称为耳间衰减（interaural attenuation）。若测试耳气导听阈减去非测试耳的骨导听阈超过耳间衰减值，对侧耳将听到测试声，就会发生交叉听力（cross-hearing）。此时得到的听阈可能来自非测试侧，为了避免此现象常常需要掩蔽。一般当双耳气导听阈差别超过 40dB 时，当一侧的骨导听阈比对侧的气导听阈好 40dB 时，双耳的骨导听阈相差 10dB 时，同侧有 10dB 以上的气骨导差（air-bone gap）时，需要掩蔽。一般用气导耳机掩蔽非测试侧，纯音测听时多选用窄带噪声掩蔽，言语测听可选用言语噪声掩蔽。

（三）纯音听力图

气导和骨导听阈的测试结果以听力图（audiogram）的形式记录和报告。横坐标为频率，以 Hz 为单位；纵坐标为强度，以 dB HL 为单位。推荐使用 ASHA（1990）的听力图标记符号（图 1-2-2-4）。以诊断为主的听力图可以左右分开，而以康复为主的听力图可以左右记录在一张图，但应用颜色区别左右（左蓝右红，图 1-2-2-5）。

1. 听力损失程度　在描述程度时，多使用平均听阈（pure tone average，PTA）为尺度，即 500、1000 和 2000Hz 气导听阈的平均值。近年来，在临床诊断和残疾人评定方面，多采用 4 个频率的平均值，即 500、1000、2000 和 4000Hz 的气导听阈平均值。表 1-2-2-2 为临床常用的程度分级，与以往不同的是为了表明儿童听力损失的重要性，增加了轻微听力损失一级。

分　类	受试耳有反应			受试耳无反应		
	右耳	双耳	左耳	右耳	双耳	左耳
气导—耳机　未掩蔽	○		×	↶		↷
掩蔽	△		□	↶		↷
骨导—乳突　未掩蔽	<	∧	>	↲	∧	↳
掩蔽	[		]	↲	↓	↳
骨导—前额　未掩蔽		∨			∨	
掩蔽	⌐		⌐	⌐		⌐
气导—声场		s			s↓	

图 1-2-2-4　听力图标记符号

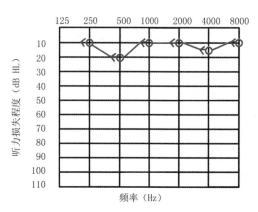

图 1-2-2-5　正常听力的听力图

表 1-2-2-2　听力障碍程度分级

PTA（dB HL）	分　级
-10～15	正常听力（normal hearing）
16～25	轻微听力损失（slight hearing loss）
26～40	轻度听力损失（mild hearing loss）
41～55	中度听力损失（moderate hearing loss）
56～70	中重度听力损失（moderately severe hearing loss）
71～90	重度听力损失（severe hearing loss）
＞90	深度听力损失（profound hearing loss）

2. 听力损失的类型　①正常听力：气导、骨导听阈均在正常范围（图 1-2-2-5）；②传导性听力损失（conductive hearing loss）：所有频率骨导听阈在正常范围，而气导听力下降（听阈提高，图 1-2-2-6）；③感音神经性听力损失（sensorineural hearing loss）：气导、骨导听力呈一致性下降，没有气骨导差（图 1-2-2-7）；④混合性听力损失（mixed hearing loss）：骨、气导听阈均差于正常，同时又存在气骨导差。其中传导性成分是骨气导差，而感音神经性成分为骨导听阈和正常听力的差值（图 1-2-2-8）。

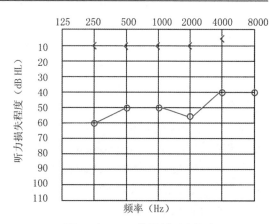

图 1-2-2-6　传导性听力损失

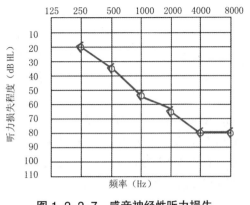

图 1-2-2-7　感音神经性听力损失

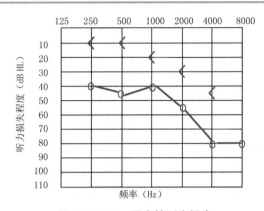

图 1-2-2-8　混合性听力损失

3．听力图形　听力图的形状（走行）也对诊断和康复有意义。一些典型的听力图可以提示某些特定的疾患。表 1-2-2-3 是几种常见的典型听力图形描述。

表 1-2-2-3　听力图形分类

名　称	图　形
平坦型	每倍频程平均差别 ≤5dB
渐升型或渐降型	每倍频程上升或下降 6～10dB
锐升型或锐降型	每倍频程上升或下降 11～15dB
陡升型或陡降型	每倍频程上升或下降 ≥16dB
上升型	高频区的听力好于低频区的
槽型或碟型	中频区比250Hz或8000Hz处听力损失严重 ≥20dB
切迹型	在某一频率陡降，邻近频率正常

三、盖莱试验

临床上主要使用盖莱试验（Gelle test，GT）来检查镫骨是否固定（如耳硬化症或鼓室硬化）。测试时将鼓气耳镜置于外耳道口并密闭，交替向外耳道内鼓气，同时将振动的音叉柄或纯音听力计的骨导振子放在乳突部。若镫骨活动正常，则听到的声音有强弱波动变化，为阳性（+）；若镫骨或听骨链已固定，则无波动感，为阴性（-）。

四、声导抗测听

声导抗测听（aural/acoustic immittance/impedance measurement）是一种听功能电生理测试方法。导抗一词是两种评估中耳功能的类似技术——阻抗（impedance）和导纳（admittance）的结合。声导抗测听无须患者行为反应，对小儿尤其适用。测试中用一个软橡胶探头密封外耳道，听力计产生的声音通过探头向鼓膜传递。此探测音基于耳道内声音的强度和其他物理特性为中耳阻抗或导纳定量。常用的探测音包括 226、1000 和 2000Hz，临床上常用 226Hz，新生儿常用 1000Hz。中耳阻抗比较低时，中耳容易接纳声能，阻抗较高时（如中耳腔积液）则倾向于抵制能量。因此通过探测外耳道内探测音的特性，可以推断中耳的阻抗特征。

（一）鼓室导抗测量

鼓室导抗测量（tympanometry）是当外耳道内的气压变化时连续测量中耳阻抗的方法，对于测试鼓膜的完整性和中耳功能是比较敏感的。中耳声顺（compliance）是阻抗的重要组成部分，在鼓室导抗图（tympanogram，又称鼓室图）以纵坐标表示。横坐标表示耳道压力。不同鼓室导抗图的类型可以提示不同的中耳病变。

A 型属于正常，声顺有一个明显的峰值，中耳腔的气压相当于 $0±100mmH_2O$，声顺的高度也应在正常刻度（0.3～1.6ml）以内。B 型图没有声顺峰呈平坦型，常常表明中耳有积液（如分泌性中耳炎），其他影响鼓膜活动的中耳疾患有时也会显示 B 型。C 型图类似 A 型有一个明显的声顺峰，但是其峰位移至横轴的负压区，峰值在超过 $-100\text{mmH}_2\text{O}$ 负压处。C 型常常表明咽鼓管功能障碍导致鼓室内负压，多发生在中耳炎发展过程中，出现 B 型图之前。A 型图有两种亚型：A_s 型常见于听骨链固定（如耳硬化症）；A_d 型常见于听骨链中断或鼓膜小的病变(如结痂)。另外，在测试开始时若发现在探测头和鼓膜间的气体容积异常增大（正常成人约为 1ml）或两侧耳道容积不对称，应怀疑鼓膜穿孔的可能性（图 1-2-2-9）。

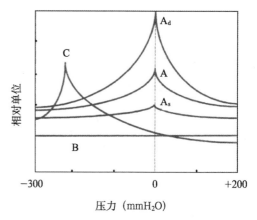

图 1-2-2-9 各种鼓室导抗图 Jerger-Liden 分型

（二）镫骨肌声反射测试

镫骨肌声反射（acoustic stapedial reflex）是中耳内镫骨肌对相对高强度声音的收缩反应，临床上测试声反射常用于估计听敏度和鉴别听损伤的部位。当强声（通常超过 80dB HL）刺激人耳时，正常听力到中度蜗性听力损失且中耳功能正常者，双侧镫骨肌出现反射性收缩。声反射弧的传入部分为听神经，脑干将来自于刺激侧耳蜗核的信号传递到双侧的面神经运动核；反射弧的传出部分是面神经，后者使镫骨肌收缩。镫骨肌收缩增加了中耳的劲度（减低了声顺），这种在镫骨肌收缩后很快（10s 以内）发生的声顺值改变，可以通过导抗仪的探头探测到，与鼓室导抗测量同时进行。

声反射测试提供了从中耳到脑干听觉通路的电生理信息，是非常有价值的诊断方法。对同侧和对侧刺激不同组合的声反射类型，可以表明中耳、耳蜗、听神经、脑干和面神经的功能状态。通过比较对纯音和噪声刺激的反射阈值（最小刺激强度），可以估计耳蜗听损伤的程度。这对新生儿和不易配合的患者更有使用价值。

五、言语测听

人类的听力主要用于聆听言语而不是纯音，所以言语测听（speech audiometry）在评价听功能状态方面的作用不容置疑。言语测听主要是测定受试者听到和听懂言语信号(单词或句子)方面的能力，临床常规使用对单词的听敏度或对言语的辨别率。

言语识别阈（speech reception threshold，SRT），是受试者能够正确重复双音节词的最小强度级。测试时逐渐降低音量，直到仅能重复 50% 的测试词，此时给声强度的 dB 值即为 SRT。由于 PTA 的测试频率在言语范围，所以 PTA 与 SRT 有良好的一致性。如两者相差超过 ±6dB，则应考虑一项或两项测试是不准确的。

判断受试者听懂言语的能力，临床上常用单音节词辨别率表示。所选用的测试词汇通常经过音素平衡（phonetically balanced，PB），即所选词汇语音的出现比例相当于日常言语语音出现的比例，也就是最常用的语音组成的单词。测试中，以固定的强度让受试者通过耳机（或扬声器）聆听 20～50 个单音节词，计算其正确重复的百分率。一次测试一侧耳，给声强度常常是舒适级（most comfortable listening level，MCL），即受试者日常生活中感到最舒适的音量。

词汇的测试常常通过 CD 或磁带放音机经听力计播放，也可以由测试者朗读，由麦克风经听力计控制音量。但后者常常导致结果变化大而难以对比。

其他种类的言语测试如噪声中言语测试，可以用于中枢性听力损失的诊断。随着助听器选配、人工耳蜗植入和听力言语康复的日益普及，采用言语测听选择适应证和评价干预效果也正得到越来越多的重视。我国言语测听常用的材料有程锦元、蔡宣猷、张家騄、顾瑞和张华等编辑的词表，以及北京市耳鼻咽喉科研究所编辑的普通话言语测听材料（mandarin speech test materials，MSTMs）系列。

六、听性诱发反应

听性诱发反应（auditory-evoked responses）是对听觉系统受到声音刺激所产生电生理反应的记录。临床上可以记录到听觉系统各部位（从耳蜗到大脑皮质）的听性诱发反应。

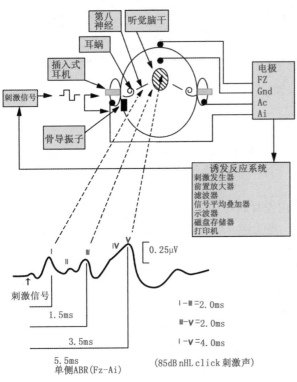

图 1-2-2-10 听性脑干反应各波来源和潜伏期

（一）听性脑干反应

听性脑干反应（auditory brainstem response，ABR）是临床最常用的检测项目。ABR 由瞬时声信号（短声或短纯音）诱发，由放置在前额和耳部（乳突、耳垂或外耳道）的表面电极记录。ABR 各波的成分来源于听神经和脑干听觉区（图 1-2-2-10）。

分析 ABR 各波参数的数据，可以提供对耳蜗和蜗后听功能的神经诊断信息，如听神经瘤的早期诊断。尤其是对有蜗后症状患者的早期诊断性评估、耳神经外科术中对听神经和脑干功能的电生理检测较有价值。

ABR 的一大优势是可以为婴幼儿测试，并不受清醒状态的影响。可以用于估测受试者的高频区听敏度（如新生儿听力筛查）。ABR 还可以用于昏迷状态时脑干功能完整性的评估和鉴别伪聋。

（二）耳蜗电图

耳蜗电图（electrocochleography，ECochG）用于评估耳蜗听功能，主要用于术中耳蜗和听神经状态的监测以及梅尼埃病的诊断。尽管可以采用耳道和鼓膜电极测试，但得到理想的耳蜗电图波形常常要将针状电极穿过鼓膜放置在鼓岬上。耳蜗电图的主要成分是耳蜗微音电位（cochlear microphonics，CM）、总和电位（summating potential，SP）以及动作电位（action potential，AP）。CM 和 SP 反映了耳蜗的生物电活动，而 AP 由听神经末梢的同步激发所产生。在梅尼埃病患者，耳蜗电图的特征是 SP 和 AP 成分的幅值关系异常增大，即 SP/AP 值 ≥ 0.4。

七、耳声发射

耳声发射是一种产生于耳蜗，经听骨链和鼓膜传导释放入外耳道的音频能量。它反映出耳蜗不仅能被动地感受声音信号，而且还具有主动产生声音能量的功能。

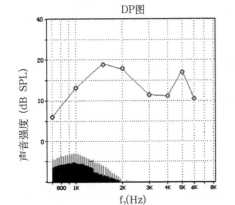

图 1-2-2-11 正常成人 DPOAE

耳声发射类型主要有两种：自发性和诱发性。在正常听力者仅约 50% 能记录到自发性耳声发射（spontaneous otoacoustic emission，SOAE）。诱发性耳声发射可根据诱发声的特征和耳蜗活动特征而分类：畸变产物耳声发射（distortion product otoacoustic emission，DPOAE）是由两个纯音刺激声 f_1 和 f_2 同时诱发的，最明显的 DPOAE 出现在（$2f_1-f_2$）频率处，然而 DPOAE 所评估的实际耳蜗频率范围是在这两个频率之间，可能更接近 f_2 处（1-2-2-11）；瞬态诱发耳声发射（transiently evoked otoacoustic emission，TEOAE）是由瞬态声刺激（如短声和短纯音）所诱发的。

耳声发射测试的无创性以及在评估耳蜗外毛细胞功能方面的准确性和客观性，提示耳声发射具有多方面的临床应用前景，如新生儿听力筛查和感音神经性听力损失诊断等。诱发性耳声发射容易受到耳蜗病变的影响，而 ABR 反映了听神经和听觉脑干测试当时的听功能状态。因此临床上结合 OAE 和 ABR 以及纯音和言语测听结果，可以对从鼓膜到大脑皮质的听觉系统进行综合判断。

八、听力测试的综合应用

没有任何单一测听方法适合于对听力的全面评估，这是基于听力学"多方求证（crosscheck）原则"提出的。例如纯音听力图提供了数个频率的听敏度资料，但不能区别各种中耳疾患，不能区别感音性和神经性听损伤，也不能辨别听觉中枢失调；声导抗在中耳评估方面价值极大，但不能测量听阈，例如无功能的耳蜗可能具有正常的鼓室图，反之异常的鼓室图可能仅仅具有轻度的听力下降。同样，其他检测项目（如 ABR、OAE、ECochG）在全面评估听力方面，也有各自的局限性。

选择合适的测试手段并合理地分析测试结果，可以达到描述听觉系统病变部位和听力损失程度的目的，由此组合测听可协助耳科诊断。更重要的是，这些测试信息是及时有效的医疗、手术和听力学处理的基本所需。

第三节　前庭功能检查法

前庭系统是主司人体平衡的三大系统之一，包括外周和中枢两部分。不论病理或生理刺激作用于前庭终器均可传入前庭核，并经中枢联系产生眩晕、眼震、躯体肌肉张力反应以及自主神经反应等症状和体征。前庭功能检查主要通过自发性或诱发体征观察人体的平衡能力，为疾病诊断和职业选择提供依据，在近代耳神经诊断学中占有重要地位。

一、眼震和眼震检查

（一）眼震及其分类

眼震是眼球震颤（nystagmus）的简称，是一种不为受检者随意支配、反复来回的眼球运动。眼震是前庭功能检查中一项最客观的体征，眼病和前庭系统病变均可引起眼震。

眼震可以分为自发性和诱发性两类。前庭系统受到病理性刺激所引起的眼震被称之为自发性眼震，而自发性眼震多属病态表现。在前庭器官接受冷热或旋转等生理刺激之后所诱发的眼震反应，我们称为诱发性眼震。

典型的节律性眼震有快相与慢相之分。慢相是眼球向一个方向的缓慢运动，快相是继慢相之后的眼球快速返回原位的运动。一般将快相所指的方向称为眼震方向。节律性眼震在临床较为多见，由前庭系统疾病所引发的眼震多表现为水平旋转性的节律性眼震，也可称为迷路性自发性眼震。后者与中枢性眼震区别的最基本特征为：① 具有节律性的快相与慢相；②以水平型或水平旋转型眼震为主；③ 眼震常与眩晕、耳鸣和耳聋等症状伴行，眼震持续时间较短。

（二）眼震检查法

1．常用的眼震观察法

（1）裸眼检查法：检查者直接观察受试者裸眼有无眼震、眼震方向以及强度等。

（2）眼震电图记录法（electronystagmography，ENG）：眼震电图仪是通过描记眼眶周围生物电活动变化，反映眶周电位差的仪器，可提供眼震的振幅、频率、慢相角速度、视动后眼震、旋转后眼震等多种参数。

2．几种常见的眼震

（1）自发性眼震（spontaneous nystagmus）：裸眼观察自发性眼震，宜在光照充足条件下进行。从受检者两眼原位前视检查者手指开始，依次向左、向右、向上和向下检查。眼震强度分为 3 度：Ⅰ

度为微弱眼震只出现在向快相一侧偏转侧视时；Ⅱ度为中等强度眼震，出现于向快相侧和两眼原位前视时，方向与Ⅰ度眼震方向一致；Ⅲ度为大强度眼震，眼球向快相、慢相偏转侧视时，均出现明显眼震。自发性眼震既可由周围性病变也可由中枢性病变引起。自发性眼震可以通过 ENG 或视频眼震电图（video nystagmography，VNG）检查设备记录分析。

（2）位置性眼震（positional nystagmus）：受检者头部处于某种位置时出现的眼震。依次进行仰卧位、头右转 60°、头左转 60°、仰卧垂头位检查。每做完一侧扭转，嘱受检者头位回复到正中，再向另一侧扭转检查。每次变换位置时要缓慢进行，每个位置的观察时间不少于 30s。

二、平衡检查

前庭系统的主要功能是保持躯体肌肉张力，达到人体平衡，因此前庭系统病变将对姿势与步态产生影响。

（一）姿势检查

1. 闭目直立检查法（Romberg test，昂白征）　受试者直立，两脚并拢，双手手指互扣于胸前并向外侧拉紧或双臂前平举。观察受试者在睁眼和闭眼时有无身体倾倒现象。迷路或小脑病变者可有倾倒现象。

2. 加强闭目直立检查法（Mann test，曼氏征）　受试者直立，两脚在一条直线上前后相抵，双手臂前平举。观察受试者在睁眼和闭眼时有无身体倾倒现象。迷路或小脑病变者可有倾倒现象。

（二）过指试验

检查者与受检者相对而坐，检查者双手示指伸出。受试者抬高双手，以检查者示指为目标，用双手示指同时触向检查者的示指。观察睁眼和闭眼时接触目标的准确程度，小脑或迷路病变时常出现过指现象。

（三）平衡仪检查

一般的静平衡功能检查多凭主观判断，结果不够精确。随着科技发展，将人体摇动情况通过电子装置，即人体重心平衡仪描计成图，又称姿势图（posturography）。受检者双足站立，双前臂交叉抱胸直立于仪器平台上，分别于睁眼和闭眼下测试 60s，两次的测试间隔 1～2min。根据人体重心移动记录，Tokita 将图形分为向心型、前后型、左右型、弥散型和多中心型。正常者以向心型居多，中枢性病变以弥散型多见。

三、冷热试验及其临床意义

冷热试验是一种利用温度刺激半规管，使内淋巴产生流动，达到兴奋或抑制前庭终器的检查。冷热试验方法较多，临床上多用双侧双温试验作为常规的外半规管功能检查法。

（一）交替性冷热水试验

1. 检查方法　受检者平卧，头前倾 30°，水温分别为 30℃和 44℃，灌水程序为 30℃右、30℃左、44℃右、44℃左，两次灌水间歇期至少 5min。

2. 临床意义　① 周围性病变：单侧反应减弱或消失可见于梅尼埃病、迷路震荡、内耳血管性病变、听神经瘤、经迷路的颞骨骨折、前庭神经元炎等。② 中枢性病变：可出现自发性眼震和眼震优势偏向，如脑炎、脑血管病变、肿瘤等。

（二）注视抑制试验

利用视觉注视可抑制眼震的原理进行注视抑制试验。当眼震达高峰时，嘱受试者注视眼前光靶，分析对眼震幅度的影响。正常者或前庭周围病变者均可出现明显抑制；但中枢性病变时注视抑制不明显，抑制程度减小。

第四节　咽鼓管功能检查法

临床上许多中耳疾患的病因直接或间接与咽鼓管功能障碍有关，而且涉及疾病的发展和预后。咽鼓管的形态学检查基本上是通过间接鼻咽镜由口咽部向上观察，可以看到咽鼓管咽口和圆枕。现在门诊常用鼻内镜通过鼻腔观察，也可以使用直径细小的纤维内镜深入到咽鼓管管腔观察。而咽鼓管的功能状态常用的检查方法大多为定性检查，而且因鼓膜是否有穿孔而使用不同的方法。以下主要介绍鼓膜完整时的咽鼓管检查法。

一、吞咽试验法

1. 听诊法　用两头均有橄榄头的听诊管，一端置于患者外耳道口，一端置于检查者外耳道口，然后请患者做吞咽动作，若咽鼓管功能正常，检查者能够听到空气进入中耳腔的"嘘嘘"声。若无此声，提示可能存在咽鼓管阻塞。

2. 鼓膜观察法　请受试者做吞咽动作，通过电耳镜等观察鼓膜活动度。

二、咽鼓管吹张法

咽鼓管吹张除了初步判断功能（主要是有无咽鼓管阻塞）外，常常用于对咽鼓管阻塞的治疗。

1. 瓦尔萨尔法　瓦尔萨尔（Valsalva）法亦称捏鼻闭口鼓气法。受试者以手指将两侧鼻翼向中线压紧，同时紧闭双唇，用力呼气。咽鼓管通畅者，受试者自己可以感觉到鼓膜向外的鼓动，检查者通过电耳镜可以看到鼓膜向外膨出。咽鼓管阻塞者无此表现。

2. 波氏法　波氏（Politzer）法又称饮水通气法。嘱受试者口含一小口水，检查者将波氏球前端的橄榄头置于受试者一侧的前鼻孔，并以手指压紧另一侧鼻翼。告诉受试者将所含之水咽下（或者不含水，而发"开、开、开"音），检查者同时迅速捏紧橡皮球。咽鼓管功能正常者，在软腭上举、鼻咽腔关闭、咽鼓管开放的瞬间，从波氏球压入鼻腔的空气即可通过鼻咽腔及咽鼓管进入中耳腔。患者明显感到空气进入耳内，检查者也可以通过听诊管听到鼓膜振动声或通过录像电耳镜看到鼓膜向外膨出。此方法无痛苦，可用于能配合的小儿（图 1-2-4-1）。

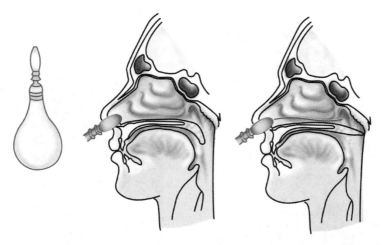

图 1-2-4-1　波氏咽鼓管吹张球和吹张方法

3. 导管吹张法　导管吹张法（catheterization）是通过一个经鼻腔插入咽鼓管咽口的咽鼓管导管，直接向咽鼓管吹气，并通过连接于受试者和检查者外耳道口之间的听诊管听诊空气进入中耳腔的吹风声，由此判断咽鼓管是否通畅。

咽鼓管吹张的禁忌证：①急性上呼吸道感染；②鼻腔或鼻咽部有肿瘤、溃疡等病变；③鼻出血活动期；④鼻腔或鼻咽部有脓性分泌物、脓痂而未清除者。

第五节　耳部影像学检查法

一、X 线检查

为分析颞骨病变范围常使用 X 线检查，包括许氏位（Schueller's position）、梅氏位（Mayer's position）、劳氏位（Law's position）等体位的 X 线摄影。目前已逐渐被高分辨率计算机化断层显像（high-resolution computed tomography，HRCT）所取代。耳蜗植入术后为确定植入电极的位置，常用耳蜗位（后前位和后前斜位）X 线摄影。

二、HRCT 检查

颞骨 HRCT 空间分辨率高，能够清晰显示颞骨细微解剖结构及病变，对先天畸形、中耳炎、中耳胆脂瘤、听神经瘤、颞骨骨折、前庭导水管扩大等疾病具有较高的诊断价值，而且能为耳科手术术前提供重要参考信息。常用位置包括水平位、冠状位和矢状位。正常颞骨横断面 HRCT 图像见图1-2-5-1。

近年应用于临床的多排螺旋计算机化断层显像（computed tomography，CT）检查为容积扫描方式，仅需一次扫描就可通过多平面重组技术获得任意方位影像，不仅减少患者辐射量，还可利用图像后处理技术实现三维成像、迷路成像、听骨链成像等，CT 仿真内镜技术可观察鼓室、乳突窦、迷路病理改变。

三、磁共振成像检查

磁共振成像（magnetic resonance imaging，MRI）是利用原子核在磁场内共振产生信号，经计算机处理和重建获得图像的技术。MRI 软组织分辨率高，可很好地显示内耳结构、软组织病变、听神经及面神经。MRI 上骨质及气体均为低信号，迷路腔及内耳道内脑脊液均呈长 T_1、长 T_2 信号，内耳道内可见 4 根神经，即蜗神经，面神经，上、下前庭神经，T_1WI、T_2WI 均呈中等信号。MRI 水成像技术可以很好地显示迷路腔的三维形态，MRI 在耳部的临床应用越来越广泛（图1-2-5-2）。

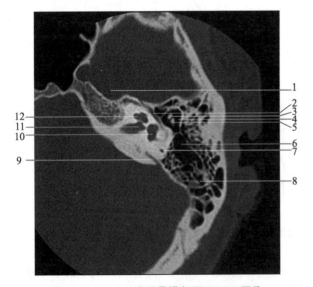

图 1-2-5-1　正常颞骨横断面 HRCT 图像

1. 三叉神经半月节压迹；2. 面神经鼓室段；3. 锤骨头；4. 鼓室；
5. 砧骨体；6. 乳突窦；7. 后半规管；8. 乳突蜂房；9. 前庭水管；
10. 前庭；11. 内耳道；12. 耳蜗

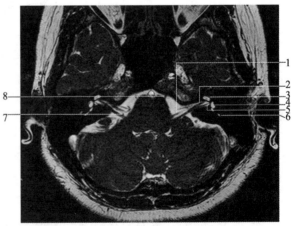

图 1-2-5-2　正常颞骨横断面 MRI 图像

1. 面神经；2. 蜗神经；3. 耳蜗；4. 前庭；5. 下前庭神经；
6. 后半规管；7. 内听动脉；8. 展神经

（张　华）

第三章　先天性耳畸形

概　述

先天性耳畸形分为外、中、内耳畸形，病因未明，可能与遗传突变、药物致畸以及母孕期病毒感染等有关。发病率为（0.76 ～ 2.35）/10 000。在单侧病例中，右侧多于左侧。男性较多。

一、先天性外耳畸形

1．先天性耳廓畸形

（1）无耳畸形（anotia）：耳廓未发育（图 1-3-0-1；彩图 1-3-0-1），为耳廓畸形最严重者，通常伴外耳道闭锁。

（2）小耳畸形（microtia）：轻者耳廓较小，结构正常，重者形态各异，常伴外耳道闭锁或狭窄，按外科治疗方式的不同可将小耳畸形分为：耳垂型，仅有耳廓残迹和耳垂，无甲腔、外耳道和耳屏（图 1-3-0-2；彩图 1-3-0-2）；甲腔型，耳垂、甲腔、外耳道、耳屏及屏间切迹有不同程度的显现。

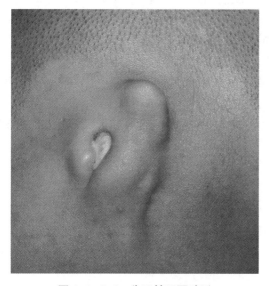

图 1-3-0-1　先天性无耳畸形

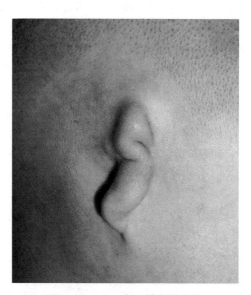

图 1-3-0-2　先天性小耳畸形

目前耳廓再造有多种方法，可一期将肋软骨雕刻成耳廓支架，埋置于残余耳廓后上方的皮下，二期将其竖起，也可先行局部皮下水囊扩张，再按上述方法进行耳廓再造。耳廓再造和外耳道再造可同时进行。

（3）隐耳畸形（cryptotia）：耳廓上半部隐藏于颞侧皮下，牵拉时可显露，可予手术治疗。

（4）招风耳（protruding ear）：舟状窝大而深，耳廓过于前倾，可为双侧或单侧。

（5）副耳（accessory auricle）：在正常或畸形的耳廓前可见半球形或条索形组织，内可含软骨。

2．先天性外耳道畸形　患者均有较重的传导性聋、中耳畸形，偶伴内耳畸形。

（1）外耳道闭锁（atresia）：常合并耳廓畸形，偶可单独发生，多单侧，几乎均为骨性闭锁（图 1-3-0-3），膜性闭锁极少见。颞骨 CT 检查可了解闭锁板厚度、中耳乳突发育情况及面神经走行。

按照 Yeakley & Jahrsdoerfer（1996）评分标准，选择合适病例，可对双侧或单侧外耳道闭锁患

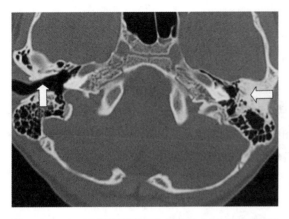

图 1-3-0-3 正常外耳道（左侧箭头）及外耳道骨性
闭锁（右侧箭头）CT 片

者实施外耳道再造与中耳成形。伴内耳畸形或感音神经性聋、中耳乳突发育极差、面神经明显前移、颞颌关节明显后移占据外耳道位置者，禁行外耳道再造与中耳成形，可使用骨导助听器。

（2）外耳道狭窄（stenosis）：常伴较重的中耳畸形与面神经走行异常，因外耳道细小（图 1-3-0-3），易发生外耳道胆脂瘤，颞骨 CT 检查可了解外耳道狭窄程度及胆脂瘤对周围骨质的破坏情况，已有或怀疑外耳道胆脂瘤形成者宜尽早行外耳道成形术。

二、先天性中耳畸形

先天性外耳畸形常伴中耳畸形，极少有外耳闭锁、狭窄畸形而中耳正常者，但中耳畸形可单独发生，称为单纯中耳畸形。中耳畸形包括听骨链畸形、前庭窗或圆窗缺如、咽鼓管畸形、乳突畸形、面神经畸形等。

1．单纯中耳畸形　单侧患病者常于无意中发现患耳听力差，但无进行性加重表现，青少年多见，不伴耳鸣等其他症状。通常耳廓、外耳道、鼓膜正常，捏鼻鼓气咽鼓管通畅。

听力学检查为患侧较重的传导性聋。颞骨 CT 检查可发现锤砧融合，锤骨柄缺如，砧骨长脚或豆状突未发育，和（或）镫骨头缺如、镫骨板上结构消失，也可有先天性镫骨足板固定者、无前庭窗或圆窗者。本病以手术治疗为主，可在鼓室探查时根据畸形状态行相应听骨链重建或前庭开窗。

2．咽鼓管畸形　可表现为骨性部分异常宽大、狭窄，或鼓室口处膜性或骨性封闭。

3．乳突与鼓窦畸形　可为乳突腔、鼓窦未发育，也可为 Korner 隔将乳突气房分为内、外两部分等，另外颞骨发育异常可表现为乙状窦前置、外置，颅中窝低位，颈静脉球高位等。

4．面神经畸形　面神经完全未发育少见。在外耳道闭锁、狭窄或单纯中耳畸形的病例中，面神经畸形可为鼓室段低位、乳突段前移，另外也可表现为鼓室段面神经分叉包绕镫骨、乳突段分叉等。面神经骨管裂缺，特别是鼓室段裂缺较为常见。

三、内耳畸形

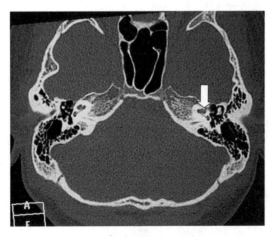

图 1-3-0-4　Mondini 畸形

根据畸形发生的部位分为耳蜗畸形、前庭半规管畸形、前庭水管畸形，上述畸形可单独发生，也可联合出现。

1．Mondini 畸形（图 1-3-0-4）　耳蜗仅有一转半，底转正常，其余各转融合，可伴前庭扩大、外半规管短粗。

2．Michel 畸形（图 1-3-0-5）　是内耳最严重的畸形，迷路完全未发育（耳蜗、前庭、半规管缺如）。

3．共腔畸形（common cavity deformity）　耳蜗和前庭呈囊状融合。

4．前庭水管扩大（enlarged vestibular aqueduct）　又称大前庭水管综合征，可单独发生也可合并其他部位畸形，是最常见的内耳畸形（图 1-3-0-6），可表现为感音神经性聋或混合性聋，也可为波动性聋，听力逐渐下降。有些病例在头部受到外伤或感冒时出现突发性聋。CT 扫描显示前庭水管直径大于 1.5mm，配戴助听器无效者可行人工耳蜗植入术。

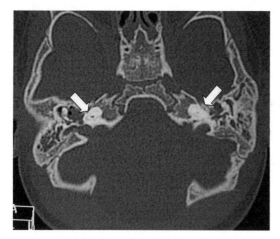

图 1-3-0-5　双耳 Michel 畸形

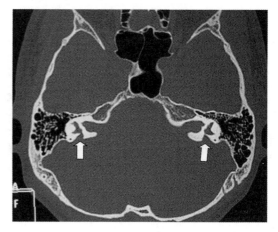

图 1-3-0-6　前庭水管扩大

5. 前半规管裂（superior semicircular canal dehiscence）综合征　由于覆盖前半规管的耳囊骨缺失，形成内耳的第三活动窗，常单独发生，可伴有患侧低频传导性听力损失或不同程度的感音性听力损失，受声音、压力改变等刺激时可诱发前庭症状，可通过颅中窝或乳突径路行表面修复（resurface）或堵塞（occlusion）。

四、与耳部相关的畸形

1. 先天性耳前瘘管（congenital preauricular fistula）　是临床上常见的先天性畸形，为第一、二鳃弓的耳廓原基在发育过程中融合不全的遗迹。发病率达 1.2%，单侧或双侧发病，女性稍多于男性。瘘管为一个狭窄盲管，其口部为皮肤上的一个小凹（图 1-3-0-7），多位于耳轮脚前，可有多个分支，深者可穿过耳廓软骨。一般可无症状，挤压可有少量白色皮脂样物，微臭，并发感染时局部红、肿、痛，甚至形成脓肿、破溃，可反复发作。根据病史和局部检查，容易确诊。

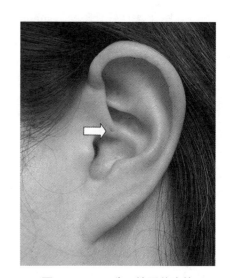

图 1-3-0-7　先天性耳前瘘管

未发生感染者，注意局部卫生，可不予处理。发生感染者应予抗感染治疗，脓肿形成者应切开引流，待炎症消退后予以切除，切除不完全时易复发。

2. 先天性鳃裂瘘管　详见第六篇第二章第二节。

3. 半面畸形（hemifacial deformity）　耳畸形伴同侧面部发育不全。

（于子龙）

第四章 外耳疾病

概 述

外耳疾病包括耳廓与外耳道的疾病，先天性畸形、外耳肿瘤分别在相关章节中论述，某些鼓膜炎性疾病具备外耳疾病的特点，故属本章论述之列。外耳疾病一般对听力影响不大，同时具备皮肤疾病的某些特点，诊断手段与治疗措施均比较直观，但需与中耳疾病相鉴别。颞骨影像学检查在鉴别诊断中具有重要作用。

一、耳廓假囊肿

耳廓假囊肿（pseudocyst of auricle）是一种耳廓软骨内的无菌性炎症，病因不明，表现为耳廓局部无痛性肿胀。检查可见耳廓前上段局限性隆起，多位于三角窝。初期为局部增厚，囊肿较大时有波动感，穿刺可抽出淡黄色液体，晚期积液机化形成硬结。治疗目的是使囊壁纤维化，粘连愈合，防止液体再次渗出。早期可通过微波、超短波等治疗。

二、耳廓化脓性软骨膜炎

耳廓化脓性软骨膜炎（suppurative perichondritis of auricle）是耳廓软骨膜急性化脓性炎症，发病迅速，软骨可坏死，造成耳廓变形，应积极处理。病因常为各种外伤、手术后继发感染。主要致病菌为铜绿假单胞菌和金黄色葡萄球菌。表现为持续加重的剧烈耳痛，脓肿穿破后疼痛减轻。检查可见急性期局部红肿明显，耳廓外形消失；脓肿形成后有波动感，破溃后流脓；晚期软骨坏死，耳廓变形。治疗原则是早期尚未形成脓肿时，给予大剂量抗生素。如已经形成脓肿，则需切开脓肿，充分引流，去除坏死软骨。

三、耵聍栓塞

外耳道皮肤耵聍腺的分泌物称为耵聍。如耵聍积聚并阻塞外耳道，称为耵聍栓塞（impacted cerumen）。未完全阻塞时可无症状。完全阻塞可出现听力下降、耳鸣、刺激性咳嗽、外耳道炎等症状。检查可见外耳道被黄色、褐色或黑色块状物堵塞。可用耳镊或耵聍钩取出。如钩取困难，可用5%碳酸氢钠溶液滴耳，2～3天后用外耳道冲洗法或抽吸法取出。

四、外耳道湿疹

外耳道湿疹（eczema of external ear canal）是发生于外耳道皮肤的一种变应性疾病。常见诱因为食物、洗发水刺激或挖耳等。临床表现为瘙痒、流水、耳鸣、听力下降、耳痛等。急性期可见外耳道皮肤苍白水肿、糜烂、渗出、结痂等。慢性期以上皮脱屑、结痂为主。反复发作可出现外耳道皮肤增厚、外耳道狭窄。治疗应首先祛除致病原因，口服抗过敏药物，局部涂抹1%甲紫糊剂或激素类软膏。

五、弥漫性外耳道炎

弥漫性外耳道炎（diffuse external otitis）是外耳道皮肤广泛性炎症。病因与挖耳、慢性中耳炎等有关，分急、慢性两类。急性表现为轻度耳痛、耳鸣。检查可见外耳道轻度充血、肿胀，有少量黏稠分泌物或脱屑，常有外耳道狭窄。慢性外耳道炎常感耳瘙痒。检查可见外耳道皮肤慢性充血、增厚，表面常有分泌物，外耳道深部常有上皮脱屑积聚。治疗原则：避免机械刺激，嘱患者勿挖耳；彻底清洁外耳道，去除脓液和上皮脱屑；用抗生素药水或皮质类固醇药水耳浴，用皮质类固醇软膏局部涂抹。

六、局限性外耳道炎

局限性外耳道炎（circumscribed external otitis）又叫外耳道疖，为外耳道皮肤毛囊或皮脂腺细菌感染，发生于外耳道软骨部。症状为剧烈耳痛，咀嚼或张口时疼痛加剧。疖肿成熟溃破后疼痛可减轻。检查可见外耳道软骨部皮肤局限性红肿，成熟后顶部软化。破溃后流出少量黏稠脓液。牵拉耳廓或按压耳屏时可引起疼痛。治疗原则：发病早期脓肿未成熟时，局部用2%碘酊涂抹。未成熟的疖肿严禁切开，以免造成炎症加重扩散。疖肿成熟后如未能自行溃破，可切开引流。

七、外耳道胆脂瘤

外耳道胆脂瘤（cholesteatoma of external auditory canal）是一种原发于外耳道的胆脂瘤，病因不明，可能与各种慢性刺激、耵聍腺分泌过多以及外耳道皮肤自净功能障碍等有关。胆脂瘤较小时可无明显症状，较大时可出现耳闷、耳鸣、听力下降，如合并感染可出现剧烈耳痛、耳流脓、味臭。检查可见外耳道内充满耵聍样物，表面有白色包膜；外耳道皮肤充血、红肿，可有肉芽生成；鼓膜多完整。治疗原则：将之取出即可，注意定期复查；不易取出者，可切开外耳道口，取出胆脂瘤。

八、外耳道异物

外耳道异物（foreign bodies in external acoustic meatus）种类与病因繁多。临床表现可因异物大小、种类、位置不同各异。无刺激性的小异物可无症状，较大时可引起耳痛、耳鸣、听力下降、刺激性咳嗽等，距离鼓膜越近则症状越明显。植物性异物遇水后膨胀，可引起疼痛及炎性反应。昆虫类动物性异物在外耳道内可引起剧烈疼痛和耳鸣。耳镜检查时可直接看到异物。治疗原则：圆滑的异物用小钩越过异物后向外钩出。勿用镊子钳夹，以防异物滑入外耳道深部，发生嵌顿，引起疼痛、鼓膜损伤。动物性异物可在外耳道内滴入油剂或麻醉剂使其淹毙后取出。植物性异物遇水后发生膨胀，可先用95%的乙醇脱水缩小后取出。儿童与成人复杂异物的取出可在全身麻醉下进行。

九、外耳道真菌病

外耳道真菌病（otomycosis externa）是发生于外耳道的真菌感染，是继发于慢性外耳道炎或中耳炎的外耳道真菌病，可出现流脓、瘙痒等症状。原发性外耳道真菌病可出现瘙痒和耳闷。完全堵塞外耳道，出现耳鸣和听力下降。合并感染时可出现耳痛、流脓等。检查可见外耳道深部灰褐色鳞屑状物，有绒毛状或粉末状菌群生长。显微镜下可见典型菌落。涂片、染色涂片检查或细菌培养可确定诊断。治疗原则：仔细清洁外耳道，去除全部真菌及痂皮。用1%甲紫药水涂抹外耳道，尽量保持外耳道干燥。如果反复发作可以使用水杨酸乙醇。一般不需特殊局部用药和全身用药。

十、大疱性鼓膜炎

鼓膜炎（myringitis）是指发生于鼓膜的急、慢性炎症，常波及邻近的外耳道皮肤。常见的鼓膜急性感染有急性鼓膜炎和大疱性鼓膜炎（bullous myringitis）。较常见的慢性炎症为慢性肉芽性鼓膜炎。大疱性鼓膜炎常由病毒或支原体感染引起。主要表现为剧烈耳痛，常突然发生并迅速加重。大疱破裂后疼痛减轻。大疱破裂后可流出少量淡黄色或血性分泌物。可伴有轻度听力下降、耳鸣、耳闷。检查可见鼓膜松弛部膨起，呈淡黄色或红色，大疱破裂后变成暗红色或黑色，疱疹以外的鼓膜正常。治疗原则：大疱未破者，可用尖针刺破；大疱已破，仍有分泌物者，用抗生素滴耳液滴耳；口服抗生素预防继发感染。

（余力生）

第五章　中耳炎性疾病

概　　述

　　中耳炎分为急性中耳炎和慢性中耳炎。急性中耳炎虽可分为化脓性和非化脓性（如分泌性中耳炎），但分泌性中耳炎的发病多数亦与细菌感染有关。急性化脓性中耳炎可迁延为慢性化脓性中耳炎；分泌性中耳炎如不及时治愈可发展为粘连性中耳炎和中耳胆脂瘤。上述疾病的发生和发展均与咽鼓管功能和细菌感染有直接或间接的关系，因此如能围绕中耳腔通气引流和黏膜功能状态去思考，会更深入地理解该类疾病的发病机制及其关联、临床表现、治疗方法的选择与转归。

第一节　分泌性中耳炎

　　分泌性中耳炎（secretory otitis media）是一种由于咽鼓管功能障碍和（或）中耳黏膜炎症引起的以中耳腔积液、听力下降为主要特点的临床常见疾病。儿童的发病率高于成人。该病是引起儿童听力下降的重要原因之一。

　　【病因与发病机制】　虽然公认分泌性中耳炎与咽鼓管功能有关，但近年来分泌性中耳炎与感染有关的学说已被大家所认同。

　　1．咽鼓管功能障碍　咽鼓管功能障碍使外界空气不能进入中耳，中耳腔内呈负压，导致中耳黏膜毛细血管扩张，通透性增强，形成中耳渗液。引起咽鼓管功能障碍的主要原因有：

　　（1）咽鼓管咽口机械性阻塞：如腺样体肥大、鼻后孔息肉、鼻咽肿物、过敏性鼻炎、软腭麻痹等。

　　（2）咽鼓管功能障碍：如先天性腭裂、腭帆张肌收缩无力、黏膜纤毛黏液排送系统功能障碍等。

　　2．感染因素　中耳黏膜是上呼吸道黏膜的一部分，当上呼吸道感染时咽鼓管咽口与软骨段黏膜充血肿胀，同时细菌和病毒可经咽鼓管进入鼓室。

　　3．免疫反应

　　（1）Ⅰ型变态反应：通过对分泌性中耳炎患者的鼻分泌物涂片，血液嗜酸性粒细胞检查、皮肤过敏原试验结果提示部分患者合并Ⅰ型变态反应。

　　（2）Ⅲ型变态反应：通过对分泌性中耳炎的中耳黏液中蛋白酶进行分析，证实中耳积液为黏膜细胞的分泌物。中耳黏膜的组织学检查证明黏膜中杯状细胞和黏液腺体明显增加，与细菌感染引起Ⅲ型变态反应相似。

　　【病理】　咽鼓管功能不良，中耳腔呈负压状态，黏膜内毛细血管扩张、淤血，血管壁通透性增强，形成中耳渗液。进而黏膜上皮增厚，促进上皮化生，鼓室前部低矮的假复层柱状上皮转变为增厚的纤毛上皮；鼓室后部单层扁平柱状上皮变为假复层柱状上皮；杯状细胞增多，纤毛细胞胞浆内出现分泌性的暗颗粒，呈现分泌性特征。同时上皮下病理性腺体组织形成，固有层血管周围出现以淋巴细胞与浆细胞为主的圆形细胞浸润。恢复期腺体逐渐退化，分泌物减少，黏膜恢复正常。

　　中耳内的液体多为漏出液、渗出液和分泌液的混合体，因病情不同而以某种成分为主。

　　【临床表现】

　　1．症状

　　（1）听力下降：如液体未充满鼓室可出现体位性听力变化，多为轻度听力下降，故儿童单耳患病时常因倾诉性差而易被忽略。

（2）耳闭塞感：耳闷感，自听增强，无明显耳痛。

（3）耳鸣：低调或搏动性，打哈欠时耳内可有水声。

2．体征

（1）鼓膜：早期鼓膜周边可见放射状扩张的小血管，紧张部鼓膜内陷，表现为光锥缩短、变形或消失，锤骨短突外凸。鼓室有积液时，鼓膜为琥珀色或淡黄色，可见液平或气泡（图1-5-1-1；彩图1-5-1-1）。

（2）鼻与鼻咽部：可见腺样体肥大或鼻咽部肿物，鼻咽部黏膜肿胀、充血或分泌物附着。成人尤其要做鼻咽部检查，排除鼻咽部肿瘤。

3．辅助检查

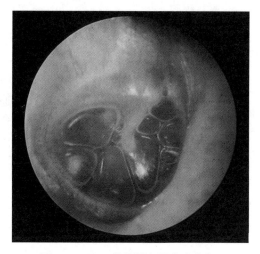

图1-5-1-1 分泌性中耳炎（右），鼓室内有气泡

（1）纯音测听：多为轻度传导性聋，一般为15～20dB HL，重者达40dB HL，少数无听力下降。听力损失一般以低频为主，但由于中耳传音结构与两窗阻抗的变化，高频气导和骨导听力亦可下降。少数患者可合并感音性听力损失。

（2）声导抗测试：声导抗测试有重要的诊断价值。鼓室导抗图平坦型（B型）提示鼓室积液，是分泌性中耳炎的典型曲线；负压型（C型）提示咽鼓管功能不良。

（3）影像学检查：①X线检查，鼻咽侧位像可了解小儿腺样体是否增生。②颞骨CT：中耳腔内高密度影，无骨质破坏。

【诊断】 根据症状、体征，结合听力学检查可做出诊断。

【鉴别诊断】

1．鼻咽部肿物 成人单侧分泌性中耳炎，应认真询问病史，检查鼻咽部，必要时可做局部组织活检。鼻咽部CT检查可帮助诊断。

2．脑脊液耳漏 有头部外伤史，CT检查可见颞骨骨折或颅底骨折、先天骨质缺损或内耳畸形。中耳积液化验可确定是否为脑脊液。

3．外淋巴漏 有中耳手术损伤或镫骨手术史，除鼓膜表现积液外多伴有眩晕症状并出现眼震，耳聋为感音神经性或混合性。

4．粘连性中耳炎（adhesive otitis media） 症状与分泌性中耳炎相似，但病史一般较长，听力损失较重且咽鼓管吹张无改善，鼓膜紧张部萎缩并与听骨链、鼓室内壁粘连。鼓膜像和CT检查无鼓室积液改变。

5．其他 应与胆固醇肉芽肿、中耳良恶性肿瘤、中耳畸形等进行鉴别。

【治疗】

1．非手术治疗

（1）全身治疗：急性分泌性中耳炎应给予抗生素治疗，如青霉素、头孢菌素类抗生素等。合并变应性鼻炎者可给予抗过敏治疗，如使用糖皮质激素等。

（2）病因治疗：对反复发作的分泌性中耳炎需积极寻找病因，必要时行腺样体切除、鼻中隔偏曲矫正、鼻息肉切除术等。

（3）局部治疗：局部使用1%麻黄碱滴鼻，保持鼻腔和咽鼓管口的通畅。

（4）咽鼓管吹张：在控制上呼吸道感染前提下，可行咽鼓管吹张治疗，常用方法有捏鼻闭口鼓气法、波氏法和导管吹张法（详见本篇第二章第四节）。

2．手术治疗 经保守治疗无效或效果不佳时可考虑手术治疗。

（1）鼓膜穿刺抽液：外耳道消毒后，在鼓膜前下方进行穿刺抽液，抽液后中耳腔内可注入糖皮质激素类药物。

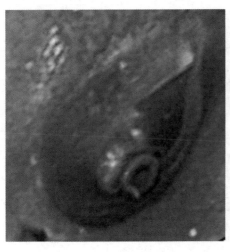

图 1-5-1-2 鼓膜置管术后（右）

（2）鼓膜切开术：鼓室内积液黏稠而穿刺引流效果不佳时可进行鼓膜切开术。切开部位与鼓膜穿刺部位相同。

（3）鼓膜置管术：慢性分泌性中耳炎保守治疗无效时在鼓膜前下象限偏上先做 2mm 放射状切口，吸净黏液后放置通风管（图 1-5-1-2；彩图 1-5-1-2）。目的是持续消除鼓室负压，促进中耳黏膜和咽鼓管功能恢复，减少分泌性中耳炎后遗症的发生和提高听力。留管时间 6 个月以上疗效较好。待咽鼓管功能恢复后取管，但多数会自行排出。

【预后】 急性分泌性中耳炎一般预后良好，少数患者久治不愈可能导致粘连性中耳炎、鼓室硬化症或中耳胆固醇肉芽肿。

第二节　急性化脓性中耳炎

急性化脓性中耳炎（acute suppurative otitis media）是中耳黏膜的急性化脓性炎症。临床上以耳痛、耳内流脓、鼓膜充血或穿孔为特点。本病多见于儿童。

【病因与感染途径】 各种原因引起的机体抵抗力下降、小儿腺样体肥大、慢性扁桃体炎、慢性鼻窦炎等是本病的诱因。

1. 主要致病菌为肺炎链球菌、流感嗜血杆菌、乙型溶血性链球菌、葡萄球菌和铜绿假单胞菌等，前两种多见于小儿。

2. 致病菌进入中耳的途径

（1）咽鼓管途径：最常见。急性上呼吸道感染、在不洁的水中游泳、不适当的擤鼻、婴儿哺乳位置不当等都可以引起中耳感染。

（2）外耳道 - 鼓膜途径：外伤或炎症时致病菌直接经穿孔进入中耳。

（3）血行感染：少见。

【病理】 病变累及包括鼓室、鼓窦及乳突气房的中耳黏 - 骨膜，以鼓室为主。早期黏膜充血，鼓室有少量浆液性渗液。继之淋巴细胞、浆细胞和吞噬细胞浸润，黏膜增厚，鼓室渗液为黏脓性或血性。鼓膜充血，中小静脉发生血栓性静脉炎，纤维层坏死，鼓膜出现穿孔，脓汁外泄。经治疗炎症可逐渐吸收，黏膜恢复正常。重症者病变深达骨质，迁延为慢性或合并急性乳突炎。

【临床表现】

1. 症状

（1）全身症状：鼓膜穿孔前症状明显，发热、食欲减退，小儿症状较成人重，可有高热、惊厥，常伴呕吐、腹泻等消化道症状。鼓膜穿孔后，体温逐渐下降，全身症状明显减轻。

（2）耳痛：为早期的主要症状，耳深部搏动性痛，可放射致同侧牙齿、额部、颞部和顶部等。鼓膜穿孔或行鼓膜切开术后，耳痛减轻。

（3）耳鸣与听力下降：早期为耳闷胀感，听力减退，可有耳鸣。鼓膜穿孔后，听力改善。

（4）耳溢液：鼓膜穿孔后耳内有浆液 - 血性液体流出，以后为黏液脓性。

2. 体征 早期鼓膜松弛部充血，之后弥漫性充血，标志不清，鼓膜向外膨出（图 1-5-2-1；彩图 1-5-2-1）。鼓膜穿孔一般位于紧张部，清除耳道分泌物后可见穿孔处闪烁搏动的亮点。坏死型者，鼓膜迅速形成大穿孔。

3．辅助检查

（1）纯音测听：为传导性聋。

（2）分泌物培养可见致病菌。

（3）血白细胞增多，主要为多形核白细胞。

【诊断】 根据症状、体征及辅助检查结果可诊断。

【治疗】

1．全身治疗

（1）使用足量、足疗程敏感抗生素。

（2）全身支持疗法：小儿呕吐、腹泻时，应注意补液，纠正电解质紊乱。

2．局部治疗

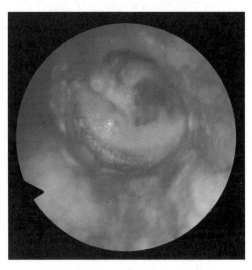

图1-5-2-1 急性中耳炎（左）

（1）鼓膜穿孔前，用1%～2%酚甘油滴耳剂滴耳；鼓膜穿孔后，局部清理后或先以3%过氧化氢清洗外耳道后使用抗生素滴耳液。

（2）鼓膜切开术：中耳脓液蓄积使鼓膜肿胀，耳痛剧烈和高热不退，应积极考虑鼓膜切开。适时的鼓膜切开术可以通畅引流，有利于炎症的迅速消散，使全身和局部症状减轻。

（3）鼻腔减充血药的应用，如1%麻黄碱滴鼻液点鼻，减轻鼻咽黏膜肿胀，有利于咽鼓管功能的改善。

3．病因治疗 祛除导致中耳炎的病因，如腺样体增大、慢性鼻窦炎、鼻息肉等病变，有利于预防复发。

第三节 慢性化脓性中耳炎

慢性化脓性中耳炎（chronic suppurative otitis media）是中耳黏膜、骨膜或深达骨质的慢性化脓性炎症，以长期或间断流脓、鼓膜紧张部穿孔和听力下降为特点，常因急性中耳炎未获恰当的治疗迁延而来。

【病因】

1．多因急性化脓性中耳炎未及时治疗或治疗不当迁延为慢性。

2．鼻腔、鼻窦及咽部的慢性疾病可导致中耳炎反复发作，经久不愈。

3．全身抵抗力低下或病菌毒力过强及耐药菌感染可能使急性化脓性中耳炎迁延为慢性。

常见致病菌为金黄色葡萄球菌、变形杆菌、铜绿假单胞菌、大肠埃希菌等。其中革兰阴性杆菌较多，可有两种以上细菌的混合感染，近年来无芽胞厌氧菌混合感染有逐渐增多趋势。还可伴发真菌感染，多为外耳道内真菌感染，中耳内的真菌感染很少见。

【病理】 黏膜充血、增厚，腺体分泌活跃，炎症细胞浸润等。轻微病变仅位于鼓室，但可累及中耳其他部位。炎症若超越黏膜上皮，侵犯骨质，可形成吸收性骨炎，造成骨质破坏。可伴有肉芽或息肉形成，形成广泛的组织粘连，甚至导致硬化灶形成，严重影响听骨链的振动。因为反复感染，细菌毒素长期作用，骨导阈值增高。在鼓膜穿孔的基础上，若有新生上皮卷入，可形成继发性胆脂瘤，但较少见。

【临床表现】

1．症状

（1）反复流脓：流脓可反复发作，随着感染的控制脓液可消失，亦可因机体抵抗力下降等诱因再次流脓，甚至持续流脓。分泌物为黏脓性，偶可混有血迹。

（2）听力下降：多为传导性聋，轻者可无自觉症状，当组织粘连或听小骨破坏等病变严重时，

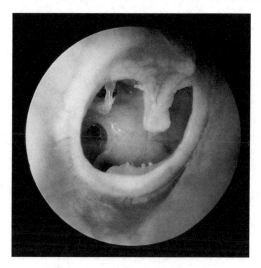

图 1-5-3-1 慢性化脓性中耳炎
（右，单纯型）

气骨导差可至 40dB 以上，甚至会出现混合性聋。

（3）耳鸣：部分患者可有低调耳鸣，病史较长并有高调耳鸣提示内耳损伤。

2. 体征 鼓膜紧张部穿孔，大小不一（图 1-5-3-1；彩图 1-5-3-1）。穿孔是鼓膜连续性的中断，而内陷或粘连并无鼓膜连续性的中断。残余鼓膜可有钙化，部分愈合的鼓膜则显菲薄，若有感染存在可明显增厚、充血，失去正常半透明状态。鼓室内壁黏膜可充血，甚至肿胀增厚，亦可形成肉芽、息肉由穿孔处凸入外耳道。外耳道与鼓室内可有脓性分泌物，注意观察有无真菌感染。

3. 辅助检查

（1）听力检查：纯音听力测试为传导性聋或混合性聋，程度不一。

（2）颞骨 CT：轻者可无异常改变，严重者中耳内充满低密度影像，提示伴有黏膜增厚或肉芽形成。

【诊断】 根据病史与查体，尤其是耳镜检查，诊断不难，但应与一些疾病相鉴别。

【鉴别诊断】

1. 慢性鼓膜炎 耳内反复流脓，鼓膜表面有较多肉芽与溃疡，但无穿孔，颞骨 CT 亦正常，可予鉴别。常因未能清净脓汁而无法窥清鼓膜导致误诊。

2. 中耳癌 中老年人好发，多为鳞状细胞癌。常有长期耳流脓史，近期耳内有血性分泌物与耳痛，可有面瘫与张口困难。鼓室内或外耳道内有新生物，触之易出血。晚期有第Ⅵ、Ⅸ、Ⅹ、Ⅺ、Ⅻ脑神经症状。中耳 CT 可见局部腐蚀样骨质破坏，而非边缘钝化的压迫吸收状，新生物活检有助于鉴别。

3. 结核性中耳乳突炎 常继发于肺结核或其他部位的结核。起病隐匿，脓液稀薄，鼓膜紧张部大穿孔或多发性穿孔，有时可见苍白肉芽，听力损害明显，中耳 CT 示骨质破坏或死骨形成。肉芽活检或取分泌物涂片、培养多可确诊。

【治疗】 治疗原则为祛除病因、控制感染、清除病灶、通畅引流和恢复听力。

1. 药物治疗 引流通畅者以局部药物为主，急性发作时宜全身应用抗生素。有条件者于用药前先取脓液做细菌培养及药敏试验，以指导用药。

（1）局部用药种类：鼓室黏膜充血、水肿，分泌物较多时，给予抗生素溶液或抗生素与糖皮质激素混合液滴耳，如 0.3% 氧氟沙星滴耳液等。避免耳毒性药物滴耳。鼓室黏膜湿润、脓液较少时，可用乙醇或甘油制剂，如 2% 硼酸乙醇等。

（2）局部用药注意事项：用药前以 3% 双氧水洗耳，洗净后，再点药。忌用氨基糖苷类抗生素等耳毒性药物滴耳，以免引起听力下降。穿孔小或脓液量多时，忌用粉剂，因其可能堵塞穿孔妨碍引流，甚至导致并发症。尽量不用有色药物，以防影响局部观察。中耳腔内忌用含酚类、砷类腐蚀剂。

（3）若耳流脓停止，耳内干燥后，鼓膜小的穿孔可自愈。穿孔不愈合者应及时行鼓室成形术，彻底根治中耳慢性病变以保留或改善听力。

2. 手术治疗 除非小穿孔有自愈的可能，对于经久不愈的穿孔均应行鼓室成形术。必要时尚需探查听骨链或进行乳突开放术。

第四节 中耳胆脂瘤

中耳胆脂瘤（cholesteatoma of middle ear）为非真性肿瘤，是角化的鳞状上皮在中耳内形成的囊性结构，中间常堆积白色脱落上皮组织。从胆脂瘤的来源可将其分为先天性和后天性两种。先天性胆脂瘤（congenital cholesteatoma）系胚胎期外胚层组织迷走于颞骨形成囊肿，孤立存在于岩尖部、鼓室或乳突。后天性胆脂瘤为鼓膜或外耳道上皮陷入鼓室形成，多与感染有关。后天性胆脂瘤又分为后天原发性胆脂瘤和后天继发性胆脂瘤。后天原发性胆脂瘤在感染之前，鼓膜内陷形成囊袋。后天继发性胆脂瘤继发于炎症如鼓膜穿孔缘上皮翻入鼓室内形成。临床上前者常见。

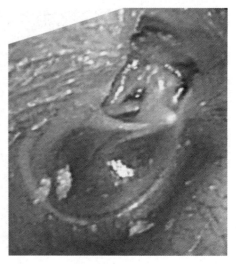

图 1-5-4-1 中耳胆脂瘤（右，上鼓室型）

【发病机制】 后天性胆脂瘤发病机制可能很复杂，主要学说有：

1．袋状内陷说 咽鼓管功能不良伴鼓室内负压。紧张部鼓膜内陷、粘连形成囊袋凸入上鼓室和乳突，形成粘连型胆脂瘤，粘连部位多见于鼓膜后上方，也可见于全部紧张部鼓膜内陷；或反复炎症因素使位于中、上鼓室之间的鼓室隔处的黏膜、黏膜皱襞、韧带襞组织肥厚、粘连。如鼓前峡和鼓后峡以及咽鼓管上隐窝均闭锁，上鼓室和乳突腔将被封闭呈负压状态，导致松弛部鼓膜内陷形成上鼓室型胆脂瘤（图 1-5-4-1；彩图 1-5-4-1）。后天原发性胆脂瘤中，上鼓室型居多，但粘连型亦不少见。

2．上皮移行学说 鼓膜穿孔边缘处上皮向鼓室翻入形成中耳胆脂瘤。

3．鳞状上皮化生学说 炎症刺激使鼓室黏膜上皮化生为角化性鳞状上皮后形成胆脂瘤。

4．基底组织增殖学说 外耳道深部和鼓膜上皮具有活跃的增殖能力，由于炎症刺激增殖形成胆脂瘤。

【病理】 胆脂瘤的母膜为囊壁，内壁为角化鳞状上皮，囊内充满脱落的上皮和胆固醇结晶。胆脂瘤的角化鳞状上皮较皮肤薄且缺乏毛囊、皮脂腺和皮下乳头层。囊壁外侧可见炎症细胞浸润和毛细血管增生。炎症的活动期细胞浸润增强、肉芽组织增生。胆脂瘤可破坏周围骨质，骨破坏呈压迫性吸收。骨破坏机制不清，认为与下列因素有关：①上皮下肉芽组织中的炎性细胞（巨噬细胞和单核细胞）吸收骨质；肉芽组织产生胶原酶和酸性磷酸酶的破骨机制；②压迫造成缺血使骨细胞吸收；③胆脂瘤母膜内感染而脱落的上皮分解产生脂肪酸有溶骨作用。

【临床表现】

1．症状 有自觉症状时与慢性单纯性中耳炎相同，均有耳溢脓和听力下降，但常伴头不舒服、头痛、耳痛等症状。随着病变进展，可出现眩晕、面神经麻痹及其他颅内外并发症状。

（1）耳溢脓：脱落上皮内常因厌氧菌感染使脓汁奇臭。炎症重、有肉芽组织生长时，可有血性分泌物。脓量的多少决定于感染程度和袋口的引流状况。

（2）听力下降：传导性听力下降的程度与听骨链受累程度及鼓膜形态是否正常有关。有时破坏的听骨链被胆脂瘤组织代替连接，听力可接近正常。炎症累及内耳可引起骨导阈值上升和耳鸣。

（3）眩晕：迷路骨壁破坏形成迷路瘘孔，可因耳道压力改变发生眩晕（瘘管试验阳性）；细菌毒素致迷路炎症也可产生眩晕。

（4）面神经麻痹：胆脂瘤压迫面神经或感染累及面神经可出现面神经麻痹的症状，发病初期行面神经减压手术预后良好。

（5）其他颅内并发症：由于抗生素不断进步，颅内并发症发病率已明显减少但仍有发生，由于预后严重，需紧急处理，仍应引起重视（详见相关章节）。

2．体征 鼓膜像基本可以诊断中耳胆脂瘤。尤其是显微镜下观察鼓膜甚为重要，清除脓性分泌物和痂皮后，可见松弛部内陷袋入口或紧张部鼓膜后上方内陷（图 1-5-4-2；彩图 1-5-4-2），并可见内陷袋内白色脱落上皮。中耳炎耳道内有息肉样肉芽时，深处往往有胆脂瘤存在。

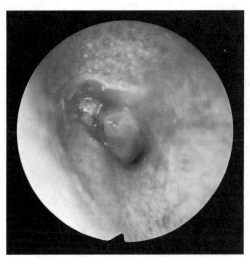

图 1-5-4-2　中耳胆脂瘤
（左，粘连型）

3．辅助检查

（1）纯音测听检查：呈传导性聋，但当合并迷路炎时可以出现混合性或感音神经性聋。

（2）颞骨 HRCT 扫描：上鼓室、鼓窦和乳突区有骨质破坏，边缘浓密整齐。可评价病变范围、听小骨破坏程度、面神经管状况、有无迷路瘘孔、颈静脉球高度等，为手术提供参考。

【诊断】　根据症状和检查诊断，应与单纯性慢性化脓性中耳炎和中耳恶性肿瘤相鉴别。有时上述疾病可与胆脂瘤共同存在，应予以注意。

恶性肿瘤耳痛较重，早期骨质破坏且影像学表现为边界模糊的骨质破坏、肉芽不光滑等。必要时术前或术中行病理检查以资鉴别。

【治疗】　应尽早手术治疗。

手术治疗的目的：①彻底清除病灶：包括完整的胆脂瘤母膜、炎性肉芽组织和炎性骨质，争取获得干耳。②改善和保留中耳的生理形态和结构：如不太大的术腔和完整的鼓室黏膜，光滑通畅的外耳道结构和外耳道皮肤的自净作用，理想的含气鼓室腔等。③重建传音结构：如听骨链重建、鼓膜修补。④预防并发症。

第五节　中耳炎及中耳胆脂瘤的外科治疗原则

一、手术分类

鼓室成形术是治疗中耳炎性疾病的主要手段。广义的鼓室成形术包括 3 部分：①封闭中耳腔（包括鼓膜修补）；②处理乳突；③听骨链重建。本着去除病变、完善结构的原则，根据不同案例的需要，可以单独或组合上述 3 种技术来完成手术。

处理乳突的方法根据是否保留骨性外耳道后壁分为完壁式和开放式两大类。根据开放的程度和方式不同，可以派生出其他术式，如上鼓室开放、完桥式、骨性外耳道开放后再重建等。

20 世纪 40 年代 Wullstein 提出鼓室成形术的五型分类方法，对鼓膜和听骨链的不同损伤程度给出了 5 种不同的解决方案。时至今日随着技术和材料的进步，具体的手术方式已发生了很多变化和改进，但其经典的适应证分类对临床仍有着不可替代的指导意义（表 1-5-5-1）。

表1-5-5-1　Wullstein分型与术式演变

分型	适应证	手术方式	目前使用的术式
Ⅰ 型	鼓膜穿孔	鼓膜修补	鼓膜修补
Ⅱ 型	锤骨柄缺失	鼓膜附于砧骨	PORP
Ⅲ 型	镫骨活动良好	鼓膜附于镫骨头	PORP
Ⅳ 型	足板活动良好	小鼓室	TORP
Ⅴ 型	足板固定	外半规管开窗	二期镫骨手术

注：PORP：部分听骨链重建假体；TORP：全听骨链重建假体

二、慢性化脓性中耳炎术前检查

1．鼓膜像　准确可靠的鼓膜像须借助手术显微镜，通过显微镜可以观察到鼓膜的每个细小的改变，比如是穿孔还是内陷，鼓室内是上皮还是黏膜，鼓膜表面是否有溃疡，镜下还可以吸引分泌物及钳除肉芽促进内陷袋口的引流通畅，对减轻炎症反应、稳定病情发展有重要意义。如果松弛部或紧张部鼓膜内陷并有脱落上皮组织堆积，则胆脂瘤的诊断可以确立。

2．纯音测听。

3．分泌物细菌培养与药物敏感试验。

4．常规血液生化学检查。

5．颞骨CT　HRCT扫描可明确病变范围、乳突气化程度、骨质破坏情况、颅中窝高度、乙状窦位置、有无迷路瘘孔、面神经走行、颈静脉球和颈内动脉管的观察等，可为临床提供大量客观信息。一般沿外半规管水平扫描，有条件可加拍冠状位。

三、慢性单纯性中耳炎的鼓室成形术

（一）鼓膜修补术

如贴膜试验阳性，上鼓室和乳突无不可逆性炎性病变，可单纯行鼓膜修补术。鼓膜修补的材料有自体和灭活后的筋膜、骨膜及硬脑膜，自体颞肌筋膜因取材方便而被广泛使用。

1．手术方法

（1）夹层（inlay）法：将外耳道后壁皮肤与骨壁分离，达鼓环时继续从鼓膜上皮层和纤维层之间分离达骨性外耳道前壁。将筋膜放入纤维层和上皮层之间后复位分离的上皮层和皮肤。优点：鼓膜为生理位置，不易出现鼓室粘连和鼓膜的浅表愈合；筋膜从上皮层和纤维层两面接受血液供应，方便固定，容易成活。要求术者具备一定的手术经验和技巧。

（2）内贴（underlay）法：从鼓室内将筋膜与鼓膜黏膜面相贴，此法较简便易行。但仅从黏膜面接受血液供应，且容易与鼓室内壁相粘连。

（3）外贴（overlay）法：去除鼓膜上皮层，在其上敷筋膜。单面接受血供，同时易形成鼓膜的浅表愈合；上皮去除不彻底，可形成鼓膜夹层胆脂瘤，已少有人主张使用。

2．注意事项　分离鼓膜等操作时必须动作轻、准，尽量减少对听骨链的触动以避免内耳损伤。

（二）听骨链重建手术

对于贴膜试验弱阳性和阴性者，应在术中探查听骨链并酌情做听骨链重建后修补鼓膜。

（三）乳突的处理

若乳突内有不可逆炎症改变则需处理乳突，方法同中耳胆脂瘤。

四、中耳胆脂瘤的鼓室成形术

中耳胆脂瘤的手术治疗原则：①彻底清除胆脂瘤及其他肉芽和炎性组织；②努力保存和改善听觉功能；③尽量保持外耳道的生理结构和功能。

预期治疗目标：①获得干耳；②保持或改善听力；③日常生活正常，如洗澡、游泳等，不必频繁到医院处理术腔。

手术方式的选择：由于中耳胆脂瘤涉及乳突处理，基本手术方法为完壁式鼓室成形术和开放式鼓室成形术。

（一）完壁式鼓室成形术

该术式的命名方式很多，如CWU（canal wall up technique）、ICWT（intact canal wall technique）、CAT（combined approach tympanoplasty）、CMT（closed method tympanoplasty）等。其特征是在保留骨性外耳道后壁状态下去除病变后重建听骨链，修补鼓膜。经面神经隐窝入路（posterior tympanotomy）开放后鼓室，开放上鼓室外侧壁并向前开放鼓室隔进入咽鼓管上隐窝（anterior tympanotomy）。从耳道掀起外耳道皮肤及鼓膜全层，经乳突将胆脂瘤完整剥离到鼓膜内陷口处剪除后残缘翻向外耳道。根据病变情况去除砧骨和锤骨头，鼓膜张肌肌腱尽量保留。完成听骨链重建后，用乳突皮质骨或软骨片修复内陷口位置的上鼓室外壁缺损，颞肌膜内贴或夹层法修补鼓膜。术后乳突腔内留置 2 枚引流管保持 1 周。

本术式较高的复发率要求严格掌握适应证：①上鼓室型胆脂瘤，外耳道壁骨质破坏不严重者，粘连型胆脂瘤选择该术式应慎重；②术中胆脂瘤母膜去除完整；③乳突气房发育良好；④小儿由于耳道与颞骨处于发育中，尽量考虑该术式；⑤术后有条件定期随访并有二次手术的思想准备者；⑥术者有足够的耳显微外科的经验和技能。

（二）开放式鼓室成形术

最大限度地显露中耳结构，有利于去除病变，胆脂瘤复发率低是其优点。同样可以获得令人满意的听力改善结果。缺点是留有较大的乳突腔，易发生术后感染，需定期清理术腔，不利于术后配戴助听器等。适应证：①外耳道骨壁破坏严重；②天盖低位，乙状窦前位；③有颅内外并发症；④由于各种原因无法定期随访及二次手术者。

（三）开放式乳突腔充填法鼓室成形术

该术式是完成开放式鼓室成形术后，将乳突腔充填使之变小的一种方法。充填材料有自体材料，如乳突皮质骨块、骨粉，U 形肌骨膜瓣、Palva 皮瓣，耳廓软骨或同种软骨；还有人工材料如羟基磷灰石等。自体材料因取材方便而被广泛应用。皮质骨小块和骨粉同纤维蛋白胶搅拌后充填乳突腔，面神经管水平段稍上方充填至鼓环高度，保证术后鼓室腔的正常深度。有蒂组织瓣敷在充填物表面，可以有效地防止感染。本术式除了具备开放式的优点外，同时还具备如下特点：具有正常外耳道的自净功能；耳道较正常宽大，利于术后的观察和处理；消灭乳突含气腔，防止鼓膜内陷造成的胆脂瘤复发；充填后鼓室深度增加有利于鼓膜振动和防止与鼓岬粘连。禁忌证：有颅内并发症；乳突腔内胆脂瘤去除不彻底；乳突骨质有急性感染。

（四）中耳胆脂瘤鼓室成形术应注意的几个问题

1. 手术时机　虽是手术的绝对适应证，但除合并颅内外并发症需要紧急手术之外，应择期手术。术前 1 ~ 2 周内进行门诊局部处理和治疗，显微镜下吸净内陷袋口处的上皮团块和钳除肉芽组织，充分引流可以有效地控制局部炎症，可降低手术难度并有助于提高疗效。

2. 保持和改善听力问题　如对侧耳听力正常或手术后听力已稳定在实用听力水平，可以在去除病灶的同时最大限度地努力提高听力。双耳均需手术一般先做听力更差的一侧；术耳为听力较好耳，尤其是对侧全聋要非常谨慎地对待。此时保护听力更为重要。术式选择应尽量采用对听骨链操作尽可能少的方法。

3. 术式选择　中耳胆脂瘤术式选择时需要考虑的因素很多，如胆脂瘤的分型、病变范围、有无并发症、咽鼓管功能、术耳甚至对侧耳听力状况、乳突气房发育情况、患者年龄、生活及社会背景、术者的经验、手术技能及手术器械状况等。应该根据患者的病情和术者的能力水平选择一种最佳治疗方案。

第六节　中耳炎的并发症

中耳的气房和邻接颅中窝、颅后窝的骨质均菲薄，从解剖学角度来说很容易累及其他部位形成颅内外并发症。影响并发症发生的其他因素是：①病变对骨质的破坏程度，如中耳胆脂瘤；②致病菌种类和致病性；③机体抵抗力低下。

各种并发症的发生与解剖位置的关系：向内侧进展可出现迷路炎、岩锥炎；向后进展则出现面神经麻痹、骨膜下脓肿、脑膜炎、乙状窦血栓性静脉炎、小脑脓肿等；向上方进展则出现脑膜炎和颞叶脓肿（图1-5-6-1）。

侵犯途径一般认为：①破坏骨壁直接感染，②血行途径，③经前庭窗、蜗窗及小儿尚未闭合的骨缝。临床上有时很难确定感染途径。

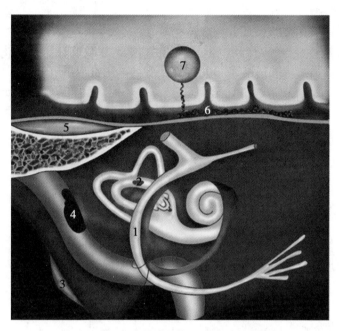

图1-5-6-1 中耳炎颅内外并发症感染途径

1. 面神经麻痹；2. 迷路炎；3. 骨膜下脓肿；4. 乙状窦血栓性静脉炎；5. 硬脑膜外脓肿；6. 脑膜炎；7. 脑脓肿

一、颅外并发症

（一）迷路炎

迷路炎在耳源性并发症中发生频度最高，占中耳胆脂瘤的6%～14%。慢性中耳炎时出现感音神经性聋，多因细菌或毒素经前庭窗或蜗窗累及内耳所致。中耳胆脂瘤时破坏迷路骨质，形成瘘孔感染可累及内耳。迷路瘘孔可发生在3个半规管、耳蜗和两窗，但最常见的是外半规管。

【临床表现】

1. 症状 ①眩晕：多伴有眩晕、恶心、呕吐。迷路瘘孔时外耳道压力改变，出现眼震和眩晕，也称瘘管试验阳性。②听力下降：迷路炎引起的听力下降一般缓慢加重，但当感染较重，引起化脓性迷路炎时可以迅速出现听力丧失。

2. 检查 ①纯音测听：混合聋或全聋。②前庭功能检查：根据不同炎症时期可出现向患侧和健侧的眼震。化脓性迷路炎时同侧前庭功能丧失。③耳镜检查：可见中耳胆脂瘤的鼓膜像。瘘管试验可阳性。④颞骨CT：骨质破坏，迷路瘘孔可存在。

【治疗】 使用敏感抗生素控制感染。尽早手术清除病灶。迷路瘘孔的处理需小心谨慎操作，既要去除母膜又不能使外淋巴液漏出。如实在无把握去除则采取开放式手术方式，将瘘孔表面上皮置于开放术腔内。

（二）岩锥炎

岩锥炎为颞骨岩部气房感染所致。

【临床表现】 ①头痛：炎症刺激三叉神经所致，常感眼内及眼周痛。②发热。③岩尖综合征：具有外直肌麻痹、三叉神经痛及局限性脑膜炎称为岩尖综合征，为局限性脑膜炎累及第Ⅴ、Ⅵ脑神经所致。④颞骨CT：岩尖部气房模糊、骨质吸收或脓腔。

【诊断】 有急、慢性中耳炎病史，出现岩尖综合征时考虑此病。CT检查可以确诊。

【治疗】　乳突手术与抗感染治疗。如不能控制病情则考虑岩尖部病灶引流或切除术。

（三）面神经麻痹

见本篇第十章第三节。

（四）耳后骨膜下脓肿

急性中耳乳突炎或中耳胆脂瘤破坏乳突皮质骨壁，使乳突腔内脓液溢向乳突骨膜下方形成脓肿。

【临床表现】　①耳后疼痛。②耳后红肿：可有波动感，压痛明显。耳后沟消失，耳廓被推向前外方。脓肿破溃可形成瘘孔。③急性乳突炎和中耳胆脂瘤的表现。

【诊断】　①有急性中耳乳突炎或中耳胆脂瘤病变。②耳后肿痛。③颞骨CT：乳突皮质骨破坏及骨膜下积液影。

【治疗】　全身应用敏感抗生素并尽早行乳突手术。

（五）颈部脓肿

颈部脓肿常见的是Bezold脓肿，乳突尖部骨质破坏，脓液积于胸锁乳突肌和颈深筋膜之间。

【临床表现】　①多有高热。②患侧颈深部痛，运动受限。③胸锁乳突肌上1/3处明显肿胀、压痛。

【诊断】　①有急性中耳乳突炎或中耳胆脂瘤改变。②颈部肿痛，运动受限。③伴有高热。

【治疗】　积极进行胆脂瘤手术，如抗感染治疗肿胀不能控制，同时行脓肿切开。

二、颅内并发症

（一）乙状窦血栓性静脉炎

乙状窦血栓性静脉炎：胆脂瘤破坏静脉窦壁骨质并引起静脉壁炎症，进而形成附壁血栓并闭塞窦腔。

【临床表现】

1．症状　①弛张性高热，恶寒，多为脓毒血症所致。颈部强直，可出现平衡障碍。②乳突部皮肤红肿、波动，称为Griesinger征。

2．检查　①Tobey-Ayer试验（也称压颈试验）：本试验设计的目的是了解乙状窦是否有栓塞存在。方法：在腰椎穿刺测脑脊液压力时，压迫健侧颈内静脉，此时脑脊液压力迅速上升，超出原压力1～2倍，然后压迫患侧颈内静脉，若乙状窦有闭塞性血栓形成，脑脊液压力不升高或仅升高0.098～0.196kPa（10～20mmH$_2$O），此现象称Tobey-Ayer试验阳性。阴性时不能排除有血栓，因为有窦内血流途径改变的可能。②血管造影（angiography）：可以确诊并明确闭塞的部位和范围。③磁共振血管造影（magnetic resonance angiography，MRA）：较血管造影更无创。

【诊断】　根据症状、体征和临床检查可以确诊。

【治疗】　需要手术治疗。术中彻底清除病灶，打开乙状窦表面骨壁至正常窦壁，血栓可不取出，远处的血栓可结扎颈静脉。通畅引流，应用敏感足量抗生素，辅以支持疗法。

（二）硬膜外脓肿

胆脂瘤破坏颅中窝、颅后窝骨壁后，感染波及硬膜外并形成积脓。如不及时治疗可发展为脑膜炎和脑脓肿。

【临床表现】

1．症状　可有搏动性头痛、耳流脓和发热。本病由于缺乏特征性症状，常常在术中被发现。

2．检查　颞骨CT：硬膜外可见圆形低密度影。

【治疗】　手术治疗。术中应该开放至正常硬膜，并去除硬膜上的炎性肉芽组织。同时辅以敏感抗生素和支持疗法。

（三）化脓性脑膜炎

化脓性脑膜炎大部分是耳源性的，是中耳炎性疾病并发的软脑膜和蛛网膜的急性化脓性炎症。

形成原因：①骨质破坏直接使脑膜感染；②经穿通血管和神经孔感染；③经血栓性静脉炎感染、经迷路感染等各种途径。

【临床表现】

1. 症状 发热、头痛、颈强直、意识障碍、抽搐等症状。同时具备耳部症状如耳流脓、听力下降等。

2. 检查 脑脊液混浊，细胞数和蛋白质增加，糖和氯化物减少，细菌培养可确定致病菌。颞骨CT 示中耳胆脂瘤或炎症改变。

【治疗】 急诊手术治疗。手术同时应降颅压，足量应用可穿越血 - 脑屏障的抗生素及其他支持疗法。

（四）脑脓肿

脑脓肿是中耳炎最严重的颅内并发症，可以危及患者生命。

【临床表现】

1. 症状 ①颞叶脓肿：中枢性聋，错听，感觉性失语，嗅觉障碍，视觉障碍，第Ⅲ～Ⅶ脑神经麻痹，交叉性锥体束症状，如对侧偏瘫、对称中枢性面瘫。②小脑脓肿：症状相对更重。剧烈的头痛、呕吐、眩晕。全身状况差，如颅内高压压迫脑干可出现呼吸、循环衰竭致死。

2. 检查 早期可见平衡障碍、眼震、眼球运动障碍。进一步发展可出现意向性震颤、共济失调、肌张力低下及相应的脑神经受累症状。

【诊断】 ①根据耳部症状、中枢神经系统症状、全身状况较差等临床所见应高度警惕耳源性脑脓肿的存在。② CT 和 MRI 检查可以明确诊断。请神经外科会诊，评估脓肿状态及是否需要处理。

【治疗】 ①足量、有效、持续地应用抗生素。②耳部手术：一般待脑部病情稳定后择期进行。

第七节 中耳炎后遗疾病

一、粘连性中耳炎

粘连性中耳炎（adhesive otitis media）是指各种原因导致的中耳传音结构之间及其与鼓室壁的纤维化和粘连形成，从而引起中耳传音结构振动障碍，导致传导性聋。鼓膜粘连状态可以存在于各种中耳炎中，但作为以鼓膜粘连为主的特定疾病形式，主要见于各类急、慢性中耳炎迁延化且粘连状态相对稳定的临床阶段。由于粘连的病理特点所致，该病不可逆，但有其他因素存在可进一步发展为粘连型中耳胆脂瘤。

【病因】 粘连性中耳炎的病因不明，目前认为咽鼓管功能障碍与中耳黏膜炎性反应为主要原因。

【病理】 中耳乳突内黏膜破坏，部分肥厚，有瘢痕增生及纤维条索，还可以出现小囊肿。在鼓膜、听骨链及鼓室内壁之间，有粘连带形成，限制了中耳传声结构的活动，甚至听小骨包埋于瘢痕中，两窗被封闭，鼓膜内陷、粘连，鼓室膨胀不全。

【临床表现】

1. 症状 听力下降为主要症状，多为传导性聋，少数为混合聋，可有耳闭塞感与耳鸣等。

2. 检查

（1）鼓膜完整，可有不同程度的增厚，亦可见萎缩、混浊、钙化斑等。因内陷使锤骨短突突出，锤前、锤后皱襞明显、光锥移位、变形甚至消失。因紧张部鼓膜的萎缩菲薄，可透见鼓室内结构，甚至因内陷、粘连而使鼓室内结构浮雕化。如伴有感染极易误诊为鼓膜穿孔。鼓室内可有积液，或可见气泡。鼓膜内陷程度可分为 4 度：Ⅰ度：鼓膜内陷但未粘连砧骨；Ⅱ度：鼓膜内陷与砧骨粘连；Ⅲ度：鼓膜与鼓岬相贴尚未粘连；Ⅳ度：鼓膜与鼓岬粘连。符合粘连性中耳炎标准的应该最少在Ⅱ度以上。

（2）纯音测听多为传导性聋，听力图多呈平坦型曲线，如果长期炎症累及内耳或粘连涉及两窗时可呈混合性聋。鼓室导抗图为 B 型曲线。

（3）中耳 CT 可见鼓室内有低密度影，乳突气房为慢性炎症或气化不良表现。

【诊断】　粘连性中耳炎的诊断多无困难，有时要与慢性化脓性中耳炎和粘连型中耳胆脂瘤相区别。

【治疗】　病变早期，给予对因治疗，可行咽鼓管吹张、鼓室内注药及鼓膜置管。病程后期应根据不同病因、听力状况、是否有其他病变分别加以处理。手术的目的是去除鼓室内的纤维粘连组织，重建一个含气的中耳腔和听骨链，但有些可再次粘连，影响远期疗效。

二、鼓室硬化症

鼓室硬化症（tympanosclerosis）是中耳黏膜慢性炎症所致的中耳结缔组织退行性变。

【病理】　在中耳黏膜固有层和鼓膜纤维层内出现透明样变性的胶原组织，伴钙质沉积，形成硬化灶。进一步可继发骨化，造成听骨链、韧带、前庭窗等的固定。

【临床表现】

1．症状　进行性听力下降，可伴耳鸣。有些可无明显症状，仅在手术中发现。患者多有慢性中耳炎病史。

2．检查　①可见鼓膜穿孔，多干燥无脓。鼓膜亦可完整，但有瘢痕及钙化灶。②听力检查：纯音测听多为传导聋，可轻可重，部分有骨导听力下降。③颞骨 CT：乳突多为硬化型或板障型，中耳内或有阴影。

【治疗】　以手术治疗为主。术中清除影响听骨链活动或鼓膜修补的硬化灶，修复或重建中耳传音结构，以期改善听力。

（姜学钧）

第六章 耳硬化症

概　　述

在耳聋类疾病中，耳硬化症占据较高的发病率及较重要的位置。近年来手术治疗耳硬化症已趋成熟，并且成为目前常用的、行之有效的治疗方法。本章重点介绍耳硬化症的临床表现、诊断、鉴别诊断及治疗原则。

耳硬化症（otosclerosis，otospongiosis）是原因不明的原发于骨迷路的局灶性病变，在骨迷路包囊内形成一个或数个局限性的富于血管和细胞的海绵状新骨，此新骨替代了正常的致密骨质。若病灶仅局限于骨迷路的骨壁内，患者可终生无症状，只是在尸检做病理学检查时发现，称为组织学耳硬化症（histologic otosclerosis）；若病灶发生于前庭窗龛，侵犯镫骨环韧带和镫骨足板，致使镫骨活动受限或固定，临床上出现进行性传导性聋者，称临床耳硬化症（clinical otosclerosis），又称镫骨性耳硬化症（stapedial otosclerosis）；若病变侵及耳蜗区或内耳道，出现感音神经性聋及眩晕者，称耳蜗性或迷路性耳硬化症（cochlear or labyrinthine otosclerosis）。

耳硬化症的发病率因种族不同而异，白种人发病率高，临床耳硬化症在白种人的发病率为 $0.3\% \sim 0.5\%$。黄种人和黑种人的发病率较低（$0.03\% \sim 0.1\%$）。女性发病率为男性的 $2 \sim 3$ 倍，好发年龄为 20 ~ 50 岁。

【病因】 尚不明确，主要有以下学说：

1．遗传学说　本病有种族性和家族性，目前已发现 7 个与耳硬化症发病有关的基因位点。

2．内分泌学说　本病以女性发病率高，且妊娠和绝经能激发并加重病情，故认为与激素水平有关。

3．骨迷路成骨不全学说　病灶好发部位是骨迷路包囊，尤其窗前裂（fissula ante-fenestram）。其内含组织纤维囊，因有胚胎期软骨残体，在某种因素作用下，会发生新的软骨或新骨形成，成为耳硬化源头。其他好发部位为蜗窗、蜗管、半规管及内耳道骨壁。

【病理】 在显微镜下，病变过程分为 3 期：

1．充血期　内生软骨层原有的正常骨质，由于多种酶的作用，发生局灶性分解、吸收，血管形成增多、充血。

2．海绵化期（活动期）　正常的骨质被分解、吸收，代之以疏松的海绵样骨，其特点为病灶内充满大量的血管腔隙，骨质减少，形成不成熟的网状新骨。

3．硬化期　血管减少，管腔变窄，代之以含有多量胶原纤维的成熟网状骨，并演变为排列不规则的板状新骨。

【临床表现】

1．症状

（1）耳聋：无任何诱因的双耳缓慢进行性听力减退，为传导性聋或混合性聋，最初听力减退轻微，而后缓慢逐渐加重，双侧耳聋程度可不对称，患者常难以确定起病时间。可因妊娠、分娩而加重。

（2）耳鸣：常与耳聋同时出现，少数耳鸣出现于耳聋之前，多为双侧，以低调音为主。

（3）威利斯误听（Willis paracusia）：在嘈杂环境中，患者的听觉反较在安静环境中为佳，这种现象称为威利斯误听，也称为"闹市返聪"。

（4）眩晕：少数患者可在头部活动时出现眩晕，术后可消失。

2．体征　多数患者耳道、鼓膜均正常，少数可见耳道宽敞，皮肤菲薄，耵聍少。有时可在鼓膜后上象限透见鼓岬黏膜充血而呈淡红色的区域，此现象称Schwartz征（Schwartz sign），为临床耳硬化症的特征之一。

3．辅助检查

（1）音叉试验：林纳试验256Hz阴性、512Hz阳性提示早期听力损伤，256Hz、512Hz均阴性则表明听力损害加重；韦伯试验偏向患侧或耳聋较重侧；施瓦巴赫试验骨导延长；盖莱试验阴性可提示镫骨足板硬化固定，对本病诊断有较大意义，但是鼓膜活动不良、听骨链中断及砧镫关节固定时也可出现盖莱试验阴性，应注意鉴别。

（2）纯音测听：镫骨固定的早期，气导曲线呈上升型，以低频气导下降为主；镫骨完全固定但未合并耳蜗病变，所有频率的气导下降至60dB HL，呈平坦型曲线，约半数患者的骨导曲线可出现卡哈切迹（Carhart's notch），即骨导曲线在1000Hz或2000Hz区呈"V"形下降，可达15dB HL（图1-6-0-1）。此切迹常提示镫骨足板固定。病变累及耳蜗，表现为混合性聋，气导下降超过60dB HL，骨导听力下降以高频为主，曲线为下降型（图1-6-0-2）。

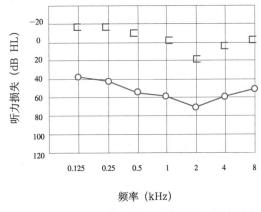

图1-6-0-1　耳硬化中期听力曲线显示卡哈切迹

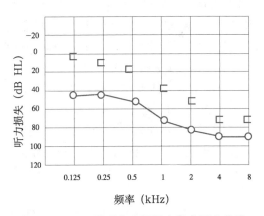

图1-6-0-2　耳硬化晚期混合性聋听力曲线

（3）声阻抗测听：鼓室导抗图早期为A型，若镫骨固定加重，鼓室导抗图为A_s型；镫骨肌反射阈值早期升高，后期消失。

（4）耳声发射：DPOAE幅值降低或引不出反射。

（5）颞骨CT：多数患者的CT表现无异常，少数患者可在两窗区或内耳道骨壁上出现局灶性硬化灶。

【诊断】　典型病例，诊断不难。凡双侧非对称性进行性传导性聋伴或不伴耳鸣、鼓膜正常或Schwartz征阳性、咽鼓管功能良好、盖莱试验阴性、鼓室导抗图为A_s型、镫骨肌反射消失者，临床耳硬化症即可初步诊断。

【鉴别诊断】

1．先天性中耳畸形　自幼发病的单侧或双侧耳聋，一般无耳鸣。双侧耳聋，发现较早；单侧发病，另一侧正常，多在青少年后偶然发现。耳聋为非渐进性，纯音测听检查：语言听力骨气导间距35～55dB HL；鼓室导抗图为A或A_s型；咽鼓管通畅；CT扫描显示鼓室腔、听骨发育有畸形，但是如果仅为镫骨足板固定畸形（环韧带未发育所致），CT扫描可正常。确诊需手术探查。

2．卡他性中耳炎　临床表现以耳聋、耳鸣（多为低频耳鸣）、耳堵为主，其耳聋特点为听外界声音远，而自声增强。耳镜检查：鼓膜完整，但有不同程度的内陷、增厚、萎缩，有积液呈淡黄或橘黄色，慢性时呈乳白或灰蓝色等，可见液平面或吹张后有气泡。纯音测听检查：传导性聋，气导听力可下降20～40dB HL。声阻抗检查：鼓室导抗图B型或C型，镫骨肌反射引不出。鼻与鼻咽部检查多数可查出病因。

3. 外伤性听骨链中断 一般有耳外伤史，鼓室导抗图为超限型（A_d 型），颞骨 CT 可协助诊断。

4. 鼓膜完整的鼓室硬化症 有长期慢性耳流脓史（终止流脓的时间也较长）、反复发作的急性中耳炎病史或反复分泌性中耳炎曾有鼓膜置管术史。检查见鼓膜完整但混浊、增厚，有形状各异的钙斑。颞骨 CT 扫描乳突多为板障型或硬化型，鼓室与听骨链周围可见硬化灶，无骨质破坏。

【治疗】

1. 药物治疗 因耳硬化症的病因不清楚，目前尚无对耳硬化病灶有肯定治疗或预防作用的药物。

2. 配戴助听器 凡不宜手术或不愿意接受手术的患者，不论其为传导性聋、混合性聋或感音神经性聋，均可根据患者的残余听力选配合适的助听器。

3. 手术治疗 手术治疗耳硬化症是目前常用的并且是行之有效的一种治疗方法，主要包括两种手术，即镫骨手术和内耳开窗手术。

（1）镫骨手术：目的是使固定的镫骨重新活动或使封闭的前庭窗重新开放，以改善患者的听力。适用于气导听力损失 30dB HL 以上、气骨导间距 15dB HL 以上的耳硬化症患者。手术方式包括镫骨撼动术（stapes mobilization）、镫骨部分切除术（partial stapedectomy）、镫骨全切除术（total stapedectomy）、镫骨足板钻孔活塞术（piston technique of stapes surgery）、镫骨抬高术、二氧化碳激光镫骨打孔活塞术等。其中镫骨撼动术因其远期效果不好，现已很少应用。目前应用广泛的是镫骨足板钻孔（包括激光打孔）活塞术。

（2）内耳开窗术（fenestration of inner ear）：因为内耳开窗术一般均于外半规管处开窗，故此术式又称外半规管开窗术（fenestration of lateral semicircular canal），即在外半规管开一个窗口，使声波改道，经此窗传入内耳。适用于镫骨手术有困难的患者，如面神经畸形遮挡前庭窗、镫骨动脉残留等。

（赵守琴）

第七章 眩　晕

概　述

本章对眩晕症的分类、眩晕诊断与鉴别诊断原则进行了扼要介绍，主要讲解梅尼埃病与良性阵发性位置性眩晕等常见耳源性眩晕疾病。梅尼埃病的发病机制、临床表现、诊断方法以及眩晕的鉴别诊断是本章学习的重点。

第一节　眩晕总论

眩晕（vertigo）是因机体对空间定位障碍而产生的一种运动性或位置性错觉。眩晕为临床常见的症状之一，5‰～10‰的人群曾患眩晕症。

人体的平衡是由前庭系统、本体感觉系统（包括皮肤浅感受器和颈、躯体的深部感受器）和视觉系统这三个系统互相作用，以及周围与中枢神经系统之间的复杂联系和整合而维持的。前庭系统在维持机体平衡中起主导作用。在静止状态下，两侧前庭感受器不断地向同侧的前庭神经核对称地发送等值的神经冲动，通过一连串复杂的姿势反射，维持人体的平衡。前庭系统及其与中枢神经系统联系过程中的任何部位受生理性刺激或病理性因素的影响，都可能使这种信息发送的两侧对称性或均衡性遭到破坏，其结果在客观上将表现为平衡障碍，主观感觉则为眩晕。因此除耳鼻咽喉科疾病可致眩晕外，其与内科、神经内科、神经外科、骨科、眼科、妇产科及精神病科的关系都极为密切。

一、眩晕的分类

眩晕的分类至今尚不统一。传统的分类包括耳源性与非耳源性眩晕，真性（旋转性）与假性（非旋转性）眩晕，周围性眩晕与中枢性眩晕等。目前主要按病变部位与发病原因进行分类。

（一）前庭性眩晕
1. 前庭周围性眩晕
（1）耳蜗前庭疾患：①迷路内：如梅尼埃病等；②迷路内外：如氨基糖苷类药物耳中毒。
（2）前庭疾患：①迷路内：如良性阵发性位置性眩晕、晕动病；②迷路外：如前庭神经炎。
2. 前庭中枢性眩晕　①血管性；②肿瘤、外伤、变性疾患。

（二）非前庭性眩晕
①眼性眩晕；②颈性眩晕；③循环系统疾病；④血液病；⑤内分泌及代谢性疾病；⑥精神性眩晕。

此外，某些外耳和中耳疾病也可引起眩晕症状。

二、眩晕的诊断

眩晕的诊断应做到定位、定性、定因，方有利于指导治疗。

（一）病史的采集与分析
应特别注意以下7个方面的内容：
1. 眩晕发作的形式
（1）运动错觉性眩晕：①旋转性眩晕（rotatory vertigo）；②直线眩晕或称移位性眩晕（translational vertigo）。

（2）平衡失调、失平衡或平衡障碍：表现为姿势与步态平衡障碍，患者站立或行走时向一侧倾斜或偏倒感、不稳感，行走时蹒跚或酩酊感。

（3）头晕、头昏：患者常无法明确表示其不适的感觉，如头昏、头重脚轻、头内麻木感、空虚感、头紧箍感、头沉重压迫感、眼前发黑等。多为中枢性前庭疾患如脑血管缺血性脑病所致，或为过度换气综合征、全身性疾患累及前庭系统等所致。但也不能排除前庭系统病变，有可能为前庭病变处于前庭代偿阶段的表现。

2．眩晕发作的时间特征

（1）眩晕持续数分钟至数小时：①特发性膜迷路积水：梅尼埃病。②继发性膜迷路积水：如耳梅毒、迟发性膜迷路积水、Cogan综合征、复发性前庭病。

（2）眩晕持续数秒钟：见于良性阵发性位置性眩晕，这是一种综合征，数种不同的内耳疾病皆可发生阵发性位置性眩晕。

（3）眩晕持续数天至数周：如前庭神经炎。

（4）眩晕病程不定：①迷路瘘管。②内耳损伤：非穿透性内耳损伤，如迷路震荡（labyrinthine concussion）；穿透性内耳损伤，如颞骨横行骨折波及内耳；内耳气压伤。③家族性前庭病。④双侧前庭缺损。

不同的前庭周围性眩晕疾病有不同的眩晕病程，故按眩晕发作病程分类有利于周围性眩晕的鉴别诊断。

3．眩晕发作的次数与发作频率。

4．眩晕发作时的情况 眩晕在何种情况下或体位下发生极为重要。

5．眩晕的伴发症状 如耳蜗症状、神经系统症状、自主神经症状。

6．发病前的诱因 应了解眩晕发作前一天或数天内有无上呼吸道感染史、情绪激动史及重体力活动史。

7．既往史 包括各系统病史。

（二）眩晕患者的精神心理学评价

有利于分析症状及制订治疗方案。

（三）眩晕的临床检查评价

需对患者的全身和神经系统检查、耳鼻咽喉专科检查、听力学及前庭功能检查、影像学和实验室检查结果进行全面综合分析，做出诊断。

三、眩晕的鉴别诊断

1．根据周围性眩晕与中枢性眩晕的一般特性鉴别（表1-7-1-1）。

表1-7-1-1 周围性眩晕与中枢性眩晕的一般特征

鉴别点	周围性眩晕	中枢性眩晕
眩晕类型	突发性旋转性	旋转或非旋转性
眩晕程度	较剧烈	程度不定
伴发耳部症状	伴耳胀满感、耳鸣、耳聋	多无耳部症状
伴发前庭神经症状	通常前庭反应协调	通常前庭反应分离
体位与头位影响	头位或体位变动时眩晕加重	与变动体位或头位无关
发作持续时间	持续数小时到数天，可自然缓解或恢复	持续时间长，数天到数月
意识状态	无意识障碍	可有意识丧失
中枢神经系统症状	无	常有
自发性眼震	水平旋转或旋转方向与眩晕方向一致	粗大，垂直或斜行，方向多变
冷热试验	可出现前庭重振现象	可出现前庭减振或反应分离

2. 根据眩晕发作特征与病程鉴别（表1-7-1-2）。

表1-7-1-2   眩晕疾病发作特征与病程鉴别诊断

眩晕发作	前庭周围性疾病	中枢性疾病	非前庭疾病
单次发作	迷路炎	多发性硬化	
持续存在	前庭功能丧失	神经系统疾病	精神性疾病
多次发作			
数秒钟	良性阵发性位置性眩晕	椎基底动脉功能不全，癫痫	心律失常
数小时	梅尼埃病	偏头痛	
数天	失代偿迷路炎		

3. 根据眩晕发作伴发症状鉴别（表1-7-1-3）。

表1-7-1-3   眩晕发作伴发症状鉴别诊断

伴发症状	眩晕疾病
耳聋和（或）耳鸣	耳蜗和（或）第Ⅷ脑神经疾病
脑干、小脑、基底神经节症状	中枢神经系统疾病
焦虑、胃肠道症状、心悸、呼吸急促、心绞痛	贫血、心血管疾病、甲状腺疾病、糖尿病

第二节   梅尼埃病

梅尼埃病（Ménière disease）是一种原因不明的、以膜迷路积水为主要病理特征的内耳病。其病程多变，以发作性眩晕、波动性耳聋和耳鸣为其主要症状。文献报道该病发病率差异较大，为（7.5 ～ 157）/10 万。发病高峰为 40 ～ 60 岁，男女发病率为（1 ～ 1.3）∶ 1。

【病因】   病因迄今不明，主要学说如下：

1. 内淋巴管机械阻塞与内淋巴吸收障碍   在内淋巴纵流中任何部位的狭窄或梗阻，如先天性狭窄、内淋巴囊发育不良、炎性纤维变性增厚等，都可能引起内淋巴管机械性阻塞或内淋巴吸收障碍，是膜迷路积水的主要原因。

2. 自身免疫反应学说   以不同方式进入内耳或由其本身所产生的抗原，能刺激聚集在血管、内淋巴管和内淋巴囊周围的免疫活性细胞产生抗体。抗原 - 抗体反应导致内耳毛细血管扩张，通透性增加，体液渗入膜迷路，加上血管纹等结构分泌亢进，特别是内淋巴囊因抗原 - 抗体复合物沉积而吸收功能障碍，可引起膜迷路积水。

3. 内耳缺血学说   自主神经功能紊乱、内耳小血管痉挛可导致内耳和内淋巴囊微循环障碍，引起组织缺氧、代谢紊乱、内淋巴理化特性改变，渗透压增高，外淋巴及血液中的液体移入，形成膜迷路积水。

4. 其他学说

（1）内淋巴囊功能紊乱学说：内淋巴囊功能紊乱（functional disorder of the sac）可引起糖蛋白分泌或产生异常，导致内淋巴稳定的内环境异常。

（2）病毒感染学说：病毒感染可能破坏内淋巴管和内淋巴囊。

（3）遗传学说：部分患者有家族史，但其遗传方式有多变性。

（4）多因素学说：多种因素如自身免疫病、病毒感染、缺血或供血不足等皆可能与之有关。有可能梅尼埃病为多因性，或者为多种病因诱发的表现相同的内耳病。

【病理】   基本病理表现为膜迷路积水膨大，膜蜗管和球囊较椭圆囊和壶腹明显。膜半规管与内淋巴囊不膨大。膜蜗管膨大，前庭膜被推向前庭阶，重者可贴近骨壁而阻断外淋巴流动。前庭膜内皮细胞可增生。球囊膨大，充满前庭，向外抵达镫骨足板，向后上挤压椭圆囊使之扭曲移位。椭圆囊膨胀可使壶腹发生类似改变。内淋巴压力极高时可使前庭膜破裂，内外淋巴混合。裂孔小者多能自愈，亦可反复破裂。裂孔大者可形成永久性瘘管。

内淋巴囊虽不膨大，但其上皮皱褶可因长期受压而变浅或消失，上皮细胞亦可由柱状、立方变扁平，甚或部分脱落，上皮下纤维组织增生，毛细血管减少。积水持久，尤其当膜迷路反复破裂或长期不愈时，血管纹、盖膜、耳蜗毛细胞及其支柱细胞、传入神经纤维及其螺旋神经节细胞均可退变。而前庭终器病变常较耳蜗为轻。

内、外淋巴交混而导致离子平衡破坏，生化紊乱，是梅尼埃病临床发病的病理生理基础，膜迷路扩张与变形亦为其发病机制之一。

【临床表现】

1．典型症状表现　典型的梅尼埃病症状包括发作性眩晕（recurring attacks of vertigo）、波动性渐进性耳聋（fluctuating and progressive hearing loss）、耳鸣以及耳胀满感（aural fullness）。

（1）眩晕：多呈突发旋转性，患者感到自身或周围物体沿一定的方向与平面旋转，或感摇晃、升降或漂浮。眩晕均伴有恶心、呕吐、面色苍白、出冷汗、脉搏迟缓、血压下降等自主神经反射症状。上述症状在睁眼转头时加剧，闭目静卧时减轻。患者神志清醒，眩晕持续短暂，多数十分钟或数小时，通常 2 ~ 3h 转入缓解期，眩晕持续超过 24h 较少见。在缓解期可有不平衡或不稳感，可持续数天。眩晕常反复发作，复发次数越多，持续越长，间歇越短。

（2）耳聋：患病初期可无自觉耳聋，多次发作后始感明显。一般为单侧，发作期加重，间歇期减轻，呈明显波动性听力下降。听力丧失轻微或极度严重时无波动。听力丧失的程度随发作次数的增加而每况愈下，但极少全聋。患者听高频强声时常感刺耳难忍。有时健患两耳能将同一纯音听成音调与音色截然不同的两个声音，临床称为复听（diplacusia）。

（3）耳鸣：多出现在眩晕发作之前，初为持续性低音调吹风声或流水声，后转为高音调蝉鸣声、哨声或汽笛声。耳鸣在眩晕发作时加剧，间歇期自然缓解，但常不消失。

（4）耳胀满感：发作期患侧耳内或头部有胀满、沉重或压迫感，有时感耳周灼痛。

2．特殊临床表现形式

（1）Tumarkin 耳石危象（Tumarkin otolithic crises）：指患者突然倾倒而神志清楚，偶伴眩晕，又称发作性倾倒（drop attacks），发生率 2% ~ 6%。

（2）莱穆瓦耶发作（Lermoyez attack）：表现为患者先出现耳鸣与听力下降，而在一次眩晕发作之后，耳鸣和眩晕自行缓解消失，又称 Lermoyez 综合征，发生率极低。

3．检查

（1）耳镜检查鼓膜正常。声导抗测试鼓室导抗图正常。咽鼓管功能良好。

（2）颞骨 CT：偶尔显示前庭导水管周围气化差，导水管短而直。

（3）膜迷路 MRI：部分患者可显示前庭导水管变直、变细。

（4）前庭功能检查：发作期可观察到或用眼震电图描记到节律整齐、强度不同、初向患侧继而转向健侧的水平或旋转水平性自发性眼震和位置性眼震，在恢复期眼震转向患侧。动静平衡功能检查结果异常。间歇期自发性眼震和各种诱发试验结果可能正常，多次复发者患耳前庭功能可能减退或丧失。冷热试验常示患耳反应减弱，0% ~ 11% 的患者患耳前庭功能丧失。镫骨足板与膨胀的球囊粘连时，增减外耳道气压时诱发眩晕与眼震，称 Hennebert 征阳性。

（5）听力检查：呈感音性聋，多年长期发作者可能呈感音神经性聋表现。纯音听力图早期为上升型或峰型（低、高频两端下降型，峰值常位于 2kHz 处），晚期可呈平坦型或下降型。阈上功能检查有重振现象，音衰试验正常。耳蜗电图的 −SP 增大、SP-AP 复合波增宽（图 1-7-2-1），−SP/AP 比值增加（−SP/AP>0.4），AP 的振幅 - 声强函数曲线异常陡峭。长期发作患者的平均言语识别率约

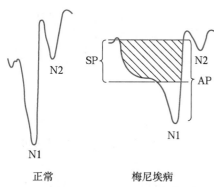

图 1-7-2-1 梅尼埃病耳蜗电图

正常　　　　梅尼埃病

AP：听神经动作电位；SP：总和电位

为 53%，平均听阈提高 50%。

（6）脱水剂试验：目的是通过减少异常增加的内淋巴而检测听觉功能的变化，以协助诊断。临床常用甘油试验（glycerol test），按 1.2～1.5g/kg 的纯甘油加等量生理盐水或果汁空腹饮下，服用前与服用后 3h 内，每隔 1h 做一次纯音测听。若患耳在服甘油后平均听阈提高 15dB 或以上，或言语识别率提高 16% 以上者为阳性。本病患者常为阳性，但在间歇期、脱水等药物治疗期为阴性。而听力损害轻微或重度无波动者，结果也可能为阴性，服用甘油后耳蜗电图中 −SP 幅值减小，耳声发射由无到有，旋转试验的前庭眼反射增益发生改变等，均可作为阳性结果的客观依据。

【诊断】 梅尼埃病的诊断主要依靠详实的病史、全面的检查和仔细的鉴别诊断，在排除其他可引起眩晕的疾病后，可做出临床诊断，而甘油试验阳性有助于对本病的诊断。

［附］中华医学会耳鼻咽喉科学分会及《中华耳鼻咽喉头颈外科杂志》编委会 2006 年贵阳会议制定的梅尼埃病诊断依据

1．发作性旋转性眩晕 2 次或 2 次以上，每次持续 20min 至数小时，常伴自主神经功能紊乱和平衡障碍，无意识丧失。

2．波动性听力损失，早期多为低频听力损失，随病情进展听力损失逐渐加重，至少 1 次纯音测听为感音神经性听力损失，可出现听觉重振现象。

3．伴有耳鸣和（或）耳胀满感。

4．排除其他疾病引起的眩晕，如良性阵发性位置性眩晕、迷路炎、前庭神经炎、药物中毒性眩晕、突发性聋、椎基底动脉供血不足和颅内占位性病变等。

【鉴别诊断】 应与良性阵发性位置性眩晕、前庭神经炎、前庭药物中毒、迷路炎、突发性聋、Hunt 综合征、Cogan 综合征、复发性前庭病、迟发性膜迷路积水、外淋巴瘘、外伤和听神经瘤相鉴别。详见本章第一节。

【治疗】 由于病因与发病机制不明，目前多采用以调节自主神经功能、改善内耳微循环以及解除迷路积水为主的药物综合治疗或手术治疗。

1．药物治疗

（1）一般治疗：发作期应卧床休息，选用高蛋白质、高维生素、低脂肪、低盐饮食。症状缓解后宜尽早逐渐下床活动。对久病、频繁发作、伴神经衰弱者要多作耐心解释，消除其思想负担。心理精神治疗的作用不容忽视。

（2）对症治疗药物

1）前庭神经抑制药：常用者有地西泮、苯海拉明（diphenhydramine）、地芬尼多（diphenidol）等，仅在急性发作期使用。

2）抗胆碱能药：如山莨菪碱（anisodamine）和东莨菪碱（scopolamine）。

3）血管扩张药与钙离子拮抗药：常用者有桂利嗪（cinnarizine）、氟桂利嗪（flunarizine）、倍他司汀（betahistine）、尼莫地平（nimodipine）等。

4）利尿脱水药：常用者有氯噻酮（chlorthalidone）、70% 二硝酸异山梨醇（isosorbid）等。依他尼酸和呋塞米等因有耳毒性而不宜采用。

（3）糖皮质激素治疗：基于梅尼埃病发病机制的自身免疫内耳病学说或病毒感染学说，对相应抗体检查阳性的患者可应用糖皮质激素治疗。

2．手术治疗　凡眩晕发作频繁、剧烈，长期保守治疗无效，耳鸣且耳聋严重者可考虑手术治疗。手术方法较多，宜先选用破坏性较小又能保存听力的术式。

（1）听力保存手术：可按是否保存前庭功能而分为两个亚类：

1）前庭功能保存类：①颈交感神经节普鲁卡因封闭术；用含甘露醇的高渗溶液经圆窗做鼓阶耳蜗透析术；②内淋巴囊减压术；③内淋巴分流术等。

2）前庭功能破坏类：①经过电凝、冷冻或超声破坏前庭或半规管的膜迷路；②化学药物前庭破坏术；③各种径路的前庭神经切除术等。

（2）非听力保存手术：即迷路切除术。

3．现代治疗进展

（1）化学性迷路切除：鼓室内庆大霉素注射治疗，目前认为是治疗难治性梅尼埃病的有效手段之一。

（2）Meniett 低压脉冲治疗仪治疗：作为一种新的梅尼埃病治疗方法，国内外也进行了基础和临床研究，肯定其价值。

本病间歇期时程变化较大，且有自愈倾向，故评价治疗效果的客观标准争论颇多。

第三节　良性阵发性位置性眩晕

良性阵发性位置性眩晕（benign paroxysmal positional vertigo，BPPV）是由体位变化而诱发症状的前庭半规管疾病，是由多种病因引起的一种综合征。临床上表现为头部运动在某一特定头位时诱发短暂的眩晕伴眼球震颤。本病为周围性眩晕的常见疾患之一。

【病因与病理】　约半数患者的病因仍不明确，半数患者的病因与头部外伤、病毒性神经炎、椎基底动脉短暂缺血性眩晕、内耳血循环障碍，以及耳部其他疾病如中耳与乳突炎、耳部手术后、药物性耳中毒等有关或继发于这些疾病。发病机制目前主要包括嵴帽结石病（cupulolithiasis）学说和半规管耳石症（canalithiasis）学说，这两种学说的基础均是基于耳石的脱落。

【临床表现】

1．症状　发病突然，患者在头位变化时出现强烈旋转性眩晕，常持续时间在 60s 之内，伴眼震、恶心及呕吐。症状常发生于坐位躺下，或从躺卧位转至坐位，或在床上翻身时，患者常可察觉在向某一头位侧身时出现眩晕，常于睡眠中因眩晕发作而惊醒。眩晕的程度变化较大，严重者于头部轻微活动时即出现，眩晕发作后可有较长时间的头重脚轻、漂浮感及不稳定感。整个发作的病程可为数小时至数日，个别可达数月或数年。本病症状的出现可呈现周期性加剧或自发缓解。间歇期长短不一，有时可 1 年或数年不发病，甚至有长达 20 年不发病者。

2．检查

（1）变位试验：包括 Dix-Hallpike 试验、侧卧试验（side-lying maneuver）和滚转试验（roll maneuver），它们分别是确定后、前和外半规管 BPPV 的常用方法。

（2）听力学检查：一般无听力学异常改变，但半规管耳石症如发生于某种耳病，则可出现患耳听力异常。

（3）其他：姿势图检查可呈现异常，但无特征性。前庭功能检查、神经系统检查以及 CT 或 MRI 检查主要用于鉴别诊断或病因诊断。

【诊断】　我国于 2006 年制定了 BPPV 的诊断依据（中华医学会耳鼻咽喉科学分会及《中华耳鼻咽喉头颈外科杂志》编委会）如下：

1．头部运动到某一特定位置出现短暂眩晕的病史。

2．变位性眼震试验显示上述眼震特点，且具有短潜伏期（＜30s）和疲劳性。

2008 年美国耳鼻咽喉头颈外科学会也制定了以多学科和循证医学为基础的 BPPV 临床实践指南。

【鉴别诊断】　应与中枢性位置性眼震、前庭神经炎、梅尼埃病、脑血流疾患致眩晕等相鉴别。详见本章第一节。

【治疗】　虽然 BPPV 是一种有自愈倾向的疾病，但其自愈的时间有时可达数月或数年，严重的可致工作能力丧失，故应尽可能地进行治疗。

1．抗眩晕药　桂利嗪或氟桂利嗪、异丙嗪等有一定的效果。

2．头位变位耳石复位法　近年来，因头位变位手法操作简便，不需特殊仪器，且有较好效果而得到广泛的重视，常用方法为 Epley 耳石微粒复位法（canalith particle repositioning procedure）。

3．其他前庭康复治疗训练。

4．手术疗法　如上述疗法无效，且影响生活工作质量者，可行后壶腹神经切断术或半规管阻塞术。

（孔维佳）

第八章 耳 聋

概 述

听觉通路中的任何结构异常或功能障碍，都可表现为不同程度的听力损失（hearing loss），在临床上常称为耳聋。本章主要讲解耳聋的基本概念、耳聋的分类与分级，对引起耳聋的各类病因及临床特征、诊断和治疗原则进行扼要介绍，并对突发性聋、药物中毒性聋、爆震性聋与噪声性聋、老年性聋、自身免疫性内耳病以及遗传性感音神经性聋等常见内耳疾病进行了较为详细的阐述。

第一节 概 述

耳聋的发病率较高，各个年龄段均可发生。据美国人口调查统计，每1000名新生儿中有1名先天性聋儿；听力下降者在人群中的比例，青年期为1%，45～64岁为14%，65～75岁为30%，75岁以上者为50%。全球约有7亿人口听力损失在中等程度以上（听阈 > 55dB HL）。我国有听力言语残疾者达两千多万。

一、耳聋的分类与分级

（一）耳聋分类

耳聋依据不同条件有多种分类方法，常见的分类方法如下：

1. 按病变性质和部位分类 耳聋可分为器质性聋（organic deafness）和功能性聋（functional deafness）两大类。器质性聋可按病变部位分为传导性聋（conductive deafness）、感音神经性聋（sensorineural deafness）和混合性聋（mixed deafness）3种。功能性聋因无明显器质性变化，又称精神性聋（psychogenic deafness）或癔症性聋（hysterical deafness）。此外尚有诈聋（simulated deafness），又称伪聋。

2. 按发病时间分类 耳聋可以出生前后划分为先天性聋（congenital deafness）和后天性聋（acquired deafness）。

3. 按语言功能发育程度分类 耳聋划分为语前聋（prelingual deafness）和语后聋（postlingual deafness）。

（二）耳聋分级

临床上常以纯音测听所得言语频率听阈的平均值为标准。言语频率听阈平均值各国计算方法不完全一致。我国法定为以500、1000和2000Hz 3个频率为准，有的国家还将3000Hz或4000Hz列入统计范围。听力损失分级参见表1-8-1-1。

表1-8-1-1 听力损失程度（国际标准与中国标准对照）

0.5、1、2kHz 平均听阈（dB HL）	国际标准	我国标准		耳聋程度
		类别	等级	
26～40	轻度听力损失			轻度聋
41～55	中度听力损失	重听	2级重听	中度聋
56～70	中重度听力损失		1级重听	中重度聋
71～90	重度听力损失	聋	2级聋	重度聋
>90	深度听力损失		1级聋	极重度聋

注1：国际标准来自Jack Katz（2002年）；中国标准为人口普查时听力残疾标准（1986年）
注2：评估时同时注意两耳的听力损失程度：①两耳听力损失程度不同时，以听力较好的一耳为准；②如较好耳听力 < 40dB HL，另一耳听力损失虽严重，亦不属听力残疾；③世界卫生组织听力分级新标准以 > 85dB 为极重度聋

二、传导性聋

声音在外耳和中耳传导径路上任何结构异常与功能障碍，都会导致进入内耳的声能减弱，所造成的听力下降称为传导性聋。听力损失程度可因病变部位和程度不同而有差别，最严重者气传导能力完全丧失，气导听阈可达 60dB HL。

【病因】　可分为先天性疾病和后天性疾病。常见病因如下：

1．重度耳廓残缺畸形。

2．外耳道堵塞、狭窄或闭锁。

3．鼓膜病变。

4．听骨链病变在耳科临床中最为常见，可使听力损失超过 50dB HL，严重损害患者的社交能力。

5．咽鼓管与乳突气房病变，可造成达 60dB HL 的听力损失和十分难治的病理改变。

6．内耳淋巴液传导障碍常呈现混合性聋的特征。

【诊断】

1．病史及专科检查　可以了解病变的原因、部位、损害的范围和轻重程度。

2．听功能检查　包括音叉检查、纯音测听（骨导听阈基本正常，气导听阈＞25dB HL）及声导抗检查。

3．影像学检查　可以协助确定病变的部位、范围及程度。

【治疗】　应根据病因，病变的部位、性质和范围确定不同的治疗方法，详见疾病的相关章节。多数传导性聋可以经过耳显微外科手术重建听力。因各种原因不能手术者，可配戴助听器改善听力。

三、感音神经性聋

由于耳蜗螺旋器毛细胞以及听神经以上通路受损，致声音的感受、神经传导及皮质功能障碍者，称为感音神经性聋。

【病因与临床特征】

1．先天性聋　先天性聋是出生时就已存在的听力障碍。其病因可分为遗传性聋（hereditary deafness）（参见本章第七节）与非遗传性聋（non-hereditary deafness）两大类，既可表现为传导性聋或感音神经性聋，也可表现为混合性聋，与发病原因相关。

（1）遗传性聋：指由基因或染色体异常所致的感音神经性聋。前者又分为常染色体显性遗传性聋和常染色体隐性遗传性聋。位于性染色体致聋基因引起的耳聋，称为伴性遗传性聋。

（2）非遗传性聋：妊娠早期母亲患风疹、腮腺炎、流行性感冒等病毒感染性疾患，或梅毒、糖尿病、肾炎、败血症、克汀病等全身疾病，或大量应用耳毒性药物均可使胎儿耳聋。母子血液 Rh 因子相异，分娩时产程过长、难产、产伤致胎儿缺氧窒息也可致聋。

2．老年性聋　随人体老化过程而出现的感音神经性聋称老年性聋。老年性聋的出现年龄与发展速度因人而异，其发病机制尚不清楚。临床特点是由高频向语频缓慢进行的双侧对称性听力下降，伴高音调持续性耳鸣。多数有响度重振及言语识别率与纯音测听结果不成比例等现象（参见本章第五节）。

3．感染性聋　感染性聋（deafness due to infective disease）系指由各种急、慢性传染病感染所引起的感音神经性聋。病原微生物包括病毒、细菌、支原体、衣原体、寄生虫等，可引起先天性或迟发性感音神经性聋。临床表现为单侧或双侧进行性聋，伴或不伴前庭受累症状。有的耳聋程度轻，或只累及高频，或被所患传染病的主要症状掩蔽而不自觉，待到传染病痊愈后方被发现，届时与传染病之间的因果关系常被忽视。这种耳聋，轻者可自行恢复，重者仍继续加重并遗留下永久性耳聋。

4．耳毒性聋　耳毒性聋指使用某些耳毒性药物（如氨基糖苷类抗生素、水杨酸类止痛药等）或长期接触某些耳毒性化学制品（如重金属类制剂和化学制剂铜、磷、砷、苯、一氧化碳、二硫化碳、四氯化碳、乙醇、烟草等）。前者又称药物中毒性聋，常表现出耳聋、耳鸣与眩晕、平衡紊乱共存。耳聋呈双侧对称性感音神经性，多由高频向中、低频发展。前庭受累程度两侧可有差异，与耳聋的程度亦不平行（参见本章第三节）。

5．创伤性聋（traumatic deafness） 包括头部外伤、耳气压伤、耳放射性损伤以及声损伤等（详见本篇第十一章）。

6．突发性聋 详见本章第二节。

7．自身免疫性聋 自身免疫性聋（autoimmune deafness）表现为多发于青壮年的双侧同时或先后出现的、非对称性的、波动性进行性加重的感音神经性聋。耳聋多于数周或数月达到严重程度，有时可有波动。前庭功能多相继逐渐受累，患者自觉头晕、不稳而无眼震。抗内耳组织特异性抗体试验、白细胞移动抑制试验、淋巴细胞转化试验及其亚群分析等有助于诊断。患者常合并其他自身免疫性疾病。

8．神经系统病变引起的耳聋 某些中枢神经系统病变可引起耳聋。

（1）多发性硬化：多发性硬化（multiple sclerosis）是以神经脱髓鞘、炎症和胶质增生瘢痕为特征的中枢神经系统病变。病因不详，通常在20～30岁时发病，女性多于男性，多见于白种人与高原居民。4%～10%的多发性硬化患者出现感音神经性聋。耳聋可进行性发生或表现为突发性聋形式，可单耳或双耳患病。

（2）良性颅内压增高症：良性颅内压增高症（benign intracranial hypertension）又称特发性颅内压增高症（idiopathic intracranial hypertension），常发生于青年肥胖女性。临床表现为头痛、视力下降、搏动性耳鸣、感音神经性聋，可伴眩晕。耳聋呈波动性，以低频为主，可单耳或双耳受累。检查仅有颅内压增高而无颅内其他病变征象。

9．血液与循环系统疾病引起的耳聋 据文献报道，偏头痛、椎基底动脉供血不足、小脑脑桥角或内耳道血管袢、镰状细胞性贫血、白血病、淋巴瘤、红细胞增多症、巨球蛋白血症等疾病皆可引起感音神经性聋。

10．内分泌及代谢性疾病引起的耳聋 糖尿病性微血管病变可涉及耳蜗血管，使其管腔狭窄而致供血障碍。糖尿病引起的听觉减退的临床表现差异较大，与患者的年龄、病程长短、病情控制状况、有无并发症等因素有关，可有蜗后性聋或以耳蜗性与蜗后性聋并存的形式出现。此外甲状腺功能低下，特别是克汀病者几乎都伴有耳聋，临床上呈不同程度的混合性聋，伴智力低下与言语障碍。

11．肾疾病与耳聋 肾小管袢与耳蜗血管纹在超微结构、离子交换、对药物的毒性反应等方面颇多相似。临床上不仅包括肾炎，而且各类肾衰竭、透析与肾移植患者均可合并或产生听力障碍。目前有关其致聋原因的争论甚多，听力损伤表现为双侧对称性高频感音神经性聋。

12．骨组织疾病引起的耳聋

（1）耳硬化症：耳硬化症以传导性聋为主，随病情发展可出现进行性感音神经性聋（参见本篇第六章）。

（2）佩吉特病（Paget disease）：该病好发于中老年人，近半数患者有听力下降，可表现为传导性聋、感音神经性聋或混合性聋。

13．肿瘤引起的耳聋 如听神经瘤（前庭神经鞘膜瘤），详见第七篇第三章第一节。

14．其他全身系统性疾病引起的耳聋 常见者首推高血压与动脉硬化，其机制尚不完全清楚，可能与内耳供血障碍、血液黏滞性升高、内耳脂质代谢紊乱等有关。临床表现为双侧对称性高频感音性聋伴持续性高调耳鸣。

15．其他 如梅尼埃病、细菌性化脓性迷路炎等，可参见本书相关章节。

【诊断】 全面系统的病史，详尽的耳鼻部检查，严格的听功能、前庭功能和咽鼓管功能检测，必要的影像学以及全身检查和神经系统检查等，是诊断和鉴别诊断的基础。客观的综合分析则是其前提。

【治疗】 感音神经性聋的治疗原则是恢复或部分恢复已丧失的听力，尽量保存并利用残余听力。具体方法如下：

1. 药物治疗 因致聋原因很多，发病机制和病理改变复杂，且不尽相同，迄今尚无一个简单有效且适用于所有情况的药物或疗法。首先宜针对病因治疗，进而采取综合治疗，治疗方法详见各章节。

2. 高压氧舱治疗 对突发和早期感音神经性聋有辅助治疗的作用。

3. 助听器 助听器（hearing aid）是一种帮助聋人听取声音的扩音装置。它主要由微型传声器、放大器、耳机、耳模和电源等组成。

4. 人工耳蜗（cochlea implant） 工作原理是基于感音神经性聋患者的耳蜗螺旋神经节细胞与神经纤维大部分仍存活的事实，通过植入耳蜗内的微电极直接刺激螺旋神经纤维和（或）螺旋神经节细胞，将模拟的听觉信息传向中枢，使极重度聋或全聋者重新感知声音（详见本章第八节）。

5. 听性脑干植入 双侧螺旋神经节与脑干蜗神经核之间的神经通路完全中断或缺如的耳聋患者，由于无残存听神经，故人工耳蜗不能帮助这类全聋患者恢复听觉，而听性脑干植入（auditory brainstem implant，ABI）对这类神经性全聋患者有帮助。

6. 听觉和言语训练 听觉训练（auditory training）是通过长期有计划的声音刺激，逐步培养其聆听习惯，提高听觉察觉、听觉注意、听觉定位及识别、记忆等方面的能力。言语训练（speech training）是依据听觉、视觉与触觉等的互补功能，借助适宜的仪器（音频指示器、言语仪等），以科学的教学法训练发声、读唇，进而理解并积累词汇，掌握语法规则，灵活准确表达思想感情。发声训练包括呼吸方法、唇舌运动、嗓音运用以及音素、音调、语调等项目的训练。听觉和言语训练相互补充，相互促进，不能偏废，应尽早开始，持之以恒，充分发挥残余听功能或人工听功能的作用，达到正常或接近正常的社会交流目的。

四、混合性聋

耳传声系统与感音系统同时受累所致的耳聋称混合性聋。两部分受损的原因既可相同，也可不同。前者如晚期耳硬化耳蜗功能受到不同程度损害，又如在化脓性中耳炎所致传导性聋的基础上，因合并迷路炎或因细菌毒素、耳毒性药物等经蜗窗膜渗入内耳，引起淋巴液理化特性与血管纹、螺旋器等的结构改变而继发感音性聋。两部分损害原因不同所致的混合性聋常见者为慢性中耳炎伴老年性聋、噪声性聋或全身疾病所引起的聋。混合性聋的治疗应根据不同病因和病情综合分析选定。

五、功能性聋

本病又称精神性聋或癔症性聋，属非器质性聋，常由精神心理受创伤引起，表现为单侧或双侧听力突然严重丧失，无耳鸣和眩晕。说话的音调、强弱与发病前相同，但多有缄默、四肢震颤麻木、过度凝视等癔症症状。反复测听结果变异较大，无响度重振，言语接受阈和识别率较低，镫骨肌声反射和听性脑干诱发电位正常，前庭功能无改变。患者可突然自愈或经各种暗示治疗而快速恢复。助听器常有奇效。但注意：治愈后有复发倾向。

六、伪聋

伪聋又称诈聋，指听觉系统无病而自称失去听觉，对声音不作答理者的表现，严格地说，不能称为疾病。另一类是听力仅有轻微损害，有意识地夸大其听力损失程度者，可称为夸大性聋（exaggerated hearing loss）。装聋的动机很复杂，表现的形式亦多样，患者多诡称单侧重度聋。伪聋者多很机警，有的还很熟悉常规的测听方法，即便应用一些特殊的测听方法也难确定诊断，客观测听技术有助于鉴别,但确诊前必须要注意慎重地与功能性聋鉴别。

第二节　突发性聋

突发性聋(sudden deafness)指突然发生的感音神经性听力损失,简称突聋。通常在数分钟、数小时或 1 天之内患者听力下降至最低点,至少在相连的频率听力下降大于 30dB HL,其中病因不明的突发性聋称特发性突聋(idiopathic sudden sensorineural hearing loss,ISSNHL),部分患者有自愈倾向。

年发病率为(5 ~ 20)/10 万人。任何年龄都可患病,高峰年龄为 50 ~ 60 岁,近年来有年轻化趋势;无明显性别差异,双耳患病者罕见,而双耳同时患病者更罕见。

【病因】　大多数患者病因不详。

1．感染　①病毒感染:病毒性神经炎或耳蜗炎(cochleitis)被认为是最常见的原因。②脑膜炎。③梅毒:约 0.2% 的梅毒患者可出现突聋,单耳或双耳受累。④获得性免疫缺陷综合征(acquired immune deficiency syndrome,AIDS):文献报道 AIDS 患者可发生突聋,其中部分可能为巨细胞病毒感染。

2．内耳供血障碍　内耳迷路动脉为终末动脉,小脑前下动脉或后下动脉远端栓塞可能导致内耳血供障碍。

3．肿瘤或瘤样病变　约 10.2% 的听神经瘤患者以突聋为首发症状。

4．颅脑外伤与窗膜破裂。

5．药物中毒　除一些已知耳毒性药物外,亦有丙氧芬、吡罗昔康以及萘普生等。

6．自身免疫反应　许多自身免疫病如 Cogan 综合征、系统性红斑狼疮、颞动脉炎以及多发性结节动脉炎患者伴感音神经性聋,提示自身免疫反应因素可能参与突聋发病。

7．先天性发育异常　如大前庭水管综合征可引起突发的感音神经性聋。

8．精神心理因素。

【诊断】　根据定义,诊断并不困难,但应仔细收集患者病史和发病情况,并进行全面的耳科学、神经耳科学、听力学、前庭功能、影像和实验室检查,以期找到可能的病因。在排除了可能病因后,可诊断特发性突发性感音神经性聋。

【治疗】

1．病因治疗　针对所查到的不同病因,进行相应的治疗。如感染性病因者用抗感染治疗,肿瘤患者采取手术或其他相应治疗,药物中毒者停用耳毒性药物,并采用营养神经、改善微循环的药物等治疗。

2．经验疗法　由于多数患者病因不清,属于特发性突聋,其治疗为经验疗法。

(1)糖皮质激素:注意激素治疗的禁忌证。

(2)改善血液流变学、扩血管以及纤溶治疗。

(3)抗病毒治疗:在有直接病毒感染证据时可采用。

(4)低钠饮食:有利于减轻可能的膜迷路积水。

(5)混合氧或高压氧舱治疗:临床观察到有一定疗效,但尚有争议。

(6)其他:银杏制剂、维生素类以及改善内耳能量代谢的药物等。

第三节　药物中毒性聋

许多药物或化学制剂具有耳毒性,由这些药物或化学制剂所致的听力损伤称耳毒性聋(ototoxic deafness),由耳毒性药物引起的听力损伤称药物中毒性聋(pharmacologic ototoxic deafness)。当这些有毒的物质超过一定累积剂量时就可以引起内耳和听觉系统中毒,但对一些敏感个体而言,尽管在安全范围之内也会造成听觉系统损伤。

【常见的耳毒性药物】 目前已知的耳毒性药物有百余种，常见的有五大类：①抗生素类，包括氨基糖苷类抗生素（链霉素、卡那霉素、新霉素、庆大霉素、妥布霉素、奈替米星等）和非氨基糖苷类抗生素（万古霉素、红霉素、多黏菌素 B、多黏菌素 E、小诺米星、氯霉素等）；②髓袢利尿药（呋塞米、依他尼酸等）；③抗肿瘤制剂（长春新碱、博来霉素、顺铂、氮芥等）；④解热镇痛药（水杨酸类）；⑤抗疟药（奎宁、氯喹）等。

【病理机制】

1．进入内耳的途径 以上药物和化学物质均可通过全身用药经体循环或局部用药通过蜗窗膜进入内耳，还可经胎盘进入胎儿体内造成听觉受损。

2．损伤部位 不同的药物和化学物质进入内耳后损伤的部位不同，氨基糖苷类抗生素中有的药物对内耳听觉感受器作用明显，有的对前庭感受器作用明显，损伤部位主要是毛细胞，对血管纹和螺旋神经节细胞也有影响。耳蜗外毛细胞病变多始于底周，逐渐向顶周扩展。第一排外周细胞最先受损，内毛细胞病变晚于外毛细胞。

3．耳毒性作用机制 一般认为是该类药物直接作用于毛细胞的膜性结构，与膜上的膜蛋白和磷脂类蛋白相结合，破坏了膜的通透性，阳离子内流，且破坏了线粒体的结构，使糖代谢紊乱，导致细胞变性、坏死。近年来研究发现，氨基糖苷类抗生素耳毒性的易感人群线粒体存在 mtDNA 1555G、7445G 和 3243G 点突变。其他种类的耳毒性药物有的直接损伤毛细胞（抗肿瘤药），有的破坏内耳血管纹造成内外淋巴生化成分改变（髓袢利尿剂），引起毛细胞功能受损。

4．药物代谢排泄途径 耳毒性药物均从肾排泄，且多对肾有毒性作用，故肾功能不良时容易造成药物排出慢，更加重其毒性。

【临床表现】 药物中毒性聋有以下临床特点：

1．听觉损伤为双耳受损。

2．首先出现高频损伤，故早期听力曲线为高频下降型，之后为平坦型，有重振现象。

3．可伴有耳鸣、前庭功能下降、眩晕、步态不稳。

4．发病有延迟性，主要指氨基糖苷抗生素类引起的耳聋。

5．前庭受损的症状可逐渐被代偿而缓解，耳聋、耳鸣在早期治疗可望恢复，晚期多难恢复。但髓袢利尿药所致的耳聋多为可逆性的。

【治疗】 预防为主，用药时注意观察，一旦发病应早期诊断、早期治疗、早停药（除非抢救生命必须用时），对孕妇、婴幼儿、肾病患者、噪声工作环境的人慎用一切耳毒性药物。

治疗原则：促进药物从内耳排出，应用营养神经、改善微循环的药物及糖皮质激素类药物等，在早期均有一定疗效。如耳聋不能恢复者可选配助听器或人工耳蜗植入。

第四节 噪声性聋和爆震性聋

听觉系统对噪声非常脆弱，噪声可造成听力下降，爆震性聋和噪声性聋皆是由噪声引起的内耳声损伤（acoustic trauma）。

噪声对听觉的损伤是工业企业职工和部队人员多发的职业病和听力致残因素。NIH Consensus Conference 报道，美国约有 1000 万人患有噪声引起的听力损失。我国大约有 1000 万工人在强噪声环境作业，有听力损失的人员占 1/10 或更多。

一、噪声性聋

噪声性聋（noise-induced hearing loss）是由于长期受噪声刺激而发生的一种缓慢的、进行性听力损伤，损伤部位主要是内耳，属于慢性声损伤。损伤程度与噪声的强度和接触噪声的时间有关。

【病理生理】 噪声引起的听力损失有一个由生理反应到病理改变的发展过程。短时间暴露于强噪声环境所引起的听力下降，一般不超过 25dB HL 时，离开噪声环境数小时至数十小时后，听力可自然恢复，属于暂时性听力阈移（temporary threshold shift，TTS），又称为听觉疲劳，仍属于功能性改变。

在听觉疲劳的基础上，继续暴露于强噪声，就会使内耳感音器官（Corti 器）由功能性改变发展为器质性退行性病变，听力损失不能完全恢复，即出现永久性听力阈移（permanent threshold shift，PTS），此时才称为噪声性聋。

【发病机制】 噪声性聋的发病机制有如下学说：

1．机械损伤学说 指基底膜剧烈运动所致的机械损伤。

2．代谢学说 指毛细胞因过度兴奋而出现代谢性能量耗竭损伤。

3．血供障碍学说 指微血管痉挛狭窄而缺血。

4．离子中毒学说 指毛细胞与支柱细胞间结构微创而造成内外淋巴离子浓度梯度紊乱。目前，机械－化学学说为许多学者所接受。

关于噪声性聋为何最先出现在高频部分（4kHz）的问题，尚有数种观点：一种认为耳蜗接受高频声音的细胞纤维较少且集中于基底部，而接受低频声音的细胞纤维较多且分布广泛。故初期易受损伤的是耳蜗底部，表现为明显的高频听力下降。另一种则认为螺旋板在 4kHz 处血液循环较差，且外形有狭窄区，易受淋巴振动波的冲击而受损，且 3 个听小骨对高频声波所起的缓冲作用较小，故使高频部率先受损。另外，Caiazzo 和 Tonndorf 认为这一点与外耳道共振生理有关，因为外耳道的共振频率为 3 ～ 4kHz。

【病理】 首先在 4kHz 区基底膜外毛细胞受损，随着时间延长，毛细胞缺失范围扩大。根据病变程度，毛细胞损伤由超微结构改变、静纤毛排列紊乱直至毛细胞缺失。

【临床表现】

1．症状

（1）耳鸣：噪声暴露早期会出现双侧高音调耳鸣。

（2）渐进性听力减退：噪声性聋最先受损的是高频部分，而低频段不受影响。此时，主观感觉无听力障碍，也不影响正常语言交流和社交活动。听力损失进一步发展，由高频段向低频段延伸、扩展，听力损失程度加重。当语言频率听力损失到一定程度，就会出现主观感受到的听力障碍，使语言交流和社交活动受到影响。

2．检查

（1）耳科检查：外耳道和鼓膜正常。

（2）纯音测听检查：听力曲线下降多呈双侧感音神经性聋，早期为高频听力损失，在 4kHz 处出现"V"形凹陷。随着听力损失加重，凹陷加深，并波及语言频率（0.5、1、2、3kHz）。听力曲线可分为楔型（A、B）、乙型（C）和下降型（D、E）（图 1-8-4-1）。

（3）声阻抗检查：鼓室导抗图正常，声反射可以引出，部分病例声反射阈下降，表现为典型的蜗性聋特征。

（4）耳声发射检查：可早期检测外毛细胞受损的情况。

【诊断和分级】

1．诊断噪声性聋时应遵循以下原则：

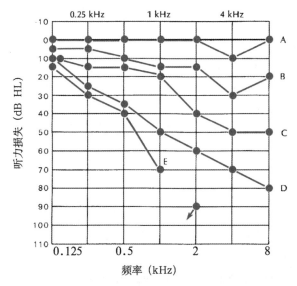

图 1-8-4-1 噪声性聋听力曲线特点

（1）有明确的职业噪声暴露史；

（2）双侧耳鸣，伴进行性感音神经性聋，排除其他原因引起的听力损失。

2．分级　听力损失的分级以语言频率（0.5、1、2、3kHz）的听阈，经过性别、年龄校正后的平均听阈为依据。

3．听力伤残分级　根据听力伤残值和听力损失程度划分听力伤残等级。首先计算单耳语频平均听阈（SFTA），再按下式计算听力伤残值（hearing handicap score，HHS），详见相关专著。

$$HHS= \frac{听力较好耳 SDTA \times 4 + 听力较差耳 SFTA \times 1}{5}（结果按数值修约规则取整数）$$

【治疗】　对噪声性聋，目前尚无有效的治疗措施，早期可通过脱离噪声暴露环境、休息等自行恢复。对永久性聋，可按感音神经性聋的方案治疗。

【预防】　对有害噪声采取积极有效的预防措施，将其控制在规定的限值以下，可以减少噪声性聋的发生率，减轻听力损失程度。对噪声性聋的预防措施大致包括制定噪声暴露的安全限值、工程控制、个人听力保护和定期进行听力检查几方面。

二、爆震性聋

爆震性聋（explosive deafness）是由脉冲声（或冲击波）对听觉器官的伤害造成的急性声损伤。

【病理】　可出现鼓膜充血、出血或穿孔，中耳听骨骨折，内耳螺旋器毛细胞损伤、盖膜移位、基底膜撕裂或窗破裂等。

【临床表现】

1．症状　双耳多为非对称性耳聋，多为急性损伤，严重者可导致全聋。常伴有耳鸣、耳痛、头晕甚至眩晕等症状，有鼓膜撕裂者可有耳道流血，一般为少量，可自然停止。若继发感染，可成为中耳炎。

2．检查

（1）耳镜检查可见鼓膜充血、出血、穿孔或破裂。

（2）纯音测听同噪声性聋。

（3）前庭功能检查可有自发性眼震，冷热试验示反应减弱等。

【诊断和分级】　爆炸声或其他脉冲强声刺激后随之出现的突发性聋，通过检查并与突发性聋鉴别诊断后，即可确诊。耳聋分级与噪声性聋相同。

【治疗】

1．单纯鼓膜穿孔者，防止耳道进水，不可滴药或冲洗。

2．鼓膜穿孔合并感染流脓者，用抗生素或滴耳剂，按中耳炎治疗。

3．鼓膜穿孔3～6个月未自行愈合者，应做修补术。

4．若窗膜破裂（外淋巴瘘）诊断成立，应及时手术探查修补。

5．凡有急性声损伤者，只要可能，应尽早停止声暴露，给予糖皮质激素和神经营养药治疗；对有永久性听力损失可能者，应给予持续1～3个月的药物治疗。

【预防】　对武器发射或爆炸产生的脉冲噪声和冲击波，一般无法采取工程控制的，配戴护听器是一种积极有效的预防措施。

第五节　老年性聋

老年性聋（presbyacusis）指随着人体老化过程而出现的感音神经性聋。Zwaardonhaer 在 19 世纪末提出该病的概念。Schuknecht 分别于 1955 年和 1969 年建立并进一步修改了老年性聋的分型。

老年性聋患病率的统计不尽相同，Dobie 报道在 65 岁以上的居民中，听力减退者占 30%。在美国 75 岁以上老人患老年性聋约占 40%。北京市 1996 年抽样调查发现，北京市区 60 岁以上老人的耳聋患病率为 41.84% 左右。一般认为随年龄增长听力都有不同程度的缓进性减退，男性发病年龄早于女性。

【病因】 老年性聋的病因尚未完全明确，可能与下列因素有关：

1．环境噪声和环境污染等因素。

2．血管和代谢因素以及血液流变学影响。

3．神经系统退行性变化 如神经递质和神经活性物质的改变。

4．遗传因素 Sank 报道，约 50% 老年性聋可能与遗传因素有关。

5．线粒体 DNA 突变 分子生物学研究发现线粒体 DNA 4977bp 缺失是与老年性聋有关的基因突变。

【病理】 听觉系统的老化过程影响到中耳、内耳和听觉中枢神经系统。在内耳，老化累及所有主要的耳蜗结构，基底膜增厚、钙化、透明变性；内、外毛细胞萎缩，支持细胞减少；螺旋韧带和血管纹萎缩；螺旋神经节细胞退变，耳蜗神经纤维变性。在老化过程中听觉中枢通路和核团也发生改变，如细胞萎缩、减少，核团体积减小等。

【临床表现】

1．症状

（1）听力下降：隐袭性、进行性缓慢的双侧听力下降，多以高频为主，言语识别能力明显降低。

（2）耳鸣：多数人有高调耳鸣，有些人是搏动性耳鸣，可为间歇性或持续性。

2．检查

（1）耳镜检查：鼓膜无特征性改变，可内陷、萎缩，有钙斑。

（2）纯音测听：为感音神经性听力损失，多先有高频听力下降，纯音听力图多为高频缓降型、高频陡降型或平坦型。

（3）阈上听功能测试：主要判断有无重振现象，了解耳蜗和蜗后病变所占的成分。

（4）耳声发射：可以早期发现老化过程中耳蜗毛细胞的损害，也有助于鉴别耳蜗性和蜗后性老年性聋。

（5）言语测听：老年性聋患者言语识别率多有不同程度降低。

【诊断】 60 岁以上的老年人双耳对称性渐进性听力损失，在排除了噪声性聋、药物中毒性聋、梅尼埃病、耳蜗性耳硬化、听神经瘤和自身免疫性内耳病等耳聋后，应考虑为老年性聋。诊断时要结合全身其他器官衰老情况进行综合分析。

【治疗与预防】 衰老是一个自然规律，迄今尚无有效药物治疗老年性聋，要加强科普教育，在生命过程中避免对听器的损害，如避免接触噪声，不用耳毒性药物，少食用引起血脂和血糖升高的食物等。给予营养神经和改善微循环的药物，延缓听器衰老的进程。为老年性聋者正确选配助听器，并进行听觉言语康复训练。

第六节 自身免疫性内耳病

过去曾一度认为，脑和内耳由于血 - 脑屏障（blood-brain barrier）和血 - 迷路屏障（blood-labyrinth barrier）的存在，是隔绝于机体免疫系统之外的免疫豁免部位（privileged immunological site）。随着免疫学的迅速发展，对内耳免疫学的研究也日臻深入。目前认为，与脑相似，内耳并非"免疫豁免"器官，并且比脑组织更具有免疫反应性。内淋巴囊是内耳处理抗原并产生免疫应答的主要部位。内淋巴囊的免疫细胞既可在内淋巴囊局部增殖、分化，也可从外周循环通过蜗轴螺旋静脉（spiral vein of modiolus）及其汇集静脉经黏附分子 -1（ICAM-1）的介导进入内耳。本病多见于中年女性，男女之比为 1 ∶（1.7 ~ 1.8）。

【分类】

1．器官特异性自身免疫性内耳病　器官特异性自身免疫性内耳病（organ-specific autoimmune inner-ear disease）指仅发生于内耳的自身免疫性疾病，属器官特异性疾病，其抗原为内耳的某种特定成分。1958 年 Lehnhardt 推测，双耳特发性突聋的病因可能是一种抗耳蜗抗体引起的免疫反应。1979 年 McCabe 首次提出了自身免疫性感音神经性聋（autoimmune sensorineural hearing loss）的新概念，又考虑到自身免疫性损害不仅可累及耳蜗和听神经，亦可波及前庭，故 McCabe 又将其称为自身免疫性内耳病（autoimmune inner-ear disease）。至今，本病的动物模型与临床所见病例的表现还有明显差距。内耳特异性抗原亦未得到公认。有人认为，梅尼埃病甚至特发性突聋也是一种免疫介导的内耳病。

2．非器官特异性自身免疫性内耳病　非器官特异性自身免疫性内耳病（non-organ-specific autoimmune inner-ear disease）指内耳作为全身自身免疫病的靶器官之一而受到损害，即全身性自身免疫病在内耳的表现。如结节性多动脉炎、Cogan 综合征、Wegener 肉芽肿、Behcet 综合征、复发性多软骨炎、系统性红斑狼疮以及类风湿性关节炎等皆可引起内耳损伤。

【临床表现】

1．快速进行性、波动性、感音神经性聋，可累及单耳或双耳，如为后者，两耳的听力损失大多不对称。

2．可伴有耳鸣、眩晕和耳内压迫感。

3．病程可达数周、数月，甚至数年。

4．可伴有类风湿性关节炎、系统性红斑狼疮、Cogan 综合征、Wegener 肉芽肿。

5．需排除由其他原因引起的感音神经性聋，如外伤、感染、药物中毒、老年性聋、遗传性聋、小脑脑桥角占位性病变及多发性硬化等。

【实验室检查】

1．一般项目　红细胞沉降率、免疫球蛋白、补体、免疫复合物、C 反应蛋白（CRP）、类风湿因子荧光密螺旋体吸附试验（FTA-ABS）等。

2．非特异性自身抗体　如抗核抗体（ANA）、抗线粒体抗体（AMA）、抗内质网抗体（AERA）、抗层黏素抗体（ALA）、抗内膜抗体（ASA）、抗血管内皮抗体（AEA）、抗平滑肌抗体（ASMA）等。

3．抗内耳组织特异性抗体　常出现假阳性和假阴性结果，仅能供临床参考。

（1）免疫荧光法和免疫酶法：用动物的内耳组织作底物片，检测可疑患者血清中抗内耳组织的特异性抗体。

（2）免疫印迹法：免疫印迹（immunoblotting，Western blot）法是首先提取动物的膜迷路组织，进行免疫转印后，用抗原 - 抗体反应检测患者血清中抗膜迷路蛋白抗体。

【诊断】　由于内耳不能做活组织检查，故不能获得自身免疫性内耳病病损的确切病理证据；又因为内耳特异性抗原的分离和纯化尚未完成，目前尚缺乏一种敏感而可靠的抗内耳组织特异性抗体的临床检测方法，故自身免疫性内耳病的临床诊断只能依据临床表现、实验室检查和治疗反应进行综合判断。影像学检查如 CT 和 MRI 对排除其他疾病导致的非对称性感音神经性聋非常重要。全身其他脏器受累者受累脏器活检有重要意义。若试验治疗有效，可支持诊断。

【治疗】　自身免疫性内耳病的基本治疗药物为糖皮质激素和环磷酰胺等免疫抑制剂。治疗有效的标准是：用药时听力提高，停药时听力下降，再用药听力又提高；药量减少时听力下降，药量增加时听力提高。

第七节 遗传性感音神经性聋

遗传性感音神经性聋（hereditary sensorineural deafness）指来自亲代的致聋基因或新发生的致聋基因所引起的感音神经性聋。当耳聋为其唯一症状者，称之为非综合征性遗传性聋（non-syndromic hereditary hearing loss）；若遗传性聋伴有其他脏器或组织的病变，则被称为综合征性遗传性聋（syndromic hereditary hearing loss）。回顾性研究表明在儿童感音神经性聋病因中，约 50% 是遗传性因素引起的。据 Reardon（1992）估计，约 1/2000 的儿童患有遗传性感音神经性聋，其中 2/3 为非综合征性聋。

【分类】

1．根据耳聋基因表达的方式分类

（1）常染色体显性遗传性聋：遗传基因位于常染色体上，并由显性基因控制的遗传方式，称为常染色体显性遗传（autosomal dominant inheritance）。其特点是若双亲之一是杂合子，则子女中约有 1/2 发病。

（2）常染色体隐性遗传性聋：遗传基因位于常染色体上，并由隐性基因控制的遗传方式，称为常染色体隐性遗传（autosomal recessive inheritance）。仅在纯合子时，方可患病。

（3）性连锁遗传性聋：遗传基因位于 X 染色体上，随 X 染色体传递者，称性连锁遗传（X-linked inheritance）。

（4）线粒体 DNA 遗传性聋：遗传基因位于线粒体 DNA 上，随线粒体 DNA 传递者，称线粒体 DNA 遗传（mitochondrial DNA inheritance）。

（5）多因素 DNA 遗传性聋。

2．根据遗传性聋发病时间分类

（1）先天性遗传性聋（congenital genetic hearing loss）。

（2）迟发性进行性聋（delayed-onset progressive hearing loss）。

【临床表现】

1．常染色体显性遗传性聋

（1）非综合征性常染色体显性遗传性聋：已定位十余种与非综合征性常染色体显性遗传性感音神经性聋相关的基因位点。其大多引起高频或低频进行性听力下降。

（2）综合征性常染色体显性遗传性聋：Waardenburg 综合征以此类方式遗传，临床表现为额部白化、鼻根增宽、虹膜异色症以及耳聋。Waardenburg 综合征 I 型的基因定位于染色体 2q、II 型定位于 3p。此外，如 Mondini 畸形、Michel 畸形等，亦通过此种遗传方式。

2．常染色体隐性遗传性聋

（1）非综合征性常染色体隐性遗传性聋：至今已发现 18 个非综合征性常染色体隐性遗传性聋的基因位点，本型遗传方式所致的耳聋可能是最常见的遗传性聋，新生儿发病率约为 1/3000。

（2）综合征性常染色体隐性遗传性聋：Usher 综合征以此类方式遗传，约占遗传性聋患者的 6% ~ 12%。以耳聋伴无色素性视网膜色素变性为特征，临床分为 3 型。Pendred 综合征也属于常染色体隐性遗传性聋。

3．性连锁遗传性聋 发病率非常低，仅占遗传性聋的 1%，包括 Alport 综合征、Norrie 综合征等。

4．线粒体 DNA 遗传性聋

（1）非综合征性线粒体 DNA 遗传性聋：某些基因通过此类方式可增加耳蜗对某些耳毒性药物的敏感性，如线粒体 DNA 1555A-G 点突变者对氨基糖苷类抗生素耳毒性高度敏感。

（2）综合征性线粒体 DNA 遗传性聋：如 MELAS、MERRF、CPO 以及 Kearns-Sayre 综合征等。

【诊断】 通过排除诊断、家系调查、染色体分析以及基因诊断等方法进行诊断。

【治疗】

1．通过配戴助听器、人工耳蜗植入可提高或恢复听力。

2．进行听觉和言语康复训练。

3．基因疗法为遗传性感音神经性聋的治疗带来新的希望。

【预防】

1．婚前遗传性疾病健康教育和检查。

2．开展遗传性聋的产前早期诊断，优生优育。

第八节　人工听觉技术

听力障碍的药物和手术已在相关章节赘及，本节重点讨论听力障碍的非药物和非手术处理技术。对不能治愈的听力损失患者进行人工听力干预和康复指导，并积极与心理学家、言语病理学家、特教工作者等合作，可以帮助患者最终加入到正常的交流人群中来，即所谓"回归有声主流世界"。

一、助听器

（一）助听器种类

助听器是一种将声信号放大并传入外耳道的弥补性装置（prosthetic device）。当今的电子助听器多采用集成电路（IC），而且由非常小的一次性纽扣式电池供电。助听器的主要部件有 3 个：①麦克风（microphone），将接受到的声音振动转换成电脉冲传向放大器；②放大器（amplifier），将电信号放大并滤波，然后传到耳机；③耳机（receiver），再将电脉冲转换成声信号。以上元件均装配在塑料外壳内，而且通常具有患者可以自己调节的音量开关。助听器的分类方法颇多，主要是根据体积和使用时放置的位置。

1．耳背式（behind-the-ear，BTE）　形似小香蕉，挂于耳廓后上，耳机通过一个小管与耳甲腔内定制的耳模（ear mold）相连。从轻度到深度听力损失均可以选用耳背式，尤其适用于儿童，耳廓的增长可以更换硬质或软质耳模。耳背式易于受出汗的影响，且声音传导的途径与正常人耳不一致。

2．耳内式（in-the-ear，ITE）　所有元件均镶嵌在定制的外壳内，恰好置于耳甲腔 - 耳甲艇和外耳道口。耳内式适合于轻度至重度听力损失。

3．耳道式（in-the-canal，ITC）　机体大部分放置在外耳道内，仅耳道口外露一小部分。耳道式适用于轻度至重度听力损失，而且也能基本满足患者的外观隐蔽需求。

4．完全耳道式（completely-in-the-canal，CIC）　CIC 是助听器发展史上体积缩小的重大突破，机体全部放入外耳道，不注意观察基本看不见。同时 CIC 还完全利用了耳廓和外耳道的自然声学特性，耳机开口接近鼓膜，声音的传递更有效，也就需要较少的声音放大（CIC 比 ITE 自然增加了 15dB 的声音）。由于其位置深，所以选配时要慎重。鼓膜穿孔等常常是 CIC 的禁忌证。

5．盒式（body worn）　将话筒、电池、放大器、音量开关等组装在盒内，放在衣袋中。耳机和耳模通过导线与盒子连接。其功率可以做得很大，适合于重度 / 深度聋人。体积大、操作方便而适合于老人。其缺点是助听器与衣物摩擦产生噪声，影响正常收听使用。隐蔽性差，不符合听障者的爱美需求。

6．编程助听器（programmable hearing aids）　所谓"编程"即用电脑软件代替螺丝刀调节助听器的各种电声参数。数码编程技术可以应用于任何类型的助听器，其大体外观同传统助听器一样。编程助听器特点：①多记忆：便于患者在不同的环境下使用同一助听器；②分频段信号处理：充分适应患者的实际需要；③重新调整参数设置：对于那些听力状况变化较大或者对原参数不满意者，可以在使用一段时间后重新调节参数。

7．数字式助听器（digital hearing aids）　数字助听器是当今技术最先进的产品，主要是机芯和声处理方式（采用数字式信号处理）有别于传统常规助听器。数字式助听器提供了更加清晰的音质、更少的噪声干扰、更快的声处理速度，在噪声环境下更容易识别语言，可以自动化调节音量。

（二）助听器选配

助听器不能改变或改善耳聋的任何病理特性，更不能治愈耳聋，只能在一定的条件下改善患者交流的能力。任何能够通过声音放大帮助患者交流的情况，均可以视为使用助听器的适应证。95%的助听器使用者为感音神经性听力损失患者。助听器选择的各种方法基于纯音听阈、舒适阈、不适阈和言语测听。常用的有各种比较法和各种公式计算，现在通过电脑来完成各种公式计算。通常鼓励双侧听力损失患者双耳使用助听器。

以下几种情况不建议选配助听器：①可以通过医疗措施治疗的听力损失；②使用助听器可能妨碍或恶化疾患或不利于治疗；③试用助听器不能改善患者的交流能力。人工听骨等中耳手术后仍可以通过助听器进一步改善交流，而助听器对蜗后聋和中枢聋效果较差。

临床上很少有使用助听器即刻就满意的情况，一定时间的适应和调整是必需的。评价助听器是否有效的方法有功能性增益、自我评估问卷、真耳插入增益、言语测听等，但是最重要的是评价来自患者本人。使用助听器一段时间以后，绝大多数患者（或家人）都能够确定所选配的助听器是否改善了其听觉能力。

（张　华）

二、人工耳蜗植入术

（一）人工耳蜗基本部件及工作原理

人工耳蜗又称电子耳蜗赝复物，它实质上是一种特殊的声 - 电转换电子装置。其工作原理是将环境中的声信号转换为电信号，并通过电极刺激患耳的螺旋神经节使患者产生听觉。人工耳蜗由体内和体外两部分装置组成，体内植入部件包括电极系列和接受 / 刺激器，体外装置包括言语处理器、方向性麦克风及导线。

1. 麦克风　麦克风（microphone）感受环境声波,并将声波转换为电信号后输送给言语处理器。

2. 言语处理器　言语处理器（speech processor）将经拾音器送来的电信号进行处理，变成可刺激耳蜗残存听神经、引起听觉的特殊电信号。

3. 信号接收 / 刺激器　信号接收 / 刺激器（transmitter-receiver/stimulator）将由言语处理器送来的信号经颞部头皮传输至蜗内电极，并驱动电极工作。

4. 电极（electrodes）　电极传导电信号刺激耳蜗残存听神经。

（二）人工耳蜗植入术前检查和评估

人工耳蜗植入候选患者在术前需接受全面而系统的检查，主要包括医疗常规检查、听力学检查、精神学检查等。

1. 医学与影像学评估　在致聋原因不详的情况下，术前检查有助于发现某些耳聋病因，从而确定是否有其他更合适的治疗方案解决患者听力损失问题，同时可以确定患者目前的身体情况是否可以手术等。

2. 听力学评估　人工耳蜗植入术前听力学评估的主要目的是，确定听力损失的程度和类型，常规应包括裸耳未助听骨气导听阈、未助听言语识别率、言语接受阈、言语觉察阈、声阻抗和声反射。

对选择儿童人工耳蜗植入的言语感知技巧测试的限定也再放宽。美国食品药物管理局（FDA）批准的双耳重度感音神经性聋助听器选配无效或效果甚微者可进行植入手术。

3. 助听器效能评估　人工耳蜗植入术前助听器效能评估的目的是，评价配戴最佳助听器患者听觉能力的状况，应包括评估患者对声音觉察能力的技巧和最佳助听器下言语感知的技巧。

4. 心理、家庭和社会问题评估　心理学评估主要用于儿童，评价其认知能力，去除那些阻碍听觉发育的非听力因素，比如学习障碍、天赋、注意力、性格、社会交往能力、视觉与运动整合能力等。这方面的专家在术前或术后都应给予孩子帮助。

（三）人工耳蜗植入患者的选择

世界各地人工耳蜗植入小组都有本单位选择患者的标准，但其选择患者的基本原则是相同的。20世纪90年代以来，随着人工耳蜗装置的不断改进，以及临床应用的不断探索，对人工耳蜗植入患者的选择标准有了改变。这些改变主要表现在如下几个方面：

1．患者年龄　1岁以上的儿童均可作为人工耳蜗植入的候选人。

2．听力损失程度　听力损失≥90dB HL，借助助听器能获得可测的但有限的听力改善的患者也列入人工耳蜗植入的候选人。

3．耳蜗的发育和骨化情况。

4．患者耳聋的性质　语前聋以及部分先天性聋也可列入适应证。

5．患者全身健康状态可耐受手术，精神正常，有要求和耐心能完成术后的康复训练，也是选择患者的基本要求之一。

（四）人工耳蜗植入术

人工耳蜗植入术一般在全身麻醉下进行，按手术进路可分为面神经隐窝进路和外耳道后壁进路等术式。面神经隐窝进路指经耳后皮肤切口、通过乳突腔和面神经隐窝进入鼓室蜗窗区，又称后鼓室进路。目前多数人工耳蜗植入中心多采用面神经隐窝进路达蜗窗区。手术技术请参见相关专著。

（五）手术并发症

人工耳蜗植入术的手术并发症并不多见且不严重。可能出现的并发症有：术后感染、外淋巴漏及脑脊液耳漏、面瘫、皮瓣坏死、耳鸣、眩晕以及埋植部件故障等。植入体故障需再次手术置换，但这种情况罕见。

（六）人工耳蜗言语处理器的调试编程

为保证人工耳蜗言语处理系统达到与患耳相适应的最佳工作状态，需要对言语处理器进行调试编程（mapping），一般在术后10天～4周进行首次言语处理器的调试编程。人工耳蜗言语处理器调试编程的基本项目包括检测各通道电流强度、测定反应阈、测定舒适水平、确定电听觉动态范围、测定音调感觉、选择刺激通道和调整输出信号范围等。

（七）人工耳蜗植入患者的听觉言语康复

听觉言语康复训练有两个目的：一是改善人工耳蜗植入患者的听觉能力；二是增进患者的言语能力。

（刘　博　孔维佳）

第九章　耳　鸣

概　述

本章主要讲解耳鸣的病因及分类、耳鸣的病理生理机制、耳鸣的主要检查方法以及耳鸣的诊断和治疗原则。耳鸣乃耳科临床常见的三大症状之一，近年来耳鸣研究领域的主要进展是 Jastreboff 创立的耳鸣神经生理学模式及根据该学说而建立的耳鸣再训练疗法。

耳鸣（tinnitus）指主观上感觉耳内或头部有声音，但外界并无相应声源存在。耳鸣是耳科临床最常见的症状之一。其发病率较高，耳鸣发病率随着年龄增长而增加，一般人群中17%的人有不同程度耳鸣，老年人耳鸣发生率可达33%。

一、耳鸣的病因及分类

耳鸣的分类方法较多，较实用的方法是根据耳鸣发生的可能部位及其病因进行分类。

（一）根据产生耳鸣的部位分类

1. 耳源性耳鸣　指产生耳鸣的病变部位位于听觉系统内，大多指感音神经性耳鸣。

（1）外耳病变：外耳道阻塞而妨碍声波传入中耳，对体内生理性杂音的掩蔽作用减弱，使体内产生的微弱声音相对增强而造成耳鸣。

（2）中耳病变：中耳的病变常引起不同程度的传导性聋，同样使环境噪声对体内生理性杂音的掩蔽作用减弱。另外，鼓室内病变如颈静脉球体瘤等可引起搏动性耳鸣。

（3）耳蜗病变：耳蜗病变所致耳鸣的机制尚不清楚，大多数学者认为这种耳鸣是病变部位的自发性放电活动所致。

（4）蜗后病变：蜗后病变包括内耳道和小脑脑桥角病变，该部位的任何病变压迫听神经所造成的机械性刺激，可产生异常的神经冲动而导致耳鸣。

（5）中枢听觉径路病变：中枢听觉径路病变包括脑干和听觉皮质的病变，皆能对听觉传导径路反射弧造成干扰，同样导致耳鸣。上述耳鸣称为中枢性耳鸣。

2. 非耳源性耳鸣　指起源于听觉系统以外部位的耳鸣，多指体声。

（1）血管源性：颈动脉或椎动脉系统的血管病变包括颅内和颅外的血管病变皆可引起耳鸣。

（2）肌源性：腭肌阵挛是客观性耳鸣最常见的原因。腭肌阵挛多由精神因素所引起，也可由神经系统病变，如小脑或脑干损害所引起。

（3）咽鼓管病变（咽鼓管异常开放）：咽鼓管周围脂肪组织消失或其他原因可导致其异常开放，使患者听到与呼吸节律同步的耳鸣声。

（4）颞颌关节病：牙齿咬合不平衡或颞颌关节炎可引起耳鸣。当患者张口或闭口时，患者本人和旁人可在外耳道附近听到咔嗒声。

（二）根据产生耳鸣的病因分类

许多耳鸣患者常未能发现明显的病因，故病因分类法亦难完全满足临床需要。大多数已知的耳鸣病因在前面已有叙述，其他可能的病因尚包括：

1. 疾病性耳鸣　某些疾患可导致耳鸣，如甲状腺功能异常、糖尿病、颈椎病、多发性硬化、佩吉特病、碘或锌缺乏、贫血、偏头痛、高血压、高血脂、肾病、自身免疫性疾病等。

2. 精神心理性耳鸣

（1）幻听：耳鸣声呈语言样，如听见被指责或被骂声，为精神病的一种症状。

（2）听像：听像（auditory imagery）是由心理学原因引起的耳鸣声，其中最常见的为乐声或歌声，它可能是平常的耳鸣声而被想象转换为愉快的乐声。

二、耳鸣的病理生理机制

耳鸣的机制尚未完全阐明，目前一般认为耳鸣的产生与神经的异常兴奋性有关。

1．相邻神经元之间兴奋性影响   受影响神经元与兴奋性神经元的神经兴奋性同步排放（synchronization of discharges）。此假说可解释老年听神经患者的耳鸣机制。

2．毛细胞超量阳离子内流   感觉毛细胞自发性的钾离子和钙离子过量内流，引起其全部突触同步释放神经递质。此假说可解释噪声性聋和药物中毒性聋患者的耳鸣机制。

3. Jastreboff 机制   Jastreboff（1990）提出耳鸣产生于听觉皮质下中枢对神经末梢的微弱信号的觉察和处理过程中，与自主神经系统和边缘系统密切相关。

三、耳鸣的检查

对耳鸣患者的检查内容较多，主要包括如下方面：

1．一般全身检查   旨在了解或排除某些有可能发生耳鸣的全身性疾病，如白血病、甲状腺功能减退、糖尿病、偏头痛等。

2．神经系统检查   可协助中枢及其他周围神经系统病变的诊断及定位。

3．耳鼻咽喉科物理检查   除常规检查外，应做颈部检查和颞颌关节功能检查。如为搏动性耳鸣，应做头、颈侧及耳的听诊，以了解有无血管搏动声、颈转动及压迫颈动静脉对耳鸣的影响等。

4．听功能检查   通常应包括全部听功能检测，对于未发现听阈改变的被检者，超高频纯音听阈测试有时可有异常发现而有助于诊断。

5．前庭功能检查   应包括平衡功能、协调试验及眼动检查。

6．耳鸣的测试   包括耳鸣音调的频率或频谱匹配（pitch-match frequency）、耳鸣响度匹配（loudness matching）、耳鸣可掩蔽性测定以及耳鸣的残留抑制（residual inhibition）测定等。

7．脑功能检查   如正电子发射断层扫描（positron emission tomography，PET）等，可观察到与耳鸣相关的脑组织兴奋灶。因其费用昂贵，此项检查目前仅用于耳鸣的研究。

四、耳鸣的诊断

耳鸣的诊断极为困难，诊断目标应力求达到：①定位：病变部位诊断；②定因：病因诊断；③定量：分级诊断。

（一）病史的采集

病史采集极为重要，是耳鸣诊断的关键，病史应包括：

1．耳鸣是否合并有其他耳部症状   如耳聋及眩晕，三者之间出现时间的先后关系。

2．耳鸣发生情况与病程   包括耳鸣的出现时间、持续时间、变化的过程、诊断及治疗过程、现状等。

3．耳鸣的特征   包括部位及耳别、持续性或间断性、有无波动性。如为间断性，应描述发生及间断的时间以及有无规律性变化。

4．耳鸣音调的性质   是高调，还是中调、低调；耳鸣声的具体描述，如蝉鸣、哨声、汽笛声、隆隆声、咔嗒声等；是搏动性还是非搏动性，搏动性是否与心跳或脉搏同步，是否与呼吸有关；音调性质有无变化等。

5．耳鸣响度   可与环境声或生活声比较，记录响度指数。

6．耳鸣对生活工作影响的严重性   根据耳鸣对情绪及生活、工作的影响，使患者感到烦恼的程度，可分轻、中、重 3 级。

7．耳鸣的可能原因　耳鼻咽喉科尤其是耳科的过去病史，颅脑外伤、声损伤、耳毒性药物史、心脑血管疾病史及变态反应疾病史等。

8．耳鸣的触发或加剧等影响因素　与听力损失的关系，环境声对耳鸣的影响，失眠、疲劳、过累的影响，头位及体位的变化有无影响，心理状态的影响等。

9．耳病及与耳病有关的全身性疾病情况　特别是神经系统疾病的病史询问，以便确定耳鸣是否与神经系统疾病有关。

10．患者自身控制耳鸣的方法　如听音乐、散步、旅游等。

11．家族史　特别是与耳鸣有关的疾病史。

（二）精神心理学评价

由于耳鸣与焦虑互为因果，故应对耳鸣患者作出精神心理学的评价，同时也应对耳鸣患者的性格进行了解。

（三）耳鸣的医学评价

耳鸣的医学评价项目包括：①一般医学检查评价；②神经耳科学检查评价；③耳蜗及前庭功能检查评价；④耳鸣检查评价。

五、耳鸣的治疗

至今，耳鸣的治疗仍是一个临床研究热点。

（一）病因治疗

若能找到原发病变，并采取特殊治疗，则不论主观性或客观性耳鸣，均能获得较好的效果。

（二）药物治疗

至今，尚未发现可彻底治愈耳鸣的药物，但某些药物对耳鸣有短期疗效。

1．改善耳蜗血供　应用血管扩张药可改善内耳血液循环，以达到治疗内耳疾病、消除或减轻耳鸣的目的。血管扩张药如倍他司汀、前列腺素 E_2，钙离子拮抗药如氟桂利嗪、尼莫地平等。

2．改善内耳组织的能量代谢　腺苷三磷酸和辅酶 A 等有助于细胞能量代谢及呼吸链功能，改善微循环，对早期耳蜗病变所致耳鸣可以选用。

3．利多卡因以及其他抗惊厥药　普鲁卡因、利多卡因等局部麻醉药对神经轴突的接合处有阻滞作用，使听觉传导径路的异常节律过度活动得到控制，达到治疗耳蜗或蜗后病变所致的周围性或中枢性耳鸣。一般认为有 60% ～ 80% 的短期或近期疗效。常用治疗耳鸣的口服抗惊厥药有卡马西平（carbamazepine）、扑米酮（primidone）、盐酸妥卡因酸（tocoinide）和氯硝西泮（clonazepam）。

4．麦奥那　麦奥那（eperijone hydrochloride, myonol）是一种肌肉松弛药，150mg/d，口服 2 周对耳鸣有明显疗效。

5．抗焦虑、抗抑郁药　均有不同程度的副作用，甚至有些药物可加重耳鸣，故用药时应该慎重，且不能过量，可选用药物有多塞平（doxepin）和艾司唑仑（estazolam）等。

6．其他药物　如银杏制剂（Ginkgo biloba）等，但其疗效尚待证实。

（三）声治疗

通过背景声音避免患者处于"安静"的环境。其目的在于掩蔽部分耳鸣声，分散注意力，减轻精神压力等。

（四）生物反馈疗法

生物反馈疗法（biofeedback）利用不同的生物反馈信号训练患者进入松弛状态。

（五）电刺激疗法

电刺激疗法（electrical stimulation therapy）是指利用电流直接刺激听觉系统来达到抑制耳鸣目的的方法。

（六）手术治疗

体声的某些病因可通过手术进行根治。感音神经性耳鸣尚无肯定的疗效。

（七）耳鸣再训练疗法

耳鸣再训练疗法（tinnitus retraining therapy，TRT）是根据 Jastreboff 的耳鸣神经生理学学说而设计的一种治疗耳鸣的新方法。通过改变与产生耳鸣有关的中枢神经网络的可塑性（plasticity），降低机体对耳鸣的异常反应，从而达到对耳鸣的习服（habituation）。

（八）经颅磁刺激

经颅磁刺激（transcranial magnetic stimulation，TMS）是体外磁刺激脑特定部位的技术。Langguth 等 2003 年首先报道应用 PET 与 MRI 对患者脑部扫描后指导电极放置，患者接受刺激后耳鸣评分明显改善。

（孔维佳）

第十章　面神经疾病

概　　述

本章主要讲解面神经的解剖、面神经疾病的诊断与功能评价以及面神经常见疾病的诊断及治疗。面神经相关疾病是近年来耳科学领域发展最为迅速的分支之一，随着面神经功能检测及耳神经外科相关研究的不断深入与发展，面神经疾病已成为耳科医生重要的诊治领域之一。

第一节　面神经应用解剖学

一、面神经的组成

面神经（facial nerve）是含有运动纤维和感觉纤维的混合神经，是人体在骨管内行走最长的脑神经。全长大体可分为 4 段：①运动神经核段（nuclear segment）：起自脑桥下部的面神经运动神经核，面神经根在脑桥中离开面神经核，绕过展神经核至脑桥下缘穿出，跨过小脑脑桥角，会同蜗神经抵达内耳门；②内耳道段（internal auditory canal segment）：从内耳门至内耳道底部的一段；③颞骨内段（intratemporal segment）：面神经由内耳道底的前上方进入面神经管，在面神经管内走行至茎乳孔之间的一段；④颞骨外段（extratemporal segment）：面神经出茎乳孔后，进入腮腺，主干在腮腺内分为上、下两干，两者又分为 5 支（颞支、颧支、颊支、下颌缘支和颈支），各分支间相互吻合呈网状，支配面部表情肌。

颞骨内段与面神经疾病关系较大，分为：①迷路段（labyrinthine segment）：指面神经从内耳道底进入面神经管，向前稍偏外侧行于耳蜗与前庭之间至膝状神经节转折处的一段。②鼓室段（tympanic segment，水平段）：指面神经自膝状神经节向后外方，经前庭窗上方、外半规管下方到达锥隆起的后上方转折处的一段。该段位于鼓室的内侧壁，并以较薄的骨质与鼓室分隔，此处面神经管约 25% 有缺损、低垂位等变异现象。③乳突段（mastoid segment，垂直段）：指面神经自锥隆起稍向后方行走，迅速转折向下，行于乳突，并经茎乳孔出颅的一段。

面神经颞骨内段有 3 个分支：①岩浅大神经（greater petrosal nerve）：自膝神经节处分出，出岩大神经管裂孔前行，与来自颈内动脉交感丛的岩深神经合成翼管神经，穿翼管至翼腭窝，进入蝶腭神经节，分布到泪腺及鼻腔腺体；②镫骨肌支：自锥隆起后方由面神经分出，经锥隆起之内小管到镫骨肌；③鼓索神经：从镫骨肌神经以下到茎乳孔之间的面神经任意部位分出，并入舌神经。其感觉纤维司舌前 2/3 的味觉，其副交感纤维在下颌下神经节换元后分布到颌下腺与舌下腺（图1-10-1-1）。

二、面神经的血液供应

面神经的血液供给来自椎动脉和颈外动脉的分支。小脑下前动脉供给面神经的近侧段，迷路动脉供给内耳道及远侧段。鼓室段和乳突段由颈外动脉的分支茎乳动脉和脑膜中动脉的岩浅支供给。输出静脉主要经茎乳孔和面神经管裂孔到达管外。

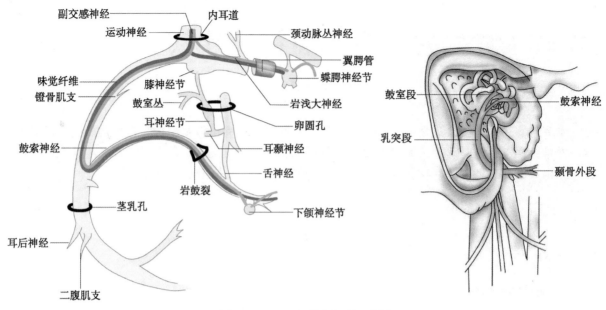

图 1-10-1-1 面神经解剖示意图

第二节 面神经疾病的诊断与功能评价

用各种方法检查从中枢到末梢之间的面神经功能，对于临床辅助诊断面神经疾病有着重要意义。临床常用的检查包括运动、味觉、分泌、反射以及电生理检查等。

一、运动功能

观察受试者在静止、言语和做表情动作时两侧面肌是否对称、额纹多少、眼裂大小、鼻唇沟的深浅等。请患者做睁眼、闭眼、露齿、鼓腮、吹哨等动作。如有单侧面瘫，上述检查可有两侧不对称。双侧完全瘫痪的患者，面部呆板、无表情。

二、味觉

用酸、甜、苦、咸等液体分别擦涂于舌前 2/3 处，以便比较双侧差异。应用电味觉测试仪检查，患侧较健侧大 50% 以上为异常。如发生面神经支配的味觉障碍，提示损伤部位在鼓索神经分支之上。

三、分泌检查

1. 泪液分泌　取消毒滤纸两条，在无麻醉状态下吊挂于两侧下睑穹窿部，5 分钟后比较两侧泪液浸湿长度，相差 50% 以上为阳性。病损部位多在膝状神经节以上。膝状神经节病变时也可出现双侧泪液分泌减少。

2. 唾液分泌　用闪烁照相计量法，测知静脉注射 ^{99}Tc 296 ~ 370mBq（8 ~ 10mCi）后，在颌下腺内摄取、积聚和排泄的动态变化。患侧比健侧减少 25% 以上有诊断价值。

四、镫骨肌反射

一定强度的声刺激转化为神经冲动，经一个反射弧引起镫骨肌反射性收缩。在正常人的左右耳分别引出交叉（对侧）与不交叉（同侧）两个反射。反射消失可提示面神经镫骨肌分支以上部分损害。

五、电生理检查

1. 神经兴奋性试验（nerve excitability test，NET）与最大刺激试验（maximum stimulation test，MST）　用 0.1ms 方波脉冲的皮肤刺激茎乳孔下方面神经主干，前者测定引起面肌挛缩的最小电流，即兴奋阈；后者测定引起面肌挛缩不再变化的最大电流，即超强刺激。NET 在发病 3 周内 > 3.5mA；MST 在发病 10 天内显著减退或消失，均提示预后不佳。

2. 神经电图（electroneuronography，ENoG）　是目前常用的一种评定面神经纤维退变数量的检查方法。可从暂时阻滞（神经失用）的神经纤维中识别出正在经历华勒变性的纤维。ENoG 的最佳检查时间是在完全性单侧面瘫发作 3 天后至 21 天内，要求使用可产生同步面肌运动的表皮刺激和可记录复合肌动作电位（CMAP）的皮肤记录电极。急性面神经麻痹后的第一个 14 天内面神经内有 90% 或以上的纤维发生变性，表明发生了严重损伤，完全恢复的机会不到 50%。3 周后变性不足 90% 的患者有较好的预后。

3. 肌电图（electromyography，EMG）　用同心圆针电极记录面肌的运动电位。肌肉静止时无电活动；肌肉小力自主收缩时，测定运动单位动作电位的时限、波幅、波形及多相波百分比。不同肌肉有不同正常值，范围为 4.5 ～ 6.5ms。肌肉大力收缩时，观察募集现象，指肌肉运动单位的多少及发放频率快慢，正常时肌电图上呈密集的、相互重叠的许多运动单位电位，即为干扰相。当面神经损伤后，运动单位电位减少，大力收缩呈混合相或单纯相。若面肌失神经支配 10 ～ 14 天后，可出现纤颤电位，面神经恢复时可出现多相波，即再生电位增多。临床上常用肌电图观察面神经损伤程度、恢复情况和预后。

4. 神经传导速度（nerve conduction velocity，NCV）　用皮肤刺激器置于乳突前、耳下或直接置于乳突下面神经出口处，表面记录电极置于同侧任何一块面神经支配的面肌——鼻肌、眼轮匝肌、口轮匝肌、额肌等。经面神经刺激后，引出一个直接反应的 M 波，测量潜伏期和波幅。面神经损伤后，波幅变化较潜伏期明显，对预后判断更有帮助。与健侧对比，波幅下降 50% 以上，提示远端神经有退行性变。另外，如果面神经近端有完全切断，其远端传导功能可持续 4 天左右，1 周后才完全没有反应；如果 1 周后仍可在远端出现反应，预后乐观。在耳显微外科手术中，将神经传导测定技术应用于术中面神经监测，可减少手术损伤，提高手术成功率。

5. 面神经功能评价系统

（1）Fisch 面部对称性评分：总分定为 100 分，其中"面部安静时"占 20 分，"皱额"占 10 分，"闭眼" 30 分，"微笑" 30 分，"吹哨" 10 分。将上述 5 项分数相加，即得出评分。面部完全对称者：分值为 100 分；轻度不对称者：70 分；明显不对称者：30 分；完全不对称者：0 分。

（2）House-Brackmann 面神经功能恢复评定标准（表 1-10-2-1）

表 1-10-2-1　House-Brackmann 评级标准

分级	功能状态	表现
Ⅰ 级	正常面神经功能	面肌功能正常，两侧对称
Ⅱ 级	轻度面瘫	总体状态：轻微面肌无力 静止状态：两侧对称 运动状态：前额运动接近正常。眼睛轻微用力即可闭合。口角轻微不对称
Ⅲ 级	中度面瘫	总体状态：明显面肌无力，但不变形。可以有轻微联动、面肌痉挛或半面痉挛 静止状态：两侧对称 运动状态：前额轻中度运动。用力可以闭眼。口角轻微不对称
Ⅳ 级	中重度面瘫	总体状态：明显的面肌无力或者面部变形。休息时不对称，面部活动时功能缺陷 静止状态：两侧对称 运动状态：前额运动消失。眼睛用力不能完全闭合。口角运动不对称
Ⅴ 级	重度面瘫	总体状态：仅仅有轻微的运动 静止状态：两侧不对称 运动状态：前额运动消失。眼睛用力不能完全闭合。口角轻微运动
Ⅵ 级	全瘫	患侧面肌没有运动

第三节　面神经常见疾病

一、贝尔麻痹

贝尔麻痹（Bell's palsy）是一种原因不明的急性周围性面瘫，又称特发性面瘫（idiopathic facial palsy）。本病较常见，任何年龄均可发病，20～40岁多见。

【病因】　病因未明，有关学说如下：

1. 血管性因素　由于自主神经功能紊乱，茎乳动脉及其细小分支痉挛，引起面神经原发性缺血。毛细血管管壁亦因缺血、缺氧而致通透性增加，血清漏出。处于狭窄骨管中的面神经出现水肿，水肿又进一步导致局部静脉及淋巴回流障碍，引起面神经继发性缺血、水肿。

2. 病毒感染　由于从患者面神经活检标本中可分离出单纯疱疹病毒，从鼓索神经中可检测出免疫复合物，且血清中某些免疫球蛋白水平升高，故有病毒感染引起的自身免疫性疾病之说。

3. 少数患者有家族史，可能与遗传因素有关。

【病理】　贝尔麻痹是一种混合性神经麻痹，神经纤维的生理性传导阻滞与变性同时存在，而且不同节段的病变严重程度也不一致。面神经轴索肿胀、淋巴细胞浸润、髓鞘被吞噬、颞骨内段神经膜细胞和成纤维细胞增殖、神经干急性炎性改变、骨管内血管通道受压等。神经变性反应一般在起病后14天达到顶峰，肿胀、充血则一般持续1～2个月，然后逐渐消退。个别病例在1年后仍可见神经纤维变性。

【临床表现】　本病常突然发生，迅速加重，为一侧周围性完全或不完全性面瘫。可有受冷风吹袭史，部分患者有病毒感染的前驱症状。不少患者夜间发病，次日清晨对镜梳洗时突然发现自己口角歪斜，也有被他人首先发现者。起病初期，部分患者感患耳或患耳下方疼痛，轻重程度不等，少数患者有面部、舌部麻木感，面部触觉异常感等。乳突部或乳突尖可有压痛，鼓膜后部可有轻微充血，但数日后即消失。

【诊断】　在排除了中耳炎、外伤、听神经瘤、面神经纤维瘤、先天性胆脂瘤、腮腺疾病等引起的周围性面瘫后，可确诊本病。对6个月以上不愈的面瘫应注意排除肿瘤。

【预后】　70%～80%的患者的面神经功能可完全恢复。不完全性面瘫的预后较完全性面瘫者好，15%～20%的患者不能完全恢复功能，其中部分患者遗留联带运动等后遗症。

【治疗】

1. 药物治疗

（1）糖皮质激素：用于消肿、消炎、抑制免疫反应。

（2）血管扩张药：用于增加神经周围的血氧供给。

（3）维生素类：促进神经修复。

2. 物理治疗、针灸。

3. 手术疗法　目前对应用面神经减压（facial nerve decompression）治疗该病仍有争论。

（1）不完全性面瘫：早期应采取非手术疗法，同时密切观察病情变化，包括电生理检查监测，如发现不完全性面瘫迅速变为完全性面瘫，则按完全性面瘫处理。

（2）完全性面瘫：起病后2周内神经电图示神经变性达90%及以上者，为减压术的适应证。神经变性达100%者应立即手术。

二、Hunt综合征

耳带状疱疹（herpes zoster oticus）是由水痘 - 带状疱疹病毒引起的、以侵犯面神经为主的疾病。1907年Ramsey Hunt首先描述了本病的症状，故又称Hunt综合征。颞骨内段面神经常有大量淋巴细胞浸润及退行性变。

【诱因】 受凉、疲劳、机体抵抗力下降为重要发病诱因。

【临床表现】 起病初期有身体欠佳、低热、头痛和食欲下降等前驱症状。继之耳内或耳周疼痛，疼痛多较剧烈，疱疹可出现在耳甲腔、外耳道或耳廓。开始面瘫多为不完全性，数日到3周内可迅速发展为完全性面瘫。此外，患者常可伴耳鸣、感音神经性聋、眩晕及平衡失调等。个别患者有第Ⅴ、Ⅵ、Ⅸ、Ⅹ、Ⅺ、Ⅻ脑神经症状。

【诊断】 根据病史及局部检查，如能发现疱疹，则很容易诊断。症状不典型者应与贝尔麻痹鉴别。后者无疱疹、发热等症状，不伴前庭及耳蜗症状。

【治疗】 与贝尔麻痹相似。发病早期易加用抗病毒药物，此外也可应用干扰素等药物治疗，局部皮肤可用抗生素、糖皮质激素乳剂或油膏涂布。

面神经减压手术治疗该病尚有争论。

【预后】 预后较贝尔麻痹差，约60%的患者面神经功能可完全恢复。

三、创伤性面神经麻痹

创伤性面神经麻痹（traumatic facial nerve palsy）简称创伤性面瘫，可由颞骨内手术引起，亦可出现于侧颅底骨折或侧面部的暴力伤中。

（一）颞骨内手术意外引起的面瘫

【病因】

1．探查鼓窦时位置不当，尤其伴有颅中窝脑膜低位和乙状窦前置时，容易损伤乳突段面神经。乳突根治术中，在凿断"骨桥"或刮除面神经管周围气房时发生骨折，损伤多见于乳突段面神经。

2．鼓室成形术或乳突根治术中，在分离上、中鼓室病变时，可能伤及裸露的鼓室段面神经，甚至膝神经节。后鼓室入路时，可能误伤面神经锥曲段。

3．先天性外中耳畸形可合并面神经解剖变异，手术时易发生误伤。镫骨手术、外半规管开窗术等亦可伤及面神经。

【治疗】

1．颞骨手术中突然出现或术后立即发生的面瘫，多因神经断裂、鞘膜损伤或碎骨片压迫神经所致。因此术中出现并非由麻醉剂引起的面瘫时，应立即探查面神经，找出损伤部位，根据神经受损情况采取相应的治疗措施，如清除碎骨片、神经减压、改道缝合或神经移植等。

2．术后数小时或数天出现的面瘫一般均为不完全性，与神经水肿或血肿、过紧的填塞压迫有关，神经的完整性大多并未遭到破坏。因此术后数日出现的不完全性面瘫应抽出填塞物，全身应用糖皮质激素、神经营养药等药物治疗。

（二）颞骨骨折引起的面瘫

【病因】 面神经管骨折、碎骨片嵌顿以及听小骨脱位等，导致面神经部分或完全断裂、水肿。虽然大部分面神经管完整，但由于震荡造成面神经管内神经水肿或出血、鞘膜挫伤。颞骨骨折合并脑干外伤时，出现中枢性面瘫，但极少见。

颞骨横行骨折中面瘫发生率约为50%，纵行骨折中面瘫的发生率则为15%～25%。纵行骨折中，伤及膝神经节及以下水平段起始部的机会较多；外耳道后壁粉碎性骨折中，乳突段和锥曲段易受损伤；横行骨折中，约有60%的病例伤及迷路段，部分病例迷路段和鼓室段同时受损。

【诊断】 根据外伤病史、局部检查、颞骨HRCT扫描，很容易诊断。同时应注意区分：①完全性面瘫和不完全性面瘫，不完全性面瘫预后一般较好；②早发性面瘫和迟发性面瘫，后者面神经的完整性一般未遭破坏，预后一般比早发性面瘫好。

【治疗】 外伤后应进行系统、反复的电生理检查，了解神经变性的比例及病情的发展，以便采取恰当的治疗措施。

1. 不完全性面瘫　仅做保守治疗，如药物治疗、物理治疗和针灸治疗等。

2. 早发性完全性面瘫　6天内神经变性达90%者，最好于伤后3～4周手术。

3. 迟发性完全性面瘫　6天内有90%神经纤维发生变性者，应尽早手术。外伤后6～8周，面肌开始出现萎缩和纤维化，手术效果一般，但仍应手术，争取面神经功能得到比较好的恢复。

手术径路应参照骨折类型（纵行、横行），结合定位试验结果选择乳突径路或联合颅中窝径路等。

四、半面痉挛

半面痉挛（hemifacial spasm）是不明原因引起的一侧面神经运动功能紊乱，常表现为一侧面部肌肉阵发性不自主抽搐。

【病因】　半面痉挛病因至今不明。主要学说有：

1. 微血管压迫学说　当面神经在其行程中和微血管形成相互垂直性骑跨式交叉时，面神经即可能受到此血管的机械性压迫，发生损害。面神经受压、髓鞘受损后，神经纤维暴露，互相接触，神经冲动发生"短路"，引起面肌痉挛。

2. 面神经核功能紊乱学说　由于面神经受到各种慢性刺激、压迫，逆向性引起神经节细胞兴奋性亢进，使核内"异常的突触连接"开放，引起局灶性癫痫现象。

【临床表现】

1. 症状

(1) 一侧面部肌肉阵发性不自主地抽搐，大多从眼轮匝肌开始，以后逐渐波及一侧包括颈阔肌在内的面部表情肌，额肌较少受累。

(2) 病情进展缓慢，开始时抽搐较轻，晚期可发生同侧面肌无力。

(3) 患者自己不能控制，亦不能模仿抽搐发作。精神紧张、情绪激动等因素可诱发或加重发作。

(4) 抽搐发作时面部一般无痛感，不伴颈部及肢体的抽搐。

(5) 个别可有头痛及同侧耳鸣、患侧面部血管舒缩功能紊乱等，但无听力下降。

2. 检查

(1) 神经系统检查：面肌感觉正常，无其他神经系统受侵表现。

(2) 肌电图：可出现肌纤维震颤和肌束震颤波。

(3) 脑电图：正常。无癫痫波。

【诊断】　根据病史、临床表现及神经系统检查结果，本病诊断不难。

【鉴别诊断】

1. 应与听神经瘤、面神经瘤、岩部胆脂瘤等病变引起的症状性半面痉挛鉴别，必要时可做颞骨HRCT、颅脑MRI、听性脑干反应等，以资鉴别。

2. 注意和局灶性癫痫、特发性眼睑痉挛、面部肌肉颤搐、儿童面肌习惯性跳动等鉴别。

【治疗】

1. 药物治疗可用镇静催眠药、抗癫痫药物，如地西泮、苯巴比妥等。

2. 面神经阻滞术　于茎乳孔面神经干处注射80%～90%乙醇0.5～1.0ml，以阻滞神经冲动的传导，但伴有暂时性面瘫，易复发。

3. 面神经绞扎术　本法安全，不切断面神经，但可复发，且远期疗效差。

4. 面神经梳理术　梳理的位置可在面神经鼓室段或乳突段。术后可发生轻度面瘫，远期疗效欠佳。

5. 面神经部分切断术　术后可发生严重的面瘫，控制面肌痉挛的疗效也并不理想。

6. 面神经、舌下神经吻合术　术后面肌痉挛可完全停止，但可出现一过性面瘫。此外，尚有舌下神经原功能丧失的缺点。

7. 微血管减压术　疗效较好，复发率较低。缺点为手术风险较大，可并发感音神经性聋、眩晕及面瘫等。

第四节　面神经减压术

关于面神经减压手术的方式，目前国际上常采用经颅中窝入路或联合乳突入路全程面神经减压，而国内医生和患者选择最多的是经乳突入路面神经减压术（transmastoid approach for facial nerve decompression）。

（迟放鲁　韩　朝）

第十一章 耳外伤

概　述

耳外伤较常见，有时单独发生，有时与颅脑损伤及全身各重要器官外伤同时发生。本章重点介绍了听骨链损伤和颞骨骨折的诊断及治疗技术。同时也介绍了耳廓外伤、外伤性鼓膜穿孔及气压创伤性中耳炎的处理原则。

第一节 耳廓外伤

耳廓外伤（auricle trauma）可单独发生，亦可伴发于颌面或颅脑外伤。由于耳廓显露于头部外侧，所以易遭受机械性损伤、冻伤及烧伤等，临床上以挫伤和撕裂伤多见（图 1-11-1-1，彩图 1-11-1-1；图 1-11-1-2，彩图 1-11-1-2）。

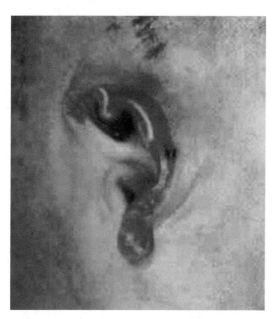

图 1-11-1-1　左耳廓断裂伤

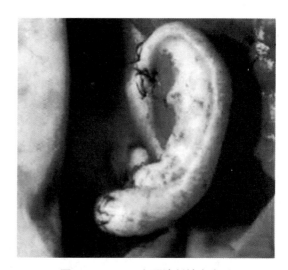

图 1-11-1-2　左耳清创缝合术后

第二节 外伤性鼓膜穿孔

外伤性鼓膜穿孔（traumatic perforation of tympanic membrane）根据耳外伤史，典型的耳痛、耳内闷塞感、听力减退、耳鸣、外耳道少量出血等症状，耳镜检查发现鼓膜不规则形或裂隙状穿孔，周边有血迹或血痂即可确诊。经 1 ~ 3 个月观察不愈合的穿孔，可考虑行鼓膜修补术（图 1-11-2-1，彩图 1-11-2-1；图 1-11-2-2，彩图 1-11-2-2）。

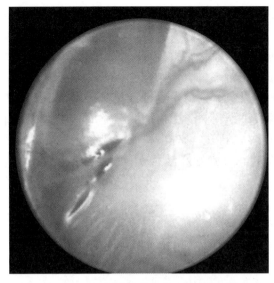

图 1-11-2-1 外伤性鼓膜穿孔呈裂隙状（左耳）

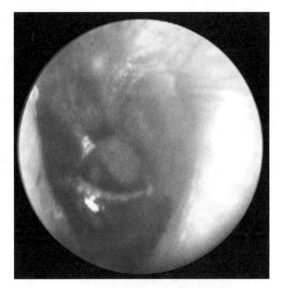

图 1-11-2-2 外伤性鼓膜穿孔呈三角形，
周边见血迹（左耳）

第三节 听骨链损伤

听骨链损伤（traumatic disruption of ossicular chain）包括听骨脱位和（或）听骨骨折。外伤所致的听骨链损伤中最常见的是砧镫关节脱位和砧骨脱位。

【病因】

1. 头颅外伤 是最常见的原因。头部外伤较轻时，可以仅造成听骨链损伤。颅外伤伴发的颞骨骨折中 70%～80% 为纵行骨折，可引起外耳道、鼓膜的裂伤，听骨链及其韧带或肌腱同时受损。据 Hough（1973）统计，砧镫关节脱位者占 92.3%，砧骨严重脱位者占 57.1%，镫骨脚弓的骨折占 30%，锤骨骨折仅占 11%。严重的镫骨骨折足板陷入前庭窗内导致感音性聋。少数病例锤骨也可移位，偶见锤骨颈骨折。锤骨头骨折常伴发于砧骨和镫骨的严重骨折或脱位。横行骨折主要损害内耳，引起前庭窗和（或）蜗窗的损伤，镫骨可有骨折或脱落出现外淋巴瘘，也可导致听骨链的骨折和移位。

2. 爆炸伤 可引起较重的听骨链损伤，同时伴发内耳损伤。

3. 手术损伤 乳突手术探查、处理鼓窦病变时不慎引起砧骨脱位。鼓膜切开术或鼓膜修补术中误伤砧骨，使砧镫关节脱位，术后砧骨长脚萎缩变性导致听骨链中断。镫骨手术也是医源性听骨链分离的原因。

【诊断】 ①有外伤史。②局部检查：外耳道可见血迹或血痂，骨性外耳道后上方裂伤是纵行骨折的迹象；鼓膜穿孔；若鼓室积血，应考虑有颞骨横行骨折。③纯音测听呈中重度传导性聋或混合性聋（见本篇第二章第二节），226Hz 鼓室图显示为静态声导纳异常增高，678Hz 鼓室图出现一个宽切迹，所以在诊断上 678Hz 比 226Hz 鼓室图更具优势。④ HRCT 检查可发现上鼓室内锤砧骨之间间隙明显增宽，有助于听小骨脱位的诊断，且可显示颞骨骨折。⑤因鼓膜完整而容易误诊为感音神经性聋、耳硬化症或分泌性中耳炎。

【治疗】 以手术为主。手术时机宜选择在患者全身情况许可的情况下。

1. 对需要行面神经减压的病例宜尽早手术（见本篇第十章第三节创伤性面神经麻痹）。

2. 听骨链重建 因创伤的原因、暴力的性质及其撞击头颅的位置各异，听骨链损伤情况不同。听骨链脱位主要表现为 5 种类型，即砧镫关节脱位、锤砧关节脱位、砧骨脱位、锤砧复合性脱位、镫骨前庭脱位。其中以砧镫关节脱位最常见（图 1-11-3-1）。听骨链骨折主要包括砧骨长脚骨折、镫骨足弓骨折（图 1-11-3-2，图 1-11-3-3）。锤骨头和颈部骨折移位并不常见。手术方式应根据具体情况采取不同措施（图 1-11-3-4）。

赝复物的应用：目前有越来越多的人工合成的骨赝复物被广泛应用，包括高分子材料制品和生物陶瓷。高分子材料制品为生物相容材料，无生物活性，是通过组织长入材料孔中而固定于中耳。不适于儿童应用，因儿童中耳急性感染机会多，可致手术失败。生物陶瓷可分为以下几类：①生物惰性陶瓷，如氧化铝陶瓷；②生物降解陶瓷，如羟基磷酸钙陶瓷；③生物活性陶瓷，如羟基磷灰石陶瓷，其费用低，生物相容性好，储存应用时间长，直接与鼓膜接触排出率低。现在使用最多的赝复体是钛合金听骨，其生物相容性好、耐用、质量轻、硬度大、弹性好，容易植入，可以精确测量，排出率低，是迄今为止最好的植入材料。

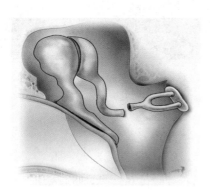

图 1-11-3-1　砧骨脱位

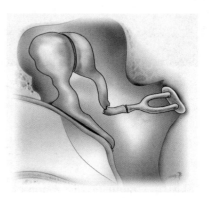

图 1-11-3-2　砧骨长脚骨折

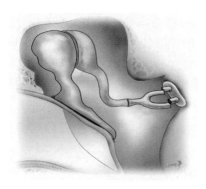

图 1-11-3-3　镫骨足弓骨折

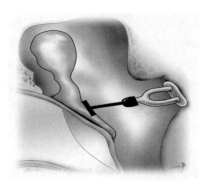

图 1-11-3-4　人工听骨重建听骨链

第四节　颞骨骨折

颞骨骨折（fracture of temporal bone）占颅底骨折的 1/3 左右，是颅外伤的一部分，并伴有不同程度的颅脑或胸、腹部等组织和器官的损伤。颞骨岩部、鳞部、乳突部中以岩部骨折最为多见。由于岩部与鳞部连接处骨质较薄，以致骨折累及中耳的机会较内耳为多。

【病因及骨折类型】　常由车祸、颞枕部创伤、高处坠落等所致。外伤后患者出现听力下降、耳鸣、眩晕、面瘫、外耳道出血或脑脊液耳漏时，应想到颞骨骨折的可能性。根据骨折线与岩部长轴的关系，将颞骨骨折分为纵行骨折、横行骨折、混合型骨折及岩尖骨折 4 种类型。有时可有两种以上类型骨折同时存在。

1. 纵行骨折最常见，占 70% ~ 80%。纵行骨折多由颞部、顶部受创引起。骨折线与岩部长轴平行，常起自颞骨鳞部，通过外耳道后上壁、中耳顶部，沿颈内动脉管到颅中窝底的棘孔或破裂孔附近。因骨折线多于骨迷路前外侧穿过，故极少伤及内耳。主要出现外耳道皮肤和鼓膜撕裂，导致外耳道出血。伤及中耳结构，可出现鼓膜张肌撕脱、砧镫关节脱位、砧骨脱位等。鼓室盖裂伤可致脑脊液耳漏。约有 30% 的纵行骨折有传导性聋，也可为混合性聋。约 20% 的病例发生面瘫。偶可累及颞颌关节而致张口受限。约 20% 的纵行骨折可两侧同时发生（图 1-11-4-1）。

2．横行骨折较少见，约占 20%。主要由枕部受到暴力所致。骨折线与岩骨长轴垂直。骨折线起自颅后窝的枕骨大孔、舌下神经孔、颈静脉孔，经内耳道和迷路，横过岩锥到达颅中窝的破裂孔或棘孔附近。因其骨折线通过内耳道或骨迷路，可出现鼓室内壁、前庭窗、蜗窗等折裂，故引起耳蜗、前庭及面神经受损症状。骨折的挤压或撕裂伤可累及第Ⅶ、Ⅷ脑神经，面瘫的发生率约占 50%，且不易恢复（图 1-11-4-2）。

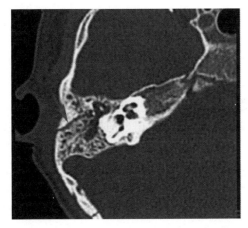

图 1-11-4-1　颞骨纵行骨折（右耳 CT 像）

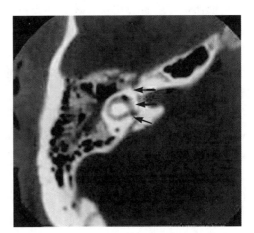

图 1-11-4-2　颞骨横行骨折（右耳 CT 像）

（箭头所示为骨折线）

3．混合型骨折更少见。多见于颅骨多发性骨折，可同时发生颞骨纵行和横行骨折，引起鼓室、迷路骨折，同时出现中耳和内耳受损症状。

4．岩尖骨折很少见。可损伤第Ⅱ～Ⅵ脑神经，发生弱视、眼裂变小、上睑下垂、瞳孔扩大、眼球运动障碍、复视、斜视等眼部症状以及三叉神经痛或面部感觉障碍。岩尖骨折可损伤颈内动脉，导致致命性大出血（图 1-11-4-3）。

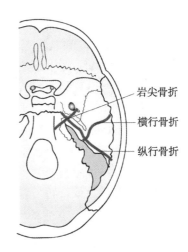

图 1-11-4-3　颞骨骨折分型示意图（右耳）

【临床表现】

1．症状

（1）外耳道出血：多见于纵行骨折，亦可经咽鼓管自鼻腔及咽部流出，一般 1～2 天后出血可停止。横行骨折未合并外耳道和鼓膜撕裂，可发生鼓室积血，血液多于 1～2 周内消失。

（2）听力下降与耳鸣：纵行骨折主要损伤中耳，故听力下降较轻，多为传导性聋，一般无耳鸣，若有，多为低频耳鸣。若合并有内耳损伤可呈混合性聋。横行骨折听力下降可以是部分的也可以是全聋，且为感音神经性聋，耳鸣重，多为持续高频耳鸣。

（3）眩晕：横行骨折累及前庭时，可引起严重的眩晕，伴恶心、呕吐和自发性眼震，单侧的损伤，眩晕可持续 2～3 周。数月后前庭症状可逐渐代偿缓解。纵行骨折很少出现，若有眩晕往往为脑损伤或前庭中枢损伤。

（4）面瘫：受创当时立即发生面瘫，多因骨折直接挤压或撕裂第Ⅶ脑神经引起。创伤后几小时或几天后发生的面瘫多因面神经水肿或血肿引起。纵行骨折面瘫发生率低，一般损伤较轻，多为面神经受压所致，预后好。横行骨折面瘫发生率高，多为面神经水平段至内耳道段直接损伤所致，且不易恢复。

（5）脑脊液漏：脑脊液经上鼓室、破裂的鼓膜从外耳道流出称脑脊液耳漏；如鼓膜完整，脑脊液经咽鼓管从鼻部流出，则可出现脑脊液鼻漏；如脑脊液同时从外耳道、鼻腔流出，称脑脊液耳鼻漏。脑脊液漏在纵行骨折相对多见一些。脑脊液漏初期因混有血液呈浅红色，以后逐渐变为清亮液体。

（6）全身症状：发生颞骨骨折时常伴有不同程度的颅脑外伤等神经系统症状，也可伴有胸、腹部等器官损伤，严重者可出现昏迷、休克等。

2．检查　耳鼻咽喉科的检查和诊断必须在全身情况许可下才能进行。

（1）耳镜检查：外耳道可有出血、皮肤撕裂、骨壁塌陷及下颌关节嵌入。鼓膜有裂伤，且有血液经鼓膜损伤处流出。如有淡红色或清亮液体流出为脑脊液漏，多见于纵行骨折。若有血鼓室发生，多为横行骨折。

（2）听力检查：纵行骨折一般为传导性聋或混合性聋。横行骨折为感音神经性聋。

（3）前庭功能检查：可表现为正常、减退或消失。迷路受损伤者，出现向健侧的自发性眼震，急性期过后患侧冷热试验呈功能反应消失。

（4）放射学检查：HRCT 扫描可显示颞骨骨折的走向、听骨链及面神经管损伤的部位。

（5）化验检查：通过收集新鲜漏出液做葡萄糖定性、定量检测证明是否为脑脊液。

【诊断】　结合病史、各型骨折的临床症状及体征，一般不难诊断。如病情许可，可辅以相应的前庭功能检查、听力检查等。X 线检查阳性固然有诊断价值，但阴性结果并不能排除骨折诊断。HRCT 扫描更具有诊断价值。MRI 有助于诊断颅脑损伤。

【治疗】

1．颞骨骨折常并发颅脑外伤，首先应注意抢救危急患者的生命。保持呼吸道通畅，必要时行气管切开术，以改善颅内缺氧状态。注意控制出血，尤其是颅内出血。及时补液或输血，以防止或纠正失血性休克。如出现颅内压增高症状或外耳道出血不止应注意脑膜中动脉、乙状窦等大血管破裂的可能，应与神经外科医师合作，共同抢救患者。

2．及时大剂量应用能通过血 - 脑屏障的抗生素等药物，严防颅内或耳部感染。如患者全身情况许可，应在严格无菌操作下清除外耳道积血或污物。如外耳道出血不止或有脑脊液耳漏时，切勿填塞外耳道和滴药，防止感染进入中耳和颅内。如病情许可，采取头高位或半卧位，以降低脑脊液压力，待脑脊液漏自行停止。

3．全身状况稳定或好转后，如有传导性聋者，可考虑鼓室探查并行听力重建和鼓膜修补术。如面瘫在外伤后立即发生，6～8 周内仍无恢复迹象，或面神经电诊断显示进行性功能减退者，应立即行面神经探查，并行面神经减压或移植等手术治疗。脑脊液耳漏多在 1～2 周内自行停止，如超过 2～3 周仍未停止者，可在无颅内感染的前提下经耳部或颅内径路以颞肌、筋膜或腹部脂肪等对缺损脑膜进行修补。

【预后】　纵行骨折预后较好。传导性聋多可经鼓室成形术或鼓膜修补术等得到恢复。横行骨折预后差。感音神经性聋常难改善。前庭功能丧失者尚可逐渐代偿。头颅外伤愈合后，骨折缝隙仍可存在。日后中耳感染时，有引起脑膜炎之虞。儿童的预后较成人好。

第五节　气压创伤性中耳炎

通常情况气体呈两种状态存在于人体中，一种是被吸收而溶解于血液和组织体液内，另一种情况是非溶解性的游离气体存留于身体空腔器官内，如中耳、鼻窦和胃肠道等。由于大气层自海平面至宇宙空间，其压力由101.3kPa逐步降至真空状态。航行在此环境下，除需要解决缺氧的危险外，压力改变对人体内气体的影响同样有其危险性。本章仅述及与耳鼻喉科有关的中耳气压创伤。

气压创伤性中耳炎（barotraumatic otitis media）是当大气压发生急剧变化时，中耳内的气压与外界气压相差悬殊，由此引起的中耳损伤。本病多发生在飞行员或高气压工作人员，如潜水员和隧道作业工人。

【病因】 鼓室经由咽鼓管通向鼻咽部与外界相通。在一般情况下，咽鼓管处于关闭状态，仅在吞咽、打哈欠、做下颌运动及用力擤鼻时才瞬间开放。当大气压发生急剧变化时，咽鼓管如不能及时开放以调节鼓室内、外气压差，中耳将处于相对正压或相对负压的状态，结果就产生气压创伤性中耳炎。咽鼓管功能障碍的原因可分为病理性和非病理性两类：

1．病理性因素 鼻、咽部的急、慢性炎症使咽鼓管发生阻塞。牙错位咬合、下颌关节疾患、腭裂，也可妨碍咽鼓管的通气。其他如鼻咽部肿瘤、腺样体肥大、咽肌麻痹或咽鼓管肌张力不良也为致病原因。

2．非病理性因素 飞行员、乘客等，当飞机下降时，未做恰当的咽鼓管开放动作，来调节鼓室内、外压力的平衡。飞机下降过快，气压改变迅速，当外界气压超过鼓室内气压10.7～12.0kPa（80～90mmHg）以上时，咽鼓管口即不能随意开放。颈部受压、侧转、头向前倾，咽鼓管的开放功能都受到限制。

【发病机制】 在海拔1000m以下大气压力的变化最大。当飞机上升时，大气压力急速降低，鼓室处于相对的高压状态，使鼓膜外凸。当鼓室内外的气压差达到2.0kPa（15mmHg）时，鼓室内的气体即可冲开咽鼓管外排，使鼓室内外的气压重新取得平衡，此时鼓膜恢复正常位置。此后每当鼓室内外的压力差达到1.49kPa（11.4mmHg）时，超过咽鼓管软骨部周围组织挤压的力量，咽鼓管就开放一次。所以当飞机上升时，一般不易发生中耳气压创伤。

当飞机骤降时，外界气压迅速升高，如因外界气压变化过快，咽鼓管咽口突然受到压迫不能自动开放；或咽鼓管本身原有狭窄或阻塞者，此时外界空气不能通过咽鼓管进入中耳，以调节鼓室内外的压力。当鼓室内外压力差为2.0～4.0kPa（15～30mmHg）时，即可发生中耳黏膜充血、鼓膜内陷、锤骨柄充血。飞机继续下降，鼓室内外的压力相差更为悬殊。这时，鼓膜充血，鼓室和咽鼓管黏膜水肿，鼓室内出现漏出液，也可发生黏膜下出血或鼓室内积血。若鼓室内外的压力差达到13.3～20.0kPa（100～150mmHg）时，可发生鼓膜破裂。

【临床表现】

1．症状 飞机上升时，由于中耳压力较外界气压为高，耳内可有闷胀不适的感觉，咽鼓管阻塞者，出现耳鸣和听力下降。飞机下降时，鼓室内处于相对负压状态，当鼓室内外压力差达8.0kPa（60mmHg）时，耳痛甚剧，伴有耳鸣及听力减退。当鼓膜发生破裂时，患者耳内可闻炸裂样声音，且突感耳内刺痛，听力锐降，伴有眩晕、恶心。

2．检查

（1）耳镜检查：轻者鼓膜内陷充血，尤以锤骨柄充血明显。重者鼓膜上可出现瘀斑或血疱。如鼓室内有积液，透过鼓膜隐约可见液平线，可见气泡影。若鼓室内积血，鼓膜可呈蓝色或紫色。鼓膜破裂多发生于紧张部前下方，穿孔呈裂隙状。

（2）听力检查：呈传导性聋，也可出现感音神经性聋。

（3）鼻、鼻咽、口咽等处也需详细检查，以便发现其诱因。

【诊断】 结合病史、症状及检查所见，可做出诊断。

【并发症】 反复发生上述情况者，可形成粘连性中耳炎。如继发感染，可出现急性化脓性中耳炎。

【治疗】 治疗原则：设法使鼓室内外的压力获得平衡，预防继发感染，并消除造成咽鼓管阻塞的各种因素。

1．当飞机降落时，应做吞咽、咀嚼、打哈欠、下颌运动等动作，或做捏鼻闭口咽鼓管吹张法，以恢复鼓室内外气压平衡。

2．飞机着陆后伤员立即送入气压舱治疗或吸入含氦的氧气。含氦的氧气（一般氦与氧之比为4∶1）易进入咽鼓管，以提高鼓室内压力。吸入5～10min，流量每分钟8L，压力1.60kPa（12mmHg）后，症状多可消失。此法对于已有鼓室积液或积血者无效。

3．鼻或鼻咽部使用血管收缩药。

4．咽鼓管吹张法　先用捏鼻闭口呼气法，3～4天以后可用饮水通气法。

5．鼓膜穿刺术　严格无菌操作下抽出鼓室内积液或积血。

6．止痛、镇静、休息，用含漱剂及抗炎药物防止感染。

7．局部物理治疗以促使炎症吸收。

8．鼓膜已穿孔者按干燥疗法处理。

9．急性期已过，应针对咽鼓管功能不良的诱因加以治疗。

第六节　创伤性聋

见本篇第八章第一节和第四节。

第七节　外伤性面神经麻痹

见本篇第十章第三节。

（周慧芳）

第十二章　耳部肿瘤

概　述

耳部肿瘤发病率较低，良性多于恶性，原发于外耳道者多为良性，原发于中耳者多为恶性。本章重点介绍耳部常见肿瘤的临床表现和治疗原则。

第一节　外耳肿瘤

一、外耳良性肿瘤

1. 血管瘤（hemangioma）　多见于耳廓，常蔓延至耳周皮肤和外耳道。毛细血管瘤可小似针尖或蜘蛛痣，也可广泛累及皮肤，皮肤呈紫红色，微凸起，皮温较高。海绵状血管瘤由密集的血管小叶组成，可累及深层组织，表面常隆起，结节或分叶状，耳廓因此变大，皮肤微红或紫红色，压之褪色，间有搏动（图 1-12-1-1；彩图 1-12-1-1）。

非手术治疗包括激光、冷冻、放射及局部注射平阳霉素等治疗；手术治疗包括单纯切除和血管结扎。

2. 囊肿　多位于耳廓，亦见于耳周，可分两类：真性囊肿和假性囊肿。前者多见，包括表皮样囊肿、皮脂腺囊肿等，其囊壁有内衬上皮，可完整切除。假性囊肿是耳廓软骨间积液，临床表现为耳廓局部隆起，有胀感、灼热和痒感，无痛，详见本篇第四章。

3. 纤维瘤（fibroma）　分为软性纤维瘤和硬性纤维瘤，前者瘤细胞丰富，纤维较少，与脂肪瘤相似；后者瘤细胞较少，主要由胶原纤维组成，表现为硬性无痛结节（图 1-12-1-2；彩图 1-12-1-2）。手术切除。

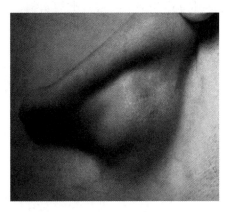

图 1-12-1-1　耳廓血管瘤

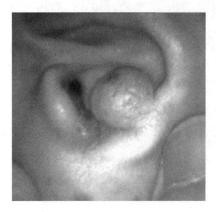

图 1-12-1-2　耳廓纤维瘤

4. 瘢痕疙瘩（keloid）　与患者瘢痕体质或局部机械损伤、感染有关系。外伤或手术后瘢痕处逐渐增生形成的坚硬无痛性肿块，表面皮肤完整，可高低不平。单纯切除瘢痕组织，复发率高。局部麻醉下 Nd：YAG 激光组织内照射 3 个月，有效率 58.8%。较巨大耳垂瘢痕疙瘩切除后，可用皮下游离带蒂皮瓣重建耳垂。术后局部注射透明质酸酶或糖皮质激素有效，也可放射治疗。

5. 外耳道乳头状瘤（papilloma of external canal）　是发生于外耳道软骨部皮肤的良性肿瘤，是耳良性肿瘤中最常见者，与人类乳头状瘤病毒（HPV）感染有关。常有耳内发痒、少量出血，当瘤体充满外耳道时，可有阻塞感、听力下降。挖耳时易出血或挖出"肉块"样物，如继发感染则有耳痛和流脓。检查见外耳道内乳头状新生物，大小不等，表面不平，淡褐色或紫色，多有蒂。若感染，则充血、肿胀。向外生长可波及耳廓，向内生长可侵及中耳。该病可恶变，宜尽早活检。

手术彻底切除。切除后可用硝酸银、干扰素涂布创面，减少复发。

6. 外耳道外生骨瘤 瘤体小时可无症状，体检时偶然发现。瘤体增大可使外耳道变窄，引起听力下降。如合并外耳道炎、耵聍栓塞、胆脂瘤形成可发生疼痛、流脓等。可在外耳道骨部见到突起、圆形、光滑的硬结节，皮肤色浅，基底较广，质地坚硬。CT检查可了解其大小、位置及其与鼓室、乳突的关系。

无症状者可不处理。有症状者行手术切除，重建外耳道。术中注意：基部骨质要部分去除，缺皮区应植皮，以减少复发，避免外耳道狭窄。

7. 色素痣 耳部色素痣多发生于外耳道口，少数在耳甲腔等处。与其他部位的色素痣一样，是含有痣细胞的良性新生物。外耳道或耳廓见到圆形或卵圆形新生物，如丘疹或结节状，稍突出表面，少数呈乳头状突起，黑色、棕色或灰色。当迅速增大，有局部发痒、灼热、疼痛、色素加深、周围"伪足"、溃烂、渗血、变硬及局部淋巴结肿大时，应考虑恶变。

无症状者可不处理。较大有症状、易摩擦出血者宜早手术切除，以防恶变。

8. 耵聍腺瘤（ceruminoma） 由耵聍腺增生所致，可能与腺体发育异常有关。临床少见，早期常无不适，增大阻塞外耳道时可引起耳阻塞感、听力下降或耳鸣。多位于外耳道软骨部后、下壁，表面皮肤正常，无压痛，质较硬。该病易复发，有恶变倾向，应早切除。

二、外耳恶性肿瘤

外耳恶性肿瘤大多为皮肤癌，以耳廓多见。病理类型包括鳞状细胞癌、耵聍腺癌、基底细胞癌和恶性黑色素瘤等。

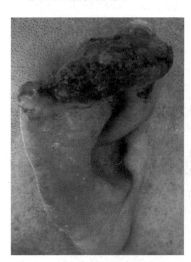

图 1-12-1-3 耳廓鳞状细胞癌

1. 鳞状细胞癌（squamous cell carcinoma） 是耳部最常见的恶性肿瘤，一般发生于 60～70 岁，病变部位以耳轮缘最多（图 1-12-1-3；彩图 1-12-1-3）。外耳道鳞状细胞癌多发生于女性，常伴有慢性化脓性中耳炎、慢性外耳道炎，并常见于骨性外耳道后壁皮肤。

【临床表现】 常见症状为耳轮部鳞屑状斑丘疹，易出血，或形成边缘隆起的溃疡，有时呈菜花状肿块或浸润性结节。一般发展较慢，但可侵蚀软骨膜与软骨，引起剧烈疼痛。晚期出现耳前或上颈部淋巴结转移。原发于外耳道者常合并浆液性或化脓性耳漏，病变溃烂后，可有血性分泌物。原发于外耳道软骨部者，可穿破骨膜侵及中耳。宜尽早活检。

【治疗】 彻底手术切除，伴淋巴结转移者同时行颈清扫术，必要时术后辅助放射治疗，但易致软骨坏死和耳廓变形。较广泛的外耳道鳞状细胞癌宜采用先放射治疗后手术的综合治疗。外耳癌的切除应视病变的部位和范围而定。常用手术方法包括耳廓癌楔形切除术、外耳道癌整块切除术及乳突根治术。

2. 恶性黑色素瘤（malignant melanoma） 与日光照射、外伤、遗传等因素有关；其次为黑素损害（如结构不良痣等）恶变。

【临床表现】 常出现在耳廓和外耳道，为半圆形隆起的黑褐色新生物，早期无症状，在机械刺激如长期挖耳作用下肿块溃破或疼痛，肿块迅速长大，表面溃烂、渗血。确诊主要靠病理。免疫组化、电镜和近年兴起的表面荧光技术有助于黑色素瘤或癌前病变的诊断。

【治疗】　以手术切除为主，用软骨或筋膜皮瓣、皮肤移植物等重建耳廓和外耳道。酌情行（浅层）腮腺切除和（改良）根治性颈清扫术。

3. 耵聍腺癌　耵聍腺癌分布于外耳道软骨部皮肤，主要为腺样囊性癌，少数可为腺癌。女性好发。早期即有疼痛，为本病特点。肿瘤常位于外耳道软骨部，结节状，硬，无清楚界线，有触痛，表面皮肤正常。晚期可累及腮腺、面神经、乳突，亦可经颅底侵入颅内。应早期做局部扩大切除或根治手术，除局限型肿瘤外，应行广泛的外耳道整块切除术，将外耳道软骨部、骨部、外耳道周围组织，甚至包括腮腺浅叶，整块切除。

第二节　中耳肿瘤

一、中耳良性肿瘤

1. 鼓室体瘤　详见第七篇第三章第二节。

2. 中耳骨瘤　中耳骨瘤罕见，多见于年轻男性，以渐进性传导性聋为主，进展缓慢。诊断主要靠影像学检查或手术探查。无症状者可随访。

二、中耳癌

中耳癌（cancer of middle ear）临床少见，多发于 40～60 岁，无性别差异。鳞状细胞癌最常见，其次是腺癌、腺样囊性癌和基底细胞癌。

【病因】

1. 暴露于超量放射线，如鼻咽癌的放射治疗，特别是皮肤细嫩的人群。

2. 既往认为慢性化脓性中耳炎是显著致病因素，慢性中耳炎中耳癌者常有人类乳头状瘤病毒感染。

【临床表现】　耳漏多为首发症状，耳内出血或血性分泌物最常见。听力下降，早期为传导性。可沿骨性通路或已有的血管神经通路侵袭，破坏耳蜗可致感音性聋。随着肿瘤进展，出现耳痛、眩晕、面瘫。从外耳道向前扩散至颞下颌关节、腮腺，或直接经薄弱的外耳道骨壁、岩鳞部骨缝或外耳道软骨切迹侵入颞下窝，引起张口困难和外耳道、耳前包块等。侵及第 Ⅴ、Ⅵ、Ⅷ、Ⅸ、Ⅹ、Ⅺ、Ⅻ脑神经可引起相应的症状，侵及颈静脉孔和颈动脉引起大出血。向上侵袭鼓室天盖、硬脑膜和颞叶，引起头痛、脑膜炎。晚期可有颈部淋巴结肿大和远处转移。

【诊断】　中年以上，耳出血、中耳肉芽伴面瘫者及耳深部持续性疼痛者应考虑本病。准确分期利于治疗、疗效观察和学术交流，根据 CT、MRI 检查以及活检结果，参考 Clark/Stell 分期（1991）：T_1，肿瘤局限于原发部位；T_2，肿瘤扩散到原发部位以外，其指征是面瘫或放射学检查有骨质破坏；T_3，肿瘤向周围结构扩散，侵及腮腺、颞下颌关节等（颅外扩散）；T_4，侵及硬脑膜或颅底（颅内扩散）。

【治疗】

1. 手术治疗　单纯手术适合于 T_1 期，对 T_2、T_3、T_4 期病例需手术加放射治疗等综合治疗。对局限于中耳乳突腔的肿瘤，可行乳突根治术或扩大的乳突根治术；已侵犯内耳、岩尖者行颞骨次全切除术或颞骨全切除术，扩大颞骨切除术。

2. 放射治疗　因肿瘤可沿骨性通路或已有的血管神经通路侵袭，术中安全界不易确定，故需术后放射治疗。对于早期（T_1 期）肿瘤单独放射治疗也可获得良好疗效，但较大肿瘤则需手术加放射治疗。现在常用的有直线加速器、X 刀、γ 刀、立体定向放射治疗。

3. 化学和生物治疗　仅作为辅助治疗，远处转移者可用化学治疗和支持治疗。

【预后】　肿瘤扩展范围是决定预后的最重要因素。复发多出现于术后 2～3 年。

（牟忠林）

第二篇
鼻 科 学

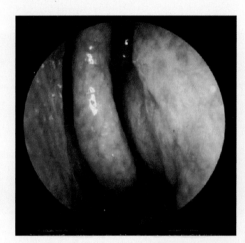

彩图 2-2-2-2　正常鼻内镜图像

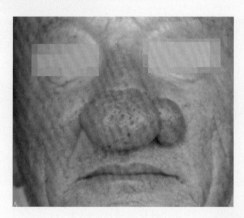

彩图 2-4-4-1　鼻赘形成

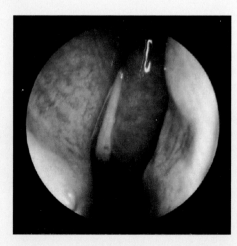

彩图 2-6-1-1　急性鼻窦炎（鼻内镜像，鼻腔脓性分泌物）

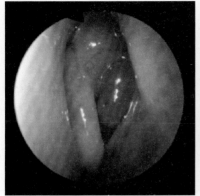
彩图 2-6-2-1　慢性鼻窦炎
（鼻内镜像，鼻息肉）

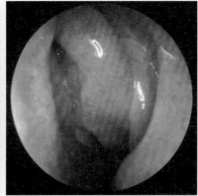
彩图 2-6-2-2　慢性鼻窦炎
（鼻内镜像）

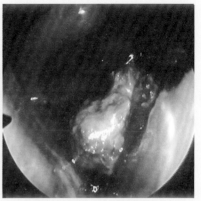
彩图 2-6-4-2　真菌性鼻窦炎
（鼻内镜像）

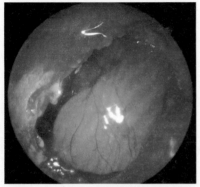
彩图 2-8-2-2　上颌窦黏膜潴留囊肿
（鼻内镜像）

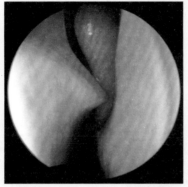
彩图 2-11-1-2　鼻中隔偏曲
（鼻内镜像）

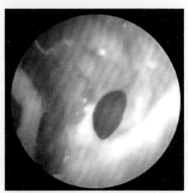
彩图 2-11-3-1　鼻中隔穿孔
（鼻内镜像）

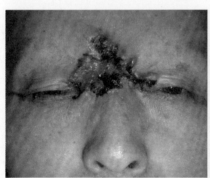
彩图 2-14-1-1　鼻根部基底细胞癌

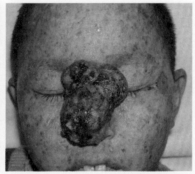
彩图 2-14-1-2　着色性干皮病
合并外鼻皮肤鳞状细胞癌

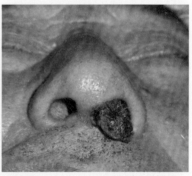
彩图 2-14-1-3　左侧鼻前庭鳞
状细胞癌

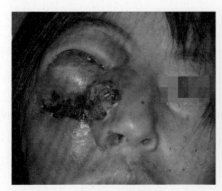
彩图 2-14-2-1　局部复发的晚
期上颌窦癌

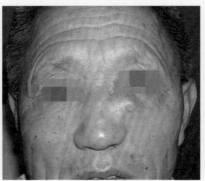
彩图 2-14-2-2　筛窦癌面部外观
（内眦下方肿胀）

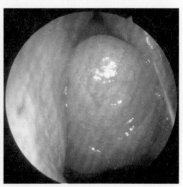
彩图 2-14-2-3　与图 2-14-2-2
为同一病例，鼻内镜下见中鼻道
类圆形肿瘤

第一章 鼻科学基础

概 述

主要介绍鼻科学疾病的诊断、治疗以及与手术相关的解剖学、生理学知识。重点讲解外鼻的骨和软骨支架、固有鼻腔各壁的解剖、鼻窦各壁的结构及毗邻关系，嗅黏膜及呼吸黏膜的组织学特点、鼻部的血液供应及神经支配，鼻呼吸生理、嗅觉生理。

第一节 鼻应用解剖学

鼻和鼻窦居面颅中央。其上为颅前窝和颅中窝，两侧为眼眶，其下则是口腔和鼻咽，相互间仅有一个薄骨板相隔。鼻部分为3个部分，即外鼻、鼻腔和鼻窦。

一、外鼻

外鼻（external nose）形似一个基底向下的三棱锥体。各部位分别是鼻根（nasal root）、鼻底（basis nasi）、鼻尖（nasal apex）、鼻梁（nasal bridge）、鼻背（nasal dorsum）、鼻翼（alae nasi）、前鼻孔（nostril）、鼻小柱（columella nasi）。鼻翼和面颊交界处为鼻唇沟（nasolabial fold），见图2-1-1-1。

（一）支架

支架由骨和软骨构成。骨包括额骨鼻部（nasal part of frontal bone）、鼻骨（nasal bones）、上颌骨额突（frontal process of maxilla）和上颌骨腭突（palatine process of maxilla）。鼻骨左右成对，以内侧缘相接，上端为额骨鼻部，下缘接隔背软骨的鼻背板，外侧缘则与上颌骨额突衔接。鼻骨下缘、上颌骨额突内缘和腭突的游离缘共同围成梨状孔。软骨为隔背软骨（septodorsal cartilage）、大翼软骨（greater alar cartilage）、鼻副软骨（accessory nasal cartilages）。隔背软骨由鼻背板（鼻外侧软骨）和鼻隔板（鼻中隔软骨）组成，其构架似"↑"状。大翼软骨亦左右成对，有两脚，外侧脚构成鼻翼支架，左右内侧脚夹鼻中隔软骨的前下缘构成鼻小柱支架，见图2-1-1-2～4。

（二）皮肤

鼻根和鼻背部皮肤薄而松弛，可移动。鼻尖和鼻翼部皮肤较厚，与深部组织黏着较紧，富于大量皮脂腺和汗腺。

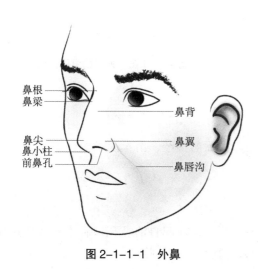

图2-1-1-1 外鼻

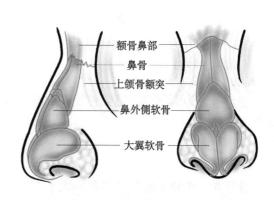

图2-1-1-2 外鼻的骨和软骨支架

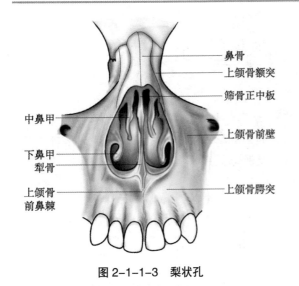

图 2-1-1-3 梨状孔

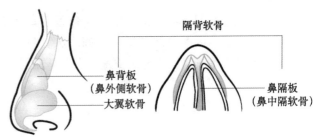

图 2-1-1-4 大翼软骨和隔背软骨

（三）静脉

主要经内眦静脉和面静脉汇入颈内静脉。内眦静脉经眼上、下静脉与海绵窦相通（图 2-1-1-5）。面部静脉无静脉瓣膜，血液可正、逆向流动。

（四）淋巴

主要汇入下颌下淋巴结和腮腺淋巴结（图 2-1-1-6）。

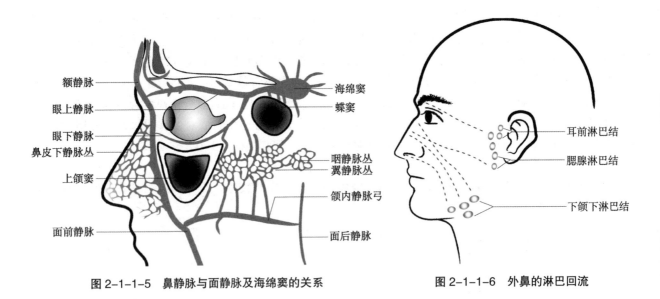

图 2-1-1-5 鼻静脉与面静脉及海绵窦的关系

图 2-1-1-6 外鼻的淋巴回流

（五）神经

运动神经为面神经。感觉神经来自眼神经和上颌神经，为筛前神经、滑车上神经、滑车下神经和眶下神经。

二、鼻腔

鼻腔为一个顶窄底宽、前后径大于左右径的不规则狭长腔隙。前起自前鼻孔，后止于后鼻孔并通向鼻咽部。鼻腔被鼻中隔分成左右两侧，每侧鼻腔又分鼻前庭和固有鼻腔。

（一）鼻前庭

鼻前庭（nasal vestibule）位于鼻腔最前部，前界即前鼻孔，由鼻翼的游离缘、鼻小柱和上唇围绕而成；后界为鼻内孔（nasal ostium internum），即由大翼软骨外侧脚的上缘处的弧形隆起——鼻阈（nasal limen）和与之相对应内侧的鼻中隔和外下的鼻底共同围成，是鼻前庭最狭窄处。外侧壁即鼻翼的内面，内侧壁即鼻中隔最前部——鼻小柱。

（二）固有鼻腔

固有鼻腔（nasal proper cavity）通常简称鼻腔，前起自鼻内孔，后止于后鼻孔。有内、外侧和顶、底四壁。

1．内侧壁　即鼻中隔（nasal septum），由软骨和骨组成，分别为鼻中隔软骨、筛骨正中板（lamina mediana，又称筛骨垂直板）和犁骨（vomer）（图2-1-1-7）。

2．外侧壁　由筛窦、上颌窦的内侧壁以及自下而上3个呈阶梯状排列的下、中、上鼻甲构成。每一鼻甲均与外侧壁形成间隙，即下、中、上鼻道（图2-1-1-8～10）。

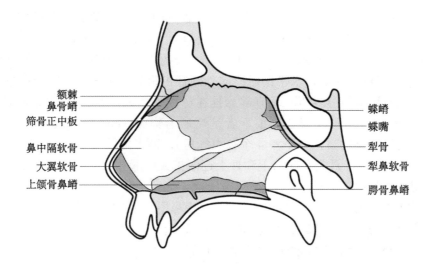

图 2-1-1-7　鼻中隔支架（左侧）

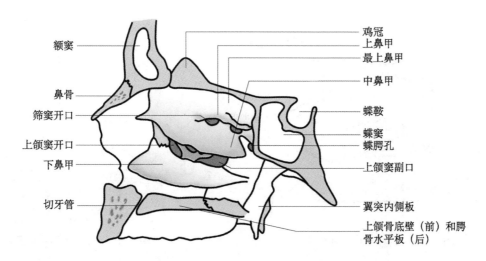

图 2-1-1-8　骨性鼻腔外侧壁（右侧）

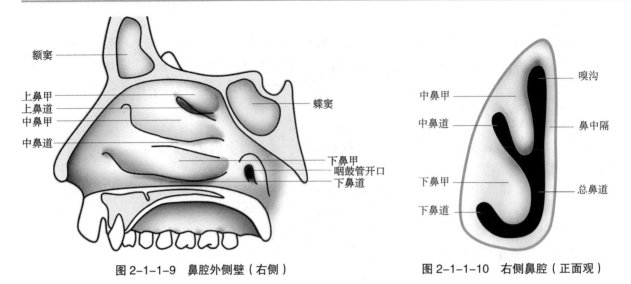

图 2-1-1-9　鼻腔外侧壁（右侧）　　　　　图 2-1-1-10　右侧鼻腔（正面观）

（1）下鼻甲（inferior nasal concha）：最大，为一独立结构，其前端接近鼻前庭，后端则距咽鼓管咽口仅 1 ~ 1.5cm。下鼻道（inferior nasal meatus）的前上方有鼻泪管开口。

（2）中鼻甲（middle nasal concha）：属筛骨结构，分为水平部和垂直部。水平部前段恰附着于筛窦顶壁和筛骨水平板的连接处，水平部后段向外侧行走附着于纸样板，称为中鼻甲基板（basal lamella），是前、后组筛窦的分界板。垂直部悬挂在鼻腔外侧壁中部，上起前颅底筛板，下至鼻腔中部。中鼻道外侧壁上有两个隆起，前下者呈弧形为钩突（uncinate process），后上者为筛泡（ethmoid bulla），属筛窦结构（内含 1 ~ 4 个较大气房）。两者之间有一个半月形裂隙，称为半月裂孔（semilunar hiatus）。半月裂孔向前下和外上逐渐扩大的漏斗状空间，称为筛漏斗（ethmoidal infundibulum），见图 2-1-1-11。

以筛漏斗为中心的邻近区域结构如钩突、筛泡、中鼻甲、半月裂孔、前组筛窦开口、额窦开口与上颌窦自然孔等被称为窦口鼻道复合体（ostiomeatal complex，OMC），见图 2-1-1-12。

（3）上鼻甲（superior nasal concha）：最小，亦属筛骨结构，其后端的后上方有蝶筛隐窝（sphenoethmoidal recess），是蝶窦开口所在。

中鼻甲游离缘平面以上与鼻中隔之间的间隙称为嗅沟（olfactory sulcus）或称嗅裂（olfactory fissura）。在中鼻甲游离缘平面以下的鼻腔空间则为总鼻道（common nasal meatus）。

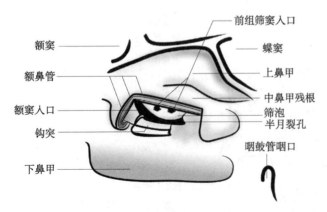

图 2-1-1-11　中鼻道外侧壁

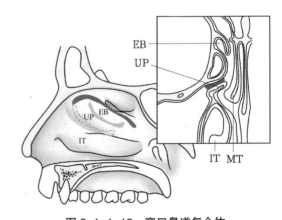

图 2-1-1-12　窦口鼻道复合体

中鼻甲切除，暴露中鼻道结构，虚线显示钩突（UP）在中鼻道的投影，EB 为筛泡，IT 为下鼻甲，MT 为中鼻甲

3．顶壁　很窄，呈穹窿状；前段倾斜上升，由鼻骨和额骨鼻突构成；后段倾斜向下，即蝶窦前壁。中段呈水平状，为分隔颅前窝的筛骨水平板，即筛板（cribriform plate），筛板菲薄而脆，板上多孔，即筛孔（cribriform foramina），嗅神经穿过这些筛孔进入颅内。

4．底壁　即硬腭，由上颌骨腭突（前 3/4）和腭骨水平部（后 1/4）构成。

5．后鼻孔　后鼻孔（posterior nasal apertures）形略椭圆，较前鼻孔为大，主要由蝶骨体、蝶骨翼突内侧板、腭骨水平部后缘、犁骨后缘围绕而成（图 2-1-1-13）。

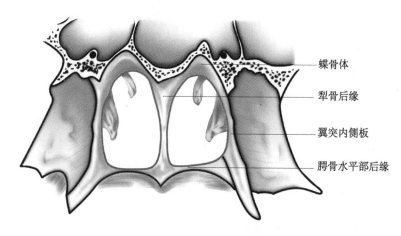

图 2-1-1-13　骨性后鼻孔

（三）血管

1．筛前动脉（anterior ethmoidal artery）和筛后动脉（posterior ethmoidal artery）　均来自眼动脉，前者供应鼻腔外侧壁和鼻中隔的前上部，后者则供应鼻腔外侧壁和鼻中隔的后上部（图 2-1-1-14）。

2．蝶腭动脉（sphenopalatine artery）　是鼻腔血供的主要动脉，来自颌内动脉，经蝶腭孔进入鼻腔后分为鼻后外侧动脉和鼻后中隔动脉。前者供应鼻腔外侧壁后部、下部和鼻腔底（图 2-1-1-15）；后者供应鼻中隔后部、下部。鼻后中隔动脉的分支——鼻腭动脉在鼻中隔前下部的黏膜下层与筛前后动脉的鼻中隔支、上唇动脉和腭大动脉吻合，构成丰富的动脉丛，即利特尔动脉丛（Little's artery plexus）（图 2-1-1-14）。

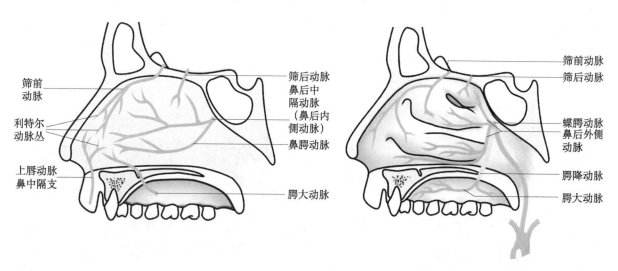

图 2-1-1-14　鼻中隔的动脉（左侧）　　　　图 2-1-1-15　鼻腔外侧壁的动脉（右侧）

3．眶下动脉（infraorbital artery）和腭大动脉（greater palatine artery）均来自颌内动脉，前者经底的眶下管出眶下孔后，供应鼻腔外侧壁前段；后者出腭大孔后，经硬腭向前进入切牙管至鼻隔的前下部。

4．上唇动脉（superior labial artery）来自面动脉，其鼻中隔支参与利特尔动脉丛（图2-1-1-14）。

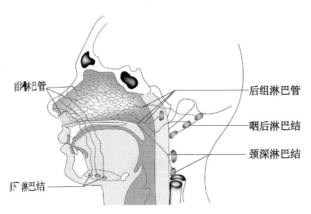

图 2-1-1-16　鼻腔的淋巴引流

5．静脉回流　鼻腔前部、后部和下部的静脉最后汇入颈内、外静脉。鼻腔上部静脉则经眼静脉汇入海绵窦，亦可经筛静脉汇入颅内的静脉和硬脑膜窦（如上矢状窦）。鼻中隔前下部的静脉亦构成丛，称克氏静脉丛（Kiesselbach venous plexus）。老年人下鼻道外侧壁后部近鼻咽处有表浅扩张的鼻后侧静脉丛，称为吴氏鼻-鼻咽静脉丛（Woodruff's naso-nasopharyngeal venous plexus）。

（四）淋巴
鼻腔前 1/3 的淋巴管与外鼻淋巴管相连，汇入耳前淋巴结、腮腺淋巴结及颌下淋巴结。鼻腔后 2/3 的淋巴汇入咽后淋巴结及颈深淋巴结上群（图2-1-1-16）。

（五）神经
1．嗅神经（olfactory nerves）　嗅细胞（1级神经元）的轴突组成约20束嗅丝，穿经筛板上的筛孔抵达嗅球。在嗅球处更换2级神经元，发出嗅束至嗅三角及前穿质至嗅觉皮质下中枢，在此处更换3级神经元后达颞叶海马回及钩处的大脑皮质嗅觉中枢。

2．感觉神经　筛前神经（anterior ethmoidal nerve）、筛后神经（posterior ethmoidal nerve）分布于鼻中隔和鼻腔外侧壁上部的一小部分和前部。蝶腭神经的鼻后上外侧支和鼻后上内侧支主要分布于鼻腔外侧壁后部、鼻腔顶和鼻中隔。鼻腭神经（nasopalatine nerve）斜行于鼻中隔上。鼻后下神经分布于中鼻道、下鼻甲和下鼻道。眶下神经（infraorbital nerve）的分支分布于鼻前庭、上颌窦、鼻腔底和下鼻道前段。上述神经均来自三叉神经第一支（眼神经）和第二支（上颌神经），见图2-1-1-17、18。

3．自主神经　即翼管神经（vidian nerve），位于翼管内。其中交感纤维来自颈内动脉交感神经丛组成的岩深神经，副交感纤维来自面神经分出的岩浅大神经（图2-1-1-19）。翼管外口位于骨性后鼻孔外上方约1cm处，呈漏斗状凹陷，距前鼻孔6～7cm。

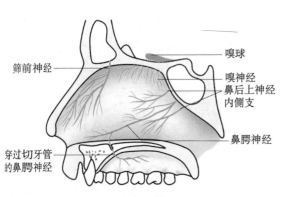

图 2-1-1-17　鼻中隔的神经（左侧）

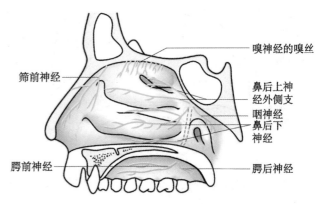

图 2-1-1-18　鼻腔外侧壁的神经（右侧）

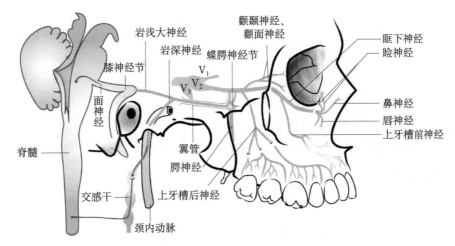

图 2-1-2-19　鼻腔的自主神经支配
V_1、V_2、V_3分别为三叉神经第一、第二、第三支

三、鼻窦

鼻窦是围绕鼻腔、藏于某些面颅骨和脑颅骨内的含气骨腔，左右成对，共 4 对（图 2-1-1-20）。依其所在骨命名，即上颌窦、筛窦、额窦及蝶窦。各窦的形态不同，发育大小常有差异。各有窦口与鼻腔相通。

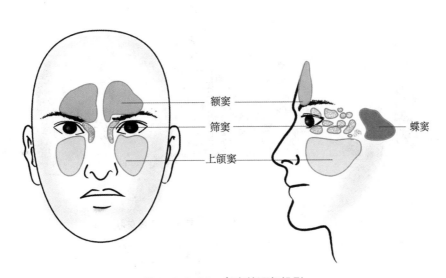

图 2-1-2-20　鼻窦的面部投影

按其解剖位置、窦口及引流部位，将鼻窦分为前后两组：前组鼻窦（anterior nasal sinuses）包括上颌窦、前组筛窦和额窦，均引流于中鼻道。后组鼻窦（posterior nasal sinuses）包括后组筛窦和蝶窦，引流于上鼻道（图 2-1-1-21）。

（一）上颌窦

上颌窦（maxillary sinus）居上颌骨体内，为鼻窦中最大者。窦腔容积个体差异甚大，平均约 13ml。上颌窦窦口位于筛漏斗底部。上颌窦形态类似横置的锥体，基底即鼻腔外侧壁，锥顶则朝向颧突，有 5 个壁。

1. 前壁　即面壁，中央最薄，称尖牙窝。眶下缘下方有一个眶下孔，是同名血管和神经通

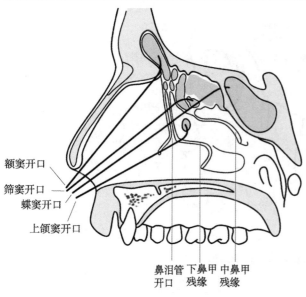

额窦开口

筛窦开口

蝶窦开口

上颌窦开口

鼻泪管　下鼻甲　中鼻甲
开口　残缘　残缘

图 2-1-2-21　鼻窦的开口部位

过之处。

2．后外壁　即翼腭窝和颞下窝，与翼内肌邻近。

3．内侧壁　即鼻腔外侧壁下部，上颌窦窦口位于此壁之后上部（贴近上壁之下）。

4．上壁　即上颌窦眶板（构成眼眶底壁内侧部），毗邻眶内容物。

5．底壁　即牙槽突，常低于鼻腔底，与第二前磨牙和第一、二磨牙关系密切（图 2-1-1-22）。

（二）筛窦

筛窦（ethmoid sinus）居于筛骨两翼骨体内，恰位于鼻腔外侧壁上部，介于鼻腔和眼眶之间、蝶窦之前和颅前窝之下。筛窦为蜂窝状结构，故又名筛迷路。成人筛窦含 4～17 个气房，多数含 7～11 个气房，发育良好者可达 18～30 个气房。筛窦以中鼻甲基板为界，分为前、后组筛窦，一般情况下两组筛窦互不交通。前组筛窦窦口引流于中鼻道，后组筛窦窦口则引流于上鼻道。

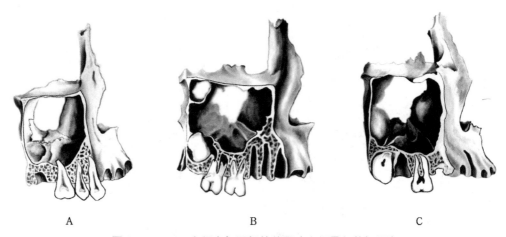

A　　　　　　　　B　　　　　　　　C

图 2-1-1-22　上颌窦与牙根的关系（上颌骨矢状切面）

A.右侧上颌窦发育较好，第二磨牙牙根突入窦内；B.右侧上颌窦发育较好，第三磨牙部分突入窦内；
C.右侧上颌窦发育较好，无牙根突入

1．外侧壁　即眼眶内侧壁，由泪骨和纸板构成。纸板占外侧壁绝大部分，薄如纸，故名。

2．内侧壁　即鼻腔外侧壁上部，附有上鼻甲和中鼻甲。

3．顶壁　即额骨眶板的内侧部分，亦为前颅底的一部分。其内侧与筛骨水平板（即筛板）相连接，其外侧延续额骨眶板的外侧部分，即眶顶壁。顶壁与筛板的连接有 3 种方式，见图 2-1-1-23。

4．下壁　即中鼻道外侧壁的结构，如筛泡、钩突和筛漏斗等。

5．前壁　与上颌骨额突和额窦相接。

6．后壁　即蝶筛板，与后方的蝶窦毗邻。此壁的解剖位置可有变异，视后组筛窦向后发育的情况而变。

（三）额窦

额窦（frontal sinus）居额骨鳞部之下和眶部之上，介于额骨内板、外板之间，两侧额窦被一个

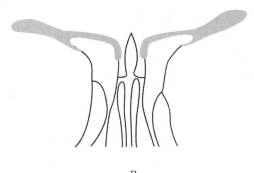

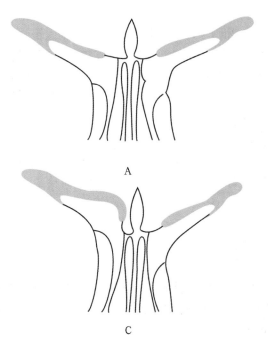

图 2-1-1-23 筛窦顶壁与筛板连接的 3 种方式
A.水平式；B.高台式；C.混合式

共用的隔板分隔。额窦发育个体差异较大，两侧额窦发育可不一致，甚至未发育。额窦开口于前组筛窦的额隐窝顶的前方。

1. 前（外）壁　为额骨外板，较坚厚，常含骨髓。

2. 后（内）壁　即额骨内板，较薄，与颅前窝内结构毗邻。

3. 底壁　为眼眶顶壁和前组筛窦的顶壁，此壁内侧恰相当于眶顶的内上角，甚薄。额窦窦口位于底壁。

4. 内侧壁　即两侧额窦的中隔，由于两侧额窦发育多不对称，故中隔多偏向一侧。

（四）蝶窦

蝶窦（sphenoid sinus）居于蝶骨体内，由蝶窦中隔分为左右两个。两侧蝶窦发育差异较大，蝶窦中隔多为垂直位，但居中者极少。蝶窦开口于蝶筛隐窝，引流于上鼻道。蝶窦有 6 个壁。

1. 外侧壁　与颅中窝、海绵窦、颈内动脉和视神经管毗邻（图 2-1-1-24）。视神经管和颈内动脉可能向窦腔内凸出形成隆凸或压迹，视神经管隆凸或压迹位于前上方，颈内动脉隆凸或压迹位于其后下。

2. 顶壁　发育良好的蝶窦顶壁略向下凹陷，构成蝶鞍底部，承托垂体。

3. 前壁　稍向后下倾斜，参与构成鼻腔顶的后段，骨质较薄。前壁内侧界为蝶骨嵴，与筛骨垂直板和犁骨后缘连接。蝶窦开口位于前壁、蝶骨嵴的外侧。

4. 后壁　骨质较厚，其后便是枕骨的斜坡，毗邻脑桥。

5. 下壁　即后鼻孔上缘和鼻咽顶，翼管神经孔位于下壁外侧的翼突根部。

6. 内侧壁　即骨性蝶窦中隔。

图 2-1-1-24 经蝶窦冠状位切面模式图显示鞍区周围解剖结构关系

SS，蝶窦；1.垂体；2.视神经；3、4.颈内动脉；5.动眼神经；6.滑车神经；7.展神经；8.眼神经；9.上颌神经

（五）血管、淋巴和神经

1．**血管** 上颌窦由鼻后外侧动脉、上颌牙槽后动脉和眶下动脉等供应；静脉回流入蝶腭静脉。筛窦由筛前、筛后、眶上和鼻后外侧等动脉供应，静脉回流入筛前、筛后静脉，亦可回流到硬脑膜的静脉和嗅球、额叶的静脉丛。额窦由筛前、眶下和鼻后外侧等动脉供应，静脉回流入筛前静脉，亦有经板障静脉、硬脑膜的静脉入矢状窦。蝶窦由颈外动脉的咽升动脉、上颌动脉咽支和蝶腭动脉的小分支等供应，静脉回流入蝶腭静脉，并有静脉与海绵窦相通。

2．**淋巴** 鼻窦淋巴可能汇入咽后淋巴结和颈深淋巴结上群。

3．**感觉神经** 均由三叉神经第一支、第二支主司。上颌窦由上牙槽后支及眶下神经主司。筛窦由筛前、筛后、眶上等神经以及蝶腭神经的鼻后上外侧支和眼眶支主司。额窦由筛前神经主司。蝶窦则由筛后神经和蝶腭神经眼眶支主司。

第二节 鼻组织学

鼻腔和鼻窦的骨膜或软骨膜表面被覆黏膜。黏膜由上皮层、基底膜、固有层和黏膜下层构成，黏膜下层内含丰富的腺体以及毛细血管和海绵状血窦。按其部位、组织学和生理功能的不同，分为嗅黏膜（olfactory mucosa）和呼吸黏膜（respiratory mucosa）。

一、嗅黏膜

嗅黏膜主要分布在上鼻甲内侧面和与其相对应的鼻中隔部分，小部分可延伸至中鼻甲内侧面和与其相对应的鼻中隔部分，又称嗅膜。上皮为假复层无纤毛柱状细胞，由嗅细胞、支持细胞和基底细胞构成。固有层内含泡状和小管状浆液腺体，即嗅腺（Bowman's gland，olfactory gland）（图2-1-2-1）。

嗅细胞（olfactory cell）为双极神经元细胞，由胞体、树突和轴突构成，均匀分布于支持细胞之间。树突的轴长为 20～90μm，富于线粒体、微管及囊泡；树突末端呈球形嗅泡，直径约 2μm，突出于黏膜表面，上有 1～20 根纤毛，纤毛内含有许多中心粒。嗅细胞的轴突在黏膜下汇集成嗅丝，穿筛板的筛孔入颅至嗅球。支持细胞较嗅细胞粗大，胞核居上，其远端的表面呈细绒毛状，绒毛相互融合如网状结构，并常超出感受细胞的纤毛。嗅腺位于基底膜之下，由暗、亮两种细胞组成。嗅色素颗粒分布于嗅腺和支持细胞内，呈淡棕黄色。

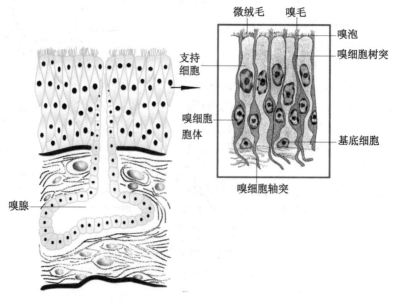

图 2-1-2-1 嗅黏膜组织结构示意图

二、呼吸黏膜

呼吸黏膜广泛分布于鼻腔和鼻窦。鼻腔接近鼻前庭处的上皮为鳞状上皮和移行上皮，中、下鼻甲前端以及鼻中隔下部前约 1/3 段为假复层柱状上皮，鼻腔其余部位及鼻窦均为假复层纤毛柱状上皮。后者由纤毛柱状细胞、无纤毛柱状细胞、杯状细胞和基底细胞构成。纤毛柱状细胞表面有 200～300 根纤毛，纤毛长 4～6μm，直径 0.3μm，其粗细一致，排列整齐。无纤毛柱状细胞散在于纤毛柱状细胞之间，数量较少，表面有丰富的微纤毛。杯状细胞内含大量黏液颗粒。黏膜下层含有丰富的黏液腺、浆液腺和毛细血管。毛细血管和小动脉壁薄而富于小孔。小动脉壁缺乏弹力层。在下鼻甲游离缘后端的黏膜下层，毛细血管与小静脉之间形成海绵状血窦（cavernous sinusoids），内有丰富的含血腔隙（图 2-1-2-2）。此外，在黏膜固有层和黏膜下层有很多与免疫机制关系密切的浆细胞、淋巴细胞、肥大细胞、产生溶菌酶的组织细胞、吞噬和溶解细胞的白细胞以及具有修复功能的成纤维细胞。

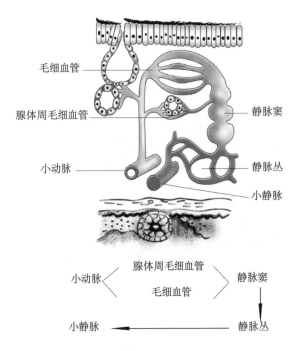

图 2-1-2-2　海绵状血窦结构示意图

（裴士庚）

第三节　鼻呼吸生理

一、呼吸通道

鼻腔是呼吸的通道，正常的鼻呼吸依赖于鼻腔适当的阻力。鼻阻力主要由鼻瓣区各结构造成。鼻瓣区（nasal valve area）即鼻内孔，包括鼻中隔软骨前下端、鼻外侧软骨前端和鼻腔最前部的梨状孔底部。在鼻阻力的作用下，进入鼻腔的气流被分为层流（laminar flow）和湍流（turbulent flow）两部分（图 2-1-3-1）。层流，即气流向后上方呈弧形流向后鼻孔然后散开，此气流为鼻腔气流的大部分，也是肺部进行气体交换的主要部分，它可保证空气与大部分黏膜接触，从而发挥鼻腔的调温、调湿功能；湍流，即气流在鼻阈后方形成不规则漩涡，是吸入气流的小部分，它有利于使空气中的尘埃沉降。

鼻阻力有重要的生理作用。正常鼻阻力的存在有助于吸气时形成胸腔负压，使肺泡扩张和增大气体交换面积，在呼气时气流在前鼻孔和内孔受阻，使气流速度减慢，有利于肺泡气体交换及热量和水汽的回收。因此正常鼻阻力对于保证肺泡气体交换充分进行有重要作用。

鼻腔阻力除由鼻瓣区产生外，还受鼻甲充血状态的影响。正常情况下，两侧下鼻甲充血状态呈现规律的交替性变化，间隔 2～7h 出现一个周期，称为生理性鼻甲周期（physiological turbinal cycle）或鼻周期（nasal cycle）（图 2-1-3-2）。鼻周期并不改变鼻腔的总阻力。其生理意义在于促使睡眠时反复翻身，有助于解除疲劳，也有人认为它可使鼻黏膜在与外界接触的过程中有休息的机会。

鼻阻力可以通过鼻测压计及声发射鼻腔测量计进行定性和定量检查。鼻腔阻力约占呼吸道总阻力的一半，鼻腔阻力的改变直接影响着呼吸功能。鼻阻力降低则肺功能也降低，如萎缩性鼻炎患者反而感到呼吸不适。经口呼吸因气道阻力小，肺泡不膨胀，对婴儿有引起肺不张的危险。同理，腺

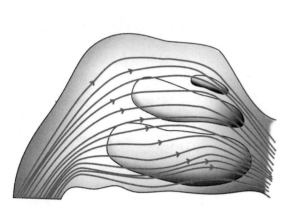

图 2-1-3-1 鼻腔气流（层流）

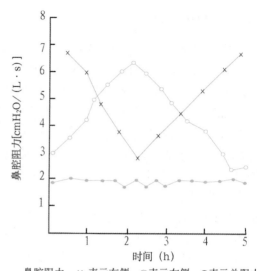

鼻腔阻力：× 表示左侧；○表示右侧；●表示总阻力

图 2-1-3-2 鼻甲周期示意图

样体肥大的儿童常有胸廓发育不良。反之，鼻阻力过大（鼻甲肥大和鼻息肉等），可引起血氧分压降低，二氧化碳分压增高，久之可导致肺心病。

二、加温、加湿功能

鼻甲游离缘的黏膜下层有海绵状血管丛，鼻中隔黏膜血管丰富，它们由于神经反射作用发生收缩与舒张，使吸入鼻腔的气流保持相对恒定的温度。鼻腔温度一般比体温低 3 ~ 4℃，在室温为 10 ~ 30℃时，鼻腔温度经常保持在 33 ~ 34℃。

为保持鼻腔、气管和支气管纤毛的正常活动，并有利于肺泡气体交换，吸入的气体必须有适当的湿度。依赖鼻腔黏膜中的分泌性上皮（如杯状上皮）的分泌物、各种腺体（如黏液腺、浆液腺、嗅腺等）的分泌物以及毛细血管的渗出维持鼻腔的湿度。空气流经鼻腔时，因温度增高，其体积膨胀，吸收湿气量亦随之增加。吸入鼻腔的气体抵达声门下区时湿度可达 98%。据估计 24h 内鼻黏膜排出的液体约 1L，用以提高吸入空气的湿度，防止呼吸道黏膜干燥，并使纤毛运动得以维持。

三、清洁、滤过功能

正常人平均每日吸入空气约 10 000 L，鼻对其的清洁滤过功能包括：①正常人鼻毛及其朝向前外的运动可以过滤吸入气流中的较大粉尘，并使异物难进易出；②进入鼻腔的较小颗粒大部分受湍流作用沉降于鼻腔前部黏膜表面的黏液毯（图 2-1-3-3），小部分随层流与黏膜接触后落入黏液毯中，

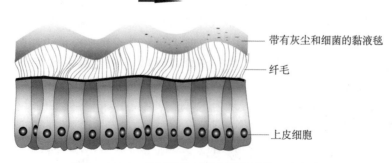

图 2-1-3-3 鼻黏膜的纤毛和黏液毯的运动形式

其中水溶性颗粒可被溶解，非水溶性颗粒及细菌等则借纤毛运动送入咽部咽下或吐出；③反射性打喷嚏排出吸入的异物、颗粒或刺激性气体。

黏液纤毛系统（mucociliary system）是维持呼吸道的清洁和正常生理功能的重要机制。在鼻腔，每根纤毛向鼻咽部方向摆动频率约为 1000 次 / 分，黏液毯以 5mm/min 的速度形成自前向后的流动波，使吸入的灰尘可在 15min 内排出；在鼻窦，纤毛运动的方向一般是朝向自然窦口。黏液毯中的生物活性物质，如溶菌酶、干扰素和分泌性 IgA 等对于维持鼻腔正常清洁功能起重要作用，故鼻腔后段在正常情况下很少发现细菌和病毒。正常人鼻分泌物 pH 为 5.5 ~ 6.5，在微酸环境下溶菌酶的作用最明显，故配制滴鼻剂时以微酸性为宜。过度干燥、寒冷、高温、脓性分泌物、毒性气体、过强酸碱度以及不适当的滴鼻药物均可以影响和损害纤毛运动。

第四节　鼻嗅觉生理

从生物进化的过程来看，嗅觉是最原始的感觉功能之一。进化到了人类，由于嗅觉的觅食、求偶和防卫功能已经消退，故其嗅功能已远不如其他哺乳动物发达。在日常生活中，嗅觉起着识别环境、报警、增进食欲、辅助消化和影响情绪等作用。嗅觉的过程中常伴有记忆、情感和其他心理反应，如某些气味可以引起人们喜欢或厌恶的情绪，可唤起久远的记忆，并伴有味觉的改变等。总之，嗅觉是一个复杂的生理、心理反应。

一、嗅觉系统的组成

嗅觉系统主要由嗅上皮、嗅球和嗅皮层 3 部分组成。每侧鼻腔嗅区黏膜总面积 1 ~ 5cm^2，由 3 种细胞组成：嗅觉感受细胞（olfactory receptor cells）、支持细胞和基底细胞。人的嗅区约有 600 万个嗅觉感受细胞（1 级神经元），嗅觉感受细胞为双极神经元，周围突伸向黏膜表面，末端膨大形成带有纤毛（10 ~ 30 根）的嗅泡，此种纤毛可增加嗅区面积；中枢突无髓鞘，融合成嗅丝（fila olfactoria）后穿过筛板止于嗅球（2 级神经元）。支持细胞规则排列于黏膜嗅觉感受细胞的树突间，起支持作用，而不直接参与嗅觉处理。基底细胞位于黏膜最底层，能分化为嗅觉感受细胞和支持细胞。嗅球（olfactory bulb）位于颅前窝底，是嗅觉通路的第一中转站，嗅球由浅到深可分为嗅神经纤维层、嗅小球层、外丛状层、僧帽细胞层、内丛状层和颗粒细胞层 6 层。由嗅球僧帽细胞和丛状细胞发出嗅束（olfactory tract）至深层嗅觉中枢，引起嗅觉。深层嗅觉中枢包括前嗅核、嗅结节、梨状皮质、杏仁核、杏仁核周区、内嗅区以及额眶皮质等。

二、嗅觉处理过程

平静呼吸时，气流较慢，空气大部分由鼻底通过，只有 5% ~ 10% 的层流气体流经嗅区。在短促用力吸气时，空气呈弧线形向上，以尽量与嗅区黏膜接触。此时，达到嗅区的空气量可达 20%。呼气时气流不通过嗅区，所以闻不到自己呼出气体的气味。

气流中的含气味微粒必须通过亲水的黏液层才能与嗅觉感受细胞发生作用。鼻黏膜内的可溶性气味结合蛋白有黏合和运输气味分子、增加气味分子的溶解度的作用，促进气味分子接近嗅觉感受器，并使嗅细胞周围的气味分子浓度比外周空气中的浓度提高数千倍。气味分子与嗅觉感受细胞上相应的受体结合后，通过嗅上皮的特异性 G 蛋白激活腺苷酸环化酶Ⅲ（adenylyl cyclase Ⅲ），提高细胞内环磷腺苷（cyclic adenosine monophosphate，cAMP）浓度，引起 Ca^{2+} 进入胞内，进而 Ca^{2+} 门控 Cl$^-$通道开放，Cl$^-$外流，膜去极化，形成动作电位（神经冲动）。神经冲动由嗅神经传到同侧嗅球，在不同的嗅小球中交换神经元后传递给僧帽细胞，信息在嗅球中经过空间编码和时间编码后经嗅束传递到大脑皮质，通过解码形成不同的气味感觉。

人类的嗅觉除主要由嗅神经司理外，还有第Ⅴ、Ⅶ、Ⅸ、Ⅹ脑神经的协同作用，其中三叉神的作用尤为重要。三叉神经上颌支的末梢感受器受到某些气味刺激时，亦可引起与嗅觉相似的感觉。这些气味多为有害的或不洁的，且具有较强烈的刺激性，如热胡椒粉、氨气及某些化学制剂等，其所产生的感觉可引起人们的警惕，因而这也是鼻腔的一种保护性功能。

三、嗅觉灵敏度及其影响因素

嗅觉的灵敏度称为嗅阈，不同人的嗅阈可有很大差别。嗅阈可分为最小气味感受阈（minimum perceptible odor，MPO），即引起嗅觉的最小刺激；最小气味分辨阈（minimum identifiable odor，MIO），即能区别某种物质的最小刺激。影响嗅觉功能的因素包括：①性别与年龄：男、女嗅觉敏感性基本相同，但女性在月经期、妊娠期敏感性较高；随年龄增长，嗅觉功能逐渐减退。②局部或某些全身性感染：嗅上皮对病毒非常敏感，极易造成损害。病毒性或细菌性鼻窦炎、流行性感冒、急性病毒性肝炎或麻风病等，都可以导致嗅觉减退或丧失。③局部机械性阻塞：如鼻息肉、鼻肿瘤、肥厚性鼻炎或鼻中隔偏曲等，因妨碍气味分子到达嗅区而导致嗅觉障碍。④其他：如心理状况欠佳、情绪波动、营养和内分泌障碍、精神和神经疾病，以及某些药物和外伤皆可影响嗅觉功能。

受某种气味刺激的时间较长，会暂时失去对该气味的嗅觉，称为嗅适应（olfactory adaptation）。其生理意义在于，动物凭借嗅觉觅食、求偶和发现敌害，但一旦达到这一目的，就没有必要继续保持这一功能了，以免可能影响大脑对其他感觉的专一性。由嗅素刺激开始到嗅适应现象出现的这段时间称为嗅适应时间。嗅适应后，经过一段时间才恢复嗅觉，这个现象称为嗅疲劳（olfactory fatigue）。这一恢复时间称为嗅疲劳时间。电生理学研究证明，嗅素刺激越强，则嗅适应时间越短；某个嗅素引起的嗅适应，只对此嗅素无反应，对其他嗅素仍有正常的嗅觉。嗅疲劳时嗅阈升高。

第五节　鼻腔与鼻窦的其他功能

一、声音共鸣功能

正常情况下，从喉腔发出的声音经过鼻腔时在腔内冲击和回旋可以产生共鸣效应，使声音变得洪亮。必须指出的是，除鼻腔外，鼻窦、鼻咽腔以及颅腔也参与了这种共鸣效应。如有鼻甲肥大、鼻息肉或肿瘤，鼻的共鸣作用改变，发声则呈闭塞性鼻音；如患腭裂、腭肌瘫痪，导致软腭抬举障碍、鼻咽腔不能闭合，发声时气流不断向鼻腔漏出，则呈开放性鼻音。

二、反射功能

鼻腔内神经分布丰富，当鼻黏膜受到机械性、物理性或化学性刺激时，可引起广泛的心血管和呼吸方面的反应。

（一）鼻肺反射和鼻心反射

实验证明，鼻腔阻力增高和化学气体对鼻黏膜的刺激均可引起支气管收缩，从而减少了肺通气量，这种现象称为鼻肺反射（nasopulmonary reflex）。反射弧以鼻黏膜三叉神经末梢为传入支，以广泛分布至支气管平滑肌的迷走神经为传出支，以三叉神经核和迷走神经核为其中枢核团，形成反射弧（图2-1-5-1）。因此麻醉和切断三叉神经可阻断此反射，注射阿托品

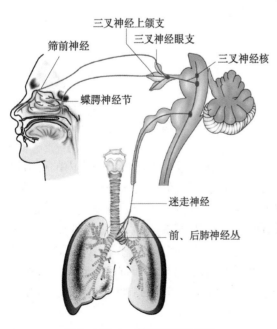

筛前神经
三叉神经上颌支
三叉神经眼支
三叉神经核
蝶腭神经节
迷走神经
前、后肺神经丛

图 2-1-5-1　鼻肺反射示意图

后，反射明显减轻。变应性鼻炎所致的支气管哮喘就是通过此反射引起的，故鼻黏膜普鲁卡因封闭可阻止支气管哮喘。还有一种现象称为鼻心反射（nasocardiac reflex），为鼻腔或后鼻孔堵塞后，支气管张力上升，肺顺应性下降，肺阻力增高，影响肺总量、气流量和肺泡内气体交换，最终使心肺负担增加，并可导致慢性肺源性心脏病和冠状动脉粥样硬化性心脏病等。严重者可出现心肌梗死和脑血管意外，或心动过缓，甚至发生反射性心跳停止。

（二）喷嚏反射

与咳嗽相似，喷嚏反射（sneezing reflex）是一种反射性的保护动作。鼻黏膜的三叉神经末梢受到刺激（如吸入尘埃、刺激性气味、化学气体或致敏花粉等，或强光刺激、体表受凉）后，冲动传至脑桥和延髓，刺激位于第四脑室底部的呼吸中枢，由呼吸中枢发出冲动，产生一系列的反射动作，如深吸气后，悬雍垂下降、舌压向软腭等，然后声门突然开放，使气体从鼻腔和口腔急速喷出，借以清除鼻腔中的异物或刺激物等。同时伴有面部肌肉运动、闭眼、流泪、短暂性鼻分泌物增多、鼻黏膜充血等。

（三）鼻睫反射

鼻睫反射（nasociliary reflex）属副交感神经系统反射。如眼受到刺激，则鼻黏膜可充血、肿胀，鼻分泌物增多；如鼻黏膜受到刺激，则可引起流泪、结膜充血、瞳孔缩小和睑痉挛等。

（四）体表或局部的冷热变化引起的鼻部反应

体表大面积皮肤或局部受凉时，鼻黏膜血管即发生反射性收缩，鼻部温度迅速下降；全身受热时，鼻黏膜则充血、肿胀。

（五）闻及美味可引起胃液分泌

三、免疫功能

鼻黏膜完整的上皮结构构成了呼吸道的第一道机械屏障，可防止有害物质进入黏膜下。此外，鼻黏膜上皮本身具有重要的主动分泌机制，如分泌多种细胞因子等。鼻黏膜上皮还是机体黏膜免疫系统中非常重要的成员之一，鼻分泌物中的 IgG、IgA 和 IgE 水平均较血清中为高。鼻黏膜分泌的 IgA 主要是分泌性 IgA，可预防呼吸道感染，并可能通过在黏膜表面阻断变应原的侵入而预防变态反应性鼻病。正常情况下，鼻黏膜上皮依靠自稳机制处于免疫抑制状态，维持鼻黏膜局部生理功能；当受到外界有害刺激时，通过局部与全身迅速而准确的信号传递与反馈、激活免疫机制，产生相对应的生物活性物质，使局部黏膜处于一种新的平衡之中。变应原刺激鼻黏膜产生变应性鼻炎就是一例。

四、吸收功能

鼻腔吸收药物的功能是一个近年才逐渐受到重视的问题。人类鼻腔黏膜表面积约为 $150cm^2$，呼吸区黏膜表层上皮均有许多微绒毛，可增加药物吸收的有效面积。上皮细胞间有细胞间隙，上皮下层有丰富的毛细血管、静脉窦、动静脉吻合支，并有交织成网状的毛细淋巴管，使吸收的药物可迅速进入血液循环。近年来的临床研究证明，鼻内给药的利用度比口服药高出数倍而接近于静脉注射的利用度。

鼻内给药为用药方法增添了新的途径，并有其一定的优点，如避免了药物对胃肠道的刺激和肝 - 胃肠道对药物的首关作用。与胃肠道的许多部位相比，鼻黏膜对药物的代谢甚为微弱，可提高药物的生物利用度。另外，对某些口服无效，必须静脉或肌内注射的药物，可采用鼻内给药的方法，以减少对患者的创伤。但必须注意药物对鼻腔黏膜的刺激性和其他鼻毒性，切忌滥用。

五、鼻窦的生理功能

鼻窦也参与呼吸生理，但由于出入鼻窦的空气量仅占鼻窦容量的千分之一，故其呼吸生理作用微乎其微。因鼻窦无嗅黏膜，故无嗅觉功能。但因鼻窦黏膜与鼻腔黏膜连续，鼻窦也具有鼻腔的某些生理功能，如细胞分泌、共鸣作用等。此外，鼻窦腔在减轻头颅重量、维持头部平衡、缓冲外来冲击和保温绝热方面起重要作用。

（魏永祥）

第二章　鼻部检查方法

概　述

鼻部一般检查法是鼻科检查法的基础，鼻内镜检查法、鼻影像学检查及鼻科各种功能检查法，包括鼻通气功能检查、嗅觉功能检查近年来进展迅速，已成为临床诊断鼻部疾病不可缺少的手段。

鼻部检查方法在各种鼻病的诊断和治疗中至关重要。鼻腔、鼻窦的疾病常与某些全身性疾病互为影响，故应重视患者的全身和局部症状。鼻部疾病常见的症状包括鼻塞、流涕、鼻出血、局部疼痛和头痛、打喷嚏、嗅觉障碍、鼻音、面部隆起等。医生需了解患者的现病史、过去史（如手术和外伤史）、家族史和个人史（职业及是否吸烟）。询问病史的同时应注意其有无开放性或闭塞性鼻音，其呼气有无臭味。还需指出，因鼻腔、鼻窦的某些疾病可波及眶内，检查时尚需注意有无眼部体征。

第一节　外鼻与鼻腔检查

外鼻与鼻腔检查时，依其病情、合作程度和检查治疗的要求，可分别采取坐位、半卧位。通常使受检者面对检查者端坐，上身稍前倾，头颈放松以便随检查者需要作适当调整。不合作的小儿需由家长抱着固定位置，姿势如图 2-2-1-1。

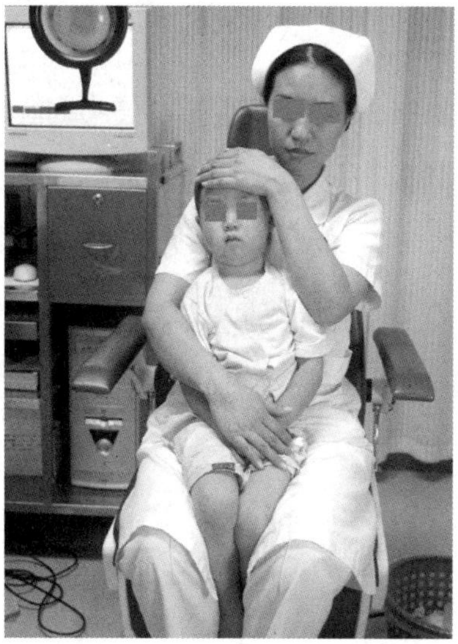

一、外鼻的检查

（一）视诊

鼻梁歪斜、单侧鼻背塌陷可见于鼻骨骨折。鼻梁低凹（鞍形鼻）可由于鼻中隔软骨受损所致。鼻背增宽可与慢性筛窦炎有关。鼻翼平直、鼻尖窄小、外鼻孔细长，见于长期闭塞、经口呼吸者。皮肤红肿多为皮脂腺感染。鼻孔周围皮肤充血潮红提示患者有鼻漏过多，多见于小儿鼻炎。内眦皮肤红肿多见于小儿急性筛窦炎，内眦、眶内上角、面部等部位隆起、肿胀常和该部位相应的鼻窦囊肿、肿瘤有关。

图 2-2-1-1　儿童检查方式

（二）触诊

鼻尖或鼻翼有显著疼痛，提示有鼻疖或急性鼻前庭炎。鼻梁触痛可见于急性鼻中隔脓肿。鼻背触诊可测知两侧鼻骨位置是否对称，骨折时一侧下陷并有触痛，还可有骨摩擦音。面部隆起触之若乒乓球感者多为相应部位的鼻窦囊肿，而触之较硬者多为骨瘤或骨纤维异常增殖症。

（三）叩诊

额窦前壁叩击痛见于急性额窦炎，鼻梁叩击痛是鼻中隔脓肿特征之一。

二、鼻腔的检查

（一）鼻前庭检查

受检者头稍向后仰，检查者以拇指将鼻尖抬起并左右活动，观察鼻前庭皮肤有无红肿、糜烂、溃疡、疖肿、肿块、皲裂、结痂以及鼻毛脱落等。对于鼻孔狭窄、鼻翼塌陷等患者也可使用前鼻镜(anterior rhinoscope)检查法。

（二）固有鼻腔检查

1. 前鼻镜检查法　观察固有鼻腔时应行前鼻镜检查，以便从前鼻孔观察鼻内变化。检查者左手执前鼻镜，右手扶持受检者的额部，调节受检者的头位，或手持枪状镊做必要的检查操作，如向鼻腔填入麻黄碱棉片收缩鼻甲等（图2-2-1-2）。

检查者手持大小合适的鼻镜，先将前鼻镜的两叶合拢，与鼻腔底平行伸入鼻前庭，勿超过鼻阈，然后将前鼻镜的两叶轻轻上下张开，抬起鼻翼，扩大前鼻孔（图2-2-1-3），然后按下述3种头位顺序检查（图2-2-1-4）。第一头位：患者头面部呈垂直位或头部稍低，观察鼻腔底、下鼻甲、下鼻道、鼻中隔前下部分及总鼻道的下段，有时可见到鼻咽部及软腭的运动；第二头位：患者头稍后仰约30°，检查鼻中隔和总鼻道的中段以及中鼻甲、中鼻道和嗅沟的一部分；第三头位：头部继续后仰30°，检查鼻中隔的上部、中鼻甲前端、鼻丘、嗅沟和中鼻道的前下部。前鼻镜检查不能窥见上鼻甲和上鼻道。

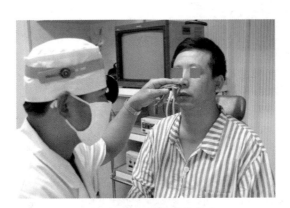

图2-2-1-2　前鼻镜检查法

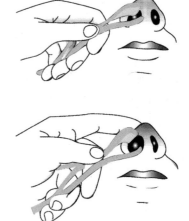

图2-2-1-3　前鼻镜使用法

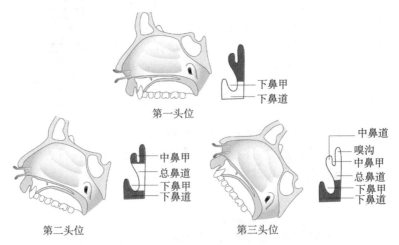

图2-2-1-4　前鼻镜检查的3种头位

检查鼻腔时，应注意鼻黏膜的颜色，有无充血、水肿、干燥以及鼻甲的大小、形态，鼻中隔有无偏曲、穿孔、骨嵴或骨棘，黏膜有无糜烂、溃疡、出血点及血管曲张。此外，应注意鼻腔内有无分泌物及其性质、位置，有无新生物或异物。正常的鼻腔，其黏膜呈淡红色、光滑、湿润，探针触之柔软、有弹性。正常鼻甲呈特殊的几何构型，3 个鼻甲及其与鼻中隔之间均有一定距离。各鼻道无分泌物积聚。下鼻甲与鼻底、鼻中隔并不相贴，有 2 ～ 3mm 宽的缝隙。判断下鼻甲大小时应注意和患者的主诉及症状相结合。

鼻黏膜充血呈鲜红色，见于急性鼻炎。鼻黏膜呈暗红色、无光泽多见于慢性鼻炎、鼻窦炎、药物性鼻炎。鼻黏膜苍白水肿或呈淡蓝色，是变应性鼻炎的表现。有时一侧黏膜充血而另一侧颜色较淡，多与鼻周期有关。如以 1% 麻黄碱收缩鼻黏膜后肿大的下鼻甲体积无明显变化，则提示为慢性肥厚性鼻炎或药物性鼻炎。正常中鼻甲比下鼻甲小，黏膜颜色略淡。中鼻甲黏膜肿胀、肥大或息肉样变往往是鼻窦炎的特征。应根据中鼻道的情况判断中鼻甲是否肥大，病理性中鼻甲肥大可使中鼻道缝隙消失。下鼻甲萎缩时中鼻甲可肥大，有人认为是代偿性肥大。

正常的鼻中隔可有一定程度的偏曲，只有引起临床症状者方称为病理性鼻中隔偏曲。有时在相当于中鼻甲水平的鼻中隔两侧有黏膜增厚，称为中隔黏膜结节，系腺体团块及血管海绵样组织。

鼻内分泌物的性质和位置可有助于诊断。总鼻道内的水样浆液性分泌物见于急性鼻炎早期、变应性鼻炎；较多浆黏液性分泌物见于血管运动性鼻炎；而慢性鼻炎则为少量黏液性分泌物。总鼻道的脓性分泌物可见于急性鼻炎的恢复期；中鼻道的脓性分泌物提示鼻窦的化脓性感染。中鼻道前端出现脓性分泌物，多为额窦炎症；中部有脓，多为前组筛窦感染；中部稍后有脓，多为上颌窦炎。嗅沟部出现脓液则考虑为后组筛窦或蝶窦的感染。脓液的位置一般与各鼻窦窦口的位置有关。

2．后鼻镜检查法　后鼻镜（又称间接鼻咽镜）检查可弥补前鼻镜的不足，利用其可经口腔检查后鼻孔、鼻甲和鼻道的颜色、形态和分泌物等。后鼻镜检查方法详见第三篇第二章第二节。

第二节　鼻内镜检查

鼻内镜（nasal endoscope）以其多角度、视野广的特点，可完成上述对鼻腔内各个部分更细致的检查。此外，经下鼻道上颌窦钻孔术可将鼻内镜引入上颌窦内直接观察窦内各壁及其自然开口。还可通过鼻内镜的引导取活体组织进行病理检查，吸取窦内的分泌物进行细菌和细胞学研究，并可对出血部位进行电凝或激光止血。

一、硬质鼻内镜检查法

此为目前临床上最为常用的检查法。一套完整的鼻内镜可包括 0° 和侧斜 30°、70° 及 110° 等多种视角镜，镜长 20 ～ 23cm，外径 2.7mm 和 4.0mm（图 2-2-2-1），同时配有冲洗及吸引系统、冷光源、视频编辑系统（供做图像摄取及图文处理）等。使用时先用 1% 麻黄碱滴鼻液棉片收缩鼻黏膜，再以 1% 丁卡因行黏膜表面麻醉，按顺序逐一部位检查。

（一）鼻腔内镜检查法

1．适应证

（1）部位不详的鼻出血。

（2）查找异常分泌物的来源。

（3）鼻腔、鼻咽腔早期新生物的定位并可在直视下取病变组织。

（4）颅底骨折的定位。

（5）脑脊液鼻漏的瘘孔定位。

（6）鼻黏膜表面形态与功能的研究，例如通过鼻内镜监视下直接观察有色颗粒在鼻黏膜表面运行的情况来判断纤毛系统的功能。

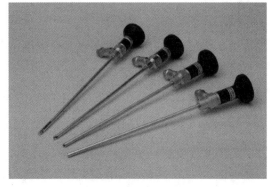

图 2-2-2-1　鼻内镜

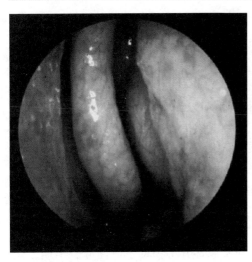

图 2-2-2-2　正常鼻内镜图像

2．检查方法　患者取坐位或半卧位，用 1% 麻黄碱加少量 1% 丁卡因棉片做鼻黏膜表面麻醉。观察顺序：①第一步，观察下鼻甲表面、下鼻道和鼻中隔。通常使用 0° 镜从鼻底和下鼻道进镜，从前向后逐步观察。②第二步，观察中鼻甲、中鼻道、鼻咽侧壁及咽鼓管口、咽隐窝、蝶筛隐窝。多使用 30° 或 70° 镜从鼻底直达后鼻孔，观察鼻咽侧壁及咽鼓管口、咽隐窝；然后退镜，以下鼻甲上表面为依托，观察中鼻甲前端和下缘，进镜观察中鼻道和额窦、前组筛窦、上颌窦的开口；继续进镜到中鼻甲后端，将镜面外转 35° ~ 40° 即可观察蝶筛隐窝、蝶窦开口和后组筛窦的开口。③第三步，观察鼻咽顶、嗅沟、上鼻甲和上鼻道，多使用 70° 镜。检查鼻咽顶时，先进镜至后鼻孔观察鼻咽顶；于中鼻甲与鼻中隔之间进镜观察上鼻甲与上鼻道；也可从中鼻甲后端观察上鼻甲与上鼻道。④第四步，观察后鼻孔。使用 110° 鼻内镜从鼻底进镜直达后鼻孔进行观察。

在行鼻腔内镜检查时，应注意鼻腔及鼻咽各壁黏膜表面的形态（图 2-2-2-2；彩图 2-2-2-2），有无充血、水肿、干燥、萎缩、溃疡、出血点或局部团块血管扩张；新生物的形态、生长特征、范围和原发部位；异常分泌物的来源、性质、色泽、黏稠度；各鼻旁窦开口及附近的状态，注意有无窦口积脓、炎性肿胀、息肉变或新生物生长。遇有可疑新生物时应及时取活检。

（二）鼻窦内镜检查法

1．上颌窦内镜检查法　经下鼻道前端行上颌窦钻孔，将各种角度的内镜依次经套管插入上颌窦内进行观察，也可采用经尖牙窝入路。

2．蝶窦内镜检查法　以中鼻甲后端为标志，在鼻中隔与上鼻甲之间寻找蝶筛隐窝。蝶窦开口位于该隐窝顶部附近。此时仅能对蝶窦开口及其周围的情况进行观察。如欲了解窦内情况，可于蝶窦开口下方靠近鼻中隔处行蝶窦穿刺术，再插入内镜观察窦内情况。

3．额窦内镜检查法　①鼻外眉弓进路：于眉弓内侧相当于额窦底部做一个 1.0cm 横行切口，用环钻在额窦前下壁钻通额窦，插入鼻内镜进行检查。②鼻内筛窦进路：如额窦在隐窝处开口，可使用 70° 内镜于中鼻道前上方找到额窦开口；如额窦向前上筛房引流，则应先做前筛切除术，再插入 70° 内镜进行观察。

行鼻内镜检查时，需对鼻腔内的解剖情况有全面而细致的了解，以减少手术并发症。如果操作盲目或失误，则会出现眼部、鼻部或颅内的并发症，如眶内血肿、泪道损伤、鼻腔粘连、鼻出血、脑脊液鼻漏、脑膜炎等。

二、软质鼻内镜检查法

为冷光源纤维导光鼻内镜，管径很细，可在表面麻醉下经前鼻孔送入鼻腔，术中内镜末端可随需要弯曲，进入中鼻道、半月裂孔、钩突、筛漏斗等处，可观察上颌窦、额窦、筛窦和蝶窦的自然开口及其附近的病变。但此法没有硬质鼻内镜检查方便。

第三节　鼻功能检查

鼻具有许多生理功能，其中主要是呼吸功能、黏液纤毛清除功能和嗅觉功能等。临床上的鼻功能检查常需对上述功能指标加以测定，以全面了解鼻的功能状态。

一、通气功能检查法

通气功能检查的目的主要是判定鼻气道阻力大小、鼻气道狭窄部位、鼻气道有效通气横截面积等，对判定病情、指导治疗方案均有重要作用。

（一）鼻测压计

鼻测压计（rhinomanometer）用于测定呼吸时气流在鼻腔的阻力。借助鼻测压计，将压差和流速的关系描成曲线，称为压力流速曲线（pressure-flow curve）（图2-2-3-1）。正常人鼻阻力是196～294Pa[2～3cmH$_2$O/（L·s）]。鼻腔有阻塞性病变时，鼻阻力升高；萎缩性鼻炎或鼻甲切除过多导致空鼻症（nose empty syndrome）时，鼻阻力明显降低。鼻阻力的大小取决于鼻腔气道最狭窄处的横截面积，即鼻腔有效横截面积（nasal effective cross-sectional area，NECA），故临床多测定NECA。成人NECA值为0.52±0.17cm^2，儿童为0.4±0.12cm^2。

（二）声反射鼻测量计

声反射鼻测量计（acoustic rhinometry）的基本原理是声波管发出的声波经鼻探头进入鼻腔，随鼻腔横截面积的不同而产生相应的反射，其反射部分和反射率经过分析处理，确定了以距前鼻孔不同距离为函数的鼻腔横截面积，称为鼻腔面积距离曲线。鼻声反射对观察鼻腔空间结构变化具有较高的特异性和灵敏度，因此经常用于鼻周期研究和鼻部疾病诊疗中。

正常声反射鼻测量曲线可见曲线在鼻腔前部显示有两个明显狭窄处。第一狭窄处为鼻内孔位置，第二狭窄处为下鼻甲前缘位置。健康人鼻腔最小横截面积位于鼻腔前部，曲线从前向后呈渐高趋势（图2-2-3-2）。

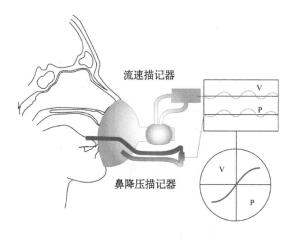

图2-2-3-1 鼻测压计模式图
V：速度；P：压力

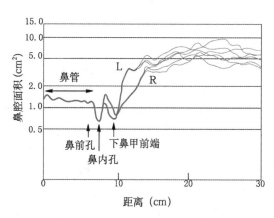

图2-2-3-2 正常声反射鼻测量曲线
L：左鼻腔曲线；R：右鼻腔曲线

鼻腔段曲线突然显著增高见于鼻中隔穿孔及萎缩性鼻炎患者，曲线增高程度与鼻中隔缺损面积或鼻甲萎缩程度相关。鼻腔段曲线突然显著降低见于鼻炎、鼻息肉等鼻腔增生性疾病及鼻阈狭窄。曲线后段显著增高见于腭裂。曲线后段低平见于腺样体肥大、阻塞性睡眠呼吸暂停低通气综合征、鼻咽癌等鼻咽部增生性疾病。总之，曲线的变异位置与鼻腔或鼻咽部病变位置基本一致。

二、鼻自净功能检查法

鼻自净功能检查法（self-cleaning function test of nose）主要通过对鼻黏液纤毛传输系统的检查来判定鼻的自净功能。糖精试验（saccharin test）经常使用，取直径0.5mm的糖精颗粒，置于下鼻甲上表面距鼻甲前端0.5cm处，嘱受检者每15s吞咽一次，当其感到咽部有甜味时立即报告，从放置糖精颗粒到感到咽部有甜味的时间即为糖精受黏膜纤毛推动由前向后的移行时间。以细卷棉子由前鼻孔插至咽后壁，测量糖精放置处至咽后壁的距离，以此距离除以移行时间即为鼻黏液纤毛的传输速度。成人正常值为 3.85 ~ 13.2mm/s，平均为 7.82mm/s。当鼻腔有炎症时可使黏液纤毛传输速度减慢。

三、嗅觉功能检查法

（一）主观嗅觉检查法

此类方法简单易行，但主观随意性大，结果不够可靠。

1. 嗅瓶试验（smell bottle test） 是将含有 5 种常见气味的溶液（如蒜、醋、香精、酒精、煤油等）分别装于形状相同的 5 个褐色小瓶中。检查时，检查者手持小瓶嘱受检者以手指按闭一侧鼻孔，另一侧鼻孔嗅之，并说明各瓶的气味；然后再以同法测试对侧。能嗅出全部气味者为嗅觉存在。只辨出 2 种以下者为嗅觉减退。由于其采用的某些气味的溶液会刺激三叉神经，因此不能保证准确性，临床上应用较少。

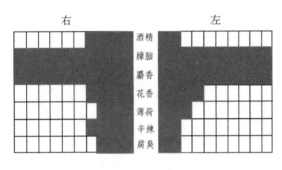

图 2-2-3-3 嗅谱图

2. 嗅阈检查（smell threshold test） 是以多数人可嗅到的最低嗅剂浓度为一个嗅觉单位，选出 7 种嗅剂，将每种嗅剂按 1 ~ 10 嗅觉单位配成 10 瓶，共配成大小相同的 70 个褐色瓶。让受检者依次嗅出各瓶气味，测出其最低辨别阈。也可以 7 × 10 小方格绘出嗅谱图，使结果更为直观（图 2-2-3-3）。

3. T&T 嗅觉计检查法（T&T olfactometer test） 将 5 种嗅素（玫瑰花香味、焦味、腐败味、水果香味、粪臭味）分别以每次 10 倍的梯度对嗅素进行稀释，取其中的 8 个浓度，分别用 5、4、3、2、1、0、−1、−2 表示。实验者拿试纸的一端，浸入嗅素约 1cm，置于受试者鼻孔下方 1 ~ 2cm 处闻味，按低浓度到高浓度的顺序进行检测，从而测试其察觉阈和识别阈，此法可定量判断嗅觉损害的程度。

4. 标准微胶囊嗅功能检查法 取 40 种嗅素分别装于微胶囊内，按不同气味把它们编排在 4 本小册子内，在每页上印有 4 项多选答案，患者可用指甲或铅笔划破胶囊，自行测试，每答对 1 种气味计 1 分，根据计分标准，评价嗅觉功能。此法使用简便，不需检查的空间环境或设备。

5. 静脉嗅觉检查法 静脉注入新维生素 B_1 或其他药物可以产生嗅觉反应。方法是将新维生素 $B_1$10mg（2ml）于 20s 内匀速注入右肘正中静脉，受试者平静呼吸，稍候即可闻到蒜臭味，从注射开始到出现气味的一段时间称为潜伏期，正常为 8 ~ 9s；此后到新维生素 B_1 臭味消失的时间，正常为 60 ~ 80s。嗅觉障碍者潜伏期延长，持续期缩短。由于静脉给予的嗅刺激高于正常阈值 10 000 倍，故阴性结果可被认为嗅觉完全消失。此法有时可用于中枢神经性嗅觉障碍的鉴别。此外，该检查还有助于判断预后，静脉嗅觉检查阳性者，有 80% ~ 90% 嗅觉功能障碍能治愈或有明显改善。而阴性者只有 40% 的患者能有改善，几乎无治愈者。

（二）客观嗅觉检查法

此类方法技术要求较高，但结果客观、准确且灵敏。

1. 呼吸阻力测定 把鼻腔空气流量对嗅刺激物引起的呼吸反应作为试验参数，采用鼻通气测量计测定嗅素对呼吸阻力的影响。试验证明，经异戊酸（isovaleric acid）嗅素刺激后所产生的强烈嗅觉会引起呼吸阻力增加，由此推断测定呼吸阻力可以作为嗅觉的客观检查方法。

2. 嗅性诱发电位（olfactory evoked potentials，OEP） 系由气味剂或电脉冲刺激嗅黏膜，在头皮特定部位记录到的特异性脑电位。由气味剂刺激诱发者亦称嗅性相关电位（olfactory event-related potentials，OERP）。与电刺激相比较，应用化学刺激更接近嗅觉生理，近年来的研究也主要集中于

OERP。OERP 各波根据其正负极性和出现顺序分别命名为 P1、N1、P2、N2、P3，P1 和 P3 波不常出现。OERP 可应用于：①嗅觉障碍的诊断，尤其是对于婴幼儿、脑损伤患者的嗅觉水平的检查；②在某些可能引起嗅觉功能障碍的手术中监测嗅觉功能，以及术后客观评价手术效果；③嗅神经母细胞瘤、帕金森病、阿尔茨海默病、Kallmann 综合征、多发性硬化等疾病的辅助诊断；④此外，OERP 还是目前检测诈病的最有效方法。且已有研究表明，应用嗅性诱发电位检查嗅觉障碍比应用主观的嗅觉功能检查方法更灵敏。

3. 功能性磁共振成像（functional magnetic resonance imaging，fMRI）和 PET　应用 PET 对人嗅觉在脑内的定位和分布进行研究，可描绘嗅觉系统的功能变化，但因 PET 需用放射性物质，受检者可能遭受超量辐射。相比之下，fMRI 是研究活体人脑解剖的一种非放射性高分辨的方法。通过对嗅皮质的磁共振成像的研究，发现在进行嗅味刺激时，两侧大脑半球的颞叶和额叶交接处，相当于梨状皮质、两侧眶额皮质和下中额叶的脑血流明显增加，其结果与用 PET 直接描绘嗅觉系统变化的结果一致。

第四节　鼻与鼻窦影像学检查

一、普通 X 线检查法

从 X 线平片上可了解窦腔形态，有无黏膜增厚，占位性病变、窦壁完整与否，对诊断鼻窦炎症、窦内新生物、外伤以及受累的邻近器官（眼眶、颅内）病变有重要帮助。根据检查目的，受检者须采取不同体位摄取平片。

1. 鼻颏位（nose-chin position）　亦称华特位（Water position），患者鼻颏贴片，中心射线向足侧倾斜 15°，自后向前通过鼻尖投射片上。主要用于检查上颌窦，也可显示筛窦、额窦、鼻腔和眼眶。

2. 鼻额位或枕额位（occipital-frontal position）　亦称柯德威尔位（Caldwell position），患者鼻额贴片，中心射线向足侧倾斜 15°，自后向前通过鼻尖投射片上。主要用于检查额窦和筛窦，也可显示上颌窦、鼻腔和眼眶。

3. 必要时尚可加拍侧位（从侧面观察各鼻窦、蝶鞍及鼻咽）、视神经孔位（观察筛窦及蝶窦，亦可检查额窦及眶尖）、颅底位（观察蝶窦、上颌窦后壁、颅底、鼻腔及鼻咽）等。

二、CT 检查

CT 是诊断鼻腔、鼻窦疾病首选的影像学检查方法。常用冠状位和水平位（轴位）两种方法。能够清晰显示窦口鼻道复合体的解剖结构和解剖变异，对术者有实际指导作用；后者可以显示筛窦的前后关系，筛窦与蝶窦的解剖特点及其与视神经的关系。利用窗口技术可以较为理想地显示病灶，配合血管内注射造影剂的 CT 增强扫描有助于区别正常组织和病变组织，临床上应依据患者实际情况决定使用何种检查方法（图 2-2-4-1，图 2-2-4-2）。

三、MRI 检查

MRI 可不受骨伪影的干扰，对软组织的辨认能力优于 CT，能准确判断鼻、鼻窦肿瘤的位置、大小及浸润程度，并能详细观察肿瘤与周围软组织、淋巴结的解剖关系，由于血管内流动的血液使磁共振信号丢失所产生的"流空效应"，使得 MRI 能准确反映出肿瘤与血管的关系。

四、影像导航系统简介

常规影像学检查可为临床提供重要的资料，但无法动态跟踪及解决手术中所遇到的解剖定位困

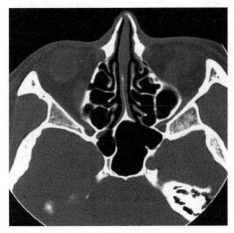

图 2-2-4-1　正常鼻窦 CT 像（轴位）

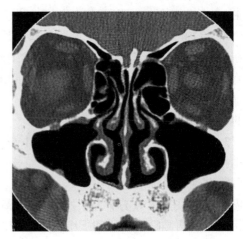

图 2-2-4-2　正常鼻窦 CT 像（冠状位）

难等问题，于是影像导航系统（image-guidance system）应运而生。其方法为将手术前 CT 检查所获数据输入导航系统，重建三维模型，并在三维模型上选择位点，术中利用这些位点建立其与患者实际解剖位点之间的对应关系。建立这种一一对应点的过程称之为配准。配准的成功与否直接关系到导航的精确度。目前有 4 种类型的导航系统，即声导型、机械臂型、电磁感应型和光感应型。

（魏永祥）

第三章 鼻先天性疾病及畸形

概　述

鼻先天性疾病患病率较低，本章主要讲解外鼻先天性畸形和先天性后鼻孔闭锁的临床表现及治疗。

第一节　外鼻先天性畸形

外鼻先天性畸形多因胚胎期各面突在形成鼻和面部过程中发育障碍所致。因此外鼻先天性畸形常合并面部先天性畸形。

一、缺鼻

胚胎期鼻额突和嗅囊不发育或仅一侧发育，即发生全缺鼻畸形或半缺鼻畸形，因此缺鼻（arhinia）畸形可表现为外鼻缺如或半缺如。缺鼻畸形者需手术整形。

二、额外鼻孔及双鼻

如胚胎期鼻额突下缘额外出现 1～2 个鼻窝，则发生额外鼻孔（extra nasal pit）畸形或双鼻（birhinia）畸形。这类畸形可合并后鼻孔闭锁、唇裂或齿槽裂。额外鼻孔畸形表现为鼻背增宽及内眦距增宽，两侧前鼻孔上方（鼻尖处）有一额外鼻孔（图 2-3-1-1）或表现为鼻背中线裂沟。双鼻畸形则表现为两个外鼻、4 个前鼻孔，呈上下或左右排列（图 2-3-1-2）。可行整形手术，将双鼻合为单鼻。

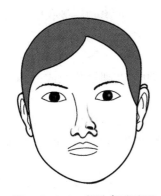 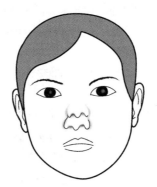 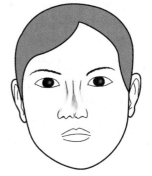

图 2-3-1-1　额外鼻孔畸形　　　　　　　　图 2-3-1-2　双鼻畸形

三、驼鼻

驼鼻由鼻骨与软骨交接处发育异常所致，驼鼻（hump nose）畸形常合并鼻尖下垂。表现为外鼻较长，鼻梁上有驼峰状隆起，鼻尖微向上唇弯曲形似鹰嘴，可行整形手术。

先天性歪鼻（deflected nose，wry nose），表现为鼻梁弯曲和鼻尖偏向一侧，常合并鼻中隔偏曲。主要症状包括鼻塞、鼻出血、鼻分泌物增多和反射性头痛等，是由鼻中隔偏曲所致，如伴鼻窦口阻塞可出现鼻窦炎的相应症状和体征。根据畸形的特征和范围选择不同的整形术式。

四、鼻背中线皮样囊肿与鼻瘘管

在胚胎期鼻额突与内侧鼻突融合形成外鼻的过程中，外胚层组织遗留其中，发展成鼻背中线皮样囊肿（nasal median dermoid cyst），若囊肿有窦道穿通于皮肤表面，则称为鼻瘘管（nasal fistula），可继发感染。早期可因囊肿发展缓慢而无症状。故此畸形可见于新生儿，亦可见于儿童，甚至成人。手术彻底切除囊肿与瘘管方可治愈。如切除组织范围较大或术后瘢痕形成发生畸形者，则需整形手术。有感染者应控制感染后再手术。

五、前鼻孔闭锁及狭窄

在胚胎 2 ～ 6 个月时，前鼻孔暂时为上皮栓阻塞，若 6 个月后上皮栓不溶解消失或溶解不完全，则在前鼻孔形成膜性或骨性间隔，可单侧，亦可双侧发生。闭锁多为膜性，厚 2 ～ 3mm，位于鼻缘向内 1 ～ 1.5cm 处。此畸形双侧者危及新生儿生命。治疗：先用粗针头刺破闭锁膜，再置入一适度大小的硅胶管并固定，以做扩张之用。需手术者，先切除闭锁组织，充分扩张前鼻孔，然后植皮修复，封闭创面，置入硅胶管持续扩张 6 个月以上。

第二节　先天性后鼻孔闭锁

先天性后鼻孔闭锁（congenital atresia of posterior naris）为一种少见的畸形，有家族遗传性。

【病因】 在胚胎第 6 ～ 7 周时，颊 - 鼻膜应自行吸收破裂，形成原始后鼻孔。若颊 - 鼻膜间质组织较厚，未能被吸收穿透，则在原始后鼻孔的部位形成闭锁的隔。这一"颊 - 鼻膜未自行破裂学说"已为多数学者认可。闭锁隔约 90% 为骨性或混合性（骨和软骨构成），膜性者少见。闭锁隔厚 1 ～ 12mm，但多为 2mm 左右，周边厚，中央薄，有时中央可有小孔。膜性者可菲薄如纸。闭锁的程度有单侧、双侧、完全或部分闭锁，但以双侧者多见。

【临床表现】 新生儿难以用口呼吸，故双侧后鼻孔闭锁者出生后即有严重呼吸困难，呈周期性加重，即每于吮奶或闭口时呼吸困难加重，拒绝吮奶。哭啼张口时症状改善或消失，再次吮奶或闭口时症状又复出现。严重者可发生窒息，危及生命。若幸存者，需到 4 周以后才逐渐习惯用口呼吸，但在吮奶时仍有憋气，需再过一段时间才能学会呼吸和吮奶的交替动作。单侧后鼻孔闭锁者平时可无症状，但吮奶时可出现气急。双侧后鼻孔闭锁者因吮奶困难可伴营养不良和吸入性肺炎。患者可合并其他畸形。

【诊断】 双侧后鼻孔闭锁者症状典型，不难诊断。单侧后鼻孔闭锁者则易疏忽或遗漏。经鼻内镜检查及 CT 扫描即可确诊。

【鉴别诊断】 应与之鉴别的疾病有先天性鼻咽闭锁、新生儿窒息、鼻后孔息肉、腺样体肥大、先天性心脏病、胸腺肥大症、先天性鼻部皮样囊肿、后鼻孔或鼻咽部肿瘤，以及局部的炎症或异物、鼻腔或鼻咽粘连、脑膜脑膨出、先天性颌小畸形等。

【治疗】 对双侧先天性后鼻孔闭锁重症婴儿的救治原则是立即建立经口呼吸通道，尽快行后鼻孔闭锁成形术。手术前行 CT 扫描以确定闭锁的位置、闭锁隔性质（骨性或膜性）以及与毗邻结构的解剖关系。鼻内镜下经鼻腔后鼻孔闭锁成形术视野清晰、损伤小，并可双侧同时手术，适用于任何年龄的患者。

（陶泽瑝）

第四章　外鼻与鼻前庭疾病

概　述

外鼻与鼻前庭疾病较为常见，以感染性疾病与皮肤过敏性炎症为主。一般采用局部治疗，但面部危险三角区的急性感染可引起较为严重的海绵窦血栓性静脉炎等并发症，应全身应用抗生素，并严防局部挤压。

第一节　鼻前庭炎

鼻前庭炎（nasal vestibulitis）是鼻前庭皮肤的弥漫性炎症，分急性和慢性两种。

【病因】　多因鼻分泌物刺激引起，故易发生于各种类型的鼻炎、鼻窦炎和鼻腔以及鼻窦肿瘤等患者。此外，长期受烟草、皮毛、石棉、水泥等有害粉尘的刺激以及好挖鼻者也易罹患本病。

【临床表现】　急性者在鼻前庭内可见皮肤红肿或浅表糜烂，患者感鼻内疼痛。慢性者鼻毛稀少，皮肤增厚、皲裂或结痂，常影响呼吸，并感鼻内发痒、灼热、干燥及异物感。

【诊断】　根据上述临床表现，即可确诊。但应与鼻前庭湿疹和鼻部特殊感染等疾病鉴别。

【治疗】　祛除病因。急性期热敷局部，亦可用红外线或氦-氖激光照射。局部的痂皮或脓液用3%过氧化氢溶液清除，再涂以2%黄降汞软膏或5%氧化氨基汞软膏；渗出多者，涂以5%氧化锌软膏；皮肤糜烂或皲裂者可选用10%～30%硝酸银烧灼，再涂以抗生素软膏。全身酌情使用抗生素。

第二节　鼻前庭湿疹

鼻前庭湿疹（eczema of nasal vestibule）是鼻前庭一种具有渗出倾向的皮炎反应。可分为急性和慢性两类。

【病因】　湿疹属过敏性疾病，多与鼻腔分泌物长期刺激有关，某些药物或化妆品的局部刺激亦可致敏。

【临床表现】

1. 急性湿疹　鼻前庭皮肤有红斑、水肿，界线不清楚，继之出现针头大小的红色丘疹、水疱，瘙痒难忍。搔抓后发生糜烂、渗液、松香色痂皮；如合并感染而形成脓疱，则痂皮为黄绿色或污褐色。

2. 慢性湿疹　主要表现为鼻前庭皮肤增厚、充血或皲裂，表面粗糙，覆盖以糠皮样鳞屑或痂皮。

【诊断】　根据病史、病程、皮损的多形性、弥漫性、对称性分布、容易复发和瘙痒等特点即可确诊，但应与鼻前庭炎鉴别。

【治疗】　局部避免刺激，忌用热水烫、肥皂洗及搔抓。可服抗组胺药，必要时短期口服小剂量泼尼松。有感染者可选用抗生素。急性湿疹局部可用炉甘石洗剂、地塞米松乳剂和氧化锌糊剂等湿敷。慢性湿疹可用氟轻松软膏或地塞米松乳剂等。

第三节　鼻　疖

鼻疖（nasal furuncle）指鼻前庭毛囊、皮脂腺或汗腺的局限性化脓性炎症，多为单侧性，可发生

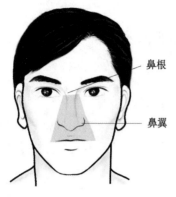

图 2-4-3-1 面部危险三角区

于鼻尖或鼻翼。

【病因】 多因挖鼻损伤鼻前庭皮肤引起。致病菌以金黄色葡萄球菌最常见。糖尿病和抵抗力低者易患此病。

【临床表现】 初起局部异常疼痛，有灼热感。继之，鼻翼和鼻尖部发热、红肿，并有显著触痛，可伴有发热和全身不适。检查时可见一侧鼻前庭内有丘状隆起，周围发硬、发红；疖肿成熟后，顶部可见黄色脓头，溃破则流出脓液；多在起病 1 周后自行穿破而愈。疖肿可多发。严重病例可引起上唇及面颊蜂窝织炎。

【并发症】 因鼻疖位于面部危险三角区内（图 2-4-3-1）。如处理不当，可引起海绵窦血栓性静脉炎。此时患者有寒战、高热、头剧痛、患侧眼睑和结膜水肿、眼球突出固定甚或失明及视盘水肿等临床表现。若不及时治疗，1 ~ 2 日后可波及对侧，严重者常危及生命。另外，还可并发眶内感染。

【诊断】 根据临床表现即可确诊。对屡发者应注意是否伴有糖尿病。

【治疗】 鼻疖切忌挤压，早期禁切开引流，以免炎症扩散。全身早期用抗生素以防止并发症。若鼻疖未成熟，可行热敷、红外线、氦-氖激光照射；并外敷 10% 鱼石脂软膏使疖成熟穿破；若发现脓头时，可待其自行穿破，或用小探针蘸少许苯酚或 30% 硝酸银腐蚀之，促其破溃排脓。亦可用碘酊消毒后以锋利刀尖将其表面轻轻挑破取出脓栓，切开时不可伤及周围浸润部分，且忌挤压。鼻疖破后，局部清洁消毒，以利引流，破口用抗生素软膏涂敷。

第四节 酒渣鼻

酒渣鼻（rosacea）为外鼻真皮和皮下组织的增生性病变，可累及面部，好发于中老年人。

【病因】 其发病可能与毛囊蠕形螨寄生有关，辛辣食物、胃肠功能紊乱等是其诱发因素。

【临床表现】 临床可分 3 期，但各期并无明显界限。

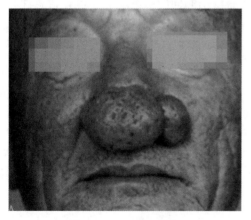

图 2-4-4-1 鼻赘形成

1. 红斑期 颜面中部特别是外鼻、两颊、前额、下颏皮肤潮红，呈片状红斑，皮脂腺开口扩大，分泌增加，致皮肤油滑光亮；每逢饮酒、进餐、外界温度骤变或精神紧张时加重。

2. 丘疹疱疹期 红斑持久不退，并有毛细血管扩张，呈细丝状分布如树枝，常以鼻尖和两侧鼻翼为明显，并发生丘疹和脓疱疮，皮肤渐增厚，终成橘皮样外观。

3. 鼻赘期 毛细血管扩张更明显，皮脂腺及结缔组织增生，使外鼻组织肥厚增大，呈结节状隆起，称为鼻赘（rhinophyma）（图 2-4-4-1；彩图 2-4-4-1）。

【诊断】 根据好发于外鼻皮肤，为片状红斑损害，毛细血管扩张及皮脂溢出同时存在等特点可确诊。

【治疗】 祛除诱发因素，多吃水果，保持大便通畅。局部可用 5% ~ 10% 硫黄软膏或 5% 甲硝唑霜剂等。内服大环内酯类抗生素对本病的丘疹、脓疱、结节以及红斑性病变有一定疗效。查出毛囊蠕形螨者，可服用甲硝唑。对鼻赘可选用冷冻手术、激光手术或皮肤磨削术治疗；对较大的鼻赘，可用手术切除。

（陶泽璋）

第五章　鼻腔炎症性疾病

概　　述

鼻腔为开放的呼吸道入口，鼻腔黏膜首先受到来自外界的物理因素和化学因素刺激，导致不同类型的炎症，同时也会因全身疾病影响而产生变化，因此鼻腔的炎症成为耳鼻咽喉科最普遍的炎症性疾病之一。发病机制尚不确切，但不可否认的是，黏膜炎症的免疫机制已经受到重视，局部糖皮质激素治疗成为首选；保守治疗无效者，应考虑经鼻内镜手术。

鼻炎分为急性鼻炎、慢性鼻炎，其病因与病毒、细菌、真菌、变应原、各种理化因子以及某些全身性疾病引起的鼻腔黏膜炎症有关。急性鼻炎与病毒感染有关。而慢性鼻炎中，除变应性鼻炎外，本章要阐述一组病理机制具有不同特征的鼻腔黏膜炎症性疾病，被称为非变应性鼻炎（表2-5-0-1）。本病尚无确切发病率，部分病例可以与变应性鼻炎同时存在或逐渐发展成为变应性鼻炎。主要病理改变是黏膜充血、肿胀、渗出、增生、萎缩或坏死等，引起各种鼻症状。

表2-5-0-1　非变应性鼻炎分类

常年性非变应性鼻炎（炎症性）
嗜酸性粒细胞鼻病
嗜碱性粒细胞鼻病
感染性鼻炎
鼻息肉
特应性鼻炎
免疫性鼻病（非IgE介导的或继发全身免疫性疾病的）
非炎症性的非变应性鼻炎
代谢性鼻炎
药物性鼻炎
反射性鼻炎（强光或其他物理因素）
血管运动性鼻炎
干燥性鼻炎
刺激性鼻炎
冷空气鼻炎
结构相关性鼻炎
鼻中隔偏曲
肿瘤
各种其他类型的（后鼻孔闭锁/狭窄，外伤，异物，畸形，腭裂及腺样体肥大）

第一节　急性鼻炎

急性鼻炎（acute rhinitis）是由病毒感染引起的鼻黏膜急性炎症性疾病，俗称"伤风"、"感冒"。四季均可发病，但冬季和季节交替时多发。

【病因】 主要为病毒感染，继之合并细菌感染。已知有一百多种病毒可引起本病，但最常见的是鼻病毒，其次是流感和副流感病毒、腺病毒、冠状病毒、柯萨奇病毒及黏液和副黏液病毒等。病毒经飞沫传播，人体主要经直接吸入飞沫感染，其次是通过被污染的物体或食物进入鼻腔或咽部而感染。宿主的免疫功能状况是感染病毒发病的重要因素。

【病理】 早期血管痉挛，黏膜缺血，腺体分泌减少，继之血管扩张，黏膜充血、水肿，腺体及杯状细胞分泌增加，单核细胞和吞噬细胞浸润，纤毛及上皮细胞坏死、脱落。继发细菌感染者有中性粒细胞浸润。

【临床表现】 潜伏期 1～3 天。发病初期鼻内有灼热或干燥感及痒感，打喷嚏，随即出现鼻塞、水样鼻涕、嗅觉减退及闭塞性鼻音。症状逐渐加重，继发细菌感染后鼻涕变为黏液性、黏脓性，进而脓性。全身症状轻重不一，大多有全身不适、倦怠、发热（37～38℃）和头痛等。小儿全身症状较成人重，多有高热（39℃以上）甚至惊厥，常出现消化道症状如呕吐、腹泻等。鼻腔检查：鼻黏膜充血、肿胀，总鼻道或鼻底有较多分泌物，初期为水样，以后逐渐变为黏液性、黏脓性或脓性。若无并发症，上述症状逐渐减轻乃至消失，病程 7～10 天。

【并发症】

1. 鼻窦炎 经鼻窦开口向鼻窦内蔓延，引起急性化脓性鼻窦炎，其中以上颌窦炎及筛窦炎多见。

2. 急性中耳炎 感染经咽鼓管向中耳扩散。

3. 急性咽炎、喉炎、气管炎及支气管炎 小儿与老人抵抗力低下，或有全身疾病伴机体免疫力下降者，感染向下呼吸道扩散，可并发肺炎。

4. 鼻前庭炎 鼻腔分泌物刺激或感染向前直接蔓延。

【鉴别诊断】

1. 流行性感冒 全身症状重，如高热、寒战、头痛、全身关节及肌肉酸痛等。上呼吸道症状反而不明显。

2. 变应性鼻炎 常被误诊为急性鼻炎。表现为阵发性喷嚏，伴眼痒、鼻痒等，发作时可有大量清水涕、鼻塞、嗅觉下降，间或有头痛，发作后症状迅速消失，极少有超过半日以上。无发热等全身症状。鼻腔黏膜典型表现为苍白、水肿，鼻腔内较多清水样鼻涕。鼻腔分泌物细胞学检查、皮肤试验、激发试验及特异性 IgE 抗体测定等有助于鉴别。

3. 血管运动性鼻炎 症状和体征与变应性鼻炎相似，发作突然，消退迅速。多有明显的诱因，如疲劳、情绪波动及温度变化等。

4. 急性传染病 许多呼吸道急性传染病早期可出现鼻急性炎症，如麻疹、猩红热、百日咳等。这类疾病除有急性鼻炎表现外，尚有其本身疾病的典型症状和体征，且全身症状重，如高热、寒战、头痛、全身肌肉酸痛等。通过详细的体格检查和对病程的严密观察可鉴别之。

5. 鼻白喉 儿童患者要注意鉴别本病。鼻白喉有血涕，全身症状重，常并发咽白喉。

【预防】

1. 增强机体抵抗力 加强锻炼身体，增加户外活动，增强对温度变化的适应能力。合理饮食，劳逸结合。成人注射鼻病毒疫苗可能有助于防止感染。

2. 避免传染 "感冒"流行期间应避免与患者密切接触，尽量不出入公共场所，注意居室通风。板蓝根等中药有一定预防作用。

【治疗】 以支持和对症治疗为主，同时注意预防并发症。

1. 全身治疗 多饮水，清淡饮食，疏通大便，注意休息。

（1）发汗：早期用可减轻症状，缩短病程。如生姜、红糖、葱白煎水热服和解热镇痛药等。

（2）中成药抗病毒口服液：板蓝根冲剂、双黄连口服液和维 C 银翘片等。

（3）全身应用抗生素：预防和控制可能出现的继发细菌感染或可疑并发症。

2．局部治疗

（1）使用减充血药如 1%（小儿用 0.5%）麻黄碱滴鼻液、盐酸羟甲唑啉喷雾剂等可减轻鼻塞，促进引流，改善症状。注意减充血药连续使用不超过 7 天。

（2）针刺或按摩穴位，如迎香、鼻通穴，可减轻鼻塞。

第二节　非变应性鼻炎

非变应性鼻炎（nonallergic rhinitis）是一组包含复杂和多种不同疾病在内的综合征。确切的机制不清楚。美国一项调查表明（1999 年），近半数鼻炎为变应性鼻炎，而另一半则为非变应性鼻炎。

【病因】　尚未明确。目前认为不是感染性疾病，可发生继发感染。本病与下列因素有关：

1．局部因素

（1）急性鼻炎反复发作或未获彻底治疗。

（2）鼻腔解剖变异与鼻窦慢性疾病：严重的鼻中隔偏曲、中鼻甲过度气化等，阻碍鼻腔通气引流，并损害鼻黏膜黏液纤毛系统的清除功能，增加鼻黏膜反复发生感染的机会，且不易彻底恢复；慢性化脓性鼻窦炎，鼻窦排泄出的黏脓液长期刺激鼻黏膜。

（3）邻近感染性病灶：如慢性扁桃体炎、腺样体肥大或腺样体炎等。

（4）药物：鼻腔用药不当或过久，如长期用萘甲唑啉（滴鼻净）或麻黄碱滴鼻，可导致药物性鼻炎。丁卡因、利多卡因局麻药物可损害鼻黏膜黏液纤毛系统的输送功能。

2．职业及环境因素　长期或反复吸入粉尘（如水泥、石灰、煤尘、面粉等）或有害化学气体（如二氧化硫、甲醛等），生活或生产环境中温度和湿度的急剧变化（如炼钢、烘熔、冷冻作业）均可导致本病。

3．全身因素

（1）全身性慢性疾病：贫血、糖尿病、风湿病、结核病、心肝肾疾病和自主神经功能紊乱，以及慢性便秘等，可导致鼻黏膜血管长期淤血或反射性充血。

（2）营养不良：维生素 A、维生素 C 缺乏。

（3）内分泌疾病或失调：甲状腺功能减退可引起鼻黏膜水肿。妊娠后期和青春期，鼻黏膜常有生理性充血、肿胀。

4．其他因素　自主神经调节失衡，烟酒嗜好，长期过度疲劳，先天或后天性免疫功能障碍等。

【分类】　见表 2-5-0-1。

【临床表现】　不同类型的鼻炎，其临床表现不同，具有共性的临床表现包括：

1．症状

（1）鼻塞：特点是：①间歇性：白天、夏季、劳动或运动时减轻，夜间、休息、寒冷时加重。②交替性：变换侧卧方位时，两侧鼻腔阻塞随之交替。居下位的鼻腔黏膜由于重力因素充血，导致鼻阻塞，居上位者则通气。

（2）涕多：一般为黏液白色鼻涕，或伴涕倒流；继发感染时有脓涕。

（3）打喷嚏：喷嚏为阵发性的，常与温度或环境变化有关。

（4）一般无闭塞性鼻音、嗅觉减退、耳鸣和耳闭塞感，少数患者可能有头痛、头晕、咽干、咽痛。

2．体征

（1）鼻黏膜充血，下鼻甲肿胀，表面光滑、柔软，富于弹性，探针轻压凹陷，探针移开后立即复原，对血管收缩剂敏感。严重者鼻甲黏膜暗红，或伴桑葚样变，鼻甲骨质增生。

（2）鼻腔底、下鼻道或总鼻道有较黏稠鼻涕，有感染者可有脓涕。

3．检查

（1）鼻内镜检查：了解鼻腔黏膜和鼻甲状况，以及鼻腔分泌物性状及定位。

（2）鼻通气功能检查：包括鼻阻力检查和声反射鼻腔测量，评价鼻腔通气程度的客观指标，两项试验具有互补性。

（3）嗅觉功能检查：可采用 T&T 嗅觉测试液进行主观嗅觉识别阈测试，或可采用五味试嗅剂检测主观嗅觉。

（4）细胞学检查：可以全血生化检测嗜酸性粒细胞；鼻腔分泌物涂片计数嗜酸性粒细胞和肥大细胞。

（5）鼻窦 CT 扫描：轴位、冠状位和矢状位扫描，可全面了解鼻腔和鼻窦解剖结构和骨与软组织关系，尤其是骨框架结构，并与主观症状及相关检查比较，综合分析鼻腔通气状况。

【治疗】 祛除病因是非变应性鼻炎治疗的重要前提。

1．病因治疗 找出全身和局部病因，及时治疗全身性慢性疾病、鼻窦炎、邻近感染病灶和鼻中隔偏曲等；改善生活和工作环境，调整机体内分泌状况，锻炼身体，提高机体抵抗力。

2．药物治疗

（1）局部类固醇激素：首选鼻用糖皮质激素，具有显著的抗炎作用，如布地奈德，每喷 50μg，每日 1～2 次，每个鼻孔各喷两下。

（2）减充血药：通常用 0.5%～1% 麻黄碱滴鼻液或盐酸羟甲唑啉喷雾剂，不超过 7 天。萘甲唑啉可引起药物性鼻炎，长期应用反而加重鼻塞，应禁用。

（3）抗组胺药：第二代或新型抗组胺药在发挥 H_1 受体拮抗作用的同时，也具有抗炎作用，口服可以起消除炎症和缓解鼻塞的作用。

3．手术治疗 手术的主要目的是缓解鼻塞症状。手术主要包括下鼻甲减容术和鼻腔框架矫形术两大类。前者多采用黏膜下下鼻甲骨部分切除术，或低温等离子射频黏膜下消融；后者则包括鼻中隔矫正、筛窦开放及下鼻甲骨折外移术等。

4．其他治疗

（1）封闭疗法：0.25%～0.5% 普鲁卡因做迎香、鼻通穴位封闭，亦可做鼻堤或下鼻甲前端黏膜下注射，每次 1～1.5ml，隔日一次，5 次为一个疗程。

（2）针刺疗法：迎香、鼻通穴，每日或隔日一次，7 次为一个疗程。

（周 兵）

第六章　鼻窦炎性疾病

概　述

鼻窦炎是耳鼻咽喉科最为常见的疾病之一，尤其是慢性鼻窦炎的临床症状严重影响患者的生存质量，它对于耳、鼻、咽喉、气管、支气管、肺及消化道的生理功能均可产生不良影响，形成病灶后使颅、眼等器官受到损害。随着鼻窦炎特别是慢性鼻窦炎的诊断和治疗技术的飞速发展，以微创和保留黏膜功能为主的鼻内镜外科技术的建立及围术期处理原则的规范，鼻窦炎的治愈率达到90%以上。

鼻窦炎（sinusitis）通常指鼻窦黏膜的化脓性炎症（suppurative sinusitis），是鼻科常见疾病，本病属于中医的"鼻渊"范畴，可分为急性和慢性，以慢性多见。急性鼻窦炎多发生在单个鼻窦，以筛窦、上颌窦多发。慢性者则可累及多个鼻窦，称为多鼻窦炎。如果累及一侧或双侧所有鼻窦，称为全鼻窦炎（pansinusitis）。

鼻窦炎是临床多发病、常见病，据1999年的统计，全球发病率为15%，按照这一比例推算，我国患有鼻窦炎的患者在2亿人以上。

鼻窦炎的发生与鼻窦的固有解剖特点有关：如窦口小，容易阻塞；鼻窦黏膜与鼻腔黏膜相连续，感染容易互相累及；各窦口相互毗邻，单窦发病易累及其他窦；各窦腔和窦口的位置特殊等。引起鼻窦炎的病因很多，如急性鼻炎、急性传染病、细菌感染、变态反应、鼻窦解剖、邻近感染扩散、外界感染致病（如游泳、跳水等）及全身性致病因素等。近年来的观点认为，鼻窦炎的产生与机体健康状况关系密切；窦口引流和通气障碍是引起鼻窦炎发生的最重要机制。

第一节　急性鼻窦炎

急性鼻窦炎是鼻窦黏膜的急性化脓性感染，常继发于急性鼻炎。

【病因】

1. 全身因素　如过度疲劳、营养不良、维生素缺乏、变应性体质等，全身性疾病如贫血、糖尿病，感染性疾病如流行性感冒、麻疹、猩红热、白喉、结核等，居住环境不良等，皆可导致机体抵抗力下降而发病。

2. 局部因素

（1）鼻腔疾病：①急、慢性鼻炎是急性鼻窦炎的常见病因之一，鼻腔黏膜与鼻窦黏膜互相连续，鼻腔的炎症容易侵入鼻窦。②鼻腔其他疾病，如鼻中隔偏曲、鼻甲肥大、黏膜肥厚、鼻腔的肿瘤、鼻腔异物以及鼻的变态反应等，都可堵塞鼻道和窦口，影响鼻窦通气引流。

（2）直接感染：①游泳、潜水方法不当，污水携致病菌进入鼻窦发病。②飞机在迅速下降时，窦内骤变负压，鼻腔内炎性分泌物或污物被吸入窦内，引起"非阻塞性航空性鼻窦炎"。③鼻窦外伤后引起骨折、异物存留或血块感染等可直接引起鼻窦炎。

（3）鼻腔内填塞物留置时间过久，因局部刺激、继发感染和（或）妨碍窦口的通气引流而致鼻窦炎。

（4）邻近器官源性：如面部蜂窝织炎、颌骨骨髓炎、龋齿、腺样体肥大及扁桃体炎等邻近器官的感染均可引起鼻窦炎。

3．致病菌　急性鼻窦炎通常是多种致病菌的混合感染，鼻窦炎的病情与致病菌的种类和毒力密切相关。最常见的致病菌是化脓性球菌属，如肺炎链球菌、溶血性链球菌、葡萄球菌、卡他球菌等；其次为杆菌属，如肺炎杆菌、流感嗜血杆菌、变形杆菌、大肠埃希菌及铜绿假单胞菌等。近年来，由于抗生素的广泛应用，真菌感染导致的鼻窦炎有逐渐增多的趋势。

【病理】　急性鼻窦炎的黏膜病理变化与急性鼻炎相似，主要可分为 3 期。

1．黏膜卡他期（急性卡他性鼻窦炎，acute catarrhal sinusitis）　为鼻窦炎的起始阶段，窦内黏膜短暂缺血，随后血管扩张、充血，黏膜肿胀，上皮固有层水肿，通透性增强，浆液性、黏液性分泌亢进，纤毛运动变缓，由于黏膜肿胀使窦口缩小甚至完全消失。上皮层下有多核白细胞和淋巴细胞浸润，尤其多见于扩张血管附近。

2．黏膜化脓期（急性化脓性鼻窦炎，acute suppurative sinusitis）　为鼻窦炎的进展阶段，黏膜水肿和血管扩张进一步加重，多形核白细胞浸润更显著，毛细血管出血，上皮细胞与纤毛发生坏死、脱落，分泌物呈脓性，窦腔内积脓。

3．在急性炎症的极期或其后的阶段，炎症可侵及骨质或经血道扩散至骨髓、眼眶或颅内，如发生窦壁骨炎、骨髓炎、眶内感染或颅内感染，一般多见于儿童。上述病理过程并非一定发生，由于人们文化素质和经济承受能力的不断提高，早期就诊和优质抗生素的普遍应用，多数病情可在鼻窦炎早期得到控制或治愈，发生并发症的机会越来越少。

【临床表现】

1．全身症状　可有畏寒、发热、食欲减退、周身不适、精神委靡等症状。如继发于上呼吸道感染和急性鼻炎，则上述症状在原发病症状的基础上加重。儿童症状较成人重，可出现咳嗽、呕吐、腹泻等呼吸道和消化道症状。

2．局部症状　局部主要有鼻部、咽、喉、耳及头部症状。

(1) 鼻塞：因鼻腔黏膜充血、肿胀，分泌物积蓄于鼻腔，导致单侧或双侧间歇性或持续性鼻塞，常有鼻塞性鼻音。

(2) 流涕：流黏性或脓性涕，量多而不易擤尽，一些患者会出现涕中带血。牙源性上颌窦炎者，有恶臭脓涕。后组鼻窦炎患者的鼻涕向后流入咽、喉部，易引起咽痒、咳嗽、咳痰及恶心。

(3) 嗅觉障碍：可因鼻塞或分泌物阻塞嗅沟出现暂时性嗅觉减退或丧失。牙源性上颌窦炎和少数蝶窦炎还可能引起主观恶嗅觉。

(4) 局部疼痛和头痛：分泌物的积聚、细菌毒素、黏膜肿胀刺激压迫神经末梢引起疼痛，有一定的时限性、周期性和定点性，急性鼻窦炎最常见的疼痛症状可表现为神经痛、弥漫性疼痛或局限性疼痛。在急性鼻窦炎初期，多表现为昼夜弥漫性持续性头痛，越过极期后头痛迅速减轻，时间缩短，并局限于一定部位。通常前组鼻窦炎疼痛多在头颅表面、额部和颌面部；后组鼻窦炎疼痛多位于头颅深部、颅底或枕部，在咳嗽、低头时加重。

各个鼻窦炎引起的头痛有不同的特点：

①急性上颌窦炎（acute maxillary sinusitis）：多为眶上额部痛，可伴患侧颌面部或上列磨牙痛。头痛和局部疼痛的一般规律是：晨起不痛，上午轻，午后重；站立或久坐时加重，侧卧位患侧居上时减轻，此类表现与上颌窦通气引流有关。

②急性额窦炎（acute frontal sinusitis）：开始表现为全头痛或眶上神经痛，后局限到前额部。头痛呈规律性发作，晨起后头痛，逐渐加重，中午最剧烈，午后逐渐减轻，夜晚完全消散。

周期性头痛的发生机制：晨起后患者头部呈直立位，使在晚间积蓄于窦内的脓液聚积于窦底，并经窦口缓慢排出，在这一过程中，窦内形成负压甚至真空，再加之脓性分泌物的刺激，产生所谓的"真空性头痛"；午后其脓液逐渐排空，窦内负压消失，故头痛渐缓。

③急性筛窦炎（acute ethmoiditis）：头痛一般较轻，局限在内眦和鼻根深部，发胀或微痛；前组筛窦炎时，为额部头痛，也常为周期性发作，与急性额窦炎相似，但程度较轻；后组筛窦炎时，为

枕部疼痛，与急性蝶窦炎相似，头痛和局部疼痛的一般规律是：晨起渐重，午后转轻。

④急性蝶窦炎（acute sphenoiditis）：出现颅底或眼球深部的钝痛，可放射至头顶和耳后，也可出现枕部痛。头痛的一般规律为晨起轻，午后重。

（5）耳部症状：少数患者可出现耳鸣、眩晕或听力减退等症状，见于少数急性蝶窦炎者。

3．检查

（1）一般检查：一些患者，尤其是儿童，在鼻窦表面皮肤和软组织可出现红肿、局部压痛和叩击痛；急性额窦炎时，额部和上睑红肿，额窦前壁或底部有压痛和叩击痛；急性上颌窦炎时，颊部或下睑红肿，轻叩磨牙或划压牙冠时，可产生特殊的酸痛感；急性筛窦炎时，内眦部可出现红肿。

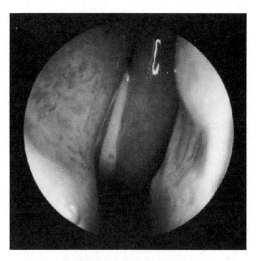

图 2-6-1-1　急性鼻窦炎
（鼻内镜像，鼻腔脓性分泌物）

（2）鼻腔、咽喉部检查：鼻黏膜充血、肿胀，中鼻甲和中鼻道黏膜充血或水肿；前组鼻窦炎可见中鼻道积脓，后组鼻窦炎则表现为嗅沟积脓（图 2-6-1-1；彩图 2-6-1-1）。如鼻腔有大量分泌物，应吸除干净并用 1% 麻黄碱收缩鼻腔后再检查其来源。咽、喉部黏膜常可充血、肿胀，儿童急性鼻窦炎者尤为明显。

（3）鼻内镜检查：是目前临床常规检查方法。用 1% 麻黄碱和 1% 丁卡因棉片对鼻腔进行收缩和麻醉后，清除鼻腔鼻涕，使用各种角度的鼻内镜检查鼻腔、中鼻道、嗅沟、蝶筛隐窝，观察黏膜的色泽，是否有肿胀、黏膜息肉样变性、窦口阻塞、窦口分泌物引流。

（4）穿刺冲洗法：急性上颌窦炎时，全身症状已消退并在抗生素的控制下，可行穿刺冲洗法，观察有无脓液，若有应做细菌培养和药敏试验，这是以往较常用的诊断和治疗方法，但近来已经很少使用。

（5）鼻窦 X 线或 CT 检查：X 线平片可见鼻窦密度增高，如有积脓则窦内密度增高或出现液平面，但由于颅骨影的重叠，对小的病变显示不清，可出现较多的假阳性和假阴性。高分辨率 CT 使鼻窦炎的诊断变得更为方便和直接，可以清楚地显示鼻窦内的炎性改变。正常的鼻窦黏膜在 CT 扫描时不显影，窦腔内一旦出现软组织密度影，通常为黏膜肥厚或病变组织。

【诊断】 详细询问病史：如发病时的状况，有无诱因，鼻塞的特点，鼻涕的量、性状，是否带血等；是否有头痛，头痛的部位、性质和特点。在详细了解病史之后，行鼻内镜检查和鼻窦 X 线检查多可确诊。如需要详细了解病变部位和累及的范围，或者对症状较重的患者，可做鼻窦 CT 检查。

【并发症】 鼻窦炎性脓涕向后流入咽部可引起咽和扁桃体炎症，致病菌可向下侵入引起咽喉炎、气管炎和支气管炎，也常常是支气管哮喘的发病因素之一。抵抗力或免疫力低下者还可引起肺炎；反复发作的鼻窦炎还可引起中耳炎，自从抗生素问世以来，鼻窦炎的严重并发症，如鼻源性眶内并发症、鼻源性颅内并发症已很少出现，但一旦出现则后果严重，应警惕。

【治疗】 治疗原则：积极消除致病因素，清除鼻腔、鼻窦分泌物，促进鼻腔和鼻窦的通气和引流，控制感染，防止并发症或病变迁延成慢性鼻窦炎。

1．全身治疗

（1）一般治疗：如有发热、全身不适应注意休息，多饮水或进高营养流质饮食；避免用力擤鼻；对症处理，如头痛或局部疼痛剧烈时，可使用镇痛药等。

（2）抗感染治疗：使用抗生素的原则是有效、足量、足够时间。目的是控制感染，防止并发症发生和转为慢性鼻窦炎。首选头孢类抗生素，如患者对青霉素过敏或细菌对此类抗生素具耐药性，可改用喹诺酮类。细菌培养和药敏试验可帮助选择敏感的抗生素。

（3）中药治疗：祖国传统医学对鼻窦炎有一定的疗效，中药主要成分多为苍耳子、辛夷、菊花、茜草、双花、防风、薄荷、柴胡等。国内疗效比较好的中成药如辛夷颗粒、鼻渊舒、中联鼻炎片等，皆有辅助治疗的功效。

2. 局部治疗

（1）鼻内用药：主要使用鼻内类固醇药物。在这里应该重点提出：不宜长期连续使用鼻内血管收缩药物，尤其是对青少年和儿童更为不宜。已有很多证据表明，鼻腔血管收缩药（如盐酸萘甲唑啉、麻黄碱类）会造成鼻腔黏膜鳞状上皮化生，严重破坏鼻黏膜的纤毛活性和输送功能。成年后难以治愈的肥厚性鼻炎、慢性鼻窦炎、长期伴有脓性鼻涕的鼻黏膜炎均与儿童时期滥用鼻腔血管收缩药有直接关联。临床使用鼻腔内血管收缩药应该只限于鼻腔检查或手术时的临时用药。

局部类固醇药物治疗呼吸道炎性疾病已经有四十多年的历史，基础与临床研究均证实了其有效性、安全性、无耐药性和无依赖性，尤其可在炎症的不同阶段发挥抑制炎症反应的作用。它能降低血管通透性，减低腺体对胆碱能刺激的反应，并有干预花生四烯酸代谢的作用，从而减少了介质的产生和释放。它能阻止激活的 T 淋巴细胞增殖和 Th_2 细胞因子（IL-4、IL-5）的合成，降低了多种细胞（上皮细胞、巨噬细胞和成纤维细胞等）产生细胞因子的速度，抑制嗜酸性粒细胞和嗜碱性粒细胞向炎症局部的移行和趋化，也能稳定黏膜上皮屏障和血管内皮屏障，降低刺激受体的敏感性，从而得到良好的治疗效果。因此局部类固醇药物可以抑制病原微生物在鼻黏膜的植入与定植，有效地抗炎、抗水肿，局部副作用非常少见且轻微，对下丘脑 - 垂体 - 肾上腺素轴功能无抑制作用，成为当代治疗鼻腔、鼻窦黏膜炎症的主流药物。

（2）物理治疗：鼻腔冲洗、局部热敷、超声雾化、蒸汽吸入、红外线照射、超短波电疗、电透热法等物理疗法，对改善局部血液循环，促进炎症消退或减轻症状均有帮助。

（3）上颌窦穿刺：上颌窦穿刺冲洗可以作为诊断和治疗手段，急性鼻源性上颌窦炎无并发症者，可行上颌窦穿刺冲洗法，有时一次冲洗即愈，不愈者每周 1～2 次，直至痊愈。冲洗后可以向窦内注入抗生素或类固醇激素。

（4）额窦环钻术：急性额窦炎保守治疗欠佳且病情加重时，为了避免额骨骨髓炎和颅内并发症时进行额窦环钻术，排除脓液，置管引流直至症状完全缓解。这是一种传统的治疗方法，现在已经很少使用，可做经鼻内镜额窦开放术。

3. 其他治疗　为防止鼻窦炎再发，导致鼻窦炎发作的一些相关因素可以在鼻窦炎治愈后酌情处理，如切除经常发病的扁桃体和炎症的增殖体；另外，应改善机体抵抗力，调节内分泌失调，改善工作环境等。

第二节　慢性鼻窦炎

慢性鼻窦炎（chronic sinusitis）是鼻窦黏膜的慢性化脓性炎症，常常继发于急性鼻窦炎，炎症可仅在单侧或单窦出现，但双侧和多窦均发病则更为常见，称为多鼻窦炎或全鼻窦炎。

【病因】　病因和致病菌与急性化脓性鼻窦炎相似，急性鼻窦炎反复发作或急性鼻窦炎、鼻炎治疗不当，引起急性鼻窦炎的局部或全身的因素持续存在，都可引起慢性鼻窦炎。本病亦可慢性起病（如牙源性上颌窦炎）。目前认为引起慢性鼻窦炎的主要发病因素有：细菌感染、变态反应、鼻腔或鼻窦的解剖变异。

【病理】　慢性鼻窦炎病理类型的划分有多种观点，但一般认为鼻窦黏膜水肿、纤毛脱落、上皮化生、黏膜内淋巴细胞和浆细胞浸润及腺体阻塞是慢性鼻窦炎的主要病理变化，可分为 3 型：①黏膜肥厚或息肉样变性型：血管增生，黏膜水肿并增厚，渐成息肉样变；②纤维型：纤维增生明显，常有动脉内膜炎及动脉管阻塞；③混合型：黏膜肥厚与纤维增生同时发生，黏膜呈结节状或乳头状。

【临床表现】

1．全身症状　常见的有头晕、易疲倦、精神抑郁、委靡不振、食欲缺乏、失眠、记忆力减退、注意力不集中、工作效率降低等症状。少数病例可有持续低热。这些症状是窦内脓液积蓄成为脓毒性病灶所导致的。分泌物自后鼻孔下流，可引起咽、喉、气管、支气管或肺部炎症，亦可引起消化道症状。症状较重时可严重影响生活质量。

2．局部症状　主要有鼻部症状、局部疼痛和头痛及其他症状。

（1）鼻部症状：包括流脓涕、鼻塞及嗅觉障碍等症状。

①流脓涕：多为黏脓性或脓性涕，白色或黄色，量多少不一，与患者体位有关，并具有定时、定向性。前组鼻窦炎的脓涕，易从前鼻孔擤出；后组鼻窦炎的脓涕，易经后鼻孔流向鼻咽部，若脓涕有腐臭气味，多为牙源性上颌窦炎。如果窦口阻塞或纤毛活性和输送功能受损，可发生窦内长期积脓。

②鼻塞：亦为慢性鼻窦炎的主要症状，鼻甲黏膜慢性充血、肿胀、息肉样变，鼻息肉形成，分泌物过多或过稠，鼻腔解剖变异等，均可成为鼻塞原因。

③嗅觉障碍：嗅觉障碍的主要原因有嗅区黏膜炎性病变，鼻黏膜炎性肿胀和息肉样变，脓涕阻塞嗅沟等，多表现为嗅觉减退、迟钝、失嗅等，多为暂时性症状，少数亦可由于嗅神经末梢炎症导致永久性失嗅。

（2）头痛：部分患者有头痛，常表现为头部沉重压迫感、钝痛或闷胀痛，头痛的时间、性质及部位与急性鼻窦炎近似，但较急性鼻窦炎稍轻。头痛的轻重程度可随鼻通气引流、用药与否而改变，也可由于窦口阻塞，引起真空性头痛。当休息、用药或以物理治疗等方法使鼻腔通气引流改善时则头痛减轻或消失。

（3）视功能障碍：较少见，主要表现为视力减退或丧失，是由于炎症累及视神经导致球后视神经炎所致，真菌性蝶窦炎多见。有时也可表现为其他症状，如复视和眶尖综合征等。

【检查和诊断】

1．首先必须详细询问病史，并结合临床症状及体征进行综合分析。是否有急性鼻窦炎发作史；是否有头痛，头痛的性质、时间、与鼻塞的关系；鼻涕的性质、量、有无臭味、是否有血性涕等；鼻塞的特性，间隙性或持续性鼻塞，单侧或双侧鼻塞等，这些对本病的诊断至关重要。

2．鼻腔检查　用1%麻黄碱棉片收缩鼻黏膜，在鼻内镜下仔细检查鼻腔各部，可见鼻黏膜慢性充血、肿胀或肥厚，中鼻甲肥大或息肉样变、中鼻道变窄、窦口鼻道复合体区黏膜水肿或有息肉生成（图2-6-2-1，彩图2-6-2-1；图2-6-2-2，彩图2-6-2-2）。前组鼻窦炎者脓液多见于中鼻道，后组鼻窦炎者脓液多见于嗅沟。

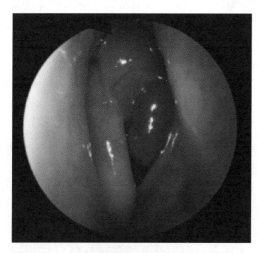

图2-6-2-1　慢性鼻窦炎（鼻内镜像，鼻息肉）

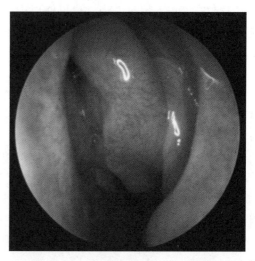

图2-6-2-2　慢性鼻窦炎（鼻内镜像）

3．口腔和咽部检查 如为牙源性上颌窦炎时，在同侧上颌第二前磨牙或第一、第二磨牙可查出病变。后组鼻窦炎者咽后壁可见到脓液或干痂附着。

4．影像学检查 随着影像技术的发展，常规 X 线片已逐渐被 CT 取代，鼻窦 CT 扫描能够显示鼻窦病变范围和程度，尤其是在显示骨质与软组织关系方面具有优势。CT 扫描可分成冠状位和轴位，阅片上可以得到如下信息：

（1）病变范围和程度决定手术的术式、麻醉方式。

（2）判断是否有需要在术中处理的解剖变异，如鼻中隔偏曲、中鼻甲肥大或息肉样变性、泡性中鼻甲、中鼻甲反向弯曲、钩突肥大等。

（3）判定鼻窦病变是否具有骨破坏倾向。

5．鼻窦穿刺冲洗 对于上颌窦炎有价值，通过穿刺冲洗来了解窦内脓液的性质、量、有无臭味等，并可进行细菌培养和药敏试验，据此判断病变程度和制订治疗方案。

【鉴别诊断】 慢性鼻窦炎主要应与鼻窦良、恶性肿瘤鉴别。鼻腔、鼻窦内翻性乳头状瘤常常被

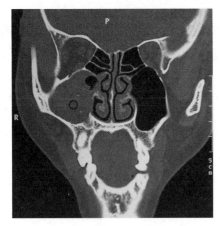

图 2-6-2-3 真菌性鼻窦炎（鼻窦 CT 像）

误诊为慢性鼻窦炎伴鼻息肉，其肿块呈灰红色或灰白色，触之易出血，CT 可见骨质破坏，组织病理学检查可以确诊。某些鼻窦恶性肿瘤的早期症状和体征甚至 CT 扫描结果，都与鼻窦炎类似，如不能早期发现，将影响远期生存率。其主要手段是对恶性肿瘤有足够的警惕性，遇有较长时间血性鼻涕、面部蚁走感、颜面部变形、硬腭突起或视觉方面等改变，要及时做 CT 检查。

慢性鼻窦炎与下列同类疾病区分，则有助于治疗：

1．真菌性鼻窦炎 CT 片有时需与单窦慢性鼻窦炎相鉴别。真菌性鼻窦炎的主要临床表现为涕中带血或褐色干酪样物；CT 扫描可见单窦发病，最常见于上颌窦，其次为蝶窦和筛窦，额窦罕见，病灶中有絮状钙化斑（图 2-6-2-3）；鼻分泌物或上颌窦内干酪样物涂片或培养见到杆状有分叉的菌丝即可确诊（详见本章第四节）。

2．鼻息肉病 一种与变态反应因素直接相关的、以鼻腔鼻窦黏膜整体息肉样改变为特征的黏膜病。

【治疗】

1．保守治疗

（1）全身药物治疗：慢性鼻窦炎只有在有急性发作征象或有化脓性并发症的时候才给予全身应用抗生素，疗程不超过 2 周，也可辅以中成药。可以口服黏液促排药，稀化黏液并改善纤毛活性，推荐小剂量长期口服大环内酯类药物，疗程不少于 12 周，对伴有变态反应症状的患者可以服用抗组胺药。

（2）局部类固醇激素：可收缩肿胀的黏膜，抗炎、抗水肿，利于鼻窦通气和引流。

（3）上颌窦穿刺冲洗术：多次反复穿刺冲洗（每周 1～2 次），使上颌窦腔内的分泌物排除，窦口通畅，鼻通气改善，鼻涕减少，比其他保守疗法优越，必要时可穿刺置管以方便冲洗。窦内还可灌入抗生素、酶类及激素等药物进行联合治疗。

（4）负压置换法：用负压吸引法使鼻腔和鼻窦内压力交替改变从而吸出脓性分泌物，同时药液进入鼻窦。可用于慢性额窦炎、筛窦炎、蝶窦炎，尤其是对儿童和后组鼻窦炎效果较好。

（5）物理治疗：如透热疗法，中、短波或超短波治疗，也可用散焦氦-氖激光器照射窦腔，作用为生物刺激效应，能促进病变的组织修复再生。可用生理盐水或高渗盐水进行鼻腔冲洗。

2．手术治疗 上述保守治疗无效者可采用手术方法（详见本章第八节），并进一步加强围术期处理。

　　手术治疗以 20 世纪 70 年代以来创建的经鼻内镜鼻窦手术为主。手术的基本理念是清除以中鼻道为中心的附近区域（窦口鼻道复合体）病变，特别是前组筛窦的病变，以重建鼻腔和鼻窦的通气和引流功能为前提来恢复鼻窦黏膜的正常形态和功能。无须行广泛的鼻窦黏膜切除，即通过小范围或局限性手术解除广泛的鼻窦病变。由于这种手术方式较传统手术方式具有视角宽阔、视野清晰、操作精细、手术程序简化以及创伤小和免除颅鼻面部切口等优点，而且手术治愈率高，因此这种技术得以广泛应用。

　　韩德民教授（1999）对经鼻内镜外科技术作了精确的论述：就慢性鼻窦炎、鼻息肉的治疗而言，鼻内镜外科技术的概念或内涵应该是：在鼻内镜直视观察下，清除病灶，改善和重建鼻腔、鼻窦引流通道并尽可能保留鼻腔、鼻窦的基本结构，以达到治愈的外科目的。其内容包括：①电视监视下鼻内镜手术；②清除鼻腔、鼻窦病灶，恢复或重建鼻窦引流通道；③黏膜保留与结构重建；④术后随访与综合治疗。鼻内镜外科技术概念系统阐述了术中清除病灶，改善和重建鼻腔、鼻窦通气引流功能并尽可能保留基本结构，其作为手术基本原则贯穿于手术操作和处理整个过程。由此可见，慢性鼻窦炎的治疗是一个以经鼻内镜鼻窦手术为主体内容的综合性治疗过程，它包括手术前的药物治疗、正确手术方式的选择，以及手术后 3 ～ 6 个月连续的术腔处理、全身和局部的合理用药。

［附］慢性鼻窦炎鼻息肉临床分型分期与经鼻内镜鼻窦手术疗效评定标准

（2008 年，南昌）

中华医学会耳鼻咽喉科分会

《中华耳鼻咽喉头颈外科杂志》编委会

　　本指南适用于成人慢性鼻 - 鼻窦炎。

　　【临床定义】　慢性鼻 - 鼻窦炎是指鼻腔和鼻窦黏膜的慢性炎症，鼻部症状持续超过 12 周，症状未完全缓解甚至加重。

　　【临床分类】　①慢性鼻 - 鼻窦炎（不伴鼻息肉）；②慢性鼻 - 鼻窦炎（伴有鼻息肉）。

　　注：鼻息肉发生机制至今不明，研究显示，鼻息肉有其相对独立的特征。因此本指南的分类并不意味着慢性鼻 - 鼻窦炎与鼻息肉在发展阶段上存在必然的因果关系。

　　【诊断】

　　1．症状

　　（1）主要症状：鼻塞，黏性、脓性鼻涕。

　　（2）次要症状：头面部胀痛，嗅觉减退或丧失。

　　诊断时以上述两种或两种以上相关症状为依据，其中主要症状中的鼻塞，黏性、脓性鼻涕必具其一。

　　2．检查

　　（1）鼻腔检查：来源于中鼻道、嗅沟的黏脓性分泌物，中鼻道黏膜充血、水肿或有鼻息肉。

　　（2）影像学检查：CT 扫描显示窦口鼻道复合体或鼻道黏膜病变。

　　3．病情严重度判定　按照视觉模拟量表（visual analogue scale，VAS）将病情分为：轻度（0 ～ 3 分）、中度（3 ～ 7 分）、重度（7 ～ 10 分），见图 2-6-2-4。

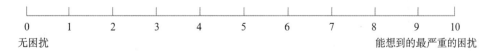

图 2-6-2-4　视觉模拟量表（0 ～ 10 分）

　　注：图为患者对病情严重程度的主观评价，在评价整体严重程度时，要求患者根据问题在 VAS 标尺上标出

　　【药物治疗】

　　1．抗炎药物

　　（1）糖皮质激素

　　①鼻内局部糖皮质激素：具有抗炎、抗水肿作用，疗程不少于 12 周。

②全身糖皮质激素:对于严重、复发性鼻息肉,可以口服泼尼松(或泼尼松龙),推荐剂量为 0.5mg/(kg·d),早晨空腹顿服,每日 1 次,疗程 5 ~ 10d,最长 14d。需注意全身使用糖皮质激素的禁忌证,密切观察用药过程中可能发生的不良反应。不推荐全身或鼻内注射糖皮质激素。

(2) 大环内酯类药物:具有抗炎作用,推荐小剂量(常规抗菌剂量的 1/2)长期口服,疗程不少于 12 周。

2. 抗菌药物 青霉素类、头孢菌素类、磺胺类、大环内酯类、氟喹诺酮类敏感药物,用于慢性鼻 - 鼻窦炎急性发作,常规剂量,疗程不超过 2 周。不推荐鼻腔鼻窦局部使用抗生素。

3. 减充血药 不推荐使用,鼻塞严重者可短期使用(< 7d)。

4. 黏液促排药 可稀化黏液并改善纤毛活性,推荐使用。

5. 全身抗组胺药 对伴有变态反应症状的患者,可以口服第二代或新型抗组胺药。

6. 中药 部分中药对于改善慢性鼻 - 鼻窦炎的症状有一定效果,应根据辨证施治的原则选择药物。

7. 生理盐水或高渗盐水(2% ~ 3%)

【手术治疗】

1. 手术适应证 慢性鼻 - 鼻窦炎有以下情况之一者可手术治疗:

(1) 影响窦口鼻道复合体或各鼻窦引流的明显解剖学异常。

(2) 影响窦口鼻道复合体或各鼻窦引流的鼻息肉。

(3) 经药物治疗,症状改善不满意。

(4) 出现颅、眶等并发症。

2. 围术期处理 围术期处理是以手术为中心,原则上应包括手术前 1 周至手术后 3 ~ 6 个月的一系列用药策略及处理原则。目前,对鼻内镜手术围术期处理还缺乏统一的标准,暂不做硬性规定。建议治疗方案如下:

(1) 手术前用药:常规应用抗菌药物、鼻内局部和(或)全身糖皮质激素、黏液促排药等。

(2) 手术后局部处理时间:术后定期进行术腔清理,1 ~ 2 周后根据术腔恢复情况确定随访处理间隔时间,持续 3 ~ 6 个月。

(3) 手术后药物治疗与上述慢性鼻 - 鼻窦炎药物治疗的原则相同,抗炎性反应用药不少于 12 周。

【疗效评估】

1. 评估方法

(1) 主观评估:症状量化评估推荐使用 VAS。

(2) 客观评估:鼻内镜检查量化评估采用 Lund-Kennedy 评分法(表 2-6-2-1);鼻窦 CT 扫描结果量化评估采用 Lund-Mackay 评分法(表 2-6-2-2)。

表2-6-2-1 Lund-Kennedy内镜黏膜形态评分系统

特征	侧别	基线	3个月	6个月	1年
息肉	左 右				
水肿	左 右				
鼻漏	左 右				
瘢痕	左 右				
结痂	左 右				
总分					

评分标准:①息肉:0= 无息肉,1= 息肉仅在中鼻道,2= 息肉超出中鼻道;②水肿:0= 无,1= 轻,2= 重;③鼻漏:0= 无;1= 清亮、稀薄鼻漏,2= 黏稠、脓性鼻漏;④瘢痕:0 = 无,1= 轻,2= 重(仅用于手术疗法评定);⑤结痂:0= 无,1= 轻,2= 重(仅用于手术疗法评定);⑥每侧 0 ~ 10 分,总分为 0 ~ 20 分

表2-6-2-2 Lund-Mackay鼻窦CT扫描病变范围评分系统

鼻窦系统	左侧	右侧
上颌窦		
前组筛窦		
后组筛窦		
蝶窦		
额窦		
窦口鼻道复合体		
每侧评分		

评分标准：①鼻窦：0= 无异常，1= 部分混浊，2= 全部混浊；②窦口鼻道复合体：0= 无阻塞，2= 阻塞；③每侧0 ~ 12分，总分为0 ~ 24分

（3）如果进行生活质量评估：推荐使用鼻窦炎专用量表——《鼻腔鼻窦结局测试20》（sino-nasal outcome test-20，SNOT-20）中文版；必要时，可同时结合普适性量表——《医学结局研究简表 36 项健康调查》（medical outcome study shortform 36 items health survey，简称SF-36，临床科研均适用）。

2．评估时机

（1）药物治疗近期疗效评估时间为 3 个月，远期疗效评估时间为 1 年。

（2）手术治疗近期疗效评估时间为 1 年，远期疗效评估时间为 3 年。

（3）若患者近期患有急性上呼吸道感染，建议评估时间推迟至症状完全消失 2 周以后进行。

第三节 儿童慢性鼻窦炎

儿童慢性鼻窦炎（chronic sinusitis in children）在上呼吸道疾病中属多发病，且与儿童的鼻窦解剖学、生理学密切相关，随儿童的身体发育状态及生活习惯和行为变化而变化，在多因素影响下，易反复发作，疗效不易巩固。儿童鼻窦发育和解剖、鼻窦炎发病机制、临床表现、治疗手段等与成人有一定的相似之处，但仍有较大的区别。

【病因与发病特点】

1．儿童慢性鼻窦炎的病理生理学基础是阻塞，尤其是窦口鼻道复合体的阻塞。尽管在出生时钩突、筛泡和半月裂等已经发育，但窦口鼻道复合体相对狭窄，鼻窦黏膜相对肥厚，窦口窄小，一旦出现各种诱发因素，更容易出现中鼻道、鼻窦口的阻塞。

2．儿童鼻咽部淋巴组织增生，腺样体肥大，扁桃体肥大，容易导致鼻腔后部阻塞和引流障碍。

3．儿童鼻窦发育时间不同，其中以上颌窦和筛窦发育最早，患病的机会也最高，小儿在出生后不久即可患筛窦炎，婴儿期可患上颌窦炎，但额窦炎一般发生在 7 岁后，蝶窦炎发生在 10 岁之后。

4．婴幼儿和低龄儿童上呼吸道特异性分泌性 IgA（SIgA）类抗体产生不足，容易产生上呼吸道感染、各种传染性疾病和免疫性疾病，导致鼻道黏膜肿胀。

5．先天性异常，如呼吸道黏膜黏液层异常，包括黏液层成分和黏液度的不正常，如囊性纤维病、纤毛不动综合征。

6．解剖变异或者畸形造成的机械性阻塞，如鼻中隔偏曲、中鼻甲气化和反向弯曲、钩突肥大等。

7．临床另一特点是儿童时期发生鼻窦炎，CT 扫描多呈全鼻窦病变。

【临床表现】

1．症状

（1）严重的慢性鼻窦炎患儿可有头晕、食欲下降、消瘦、乏力、头痛、记忆力下降等慢性中毒症状，部分患儿伴有腺样体肥大、扁桃体肥大的症状，有张口呼吸、打鼾等表现。

（2）鼻部症状：如间歇性或持续性鼻塞，在感冒或上呼吸道感染后加重。

（3）流涕，为黏性鼻涕，伴有感染时出现脓涕。

2．体征

（1）下鼻甲肿胀，多数患者呈慢性充血，但有过敏性因素者，可表现为黏膜水肿，颜色苍白。

（2）鼻腔内较多黏脓性鼻涕，中鼻道黏膜水肿、狭窄，鼻腔黏膜因肿胀相互紧贴，引流明显障碍，这可能是易导致全鼻窦炎症的原因。

【诊断】

1．根据病史、体征可初步诊断。

2．由于婴幼儿鼻内镜检查存在一定难度，因此鼻窦 CT 是目前儿童慢性鼻窦炎最有价值的诊断方法。

【并发症】　随着医疗条件的改善，广谱、有效的抗生素的应用，慢性鼻窦炎的并发症越来越少，但是由于儿童的抵抗力低下，仍有部分患儿会出现并发症。其并发症分为邻近器官并发症，如分泌性中耳炎、支气管炎、支气管哮喘、咽炎、颈淋巴结炎、胃肠系统疾病等；眶并发症如眶骨膜水肿、眶骨膜下脓肿、眶内蜂窝织炎；颅并发症，如脑膜炎、海绵窦血栓性静脉炎等。

【治疗】

1．规范化保守治疗

（1）局部类固醇激素喷鼻。

（2）根据细菌药敏试验结果选择合适的抗生素，之前可选择广谱抗生素。

（3）黏液促排药：可稀释黏液，促进黏液纤毛系统活性，有利于窦内分泌物排出。

（4）鼻窦置换疗法对慢性上颌窦炎、慢性筛窦炎等可能有一定疗效。

（5）上颌窦穿刺冲洗和在窦内注入抗生素药物为行之有效的方法。

2．切除病变的扁桃体和肥大的增殖体，保持鼻腔通气与引流通畅。

3．保守性经鼻内镜鼻窦手术治疗　绝大多数儿童鼻窦炎在合理用药之后都会治愈，除非有明确的息肉生长或影响中鼻道引流的病变，一般不主张手术治疗。手术应选择功能性内镜鼻窦手术，只限于切除阻塞病变，不轻易开放鼻窦。将手术严格限制在窦口鼻道复合体区域，通过改善鼻道、窦口的通气引流，达到鼻窦黏膜的恢复。

第四节　真菌性鼻窦炎

真菌性鼻窦炎（fungal sinusitis，FS）是指鼻窦黏膜组织甚至骨质的真菌感染性疾病，或鼻窦黏膜对真菌的反应性病变，或真菌在鼻窦内呈团块状积聚的一类鼻窦常见的炎性疾病。真菌性鼻窦炎的发病率有逐年上升的趋势。由于真菌的种类繁多，该病的临床表现也各异，治疗方法亦不同。既往文献对该病的诊断名称较多：如黏膜外真菌性鼻窦炎、爆发性真菌性鼻窦炎、无痛性真菌性鼻窦炎、破坏性侵袭性真菌性鼻窦炎等。

【病因】

1．病原菌　真菌的种类有数千种，可致病的有五十余种，侵犯耳鼻咽喉致病的二十余种。真菌性鼻窦炎临床最常见的致病菌是曲霉菌，其他如白念珠菌、孢子菌及毛霉菌，这些均为条件致病菌。致病的曲霉菌主要有烟色曲霉菌和黑色曲霉菌。毛霉菌感染则相当险恶，因为其更倾向于侵入动脉弹性内膜层，形成血栓，继发缺血性栓塞和出血性坏死。

2．外界环境　包括气候和生活环境。湿热气候如中国南方省份的发病率比北方高；长期经常性从事接触土壤、花盆及家禽的工作人员易罹患。

3．局部因素　是部分真菌性鼻窦炎的主要致病因素之一。各种因素所致的鼻腔、鼻窦通气引流受阻，包括解剖因素如中鼻道狭窄、中鼻甲反向弯曲等；局部的慢性炎症肿胀，窦腔的分泌物潴留；同侧上列牙的病变等。

4．全身因素　低免疫功能、低氧、低 pH 值血症及高糖环境是真菌生存的合适条件。糖尿病患者，长期应用皮质类固醇激素、抗肿瘤药物、广谱抗生素的患者，放射治疗的患者及艾滋病患者等均为真菌性鼻窦炎的易发人群。

【病理】 Hora 根据临床所见将 FS 分为侵袭型和非侵袭型，骨质破坏不是区分两者的主要依据。新近认为其主要依据为：真菌成分是仅停留在黏膜表面还是侵入并生长在黏膜内或黏膜内的血管甚至黏膜下的骨壁，以及黏膜下骨壁和与其接触的黏膜组织对真菌的反应状态等组织病理学特征。一般将其分为急性暴发型、慢性侵袭型、真菌球型和变应型 4 型。其共同特点为：①免疫功能正常或抑制时皆可发病；②可有急、慢性过程；③可因骨质破坏或血管炎而累及眶、颅内组织；④可伴有鼻息肉；⑤CT 上可有金属样高密度影（慢性侵袭性表现不明显）；⑥可有局部坏死，产生脓性或干酪样分泌物；⑦诊断成立后手术是首选治疗方法；⑧须与恶性肿瘤、炎性假瘤、Wegener 肉芽肿、结核病、梅毒、鼻硬结等鉴别诊断。

侵袭型真菌性鼻窦炎包括急性暴发型真菌性鼻窦炎（acute fulminant fungal sinusitis，AFFS）和慢性侵袭型真菌性鼻窦炎（chronic invasive fungal sinusitis，CIFS）。AFFS 主要是发展迅速（24h ~ 2 周），鼻腔、鼻窦黏膜溃疡及骨组织坏死，因血管栓塞而引起邻近器官坏死；组织学检查可见大量的真菌成分，血管内可见真菌团块形成的栓子，造成脉管炎、血管栓塞、出血及沿血管走行的组织坏死而不见炎症细胞浸润；病变以凝固性坏死和真菌性血管炎为主，也可伴有化脓性肉芽肿形成。代谢性酸中毒、全身免疫功能的严重抑制是易感因素。CIFS 多见于糖尿病患者，发病缓慢；息肉和大量干酪样坏死组织同时存在，该处甚至血管内可见稠密的真菌成分及坏死组织，并可见不同程度的巨噬细胞、浆细胞、淋巴细胞等炎性细胞；慢性侵袭型以慢性化脓性肉芽肿性炎症为主，常伴有慢性非特异性炎症，也可发生凝固性坏死和真菌性血管炎；该型多有眶壁和颅底骨质破坏。

非侵袭型真菌性鼻窦炎包括鼻窦真菌球（fungal ball of the paranasal sinuses，FB）和变应性真菌性鼻窦炎（allergic fungal sinusitis，AFS）。FB 主要是附着在鼻窦黏膜表面的真菌团块，呈洋葱球样生长繁殖，在黏膜及邻近组织内无真菌成分侵入，与其接触的表面有不同程度的组织增生，有轻或中度的淋巴细胞、浆细胞、嗜酸性粒细胞浸润，但无纤维组织增生和肉芽组织形成。Ⅰ型和Ⅲ型变态反应过程是 AFS 的重要病理生理因素，真菌作为变态反应原造成黏膜水肿、增生及纤毛清除率下降，使真菌在鼻窦腔内滞留时间延长而形成恶性循环。有学者发现非侵袭型 FS 中的 FB 常见有骨质受压变形、吸收甚至坏死，而具有 AFS 特点的黏膜内发现真菌成分是否存在"半侵袭性"或"破坏性 - 非侵袭性"的过渡形式有待进一步证实。

【临床表现】 根据病理及临床特点将真菌性鼻窦炎分为：侵袭型和非侵袭型。侵袭型又有急性和慢性之分，而非侵袭型则分为真菌球型和变应性两种。临床上非侵袭型常见。

1．症状

（1）非侵袭型：①真菌球型：症状不典型，多表现在局部。单侧鼻塞，脓涕，涕中带血，涕中有污秽物或干酪样物，鼻内异味。部分病例首发症状为单侧头面部疼痛，发生在后组筛窦或蝶窦者可出现无任何诱因的视力下降。②变应性真菌性鼻窦炎：以中、青年患者为主，常有特应性体质或哮喘病史。多表现为长期反复发作的、以一侧为主的双侧全组鼻窦炎、鼻息肉的症状。鼻塞，流脓涕，部分严重病例可出现面部和眶部畸形、眼球前凸、活动受限或视力障碍等症状。

（2）侵袭型：临床上少见。慢性者症状与非侵袭型相似。急性者则病程短、发展快（24h ~ 1 周），鼻腔或鼻窦黏膜溃疡及骨组织坏死，因血管栓塞而引起眼、鼻腔等邻近器官坏死，预后差。早期表现为发热、眶部肿胀、面部疼痛、肿胀，进一步发展为头痛加剧，视力下降，神情淡漠，嗜睡，甚至死亡。急性侵袭型真菌性鼻窦炎患者常伴有某些全身易感因素，包括代谢性酸中毒倾向，全身免疫功能严重抑制如慢性肾衰竭、严重腹泻、胰腺炎或糖尿病、血液病、艾滋病、骨髓或器官移植后等。

2．体征

（1）非侵袭型：①真菌球：上颌窦最为好发，依次为蝶窦、筛窦及额窦；单侧及单个鼻窦发病为主。可见单侧的中鼻道较狭窄，黏膜肿胀，可有黏稠污秽分泌物或块状物，上颌窦穿刺可冲洗出干酪样或泥沙样物。少数病例或是蝶窦病变者，鼻腔检查可无异常发现，但鼻内镜检查时可见窦口肿胀，或见稠脓分泌物或干酪样物等。②变应性真菌性鼻窦炎：单侧或双侧鼻腔广泛息肉组织，但以一侧为明显；鼻道内积有特征性的脓涕 ——"变态反应性黏液"，即一种极其黏稠不易抽吸的"油灰样"分泌物，可呈黄色或绿色。部分病例伴有眼球突出，或有视力障碍。

（2）侵袭型：①慢性：早期可无体征，或类似于真菌球型。晚期单侧鼻腔可见息肉及大量真菌形成的干酪样组织；往往伴有单侧眼球突出，甚至有眶上裂或眶尖综合征。②急性：早期鼻甲黏膜苍白，但此缺血表现易被忽略。晚期鼻黏膜变黑及鼻甲坏死，鼻中隔结痂及坏死，有并发症时，可出现球结膜红肿、突眼、颈强直、昏迷等。

3．辅助检查

（1）影像学：CT 扫描检查是真菌性鼻窦炎的常规检查项目，其特征是单侧或单个鼻窦内除均匀的密度增高外，尚见窦内局灶性点状或者絮状的钙化块的高密度影（图 2-6-4-1）。此外，CT 扫描检查尚可提示受累鼻窦的骨质有无破坏，以及邻近组织、器官的受累程度。MRI 对于判断窦内病变组织是积液、黏蛋白物质还是软组织有一定的帮助，还有助于对颈内动脉或海绵窦栓塞、鼻窦病变向颅内侵犯等病变的早期诊断。

（2）鼻内镜检查：只有不足 1/2 的患者的鼻窦内镜检查可见到阳性体征。但一旦检查中发现特征性的体征，如泥沙样物、干酪样坏死物及典型的分泌物等，可作为重要的诊断依据（图 2-6-4-2；彩图 2-6-4-2）。

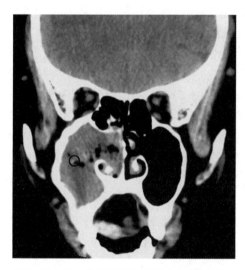

图 2-6-4-1   真菌性上颌窦炎（CT 冠状位）

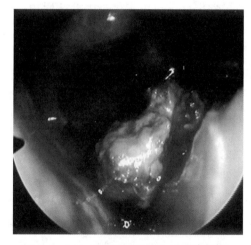

图 2-6-4-2   真菌性鼻窦炎（鼻内镜像）

（3）病原菌检查：①涂片检查：取鼻腔内分泌物或病变组织进行涂片检查，可发现真菌成分或嗜酸性粒细胞等，但涂片不能鉴别真菌类别。②真菌培养：对鼻腔内分泌物及病变组织在特定条件下进行培养，可发现致病菌，并能鉴别真菌类别。

（4）组织病理学检查：经过特殊银染后容易发现真菌菌丝成分。黏膜组织或其内的血管内无真菌侵入是鉴别侵袭型与非侵袭型真菌性鼻窦炎的唯一根据。通过观察嗜酸性粒细胞、Charcot-Leyden晶体可反映黏膜对真菌的反应状态，这也是鉴别真菌性鼻窦炎类型的标准之一。

（5）免疫学检查：包括真菌抗原皮试，外周血嗜酸性粒细胞、血清 IgE 和 IgG 的测定，放射变应原吸附试验（RAST）检测真菌特异性 IgE 水平等，这些有助于诊断变应性真菌性鼻窦炎。

【诊断】   主要依据临床症状、体征、CT 影像表现及实验室检查进行诊断，以下为诊断要点：

1．鼻涕带血，涕中含灰色或红褐色干酪物，或油状不易抽吸的分泌物；部分伴有头痛、眼突、视力下降等。

2．CT 扫描呈现鼻窦密度增高影中有局灶性的钙化斑点，单侧、单窦尤为典型；侵袭型有鼻窦骨质破坏。

3．真菌检查 包括涂片、培养及病理学检查阳性者。

从临床表现和组织病理学中可区分侵袭型或非侵袭型。变应性真菌性鼻窦炎尚应结合免疫学检查来诊断，如变应性黏蛋白（其中有嗜酸性粒细胞、Charcot-Leyden 晶体等）。

【鉴别诊断】 应与恶性肿瘤、恶性肉芽肿相鉴别，主要根据组织病理学来判断。有时尚应与萎缩性鼻炎鉴别。

【治疗】

1．非侵袭型 预后佳。

（1）手术治疗：是治疗的主要手段，手术应彻底清除鼻窦内的病变组织，充分改善鼻窦的通气、引流，术中注意保留窦腔黏膜。首选鼻内镜手术。术后定期鼻内镜复查。

（2）药物治疗：皮质类固醇激素治疗：可有效控制鼻窦黏膜的反应状态，全身应用配合鼻部喷雾，真菌球型应用时间约 2 个月，变应性真菌性鼻窦炎则需 4～6 个月。抗真菌药物的应用：由于非侵袭型并非真正意义上的真菌感染，而是黏膜对真菌抗原性的反应性改变，因此无须全身应用抗真菌药物，但可用抗真菌药物进行局部冲洗。

（3）免疫治疗：针对真菌抗原进行特异性脱敏。

2．侵袭型 预后差。

（1）手术治疗：尽早根治性地清除病变组织，必要时扩大清除范围。依病情可选择鼻内镜手术，柯-陆氏进路，鼻侧切开术，甚至颅面联合进路手术。

（2）药物治疗：全身应用抗真菌药物，首选两性霉素 B 等。

（3）改善机体免疫状况。

第五节 额骨骨髓炎

额骨有内外两层板障骨板，中间充满骨髓，其内有粗大的板障静脉，与额窦黏膜和头皮静脉相接，向后与颅内静脉窦和脑静脉相通。额窦发育大者，较易发病。由于青年人板障静脉系统较老年人粗大，所以患额骨骨髓炎的概率相对较高。

【病因】

1．医源性 额窦炎急性期，若未经足量抗生素控制而实施额窦手术，在手术中因过度搔刮加之引流方法不畅，可引起本病。

2．外伤 额骨或额窦骨折处理不当，若并发感染可引起额窦黏膜血栓性静脉炎，扩散到板障静脉，引起本病。

3．急性额窦炎在机体抵抗力降低及游泳、跳水等运动后可引起发病。

4．血源性 儿童额窦尚未发育或发育不全，其他部位的炎症病灶可经血行感染额骨而引起本病。

【病理】 急性额窦炎由于额窦黏膜静脉内积脓的压迫和细菌毒素的影响，可发生血栓性静脉炎，经板障静脉通路，蔓延到额骨的哈氏管系统，使额骨外板及内板有骨髓处发生化脓性炎症。骨质受脓液压迫，其营养血管被破坏，可发生骨质坏死、脱钙和骨壁分离而形成腐骨，同时骨膜下形成脓肿，发展到额部帽状筋膜下可构成 Pott 水肿性瘤。若向深部扩张，则常引起眶内脓肿、硬脑膜外脓肿、硬脑膜下脓肿、额叶脑皮质静脉炎、矢状窦血栓性静脉炎以及额叶多发性脑脓肿等病变。这些颅内病变，有时可不经过额骨骨髓炎，而直接由急性额窦炎的黏膜血栓性静脉炎引起。亚急性型病变进行较慢，有肉芽组织出现。慢性型则有腐骨、纤维组织和成骨细胞，常有瘘管形成。

【临床表现】 根据致病菌种类、患者机体抵抗力、额窦发育大小以及是否及时有效的治疗将额骨骨髓炎分为 3 种类型：

1. 暴发型 抗生素广泛应用后，该类型较为少见。有明显的全身中毒症状，包括畏寒、发热、头痛等；局部表现为额窦区水肿，压痛明显，眼睑肿胀下垂；可出现呕吐、颈项强直、脑膜刺激症状及颅压增高症状；有硬脑膜外脓肿时，患者头痛剧烈，局部有叩击痛，表情淡漠。患者常死于脑膜炎、海绵窦血栓性静脉炎、败血症、脑脓肿。

2. 亚急性型 病变范围局限，全身和局部症状较轻，可有皮肤破溃排脓、瘘管或局部肉芽组织增生。

3. 慢性型 因抗生素的使用，病变未能扩散而成为此型。全身症状不明显，由于腐骨形成的病灶未能排除，在引流受阻时可反复出现急性发作。额部皮肤可见一个或多个瘘管，并有瘢痕，病程可达数年之久，有时可能反复发生颅内并发症。

【诊断】 早期与急性额窦炎相似，额部出现水肿性瘤为本病的特征。X 线或 CT 检查可发现额窦内积脓，早期难以看出额骨脱钙现象。发病第 10 天左右可看出额窦边缘境界有虫蛀样脱钙小片，以后数个脱钙小片融合成为一个大片密度减低的透光区。在亚急性期，额部皮肤可出现瘘管。慢性期，应多次行 X 线摄片检查，以明确本病的演变。CT 扫描对本病病变程度、大小及位置等方面的判断有较高价值。

【治疗】 强有力的抗生素是治疗该病的基本措施。林可霉素在骨组织中浓度较高，羧苄西林对耐药葡萄球菌有杀菌作用，故主张两种抗生素合用，剂量宜大，待病情有局限趋势、死骨形成后，可行额部腐骨切除术。在切除腐骨前，应先凿开额窦，去除前壁骨板，清除窦内肉芽组织和黏膜，同时彻底开放筛窦，额窦后壁应仔细全部去除，有利于硬脑膜外脓肿引流。额骨腐骨周围 1cm 处的正常骨质应一同切除，小片者可用骨凿，大片者需在其周围 2cm 处钻若干小孔，然后用钢丝锯离断去除，之后以抗生素溶液冲洗，进一步使硬脑膜外间隙得到充分引流和清洁。

第六节 上颌骨骨髓炎

上颌骨骨髓炎（osteomyelitis of maxilla）是指包括骨膜、骨皮质、骨松质、骨髓以及骨组织中的血管、神经在内的炎症过程的总称。上颌骨骨髓炎对患者的生存质量影响较大，因此应高度重视该病的防治。临床上分为血源性、化脓性、特异性和放射性骨髓炎，本章仅介绍和本专业关系较为密切的前两种。

一、血源性上颌骨骨髓炎

血源性上颌骨骨髓炎是化脓性骨髓炎的一种，多见于新生儿，故又称为新生儿上颌骨骨髓炎（osteomyelitis of the jaw in neonate）。其感染途径和临床经过与一般的化脓性骨髓炎不同。

【病因】 以金黄色葡萄球菌感染为主。感染途径多为血源性感染，也可由新生儿牙龈的破损或母亲患有化脓性乳腺炎，使小儿吸吮带菌的乳汁而引起。呼吸道和肠道的感染也可引起本病。

【临床表现】 全身症状表现为高热、烦躁不安、哭闹、惊厥、腹泻及拒食，严重者可出现昏睡及意识不清。白细胞计数总数明显增加，中性粒细胞比例上升。

局部症状表现为眶下及内眦区的红肿，可迅速波及眼睑和颊部。口腔内相当于乳磨牙区的牙龈红肿，前庭沟隆起消失。脓肿形成后很快穿破骨皮质，在眶下区和口腔内相当于前庭沟处形成脓肿，破溃后形成瘘管。脓液引流后全身症状逐渐缓解，病程较为缓慢。瘘管长期不愈合，可自行排出小片的碎死骨。一般不形成大块的死骨，但是感染持续时间长时可影响牙胚的发育，亦可造成明显的牙颌和颜面畸形，患儿的患侧面中部塌陷，下睑下翻，乳牙萌出和咬合障碍。

【诊断】 根据病史和临床表现作出诊断一般不困难。早期 X 线片检查无诊断价值。

【治疗】 全身给予大剂量有效的抗生素，密切注意患儿的全身情况，给予全身支持及精心的护理，保持足够的液体和营养摄入。对拒食的小儿可给鼻饲，高热应给予物理降温，防止出现惊厥。一旦脓肿形成应及时切开引流排脓，并保持引流道的通畅，口腔内引流时应注意避免脓液的误吸。

病变转入慢性期后，可酌情行病灶清除术。尽量采用局部搔刮，刮除坏死的组织、炎性肉芽组织及小的死骨片，最大限度地保留骨质和牙胚，以免日后引起较严重的畸形。

【并发症】　治疗不及时可引起败血症、海绵窦血栓性静脉炎、颅内感染、眶内感染等并发症。一旦出现这些并发症，可危及患儿生命。

二、化脓性上颌骨骨髓炎

【病因】　感染发生的途径：

1. 牙源性感染　为最常见的感染途径，由于智齿冠周炎、根尖周炎未能及时治疗，感染扩散至骨组织而引起。

2. 损伤性感染　口腔、颌面部的外伤造成皮肤或黏膜的破损而使细菌侵入，引起骨膜炎。

【临床表现】　根据临床经过的不同又可分为急性期与慢性期。

1. 急性期　指从发病到死骨形成之前，时间一般2～3周。常伴有全身中毒症状。初期，病变局限在牙槽骨内，患者病灶牙有剧烈的疼痛及松动和伸长感。疼痛可放散到同侧的耳颞区。当感染性炎症继续发展时，病变在骨髓腔内弥散，并溶解骨膜向骨膜外的筋膜间隙扩散。此时患者的局部症状进一步加重，出现病灶区邻近的牙甚至整排牙齿的松动，牙龈明显红肿，前庭沟变浅，牙龈溢脓，面部软组织亦明显红肿。由于溢脓及口腔清洁差，有明显的口臭味。如细菌毒力强、患者抵抗力差，还可能引起败血症、颅内感染、感染性休克等严重并发症。

2. 慢性期　炎症在急性期未得到有效的控制，可因骨组织的血管栓塞造成骨的营养障碍。此时，即进入以死骨形成为主要特征的慢性期。一般在起病后2周由急性期转为慢性期。患者症状减轻，局部组织肿胀、发硬，可在面部皮肤和口腔黏膜形成脓性瘘口，排出脓液和坏死组织，瘘口周围有较多的炎性肉芽组织增生，色鲜红，质脆，刮之易出血。上颌骨中可形成大小不等的死骨块，小的可经瘘口自行排出。大的死骨块与正常骨组织的分离一般需数周至数月，可以造成病理性骨折、骨缺损及面部的畸形。病情时好时坏，可迁延数月至数年。相关的病灶牙多因松动而自行脱落，并出现程度不等的咬合错乱。长期的伤口流脓和消耗，可造成患者营养不良，出现贫血、消瘦及低蛋白血症等。

【诊断】　主要根据病史、症状、体征以及X线拍片检查来确定诊断。

X线拍片检查对死骨形成和增生型的骨皮质反应具有较高诊断价值。由于上颌骨骨髓炎的死骨形成多在急性期后数周才出现，与正常骨质完全分离还需更长的时间，因此早期拍X线片常无诊断意义。由于在骨坏死期常有血管的栓塞存在，因此还可以做单光子发射断层扫描（SPECT）来尽早确定死骨的大小与范围。这项检查可以比X线拍片更好地了解上颌骨的血供情况，更早地确定病变的范围。

【鉴别诊断】　上颌骨骨髓炎需与上颌窦癌的早期相鉴别，除非合并感染，后者一般不出现脓性瘘管。

【治疗】　积极预防和治疗牙病，是预防上颌骨骨髓炎的积极措施。应及时治疗根尖周脓肿、冠周炎等，给予有效和充分的引流（根管开放或脓肿切开引流），以避免炎症在骨髓腔中蔓延。

1. 急性期的治疗

（1）全身给予足量、有效的抗生素：可根据脓液的细菌培养和药敏结果选用。

（2）全身支持和对症处理：补液、高营养饮食、镇痛及理疗等。

（3）外科手术治疗：外科手术治疗的目的是建立良好的引流来排除脓液以及消除坏死的组织。对大多数化脓性骨髓炎来说，单靠药物治疗是难以彻底根治的。已形成骨髓腔内脓肿时，可在应用大剂量抗生素的同时拔除病灶牙，在牙槽窝建立引流，以防止脓液在骨髓腔中蔓延扩散。如已形成颌周蜂窝织炎及脓肿，则应及时在相应的部位切开引流，以排除脓液，缓解局部的压力，减轻疼痛。

2．慢性期的治疗　手术治疗为主，同时应尽量提高患者的抵抗力，改善和纠正慢性消耗状态。

（1）药物治疗：在慢性期的急性发作时或手术治疗前后给予全身应用抗生素。

（2）手术治疗：伴有死骨形成时，应行死骨摘除术，同时行病灶清除术。注意应将不健康的肉芽组织和碎骨片尽量刮除并建立通畅的引流通道。对较大的死骨块应以咬骨钳分成数块后再取出；对未完全分离的死骨块，应以咬骨钳咬除坏死的骨质直到显露正常骨质为止（此时去骨的断面有渗血现象）；对骨质破坏范围较大，可能出现病理性骨折者，可做颌间固定，避免咬合错乱。手术应切除皮肤上的瘘管，反复冲洗创面，最后放置引流条。术后可全身给予抗生素，贫血的患者可输少量新鲜血。死骨摘除术的手术时机最好在死骨与正常骨质完全分离以后进行，一般都在起病后的 4～6 周或更长时间后。

第七节　鼻窦炎并发症

随着医疗条件的改善，有效抗生素的广泛应用，鼻窦炎引起的并发症已经越来越少，但由于可导致严重的后果，仍应给予足够的重视。

一、眶内并发症

眼眶与鼻窦的解剖关系十分密切，额窦、筛窦、上颌窦和蝶窦分别位于眼眶的上、内、下和后方，与眶内仅一板之隔，鼻窦的炎症非常容易引起眶内的感染。其主要原因为：炎症直接经过缺损的骨壁到达眶内；经过鼻和眶内的一些小的静脉交通支传导；机体抵抗力下降（如患糖尿病）及鼻窦引流不畅为其诱因。

【分类】　按照疾病的发生和演变过程，鼻源性眶内并发症可以分成 5 种类型：眶内炎性水肿、眶壁骨膜下脓肿、眶内蜂窝织炎、眶内脓肿、球后视神经炎。

【临床表现】

1．眶内炎性水肿　主要症状为眼睑水肿、充血、压痛，筛窦炎引起者位于眼内侧，上颌窦引起者位于下睑，额窦炎引起者位于上睑。眼球活动正常，无眼球突出、移位和视力下降等表现。

2．眶壁骨膜下脓肿　鼻窦炎感染眶壁，引起骨壁血栓性静脉炎、骨膜炎和骨坏死，形成骨膜下脓肿。前组鼻窦炎引起者表现为眼睑充血、肿胀和压痛，其中前组筛窦炎主要在内眦，上颌窦炎导致者在下睑，额窦炎引起者主要在上睑。后组鼻窦炎引起者以眶深部炎症为主，如球后疼痛、眼球突出和活动障碍、视力下降。如病变侵犯视神经孔和眶上裂，则导致眶尖综合征（orbital apex syndrome），出现上睑下垂、眼球固定、复视，但较少引起失明。

3．眶内蜂窝织炎（orbital cellulitis）　分为隔前蜂窝织炎和隔后蜂窝织炎，前者指炎症局限在眶隔之前、眼睑和眶周的结构内，表现为眼睑水肿，眼球活动正常。而后者则较为严重，表现为全身感染症状，如畏寒、高热、精神委靡不振、白细胞增高、中性粒细胞核左移；眼球突出、活动障碍，球结膜高度充血、水肿，眶深部疼痛和头痛；如累及眶尖部时出现明显视力减退，为眼压过高或者毒素侵犯视神经的缘故；如炎症侵犯眼球，则导致全眼球炎，引起失明。病变进一步发展，炎症可沿着眶内静脉发展引起海绵窦血栓性静脉炎、颅内感染和眶内脓肿。

4．球后视神经炎　蝶窦或后组筛窦的炎症可引起球后视神经炎，表现为视力急剧下降，可在 1～2 天内出现视力严重障碍，甚至无光感，在发病后 1 周视力损害最严重；患者出现眼眶痛，在眼球活动时加剧。眼部检查发现患眼瞳孔散大，直接对光反射迟钝或消失，间接对光反射存在；眼底检查改变不明显。

【诊断】

1．根据急、慢性鼻窦炎的病史和体征。

2．急性感染的表现　如畏寒、发热、白细胞升高、中性粒细胞比例增高等。

3．出现眶内侧壁水肿、眼球移位或突出、眼球活动障碍、视力下降等。

4．CT除了鼻窦炎的表现外，出现眶内的占位性改变。

【治疗】

1．眶骨壁骨炎和骨膜炎的治疗主要着眼于抗感染治疗，给足量抗生素，保持鼻腔和鼻窦的通畅引流，一般均能获得好的效果。

2．眶内骨膜下脓肿、眶内蜂窝织炎和眶内脓肿一经发现，应立即切开排脓，切开的途径有两条：一条是经鼻外眶内侧切口，其缺点是术后遗留面部瘢痕，引流渠道不通畅；一条为经鼻内镜纸样板途径，优点是进路直接，引流通畅，缺点是只能引流眶内侧壁的脓肿。

3．鼻窦炎源性球后视神经炎，应尽早行全组筛窦和蝶窦开放术，充分引流鼻窦分泌物，严重病例应行经鼻内镜视神经管减压术，并加用大剂量的抗生素和糖皮质激素、神经营养药物和血管扩张药物（如血栓通）等。

二、颅内并发症

鼻源性颅内并发症的发生率比较低，其中以额窦炎引起最多，蝶窦炎引起者次之，上颌窦炎引起者最少见。鼻与颅底解剖学关系的密切是鼻窦炎颅内并发症的基础：嗅神经鞘膜与硬脑膜延续，鞘膜下间隙与硬膜下间隙存在潜在的交通；额窦后壁、筛窦顶壁和蝶窦顶壁与前颅底仅隔开一层薄骨板，鼻窦炎症容易扩散到颅内；在鼻窦与颅内有鼻部的静脉通过内眦静脉和眼上、眼下静脉与海绵窦相通，静脉管内无瓣膜，血液可逆行向颅内引起感染。

鼻源性颅内并发症有硬膜外脓肿、硬膜下脓肿、海绵窦血栓性静脉炎、化脓性脑膜炎和脑脓肿。

第八节　鼻内镜下鼻窦开放术

现代鼻内镜手术技术自20世纪70年代末兴起至今，已发展成熟。鼻内镜鼻窦手术是鼻内镜手术的基础，手术方法分为从前向后法和从后向前法两类，分别适用于不同范围的病变。在临床实践中，可根据患者的实际情况，采取相应的变通术式，但首先应熟练掌握基本术式。

一、从前向后鼻窦手术方法

由奥地利鼻科学者 Messerklinger 首先提出，并经不断改进而日趋成熟，常称为 Messerklinger 术式。其特点是手术方向从前向后。

手术时患者仰卧位。麻醉方式包括局部麻醉和全身麻醉。局部麻醉以1%丁卡因或利多卡因黏膜表面麻醉加2%利多卡因局部浸润注射。全身麻醉采用气管插管静脉复合麻醉。

（一）筛窦手术

1．切除钩突　是从前向后术式的起始步骤，钩突切除是否完整，决定了术野是否宽敞、上颌窦口能否顺利暴露及手术能否顺利实施。

用镰状刀自中鼻甲前端根部钩突附着处插入，沿钩突与鼻腔外侧壁的附着缘，自前上向后下弧形划开黏骨膜，直至钩突的后下附着缘处。然后用不同角度的筛窦钳将钩突上、下两端与鼻腔外侧壁分离后咬除或用弯剪剪断钩突上、下端。完整切除钩突后，可见其后方的筛泡。用30°或70°内镜，常可见上颌窦自然孔。此步骤还有"筛漏斗造口术（infundibulotomy）"等称谓，临床较少采用。

2．开放筛窦　用不同角度筛窦钳从前向后开放筛窦。原则上要尽可能保留和避免损伤黏膜，包括轻度炎性增厚的病变黏膜，开放气房，通畅引流；窦内病变较严重的病例，则应清除窦内黏膜不可逆病变。

前组筛窦和后组筛窦的分界是中鼻甲基板，后者常为筛泡的后壁，在开放筛泡后可观察到。开放中鼻甲基板后，即进入后组筛窦，处理原则同上。开放后组筛窦时注意勿损伤筛窦外侧壁的纸样板和后外上的视神经管。

（二）开放上颌窦手术

建议用 30° 或 70° 内镜寻找中鼻道上颌窦自然孔。正常情况下上颌窦自然孔位于筛漏斗的后下，对应中鼻甲下缘前中 1/3 交界处，通常被钩突的尾部遮蔽，钩突切除后才能充分暴露。有时该孔可被息肉或水肿黏膜覆盖而不易找到。此时可用剥离子或带角度的吸引器或前端为卵圆头的弯曲探子，沿钩突切缘外侧筛漏斗形成的沟槽自前上向后下滑行，或沿下鼻甲前上与鼻腔外侧壁结合处上方，轻压中鼻道鼻腔外侧壁的黏膜，多可找到狭窄呈漏斗状的上颌窦自然孔。

上颌窦自然孔通畅且窦内未见病变，应保留上颌窦孔的自然结构，因为自然状态的上颌窦孔完全能满足上颌窦通气引流和黏液清除功能的需要。否则，可用 90° 筛窦钳探查并扩大缩窄的自然孔，然后以反张咬钳向前和前下咬除前囟，或以直钳向后，咬除后囟，扩大上颌窦自然孔，使上颌窦自然孔的前后径达 1 ~ 2cm。扩大了的上颌窦窗口缘应保留部分原自然孔黏膜，通常保留自然孔的前下部。这有利于上颌窦经中鼻道引流的功能需要，并能有效防止术后开窗口闭锁。最后清除上颌窦内病变。

少数骨质坚硬或上颌窦自然孔融合的患者，需行经下鼻道上颌窦开窗术。

（三）开放蝶窦

1. 经蝶窦自然孔开放蝶窦　蝶窦自然孔位于蝶窦前壁距后鼻孔上缘 10 ~ 12mm 处蝶筛隐窝近中线处，即上鼻甲下缘附着蝶窦前壁处的内侧，因此手术中定位蝶窦自然口的比较恒定的解剖参考标志是上鼻甲。在上鼻甲肥厚或蝶筛隐窝狭窄的情况下，可将上鼻甲的后下部分切除，有助于暴露蝶窦自然口。若蝶窦自然孔开放良好，则不必处理之，否则，以不同角度的筛窦钳向内、向前下扩大蝶窦自然孔。

2. 经蝶窦前壁开放蝶窦　在找不到蝶窦自然孔，尤其是病变广泛或局部增生明显时，可循开放了的后筛至蝶窦前壁，遵循近中线原则，做蝶窦前壁开窗，或在正对中鼻甲后缘与鼻中隔间的蝶窦前壁造孔进入，此时，应认真参考鼻窦 CT 扫描。

（四）开放额窦

换用带角度的内镜（30° 或 70° 内镜），以不同角度的筛窦钳（45° 或 90°）清除中鼻甲附着缘前端后方，即筛窦前上方的残余筛房达额窦底，此时，应根据 CT 扫描所示钩突上部附着方式和额隐窝气房分布情况，辅助手术中定位额窦开口。以钩突为解剖参考标志，清除额窦底残余筛房，开放额窦开口。开放鼻丘气房对部分患者可能有助于充分扩大额窦开口，应注意勿损伤位于鼻丘气房外侧的泪囊。

至此完成单侧全部鼻窦的开放 / 切除手术。

（五）术腔填塞

1. 原则　主要目的是减少术后术腔出血，促进创面愈合。术腔填塞过紧可能给患者带来不同程度的痛苦，但也应充分估计术后血管收缩药失效后的反弹性出血，应在确保患者术后安全和减少患者痛苦的前提下，尽量减少术腔填塞物。

2. 方法　主要根据术腔出血状况选择填塞物。对于术中出血少、术腔洁净的患者，可选用硅胶管、涂有抗生素软膏（如四环素可的松软膏）的明胶海绵、止血纤维、可溶性止血纱布等填塞术腔；而术中出血较多、术腔仍有渗血的患者，则需加填凡士林油纱条或膨胀海绵，但应根据出血活动度掌握填塞的松紧度，并严格记录填塞物的数量，以备术后清理术腔时对照。

二、从后向前鼻窦手术方法

以 Wigand 术式为代表，又称全蝶筛切除术（total spheno-ethmoidectomy）。其特点是手术方向从后向前。适用于后组鼻窦病变及有前期手术史的患者。由于手术以直接暴露蝶窦前壁为起始，对鼻腔前部解剖标志的完整性要求较低，故特别适用于因既往手术造成解剖标志（如中鼻甲）被破坏的患者。同时，要求术野相对宽敞，保证从后向前径路的通畅，对伴严重鼻中隔偏曲而影响通气功能的患者，需先行鼻中隔矫正术。

手术基本步骤从部分切除中鼻甲开始。剪除中鼻甲的中、后部，暴露蝶窦前壁区域，暴露蝶窦自然孔。适当开放部分后组筛窦，或部分剪除上鼻甲，暴露蝶窦前壁。

用咬骨钳谨慎向内侧和（或）下方扩大蝶窦自然孔，至能够满足术后引流需要即可。蝶窦开放以后，以蝶窦顶壁和外侧壁为界线和标志，从后向前开放后组和前组筛窦。

完成上述步骤后，额窦和上颌窦的开放手术、黏膜和病变处理原则同从前向后方法。

（韩德民）

第七章　鼻、鼻窦和颌面外伤

概　　述

　　鼻处于颜面部较突出部位，外伤较为常见。本章重点讲解鼻骨骨折及鼻窦、颌面复合外伤的诊断和治疗。鼻窦骨折可单独发生，或同时发生两个或两个以上的骨折，常同时伴有眼眶、颅底或脑的损伤。眼球受钝性外力作用，可致眼眶内压骤然升高，导致眼眶击出性骨折。面中部区域骨折可出现面部骨折移位和显著的面形改变，同时可出现眼部症状和口腔咬合关系错乱。鼻颅面复合外伤通常病情复杂，应注意生命体征和维持气道通畅，依轻重缓急循序处理。

第一节　鼻骨骨折

　　鼻骨位于中线两侧，突出于面部中央，易遭受外伤而发生鼻骨骨折（fracture of nasal bone）。鼻骨由于上部窄厚，下部宽薄，支撑薄弱，因而鼻骨骨折多累及鼻骨下部，并向下方塌陷。由于左右鼻骨在中线融合紧密，骨折时多同时受累。严重骨折可伴有支撑结构的骨折或软骨的移位，并可合并鼻眶筛窦骨折等（图 2-7-1-1）。

　　儿童的鼻骨骨折由于外鼻或鼻骨细小，且常伴有血肿、瘀斑和水肿，使得诊断较成人困难。由于儿童鼻骨支架大部分由软骨构成，仅部分骨化，外伤多造成不完全骨折或青枝骨折（greenstick fracture），可不伴有移位。X 线检查易误诊。

　　【病因】　鼻骨骨折是人体中最为常见的骨折，导致骨折发生的常见原因有鼻部遭受拳击、运动外伤、个人意外和交通事故。

　　【临床表现】

　　1．症状　依损伤的程度和部位，可出现下列相应的症状。

　　（1）出血：鼻腔内黏膜撕裂可出现鼻出血，发生频率最高。鼻中隔撕裂或脱位可以出现鼻中隔血肿。皮下出血可发生瘀斑或血肿。

　　（2）畸形：鼻梁歪斜，鼻背塌陷。

　　（3）疼痛。

　　（4）鼻塞：鼻中隔明显偏曲或移位，或血肿形成，可以造成一侧或双侧鼻塞。

　　（5）皮下气肿：擤鼻时气体经撕裂的鼻腔黏膜进入眼和颊部皮下组织，出现皮下气肿。

　　2．查体　由于鼻背部明显肿胀，外鼻检查较为困难。应检查有无鼻中隔血肿，若有，应及时行鼻腔内切开引流。鼻畸形常被肿胀所掩盖。触诊可及骨擦音。可嘱患者 1 周后复诊，待肿胀消退后，观察鼻背畸形情况。鼻内镜：减充血药收缩鼻腔黏膜后观察鼻骨是否脱入鼻腔，鼻中隔有无移位、损伤等。

　　3．辅助检查

　　（1）X 线：鼻骨侧位片可显示鼻骨横行骨折线及上下有无移位，鼻颏位显示鼻背有无塌陷。

　　（2）CT：可明确显示骨折部位，可能合并眶、筛窦骨折者亦可行 CT 检查，以明确骨折程度和范围、有无颅底骨折等（图 2-7-1-1）。

　　【诊断】　依据外伤史、鼻部畸形、鼻腔通气度和鼻中隔的检查、鼻骨侧位 X 线片和触诊等可以明确诊断，在交通事故等高速撞击所致的鼻骨骨折，应除外合并的其他颌面或颅底骨折。

　　【治疗】　治疗原则为矫正鼻部畸形和恢复鼻腔的通气功能。

1．非手术治疗　鼻骨骨折后 X 线片显示骨折线，但无移位、鼻外形无明显改变者，无须手术复位，注意不要压迫或推揉鼻部，平常戴较重眼镜者，最好暂停戴 2～3 周。

2．鼻骨骨折复位术（reduction of fracture of nasal bone）　对于刚刚发生的闭合性鼻骨骨折，伴有明显鼻畸形，在充分检查和评估后，即刻行鼻骨复位术。若伤后来诊时鼻部已明显肿胀，为不影响复位效果，可嘱患者于外伤后 1 周左右肿胀消退后复诊手术，不宜超过 2 周，超过 2 周由于骨痂形成，增加了整复的难度。

复位方法：小儿在全身麻醉下、成人在局部麻醉或全身麻醉下手术。单侧鼻骨骨折伴塌陷时，先在鼻外沿鼻侧用鼻骨整复钳或骨剥离子量出鼻翼至双内眦连线的长度，并以拇指标示（图 2-7-1-2A），然后将剥离子伸入塌陷的鼻骨下方，将其抬起复位，对侧拇指仔细向对侧上抬的鼻骨施加向下的压力（图 2-7-1-2B）。鼻骨复位时常能感到或听到骨擦音。双侧骨折时，用鼻骨复位钳伸入两侧鼻腔至骨折部位的下后方，向前上轻轻用力抬起鼻骨，用另一只手在鼻外协助复位。复位后仔细观察和触摸，确保鼻骨完全复位。

3．开放鼻骨复位术　鼻内复位困难时，施行开放鼻骨复位及整形术。对于伴有明显鼻中隔偏曲，影响鼻腔通气者，可施行鼻中隔成形术或鼻中隔黏膜下部分切除术。

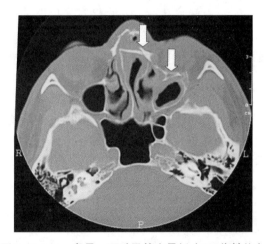

图 2-7-1-1　鼻骨、眶壁及筛窦骨折（CT 像轴位）

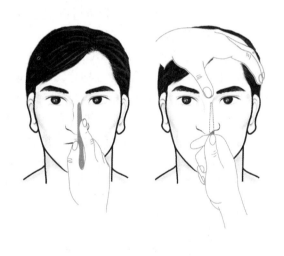

图 2-7-1-2　单侧鼻骨骨折的手法复位

第二节　鼻窦骨折

一、额窦骨折

额窦骨折（fracture of frontal sinus）按其骨折部位可分为额窦前壁骨折、后壁骨折和底部骨折。其中以前壁骨折较为多见。按骨折类型可分为线型骨折、凹陷型骨折和粉碎型骨折。额窦骨折常与眶、筛、鼻骨骨折同时发生。

【临床表现】　前壁线型骨折，症状较轻，患者可仅表现为鼻出血、软组织肿胀和压痛。凹陷型骨折急性期额部肿胀，肿胀消退后则显现前额凹陷。粉碎型骨折可有眶上区肿胀、皮下积气、眶上缘后移、眼球向下移位。后壁骨折伴脑膜撕裂可出现脑脊液鼻漏、颅内出血，可继发颅内感染。

【诊断】　根据颅面部外伤史和临床表现，辅以鼻额位和侧位 X 线片，可以显示骨折部位。前壁的凹陷型骨折有时显示不明显，易忽略。CT 扫描可明确骨折部位和范围，亦可显示前颅底或眶内积气、眶内血肿等。

【治疗】　额窦骨折的治疗原则为整复骨折，恢复外形和功能，避免并发症。

1．前壁线型骨折　一般无须特殊处理。预防感染，收缩鼻腔黏膜，保持鼻腔和鼻窦的引流通畅，可以自愈。

2．前壁凹陷型或粉碎型骨折　一经确诊，应及时手术。自眉弓切口，直达骨壁，用剥离子或弯止血钳伸入额窦，挑起凹陷的骨折片使其复位。此方法适用于整块骨折片的复位。若复位困难，可自额窦底部钻孔或凿开，伸入器械将其复位。

3．后壁骨折　应明确有无脑膜撕裂、脑脊液鼻漏、颅内血肿或脑组织挫伤。密切观察病情变化，若出现颅内并发症，及时请神经外科协助处理。脑脊液鼻漏可经额前壁用筋膜或肌肉修复，合并颅内并发症，可经额开颅修复，同时处理颅内病变。

二、筛窦骨折

筛窦骨折（fracture of ethmoidal sinus）可累及前颅底，出现脑脊液鼻漏，或累及紧贴筛顶行走的筛前动脉，可出现难以控制的鼻出血和眶内血肿。单纯筛窦骨折少见，多同时伴有鼻骨和眼眶的损伤，即鼻眶筛骨折。

【临床表现】　单纯筛骨骨折可以仅表现为鼻出血，合并有眶、鼻骨、额窦骨折时出现相应的症状，如鼻根部塌陷，眼球移位，内眦增宽，视力下降或失明，患侧瞳孔散大，直接对光反射消失，但间接对光反射存在（Marcus-Gunn瞳孔）。

【诊断】　常规鼻额部X线拍片，对出现视力障碍者行视神经管位拍片，可显示筛窦气房模糊、筛窦骨折和视神经管骨折，鼻窦CT可明确诊断。

【治疗】　单纯筛窦骨折一般无须处理。严重鼻出血，填塞法无效，可行鼻外筛前动脉结扎术。合并有其他部位的骨折，应进行相应的治疗。对于伤后迅速出现的视力严重减退，应尽早施行视神经管减压术（decompression of optic canal）。迟发或进行性视力减退，也是此手术的适应证。此手术可以经鼻腔在鼻内镜下完成，或行鼻外筛窦切除术进路手术（详见本篇第十五章）。

三、上颌窦骨折

上颌窦骨折（fracture of maxillary sinus）常为外力直接撞击所致，以发生于前壁的凹陷型骨折多见，主要集中在上颌窦的额突和眶下孔周围。上颌窦骨折常为颌面复合骨折的一部分，可具有复合骨折的特点。

【临床表现】　可表现为局部肿胀，塌陷畸形，左右两侧颌面部不对称。肿胀消退后畸形更为明显。若为颌面复合骨折的一部分，可出现眼部症状，如复视、视力减退等。

【诊断】　依据外伤史、颌面部出现畸形、左右不对称、触诊可及凹陷，辅以X线片和CT检查，可明确骨折及其部位。

【治疗】　前壁凹陷型骨折可经上颌窦根治术（radical maxillary sinusotomy）将骨折复位。若为上颌窦前侧壁的骨折移位，可在复位后用微型钛板行坚强内固定。

四、蝶窦骨折

蝶窦骨折（fracture of sphenoidal sinus）很少单独发生，常为颅底骨折的一部分。颞骨纵行骨折线可横穿蝶窦，可出现脑脊液耳漏或脑脊液鼻漏。蝶窦骨折累及视神经管或颈内动脉可出现视力减退、失明或致死性大出血。单纯蝶窦骨折无并发症，无须治疗。

第三节　眼眶击出性骨折

眼眶击出性骨折（orbital blow-out fracture）是指当眼部受钝性外伤时，眶内压力剧增，致使眶下壁或内壁薄弱处发生爆裂性骨折。骨折片和眶内容物如脂肪、肌肉陷入上颌窦和筛窦内。由于外力主要作用于眶内而非眶缘，通常不伴有眶缘的骨折。绝大多数眼眶击出性骨折发生于眶下壁，部分同时发生于眶下壁和眶内壁。发生于眶顶壁的较为少见。

【临床表现】　眼睑皮下淤血、气肿。眶内容物嵌顿或疝出。可出现眼球运动受限、复视，眼球和视神经损伤可以造成视力下降或失明。由于眶下神经自紧贴眶下缘的眶下神经管穿出，损伤可出现支配区域的麻木感。嵌顿软组织纤维变性，瘢痕形成，可出现眼球塌陷，假性眼睑下垂，眼球运动受限加重。

【诊断】　根据临床表现、鼻颏位 X 线片和 CT 扫描，可明确击出性骨折移位和眶内容物嵌入上颌窦或筛窦腔的程度。

【治疗】　当怀疑或已确定有击出性骨折时，应禁止擤鼻，鼻腔的细菌或分泌物可经外伤的裂隙进入眶内，导致眶内感染或脓肿形成。应尽早将陷入上颌窦或筛窦的眶内容物回纳到眶内，眶壁骨折片复位固定。若眶内容物疝出，复位手术可在 1 周左右进行，如为眼内肌嵌顿，则应尽早手术，否则有可能发生不可逆的缺血损伤。手术径路可经下睑、上颌窦进入，或在鼻内镜下或鼻外开筛窦等。眶内容物回纳后的骨性缺损处可植入 Med Pore 充填敷料予以支撑，防止眶内容物再度疝出。

第四节　鼻眶筛骨折

鼻眶筛复合体（naso-orbital-ethmoidal complex）位于颅面交界、面中 1/3 的中央，其骨性结构由额骨、鼻骨、筛骨、泪骨和上颌骨等颅颌面多骨交会而成。鼻眶筛骨折（naso-orbital-ethmoidal fractures）常合并颅脑损伤，如颅底骨折、脑震荡和脑脊液鼻漏等。

【临床表现】　鼻眶筛骨折伤情复杂，表现为严重的功能障碍和面部畸形。

1. 功能障碍　患者可出现鼻塞、嗅觉减退或消失、脑脊液鼻漏等鼻部症状，以及眼球运动障碍、复视、视力下降或失明、上睑下垂、眶下区麻木和溢泪等眼部症状。

2. 畸形　鼻畸形表现为一侧或双侧的鼻骨塌陷、鼻梁中线扭曲或偏斜等。眼部畸形可以是由于内眦韧带断裂，产生典型的眦距增宽、眦角圆钝畸形；或是由于内眦韧带附着部骨折等致内眦窝深浅不一致、睑裂长短不一。眶骨骨折、眶腔扩大、眶内容物疝出可以导致眼球移位畸形的发生。

【诊断】　依据功能障碍和鼻眼畸形，结合 CT 冠状位和轴位扫描，可以明确骨折的范围和分类。

【治疗】　鼻眶筛骨折合并其他颅面骨折，先行外周骨折复位。一般先行下颌骨复位，重建上下颌正常咬合关系，然后再复位颧骨和颧弓，最后将颧骨和上颌骨合拢，再行鼻眶筛骨折复位。内眦韧带撕裂者，同期行内眦韧带悬吊术，如有眶壁缺损，则需重建。粉碎性鼻骨骨折可一期行鼻成形术，陈旧性骨折可采用截骨复位后再行鼻成形术。

第五节　鼻颌面复合骨折

鼻颌面复合骨折（naso-maxillofacial fracture）是以上颌骨骨折为中心的面中部骨折（midface fracture）。上颌骨分别与额骨、颧骨、鼻骨、犁骨、筛骨、泪骨、蝶骨和腭骨等骨相连，形成一个垂直支柱式结构，所受外力被各骨连接处和窦腔骨壁分散、减弱，对于来自垂直方向的外力有较强的抵抗力，不易发生骨折。而前额、颧弓、上颌骨形成水平支柱，对来自横向的外力则抵抗力较弱，对较强的外力撞击，不仅上颌骨会发生骨折，还可同时伴发鼻骨、颧骨等相连诸骨的鼻颌面复合骨折。

上颌骨附着的肌肉多是一些弱小的表情肌，且大多均止于皮肤，故上颌骨骨折的移位与肌肉收缩牵拉作用的关系很小，主要与外力的大小和方向有关。由于上颌骨内外的腔、窦较多，骨的创伤

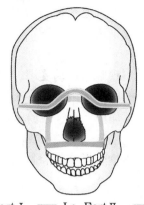

▬ Le Fort I　▭ Le Fort II　▬ Le Fort III

图 2-7-5-1　Le Fort 骨折的分型

常与口腔、鼻腔或上颌窦相通，易使伤口发生感染。上颌骨因与颅骨及颅腔相邻，上颌骨骨折常并发颅脑损伤。

【上颌骨骨折的临床分类】

1. 传统的 Le Fort 骨折分型　通过大量尸体标本的实验研究，Le Fort 于 1901 年发表了上颌骨骨折分类（图 2-7-5-1）。

（1）Le Fort I 型骨折或上颌骨横行骨折：在上颌骨骨折中最为常见。外力作用于上颌骨体下部。骨折线经过鼻腔底上方，鼻中隔，上颌骨的下 1/3，腭及翼突的翼内、外侧板的下部。

（2）Le Fort II 型骨折或锥形骨折：为上颌骨中部遭受撞击所致。骨折线横过鼻骨、上颌骨额突、泪骨、眶底至颧上颌缝，再沿两侧上颌骨侧壁达翼突和翼腭窝。眶下神经常被累及。

（3）Le Fort III 型骨折或颅面分离骨折：外力撞击上颌骨上部。骨折线起始于鼻额缝，横穿眶内壁至眶下裂、颧额缝及颧弓，向后达翼突，使面中部 1/3 与颅底完全分离。此类型损伤最重，病情复杂，常合并颅底、颅脑损伤。

临床上典型的 Le Fort 分型的骨折并不多见，大多为混合骨折或联合骨折。两侧骨折线常不在同一平面或不属于同一类型，也可以发生单侧骨折。尚有多个部位的粉碎性骨折而无法分类。因而，Marciani 1993 年提出了新的改良上颌骨骨折分型分类方法。

2. 改良上颌骨骨折分型

（1）Le Fort I 型是上颌骨低位骨折，I a 是上颌骨低位多发性骨折。

（2）Le Fort II 型是上颌骨中位骨折，II a 合并鼻骨骨折，II b 合并鼻眶筛骨折。

（3）Le Fort III 型是上颌骨高位骨折，III a 合并鼻骨骨折，III b 合并鼻眶筛骨折。

（4）Le Fort IV 型是 Le Fort II 型或 III 型合并颅底骨折，IV a 合并眶上缘骨折，IV b 合并眶上缘骨折加颅前窝骨折，IV c 合并眶壁骨折和颅前窝骨折。

【临床表现】

1. 骨折段移位和面形改变　上颌骨骨折移位取决于外力的大小、方向、颌骨本身的重量和骨折类型等。翼内外肌可将骨折段向后、向外牵拉。上颌骨骨折段本身的重量向下垂，使面中部 1/3 变长，也使整个面形变长，呈现"马脸样"畸形。上颌骨向后移位，则出现面中部凹陷、后缩，呈现"蝶形"面畸形。

2. 眼部症状　由于眼睑和眶周组织疏松，骨折后组织内出血淤积，出现眼镜状瘀斑。骨折波及眶底，可损伤眼球、视神经、动眼神经和展神经等，呈现复视、视觉障碍甚至失明。

3. 口腔症状　骨折合并黏膜撕裂可有口腔出血，上颌骨骨折移位可有上下牙列咬合错乱。

4. 耳、鼻部症状　骨折合并鼻腔、鼻窦黏膜撕裂可出现鼻出血，合并鼻骨骨折或鼻中隔骨折移位可出现相应症状。骨折线经过额窦、筛窦或蝶窦时，可造成硬脑膜撕裂，出现脑脊液鼻漏，若合并颞骨岩部骨折，亦可出现脑脊液耳漏。

【诊断】　依据外伤史、面部外形变化、触诊、临床表现，辅以 X 线、CT 检查，可以明确骨折的部位和类型。

【治疗】

1. 早期处理

（1）确保呼吸道通畅：上颌骨骨折向下后方移位，软腭下移，可引起口咽部阻塞。骨折移位及碎片、出血均可阻塞呼吸道，引起呼吸道梗阻。及时清除阻塞因素，必要时行气管插管或气管切开术。

（2）及时止血：头面部血管丰富，骨折易造成不同程度的出血。鼻腔的出血可在鼻内镜下寻找出血点，电凝止血，或行鼻腔填塞。较大动脉的出血可行颌内动脉或颈外动脉结扎。

（3）颅脑、胸、腹复合伤的急救处理：有严重合并伤者，以处理合并伤为主，抢救生命。对上颌骨的创伤可做简单应急处理以稳定骨折段，减轻症状，待病情稳定后再行复位与固定。

2. 复位与固定　使错位的骨折段复位，恢复上下颌牙正常的咬合关系，矫正面部畸形。复位方法通常有手法复位、牵引复位和手术复位。前两种方法难以复位时采用手术复位。陈旧性骨折常需截骨复位。20 世纪 80 年代开始应用微型钛板坚强内固定技术，即在口腔黏膜或面部皮肤上做切口，分离显露至骨折处，将骨折段复位，在骨折线两侧骨面上钻孔，利用微型钛板拧入钛钉予以坚强内固定。坚强内固定技术不断改善，已逐渐取代了传统的固定方法。

第六节　鼻与鼻窦异物

一、鼻腔异物

鼻腔异物（foreign body in nasal cavity）按其来源可分为内源性和外源性两大类：内源性异物有鼻石、异位牙、死骨、痂皮和凝血块等；外源性异物按其性质可分为非生物性、动物性和植物性。鼻腔异物以 2～3 岁儿童中最为常见，多因好奇或玩耍时有意将其塞入鼻内，自己又不易取出，造成异物。

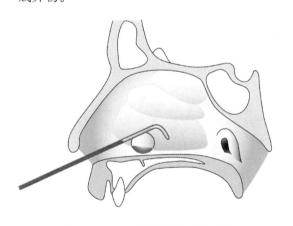

图 2-7-6-1　鼻内圆形异物取出法

【临床表现】　症状依异物的性质、大小、形状、存留部位、时间而异。异物光滑、刺激性小，早期可无症状。儿童鼻腔异物多有一侧鼻塞、流涕，可伴有脓血。病程长者可出现贫血和营养不良等。

【诊断】　儿童患者出现单侧鼻塞、流脓血涕并伴有恶臭者首先考虑鼻腔异物。异物存留时间长、周围已有炎性肉芽组织形成者，可借助探针检查以确定。不透 X 线异物可行 X 线检查，较大、较深的异物必要时可行 CT 检查。

【治疗】　根据异物大小、形状、性质、所在部位及停留时间等，采取相应的方法直视下取出。对于坚硬和圆滑的鼻腔异物，用异物钩自前鼻孔伸入，自异物上方越过后将异物向前方钩出，切忌用镊子夹取，因有可能夹取脱落将圆形异物推入后鼻孔或鼻咽部、落入喉腔或气管内的危险（图 2-7-6-1）。对于动物性异物，可用 1% 丁卡因滴于鼻腔，将其麻痹后取出。对于一般非生物性不规则异物，可用镊子直接取出。取出困难、造成鼻黏膜损伤者，应用 1% 麻黄碱滴鼻，防止鼻腔粘连。

二、鼻窦异物

鼻窦异物（foreign body in nasal sinuses）亦可分为内源性和外源性两类，后者又可分为生物性和非生物性两大类。非生物性异物以外伤、爆炸、枪伤等多见，医源性异物时有发生，多为遗留在窦腔中的纱条或拔牙后填入与窦腔相通的牙槽内的止血棉球。鼻窦异物除了不在危险部位的无毒的细小金属异物外，均应尽早取出，以免引起感染和其他并发症。

【诊断】　依据病史，辅以 X 线或 CT 检查可以明确诊断和定位。金属性异物可利用 X 线片定位，对非金属异物 B 超、CT 定位可供参考。术中可借助荧光屏观察下定位。

【治疗】 术前准确定位是手术成功的关键。手术方式有传统的经原伤道径路手术，可在清创时将异物取出，或经上颌窦前壁尖牙窝径路，或鼻外切开径路手术。随鼻窦内镜技术的广泛开展和普及，内镜下的鼻窦异物取出术已成为微创、有效的治疗新选择。上颌窦异物可经下鼻道开窗取出，筛窦、蝶窦异物可经 Messerklinger 术式或 Wigand 术式取出。术后给予抗生素预防感染，术腔定期复查和清理，防止开窗处及鼻腔粘连，保持通畅引流直至术腔上皮化。

（肖水芳）

第八章　鼻与鼻窦囊肿

概　述

发生在鼻与鼻窦的囊肿，分为先天性和后天性两类。近年来，鼻窦囊肿尤其是鼻窦黏液囊肿发病率逐渐增多，这与鼻内镜手术和影像学诊断技术的提高有密切关系。鼻窦黏膜潴留囊肿和黏液囊肿发生的确切原因尚不十分清楚，治疗手段基本相同，但在囊肿壁的处理上有所区别。发生在鼻窦的囊肿中，有一些与牙存在密切关系，其中部分囊肿就来源于牙本身，或称牙源性囊肿。

第一节　面裂囊肿

面裂囊肿（facial cleft cyst）系指发生在鼻及鼻周软组织、骨组织或骨孔（间隙）内的各种先天性囊肿。本节主要介绍鼻前庭囊肿。

鼻前庭囊肿（nasal vestibular cyst）系指位于鼻前庭底部的皮下、梨状孔前外方及上颌骨牙槽突浅面软组织内的囊性肿块，也称为鼻牙槽突囊肿、鼻底囊肿、鼻黏液囊肿等。女性多见，年龄为30～50岁，单侧发病多，间或有双侧发生。

【病因】

1. 腺体潴留学说　鼻腔底黏膜的黏液腺腺管阻塞，致腺体分泌物潴留而形成囊肿。故亦称为潴留囊肿（retention cyst）。

2. 面裂学说　为先天性异常，即在胚胎期球状突和上颌突融合部残留或迷走的上皮细胞发展而成囊肿，所以也有人称之为球颌突囊肿（globulomaxillary cyst）。

【病理】　囊肿的囊壁由含弹性纤维和网状血管的结缔组织构成，坚韧而富于弹性。囊壁上皮多为纤毛柱状上皮、立方上皮或扁平上皮，内含丰富杯状细胞。囊液黄色或棕色，黏液性或浆液性。若发生感染，囊液呈脓性，囊壁可有炎性细胞浸润。囊肿邻近骨质可受压吸收。

【临床表现】　囊肿生长缓慢，早期无自觉症状；随囊肿长大后，一侧鼻翼附着处隆起，可出现同侧鼻塞，鼻内及上唇胀痛，咀嚼时尤甚。突向鼻前庭内侧或鼻腔者，可表现为同侧鼻塞。偶见上颌部或额部有反射性疼痛。若合并感染，囊肿迅速增大，局部疼痛加重，严重者鼻唇沟消失，鼻唇部明显隆起。

【检查和诊断】　针对症状进行局部视诊、触诊、穿刺及X线检查等，可确诊。

1. 局部检查　一侧间或有双侧鼻前庭、鼻翼附着处或梨状孔外侧部隆起，囊肿较大时，鼻唇沟变浅或消失，上唇部或口前庭处明显隆起。

2. 触诊　戴手套或指套的手指放在口前庭，另一手指放在鼻前庭，行口前庭 - 鼻前庭联合触诊，可感隆起处质地柔软并有弹性，一般无明显触痛，若合并感染则有触痛，局部张力大。

3. 穿刺　无菌条件下穿刺，可抽出透明或半透明的黏液或浆液性液体，囊液镜下检查大多无胆固醇结晶。

4. 影像学检查　首选鼻窦CT扫描，可清晰显示囊肿部位、大小和周围骨质受侵状况。本病须与牙源性囊肿鉴别。

【治疗】　囊肿较大致面部畸形，或引起鼻塞，或发生感染者，应手术切除。

1. 唇龈进路囊肿切除手术　唇龈沟横切口进路，剥离囊肿，以彻底切除囊肿壁为原则。为彻底切除囊壁，可向囊腔内注射亚甲蓝示踪。

2．鼻内开窗手术 适用于囊肿主要向鼻内生长者。在鼻内镜下，切除囊肿顶壁，使囊腔开口于鼻腔底。

第二节 鼻窦囊肿

鼻窦囊肿（nasal sinus cyst）指原发于鼻窦内或来源于牙及牙根并向上颌窦内发展的囊性肿物，主要包括黏液囊肿和黏膜囊肿两类。

一、鼻窦黏液囊肿

黏液囊肿（mucocele）是鼻窦囊肿中最为常见者，多发于筛窦，其次为额窦和蝶窦，原发于上颌窦少见。本病多见于青年和中年人，10 岁以下儿童偶见此病，多为单侧。囊肿增大时常累及其周围结构，包括眼眶、颅底及颅内，并常因累及眼眶致突眼而首诊于眼科。

【临床表现】

1．眼部症状 囊肿侵犯眶内所致。①眼球移位：筛窦囊肿者眼球向外移位，额窦或额筛囊肿者眼球向前外下方突出移位，蝶窦囊肿者眼球突出较少。②流泪、复视及视力下降等。③眶尖综合征，多见于蝶窦囊肿。

2．面部症状 筛窦囊肿者内眦部隆起，额窦囊肿者前额或眶顶部隆起，上颌窦囊肿者面颊部隆起。隆起处皮肤正常，光滑而有弹性，有乒乓球感或有波动感，一般无触痛。脓囊肿者隆起处皮肤红、肿、热，有触痛。

3．鼻部症状 ①鼻塞。②嗅觉障碍，囊肿挤压嗅沟导致阻塞性嗅觉障碍。③囊肿自行溃破的自发性间隙性鼻溢或脑脊液鼻漏，少见。

4．其他症状 ①头痛或麻木感。②内分泌症状：闭经、性欲减退、尿崩等现象，多由蝶窦囊肿压迫垂体所致。③脑膜炎：脓囊肿侵犯颅底所致。④全身症状：较少见，脓囊肿时可有发热和全身不适。

【诊断】 患者多因为眼部症状首诊于眼科。临床表现和影像学检查，或经鼻或隆起处穿刺抽出囊液，可以明确本病的诊断。

【鉴别诊断】 应与肿瘤、脑膜脑膨出、垂体瘤、脑膜瘤相鉴别。单纯表现为突眼、眼球运动障碍、视力减退，反复发作，应通过影像学检查及早明确诊断。

【治疗】 手术是唯一的治疗方法，首选经鼻内镜手术。手术目的是切除部分囊壁，开放囊腔，保留囊肿内囊壁。

1．手术中操作和处理原则 尽可能扩大造瘘口，忌强行撕脱，缓放囊液。

2．并发症治疗

（1）反复发作和重度球后视神经炎：常因蝶窦或蝶筛囊肿或脓囊肿引起，视力在短期内下降并失明者，可在囊肿开放后同时行视神经管减压术。

（2）脑脊液鼻漏：经鼻手术同时行颅底脑脊液漏修补术。

（3）眶尖综合征：多因巨大的蝶窦或蝶筛囊肿或脓囊肿引起，必要时行眶内侧壁减压术。

二、鼻窦黏膜囊肿

黏膜囊肿（mucosal cyst）可发生于任何鼻窦，单发或多发。上颌窦底和内壁多见，单侧或双侧发生。生长缓慢，可自然破裂，囊液经窦口流出。常无症状，多在鼻窦 X 线检查时无意发现。

【临床表现】 单纯本病多无明显症状，偶有前额部头痛或面颊部压迫感，或同侧上列牙痛。偶可出现从鼻腔间歇性流出黄色液体。部分患者上述症状明显，呈间歇性发作，即囊肿破裂流出黄色透明液体后，症状缓解；之后囊肿内囊液重新蓄积，到一定程度后，症状复发。个别患者，上颌窦囊肿成为三叉神经痛的扳击点。

【诊断】 依据病史、鼻窦 CT 扫描（图 2-8-2-1），或上颌窦穿刺时滴出黄色液体而明确诊断；或因上颌窦手术中无意发现而诊断（图 2-8-2-2；彩图 2-8-2-2）。反复间隙性鼻内流出黄色液体提示本病。

【治疗】 多数黏膜潴留囊肿因囊肿自行破裂而自愈。囊肿较小且无症状，通常不需手术。若有明显症状或患者精神压力大并有"病变顾虑"，可手术切除。

手术方法首选鼻内镜手术。针对上颌窦囊肿可视囊肿的位置而决定采用经中鼻道或下鼻道开窗术两种术式；蝶窦囊肿和筛窦囊肿可采用同黏液囊肿相同的手术方法，但应尽可能将囊壁完整摘除或将大部分囊壁摘除。

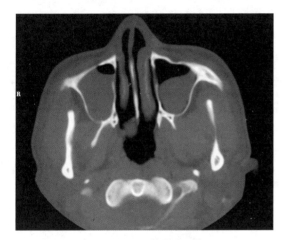

图 2-8-2-1 上颌窦黏膜潴留囊肿
［鼻窦 CT 扫描（轴位，骨窗）］
双侧上颌窦均可见软组织密度影，呈类圆形。其中左侧上颌窦软组织影根蒂在上颌窦前壁

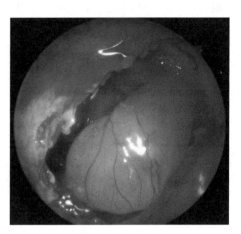

图 2-8-2-2 上颌窦黏膜潴留囊肿
（鼻内镜像）
左侧下鼻道上颌窦开窗后，可见 CT 提示的半透明、淡黄色囊样病灶，表面血管纹清晰，蒂来自上颌窦前壁

第三节 上颌窦牙源性囊肿

上列牙发育障碍或病变形成并突入到上颌窦内的囊肿，称为上颌窦牙源性囊肿（odontogenic cyst），包括含牙囊肿和牙根囊肿两种。

一、含牙囊肿

含牙囊肿（dentigerous cyst）又称滤泡囊肿（follicular cyst），是环绕未萌出牙的牙冠、附着于牙颈部的囊肿。多发生在下颌骨第三磨牙，发生在上颌骨者少见。若发生在上颌骨者多见于尖牙、前磨牙或切牙。一般发生在 10 岁以后和 40 岁以前，因囊内含牙而得名。

【病因与病理】 停留在牙槽骨中的未萌出牙可刺激造釉细胞，使其增生并产生分泌而形成囊肿，牙釉质被包围在囊内，可有骨壳。囊壁由纤维组织构成，上皮为扁平或矮立方上皮。囊液为黄色或棕色液体，含胆固醇结晶及脱落上皮。囊肿虽生长缓慢，但可不断增大。

【临床表现与诊断】 因囊肿位于上颌骨内，囊肿增大时可使病侧面颊部和唇龈部隆起，隆起处皮肤和唇龈黏膜正常，表面光滑、乒乓球感或破鸡蛋壳感。病侧可出现鼻塞和眼球向上移位。检查常有一牙缺如，多为尖牙、前磨牙或切牙。诊断依靠病史、体征和影像学检查。鼻窦 X 线平片显示窦腔扩大，囊肿阴影内含有牙影。鼻窦 CT 扫描可以明确上颌窦腔内囊性病灶，内含异位牙齿。穿刺可抽出黏液。

【治疗】 采用鼻内镜手术，经下鼻道或中鼻道开窗，将囊壁及病牙完全切除，同时尽可能保留上颌窦正常黏膜。

二、牙根囊肿

牙根囊肿（dental root cyst）是成牙组织囊肿中最常见者，多发生在上颌切牙、尖牙和前磨牙根的唇面。

【病因与病理】 起因于牙根感染、牙髓坏死，进而根尖形成肉芽肿或脓肿，以后上皮细胞长入其内作为衬里而形成囊肿内膜，病牙根尖突入囊肿腔内。囊壁由结缔组织构成，表面为鳞状上皮。囊液黄色浆液性或黏液性，含胆固醇结晶。

【临床表现与诊断】 囊肿增大可使面颊隆起，鼻窦 X 线平片显示病牙根尖部小圆形囊肿影，周围骨质吸收。冠状位鼻窦 CT 扫描可清晰显示包绕根尖的囊性病变突入上颌窦底。

【治疗】 鼻内镜手术。通常采用下鼻道上颌窦开窗，清除囊壁。若病牙尚稳固，有保留可能，则应在术后行根尖切除或根管治疗以避免囊肿再发。

（周　兵）

第九章　变应性鼻炎

概　　述

　　流行病学的研究报道，变应性鼻炎在世界范围内的平均发病率为 10%～20%，部分国家高达 40%，并且近几十年来全球变应性鼻炎的发病率正在逐渐增加，尤其以经济发达的西方国家更为显著。变应性鼻炎严重影响生活质量，增加社会经济负担，且能够间接增加鼻窦炎、中耳炎和支气管哮喘的发病风险，因此目前被视为一种全球性健康问题，受到了广泛关注。本章详细阐述变应性鼻炎的定义、发病机制、临床表现、与上呼吸道其他过敏性疾病的相关性及治疗的最新进展。

　　变态反应性鼻炎（allergic rhinitis）简称为变应性鼻炎或称过敏性鼻炎，是一种由易感个体接触变应原（allergen）或称过敏原引起的鼻黏膜的慢性炎症，临床上以鼻塞、鼻痒、流清涕、打喷嚏为主要特征，其发病与遗传和环境因素交互作用导致的机体免疫应答的紊乱有关。世界卫生组织专家组发布的"变应性鼻炎及其对哮喘的影响"（allergic rhinitis and its impact on asthma，ARIA）的全球性诊疗指南文件，可作为变应性鼻炎临床诊疗的重要参考依据。

　　【定义】　传统观念认为变应性鼻炎是变应原激发导致的、IgE 介导的鼻黏膜 I 型变态反应。变应性鼻炎的最新定义是易感个体接触致敏变应原后导致的辅助性 T 细胞 -2（Th_2）优势分化、调节性 T 细胞（T regulatory cells，Treg）抑制反应降低为特征的鼻黏膜慢性炎症性疾病。变态反应的发病涉及 IgE 介导的炎症介质（如组胺）的释放和多种免疫活性细胞（肥大细胞、嗜碱性粒细胞、嗜酸性粒细胞等）、细胞因子（IL-4、IL-5、IL-13 等）的参与。嗜酸性粒细胞浸润是鼻黏膜特征性的病理改变。

　　【分类】　变应性鼻炎一般按变应原的性质分为两类：常年性变应性鼻炎（perennial allergic rhinitis）和季节性变应性鼻炎（seasonal allergic rhinitis）。前者由各种尘螨、蟑螂等变应原引起，常年发病。后者由各种花粉、真菌孢子引起，通常在一年中的某一季节发病，因与空气中某些花粉浓度的增加有关，故又称花粉症（pollinosis）或枯草热（hay fever）。临床症状的发作和缓解与鼻黏膜接触变应原的浓度高度和波动密切相关。实际上，各种变应原诱发的常年性和季节性变应性鼻炎，即使在临床的无症状期，即变应原浓度较低，处于变态反应阈下状态时，黏膜表面也存在微弱的炎症反应，称为最轻持续炎症反应（minimally persistent inflammation）。

　　ARIA 根据临床症状的持续时间将变应性鼻炎分为间断性变应性鼻炎（intermittent allergic rhinitis）和持续性变应性鼻炎（persistent allergic rhinitis）两类，前者发作持续时间每周少于 4 天或总发作时间少于 4 周，后者发作持续时间每周多于 4 天或总发作时间多于 4 周。

　　另外，ARIA 根据变应性鼻炎对生活质量的影响进行了分度：①轻度：有轻度临床症状，但无睡眠障碍，不影响日常生活、休息、运动，学习、工作正常；②中 - 重度：有中、重度临床症状，影响睡眠、日常生活、休息、运动，学习、工作也受到影响。

　　【病因】　变应原致敏和激发是导致本病的直接原因。患者多为易感个体。

　　1. 变应原　引起变应性鼻炎的变应原包括吸入性变应原和食物变应原等。

　　(1) 吸入性变应原：包括螨类、花粉、真菌、动物皮屑、羽毛、昆虫等。

　　(2) 食物变应原：包括鸡蛋、牛奶、大豆、芝麻、水果等。

　　(3) 职业性变应原：包括胶乳和其他低分子量复合物等。

　　2. 易感个体　或称特应质（atopy），主要与遗传因素和环境因素有关。

　　(1) 遗传因素：本病具有一定的遗传易感性，研究证实变应性鼻炎患者多个遗传位点存在基因多态性，如 5q31.1-31.3、6p21.3、11q13、12q15-24.1、14q11.1 等，涉及的相关基因产物包括 IL-4、

TNF-α、IgE 受体、IFN-γ、TCRα/δ 亚基、CD14 等。

（2）环境因素：经济条件、西方社会生活方式、环境污染（二氧化硫、二氧化碳等）与变应性鼻炎有密切关系。研究认为晚育、小家庭、抗生素的广泛应用、接触工业原料和汽车废气的增加等因素都可能改变人群的免疫状态。近年来，广受重视的 Hygiene 假说认为世界范围内变应性鼻炎等变态反应性疾病发生的增加是由于过于清洁的环境和抗生素的应用减少了细菌感染的机会，打乱了机体抗感染免疫（Th_1 反应）和变态反应（Th_2 优势）之间以及与免疫调节反应（Treg 优势）有关的免疫系统的平衡和相互调节体系。

【发病机制】 变应性鼻炎由变应原致敏、激发易感个体所致。

目前，正常人体内辅助性 T 淋巴细胞（T helper lymphocyte）分为 Th_1、Th_2、Th_{17} 等几类。Th_1 细胞分泌 IL-2、IFN-γ、TNF-α 等细胞因子，主要参与抗感染的细胞免疫过程；Th_2 细胞分泌 IL-4、IL-5 等细胞因子，主要参与变态反应和抗寄生虫的体液免疫过程。生理条件下两类细胞因子网络之间保持动态平衡。Treg 细胞分泌 IL-10、TGF-β 等，参与免疫应答的调控。

易感个体鼻黏膜在接触变应原后，由于环境和遗传因素的联合作用，使抗原递呈细胞如树突状细胞、巨噬细胞等摄取、传递变应原至 T 细胞，通过合成 IL-4 等细胞因子，启动 Th_2 细胞的优势发育和 Th_2 细胞因子如 IL-4、IL-5 等的表达增高，使 Th_1/Th_2 细胞因子网络之间失去平衡，相关的黏附分子如 ICAM-1、嗜酸性粒细胞趋化因子如 eotaxin 等表达，促使炎症细胞如肥大细胞和嗜酸性粒细胞向鼻黏膜移行、聚集，并促进 B 淋巴细胞合成的抗体转换为 IgE 并结合在肥大细胞、嗜碱性粒细胞表面，使鼻黏膜处于致敏状态。当鼻黏膜再次接触变应原后，变应原与肥大细胞、嗜碱性粒细胞表面的 IgE 抗体呈桥式结合，引起激发过程，导致炎症细胞释放一系列炎症介质包括组胺、白三烯类等，引起鼻黏膜毛细血管平滑肌痉挛、血管通透性增加、副交感神经反应增高和腺体分泌亢进，在半小时左右引起临床症状，称为速发相反应（early-phase response）。随后的 4 ～ 24h 内，由嗜酸性粒细胞浸润与释放炎症介质和毒性物质引起的临床症状，称为迟发相反应（late-phase response）。此外，神经肽类物质如 P 物质、缓激肽（bradykinin）等也参与了整个过程（图 2-9-0-1）。

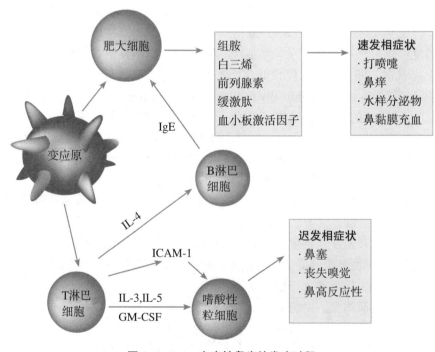

图 2-9-0-1 变应性鼻炎的发病过程

【临床表现】　变应性鼻炎临床主要表现为鼻痒、阵发性喷嚏、大量清水样鼻涕和鼻塞等。

1．症状

(1) 鼻痒：鼻黏膜感觉神经末梢受组胺等炎性介质刺激引起，部分患者同时伴有眼部和咽喉部痒感。

(2) 阵发性喷嚏：为鼻黏膜神经反应性增高的表现，呈阵发性发作，从几个到几十个不等。

(3) 清水样鼻涕：为鼻黏膜血管通透性增加和杯状细胞、腺体分泌亢进的表现，通常量较大。

(4) 鼻塞：程度轻重不一，通常由血管通透性增高、黏膜间质肿胀所致。

(5) 其他症状：包括嗅觉减退、流泪等间接症状，以及鼻窦炎、分泌性中耳炎、支气管哮喘等引起的相关并发症状。

2．检查

(1) 鼻镜检查：包括前鼻镜检查和鼻内镜检查。无症状期间鼻黏膜可正常，变应原接触期间鼻腔常有多量黏性分泌物，鼻黏膜可呈苍白、充血或浅蓝色，黏膜常呈明显水肿，以下鼻甲最为明显，一般对 1% 麻黄碱反应良好，严重水肿者则反应较差。

(2) 实验室检查：主要是筛选致敏变应原的检查，包括皮肤点刺试验、鼻黏膜激发试验和特异性 IgE 检测等，主要用于确诊和脱敏治疗等。

【对支气管哮喘的影响】　变应性鼻炎是引起支气管哮喘的一个重要的危险因素，两者之间存在广泛联系。流行病学的研究表明，约 30% 的变应性鼻炎患者同时患有哮喘，半数以上哮喘患者同时患有变应性鼻炎，而且变应性鼻炎的发作通常引起哮喘加重，因此在诊断变应性鼻炎时，对下呼吸道尤其是否患有哮喘应予以检查评估。

变应性鼻炎和哮喘相关联的机制尚不确切，呼吸道组织学结构的相似性、鼻肺反射、骨髓反应、嗜酸性粒细胞原位造血等都可能有一定作用。临床上针对变应性鼻炎的治疗可以在一定程度上缓解支气管哮喘。

【诊断】　变应性鼻炎的诊断主要依靠病史（典型的症状）和实验室检查的结合，临床检查可作为参考，实验室检查如皮肤点刺试验和特异性 IgE 检测能够确定特异性变应原。鼻分泌物涂片嗜酸性粒细胞、肥大细胞等细胞学检查对诊断和治疗有一定辅助作用。

【鉴别诊断】

1．血管运动性鼻炎　一般认为与自主神经功能失调有关。环境温度变化、情绪波动、精神紧张、疲劳、内分泌失调可诱发本病。临床表现与变应性鼻炎类似，但特异性变应原的检查通常为阴性。

2．高反应性鼻炎　病因不明，可能与鼻黏膜感觉神经 C 类纤维功能亢进有关。鼻黏膜高度敏感，温觉、触觉、味觉的变化均可作为诱因，临床症状以发作性喷嚏为主，各项检查一般无典型发现。

【治疗】

1．避免接触变应原　对已经明确的变应原，应尽量避免与之接触，如清洁居住环境，杀灭螨虫、真菌等；对花粉过敏者，在花粉播散季节减少外出；对动物皮屑、羽毛过敏者避免接触动物、禽类等。

2．药物治疗　目前治疗变应性鼻炎的主要有抗组胺药、糖皮质激素、减充血药、抗胆碱药、白三烯受体拮抗剂和肥大细胞稳定剂 6 类。这些药物能有效地控制变应性鼻炎的症状，但尚不能达到根治的目的。抗组胺药和糖皮质激素为治疗变应性鼻炎的一线药物，以喷鼻和口服给药为主。临床应用过程中应根据不同患者的症状类型选择不同的药物和用法，并推荐联合用药和交替用药。

(1) 抗组胺药：给药方式包括鼻腔局部应用和口服，其作用机制主要是竞争性拮抗组胺 H_1 受体，部分还有免疫调节作用，能有效缓解鼻痒、打喷嚏、流涕等临床症状。第一代抗组胺药如氯苯那敏、异丙嗪等因有中枢抑制作用目前已少用，第二代抗组胺药如氯雷他定和西替利嗪克服了这一缺点，但部分如特非那定和阿司咪唑可能发生少见的、严重的心脏毒性，并且不能与酮康唑、伊曲康唑和红霉素同时使用。

(2) 糖皮质激素：能降低血管通透性，抑制炎症细胞的存活和活化，抑制炎症介质和细胞因子的生成，从而通过多种途径在多个层面抑制炎症过程。给药方式包括喷鼻、滴鼻、注射和口服，口服用药只适用于急性、病情严重和伴有鼻息肉的患者，可用泼尼松（prednisone）每天 30 ～ 40mg，于晨间一次用药，连用 7 天或症状控制后逐渐减量，几乎全部患者都有效。但应避免长期服药，否则会引起全身性副作用。鼻内或肌内注射糖皮质激素可产生严重局部或全身性副作用，通常不推荐使用。近来开发的新一代鼻腔局部糖皮质激素喷剂如布地奈德（budesonide）、氟替卡松（fluticasone）、莫米松（mometasone）等，局部利用度高，全身和局部副作用少，对鼻痒、流涕、打喷嚏和鼻塞有良好的效果，临床应用较广泛。

(3) 减充血药：主要用于缓解鼻塞症状，给药方式为鼻内局部应用。作用原理为结合鼻黏膜容量血管壁的肾上腺素能受体 α_1 和 α_2，减轻鼻黏膜肿胀。常用药物为 1% 的麻黄碱（儿童浓度为 0.5%）和羟甲唑啉（oxymetazoline）。此类药物效用有限，且长期使用易引起不良反应，临床上应限制使用时间和范围（控制在 7 ～ 10 天）。

(4) 抗胆碱药：作用原理为抑制亢进胆碱能神经的分泌。主要用于减少鼻分泌物，对鼻痒和打喷嚏无效，常用药物为异丙托溴铵（ipratropium bromide）等，鼻内使用可有效控制流涕症状。

(5) 肥大细胞稳定剂：作用原理为稳定肥大细胞膜，减少炎症介质释放。给药方式包括鼻内局部应用和口服。常用药物有色甘酸钠（sodium cromoglicate）和奈多罗米（nedocromil），主要起预防作用。

(6) 白三烯受体拮抗剂（LTRA）：拮抗半胱氨酰白三烯受体，对变应性鼻炎和哮喘有效。

3．免疫治疗　包括非特异性免疫治疗和特异性免疫治疗。

(1) 非特异性免疫治疗：如注射卡介苗多糖核酸、分枝杆菌多肽、细菌 DNA CpG 等，其作用机制是促进机体 Th_1 细胞和相应因子的生成，抑制 Th_2 细胞分化和相关细胞因子的生成，纠正 Th_1/Th_2 细胞因子网络平衡异常。但作用没有特异性，需要治疗时间较长。

(2) 特异性免疫治疗：作用机制为低剂量抗原在被抗原递呈细胞处理过程中，后者往往首先诱导 Th_1 细胞分化，从而纠正 Th_1/Th_2 细胞因子网络平衡异常。临床上一般根据致敏变应原的类型，采用标准化变应原浸液从极低浓度开始皮下注射，每周 1 ～ 2 次，逐渐增加剂量和浓度，数周（快速免疫）或数月注射至一定浓度改为维持量，总疗程不少于 2 年。适用于常规药物不能充分控制，或不能 / 不愿接受连续或长期药物治疗者。5 岁以下儿童或妊娠期妇女通常不提倡使用。本法存在治疗时间过长、疗效不确切及副作用有一定创伤性的不足，一定程度上影响了患者的治疗依从性。近来舌下给药途径的研究为特异性免疫治疗开辟了新的途径。

4．教育　对变应性鼻炎患者的教育也是治疗的一个重要组成部分，教育的内容包括对本病的了解、变应原的规避方法、治疗用药的使用方法、药物的副作用、治疗期望值的调整等。

5．外科手术　仅对极少数精心选择的对上述治疗无效的患者适用，治疗手段包括鼻中隔偏曲的矫正、肥大下鼻甲的部分切除及合并有鼻窦炎或鼻息肉患者的相应手术，目的在于改变解剖学异常，降低鼻黏膜自主神经的反应性。鼻内选择性神经如翼管神经、筛前神经切断术因疗效不确切、副作用多，已不提倡使用。

［附1］ **ARIA 推荐的变应性鼻炎阶梯治疗方案**

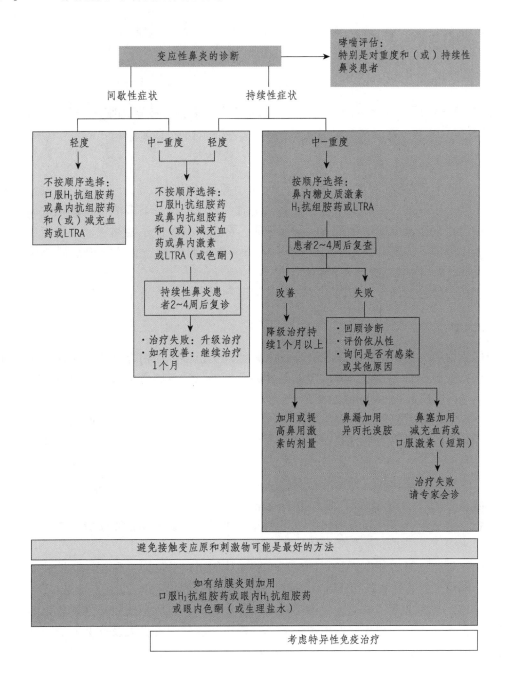

［附2］ **变应性鼻炎诊断和治疗国内专家共识**

推荐参阅中华医学会耳鼻咽喉头颈外科学分会鼻科学组制定的《变应性鼻炎诊断和治疗指南》（2009，武夷山）。

【疗效评定】 推荐采用视觉模拟量表对治疗前后的总体症状和鼻部分类症状分别进行临床疗效评定。免疫治疗的远期疗效评定应在疗程结束 2 年后进行。

（李华斌）

第十章 鼻 出 血

概 述

鼻出血是耳鼻咽喉科最常见的急症之一，它不仅是许多重要疾病的临床表现，同时严重的鼻出血可以危及生命。本章重点讲解鼻出血的病因、急救原则及止血方法。

鼻出血（epistaxis）是临床常见的症状之一，可由鼻部和全身疾病引起。冬季好发，可能与上呼吸道感染的机会增多及加热后的干燥空气有关。出血量较少的情况下多能自止或压迫鼻翼后止血，而严重的大量出血甚至能危及生命。从流行病学看，鼻出血很少见于婴幼儿，儿童和青壮年的鼻出血通常来自鼻中隔前下方的利特尔区（Little's area）。在中老年人，尤其是50岁以上伴有高血压和动脉硬化的男性，鼻出血多发生于鼻腔后部。

【病因】 鼻出血的原因可分为两大类：局部原因和全身原因。查不到明确出血原因者，称特发性鼻出血。

1. 局部原因

（1）外伤：为鼻出血最常见的原因。鼻腔、鼻窦外伤或手术损伤鼻黏膜、血管；挖鼻过深、用力擤鼻、气压伤或鼻插管等亦可致鼻出血。严重的颌面外伤致颅底骨折，若伤及海绵窦甚或颈内动脉，可引起大量的甚或致死性鼻出血。

（2）解剖异常：鼻中隔偏曲造成鼻腔空气气流改变，出血可发生于偏曲凸面或其附近。若出血点位于偏曲的后方，则不易发现且难以控制。各种原因导致的鼻中隔穿孔，因其边缘糜烂、干痂形成而易出现鼻出血。

（3）炎性疾病：各种鼻腔、鼻窦的特异性或非特异性感染，可因鼻黏膜充血、干燥、糜烂、结痂，导致细菌繁殖，肉芽组织形成，血管增多、脆性增高而引起出血。

（4）异物：常见于儿童及智力障碍者，可因异物的锋利边缘或化学物质等造成出血，亦可因异物周围的炎性改变及肉芽组织形成而致出血。

（5）肿瘤：鼻腔、鼻窦及鼻咽部的良、恶性肿瘤均能引起鼻出血。血管性良性肿瘤常引起大量出血，如鼻中隔毛细血管瘤和鼻咽纤维血管瘤。恶性肿瘤早期多表现为反复少量出血。

（6）动脉瘤：硬膜外或颈内动脉海绵窦处的动脉瘤破裂，可以造成致命性的鼻出血。这类患者常有颅脑外伤或手术史，表现为突发单眼失明、脑神经症状（嗅觉丧失及第Ⅱ～Ⅵ脑神经受累）和大量鼻出血。因为这一部位难以进入，通常需采用颈部动脉栓塞术。

2. 全身原因

（1）心血管疾病：高血压、动脉硬化、充血性心力衰竭、肺源性心脏病等。

（2）血液成分异常：凝血因子和（或）血小板质和量的异常，如白血病、再生障碍性贫血、血友病、脾功能亢进、人工心脏瓣膜术后、弥散性血管内凝血、Von Willebrand病、尿毒症、肝病、维生素缺乏及使用肝素、阿司匹林或香豆素等。

（3）遗传性出血性毛细血管扩张症（hereditary hemorrhagic telangiectasia，HHT），亦称 Osler-Weber-Rendu 病，为常染色体显性遗传，两性均可发病。因血管壁缺乏收缩成分，导致出血后难以自行止血，故凝血因子和血小板功能试验均正常。

（4）其他：①滥用酒精可以降低凝血因子的合成，出现骨髓抑制、血小板阻抑和维生素缺乏。②发热性传染病：伤寒、出血热、百日咳、猩红热、鼻白喉、疟疾、麻疹、流行性感冒和风湿热。③毒性药物：如重金属等。④内分泌失调：女性青春发育期的月经期鼻出血，绝经期或妊娠期最后的 3 个月亦可有鼻出血。

【检查】 应排除鼻咽、口咽部位的出血以及咯血、呕血。首先确认出血点对于准确有效地止血至关重要，但在出血量较大时往往难以做到，应先行止血处理。鼻出血发病突然，患者及随行者多十分紧张，医生应镇定自信并安慰患者，心理上的治疗作用很大。问诊应包括出血的频度和时间、出血量，过去有无鼻出血史，是否有自觉病因。既往有无肝病、高血压、糖尿病、心肺疾病、鼻及头面部外伤手术史、出血倾向的家族史、是否使用抗凝药物及毒物接触史等。局部和全身检查：将鼻腔内的凝血块及血液用吸引器清理干净，充分收缩黏膜及进行黏膜麻醉，仔细寻找出血部位和解剖异常处，这对选取治疗方案至关重要。即使无法找到明确的出血点，亦应明确是来自颈内抑或颈外动脉系统。其中鼻腔前侧的出血较常见，约占 90%，鼻中隔和中鼻道后端出血约占 10%；中鼻甲游离缘以上出血比较少见，多来源于颈内动脉系统。除了常用的鼻镜和间接鼻咽镜之外，亦可选纤维鼻咽镜和鼻内镜。实验室检查包括血常规、血型、凝血酶原时间（PT）、活化部分凝血活酶时间（APTT）等。鼻窦 X 线拍片或 CT 扫描亦有帮助，尤其对慢性少量鼻出血且未见明确出血部位者。

【治疗】

1．局部止血

（1）烧灼法（cautery）：适用于反复鼻出血且能找到明确出血点者，但对动脉性出血无效。由于鼻内镜技术的出现，烧灼术已不仅局限于鼻腔前部，亦可对鼻腔后部的小出血点进行烧灼。有化学烧灼、电烧灼、激光烧灼、射频烧灼及微波烧灼等。用 1% 麻黄碱加 2% 丁卡因棉片进行表面麻醉后对出血部位进行烧灼。常用的化学药物为 30% ~ 50% 硝酸银或 30% 三氯醋酸。先烧灼出血点的周边，然后再对出血点进行烧灼，否则单纯烧灼出血点可能导致出血。活动性出血用硝酸银等很难达到止血目的，需用其他方法烧灼。电烧灼不易控制烧灼深度，黏膜溃疡及鼻中隔穿孔的发生率较高，疼痛感明显，所以现已少用。微波及激光易于控制且效果较好，但均应避免同时相对应的鼻中隔两侧黏膜烧灼。术后 7 天打喷嚏时应张口，避免擤鼻或挖鼻。烧灼区涂以抗生素软膏，直至痊愈。

（2）鼻中隔黏膜划痕或鼻中隔黏骨膜下剥离术：适用于利特尔区的明确出血点。

（3）前鼻孔填塞（packing of anterior naris）：适用于烧灼无法控制的较剧烈出血，或出血部位不明者。黏膜表面麻醉后，直视下以枪状镊将无菌凡士林纱条送入鼻腔。①叠瓦式填塞法：首先填塞鼻底与下鼻甲之间的空隙，水平方式重叠连续向上填入，直至纱条有足够的压力填塞鼻腔。理想的填塞是范围尽量小而又能明确止血。②口袋式填塞法：将纱条约 10cm 对折放入鼻腔后上方，短的部分贴于鼻腔上部，长的主体经鼻底至鼻腔外形成一个"口袋"，将主体纱条自上而下、从后向前填满口袋（图 2-10-0-1）。纱条宜在 24 ~ 48h 后一次或分次取出。因为填塞可阻塞窦口引流而致鼻窦炎，须预防性使用足量抗生素。如果出血剧烈、部位隐蔽亦可选碘仿纱条以延长填塞时间。

前鼻孔填塞技术非常重要。应避免大量松散纱条的"盲"填，失败的填塞不仅不能控制出血，甚至能脱出或者经鼻咽部落下引起窒息。足够的视野和以层叠方式填塞是成功的关键。现在亦有许多商品化鼻腔填塞物，如可吸收材料和可充气 / 水装置替代传统的凡士林纱条。对于有凝血机制障碍的患者，不需取出的可吸收材料具有明显的优势，可以避免取出填塞物时损伤鼻黏膜导致再次出血。常用的有明胶海绵、氧化纤维素等。市售的各种止血气囊，可以充气或盐水以压迫止血，与传统纱条填塞相比，具有易于放置、患者痛苦小的优点，但有时可能不如传统方法有效。国外亦有人用腌制的猪皮下脂肪组织填塞，因其盐分高，吸收水分后膨胀，嵌入鼻腔的缝隙达到止血的目的，尤其对血小板减少症患者，可通过磷脂酶样活性物作用促进血小板凝集。

（4）后鼻孔填塞（packing of posterior naris）：对于正确的前鼻孔填塞术后仍有持续性鼻出血或鼻内镜下烧灼术无效的鼻腔后部出血者，须行后鼻孔填塞。首先制作锥形或枕形纱布球，大小以略大于后鼻孔为宜，两端牢固固定两根 7 号长线，一端作牵引及固定用，另一端用作取出时的引线。麻醉鼻腔、鼻咽部和口咽部黏膜，适当使用镇静药物。将一根细导尿管经出血侧鼻腔插入至口咽部，经口拉出，将纱球牵引用线系于导尿管末端，牵引纱球到鼻咽部，嵌入后鼻孔，拉紧牵引线，再行前鼻孔填塞。将牵引线活结系一块纱布固定于鼻外。另一端或黏附于口角或留适当长度于口咽部备取出时用（图 2-10-0-2）。后鼻孔纱球亦可用导尿管充气代替，也可用双气囊填充法代替传统后鼻孔填塞。一般在 48 ～ 72h 取出，不宜超过 5 天，个别可延长填塞时间至 7 天，但需使用碘仿凡士林纱条。应用抗生素预防感染。对老年或伴有心肺疾病及血气改变的患者应住院治疗。应将头位升为45°，监测生命体征、心电图和血氧饱和度等。完好的填塞会导致二氧化碳分压升高和血氧分压降低，应给予吸氧治疗。对伴有心肺疾病者，更应注意有发生心脑血管意外的可能。

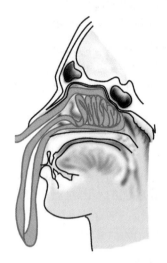
图 2-10-0-1　前鼻孔填塞

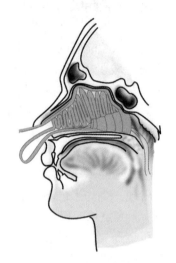
图 2-10-0-2　后鼻孔填塞

　　（5）血管结扎术（arterial ligation）：极少使用该方法，仅在各种填塞无效的动脉性出血时使用，但必须准确判断出血来源，有颈外动脉结扎术、筛动脉结扎术、上颌动脉结扎术等。对于位置深在且隐蔽的动脉如上颌动脉亦可选用银夹夹闭。

　　（6）动脉栓塞术（arterial embolization）：适用于各种填塞无效的难治性鼻出血。通过数字减影血管造影技术将栓塞物通过导管置入出血血管，是一种高效的止血方法。高选择性是其最大的优点，但也有偏瘫、失语、血供区域组织坏死等严重并发症。动脉栓塞术与血管结扎术相比，动脉栓塞术的失败率高，且有使用抗凝剂的禁忌证；但血管结扎术的并发症多。所以目前在选择时没有一个绝对的标准。

　　2．原发病治疗　鼻出血的治疗不仅限于耳鼻咽喉科的专科处置，亦应包括原发病的治疗，在治疗过程中应注意全身治疗。

　　（1）镇静药使用：使用对呼吸、循环系统影响较小的药物治疗，以减少患者的出血情况，对反复鼻出血患者尤为重要。

　　（2）止血药物：常用的有巴曲酶、安络血等，可肌注，也可静脉使用。

　　（3）对老年患者应注意心肺功能监测，吸氧观察治疗。

　　（4）对于血红蛋白低于 60g/L 的患者，应给予成分输血治疗，全身补液治疗。

　　（5）必要时请有关科室协同诊治，如适当行全身抗凝药物。

（阮　标）

第十一章　鼻中隔及其他鼻腔病变

概　　述

鼻中隔将鼻腔一分为二，与其被很少关注的功能相反，鼻中隔偏曲本身及其对鼻腔、鼻窦生理功能的影响以及病理生理作用，日益受到重视。鼻中隔偏曲的矫治也随着鼻内镜手术和影像学检查水平的提高，产生了较大的变化。科学评估鼻中隔偏曲的作用，是鼻中隔矫正手术的适应证基础。同样，鼻中隔血肿和脓肿以及鼻中隔穿孔等与外伤或手术相关，鼻腔结石常与鼻腔异物有关，鼻内镜手术已成为解决上述问题的主要手段。

第一节　鼻中隔偏曲

鼻中隔的上下或前后径偏离矢状面，向一侧或两侧弯曲，或鼻中隔一侧或两侧局部突起，引起鼻腔、鼻窦功能障碍并产生症状者，均称为鼻中隔偏曲（deviation of nasal septum）。若无功能障碍，则为生理性弯曲。鼻中隔偏曲与鼻窦炎有一定相关性。偏曲的鼻中隔可以呈现各种形状如"C"、"S"形偏曲，以及以此为基础的多种复杂的混合形态。局部呈尖锥样突起，则称棘突（spur）；呈由前向后的条形嵴隆起，则称骨嵴（ridge）（图 2-11-1-1）。

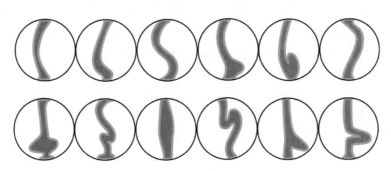

图 2-11-1-1　各种鼻中隔偏曲

【病因】　鼻中隔偏曲的原因尚不清楚，有以下几种可能：

1. 胚胎及生长发育不平衡　王荣光等研究提示鼻中隔偏曲有胚胎学基础，婴儿出生时即多有不同程度的鼻中隔偏曲。鼻中隔偏曲者的鼻腔宽敞侧，常伴中鼻甲或上鼻甲气化，亦提示鼻中隔偏曲与发育有关。硬腭高拱（high arching）明显者，鼻顶和鼻底的距离缩短，结果鼻中隔被挤而弯曲向一侧，多见于儿童时期扁桃体或腺样体肥大患者，常伴"腺样体面容"。

2. 外伤　儿童和成年期的外伤都可导致鼻中隔偏曲。重者可发生鼻中隔骨折和脱位。如鼻中隔软骨段发生偏斜并偏向一侧则形成歪鼻。外伤性鼻中隔偏曲的临床症状常较为明显。

3. 鼻腔、鼻窦肿瘤　一些生长较为缓慢的鼻腔或鼻窦肿瘤，如骨化纤维瘤、鼻息肉等，生长比较大时，可挤压鼻中隔，导致鼻中隔偏曲变形。

【临床表现】

1. 鼻塞　鼻塞程度与鼻中隔偏曲程度有关，是最常见的症状，多呈持续性，一般在鼻中隔凸出的一侧较重。严重者还可出现嗅觉减退。出现双侧鼻腔交替性鼻塞，提示伴发慢性鼻炎、鼻中隔凹侧鼻腔解剖变异或鼻腔占位性病变。

2. 鼻出血   鼻出血多发生在鼻中隔凸出的一面或嵴、棘处，因该处黏膜张力较大且黏膜较薄，加之鼻中隔软组织血供丰富，在鼻腔干燥、用力擤鼻及打喷嚏时，较易出血。

3. 反射性头痛   如偏曲部位压迫下鼻甲或中鼻甲，可引起同侧反射性头痛（reflex headache）。

4. 打喷嚏及流涕   鼻中隔偏曲凸起侧黏膜及黏膜下神经纤维张力高，受外界刺激引起类似变应性鼻炎的临床症状，如打喷嚏、流清涕。

【诊断】 对鼻中隔偏曲的诊断，一方面注重是否引起鼻腔、鼻窦功能障碍，注重与其周围解剖结构的关系；另一方面应注意鼻中隔偏曲（即使较轻度的）是否影响鼻腔或鼻窦手术及手术后的效果，即能否引起造成术野狭窄或术后鼻腔、鼻窦的通气引流障碍和粘连等。

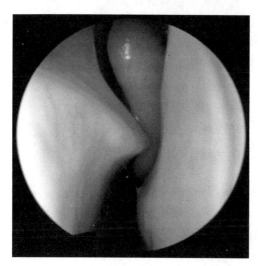

图 2-11-1-2   鼻中隔偏曲（鼻内镜像）

1. 前鼻镜检查   显示鼻中隔弯向一侧，两侧鼻腔大小不等。鼻中隔凸面可见利特尔区充血、糜烂，对侧下鼻甲代偿性肥大（图 2-11-1-2；彩图 2-11-1-2）。注意鉴别鼻中隔黏膜增厚（探针触及质软）和是否同时存在鼻内其他疾病，如肿瘤、异物或继发病变如鼻窦炎、鼻息肉等。

2. 鼻内镜检查   应在收缩鼻黏膜前后检查对比鼻中隔与鼻腔、鼻道和鼻甲的解剖结构关系，内容同前鼻镜检查。

3. 鼻窦 CT 扫描   轴位和冠状位 CT 鼻窦扫描，了解鼻中隔偏曲形态，及其与相邻结构的解剖关系，了解鼻中隔形态异常与鼻窦疾病的相关性。

鼻窦 CT 扫描对鼻中隔偏曲评估的意义：

（1）鼻中隔与其相邻结构的解剖关系及与临床症状的相关性；

（2）鼻中隔偏曲与鼻窦炎的相关性；

（3）提示手术矫正的部位和范围；

（4）是否可能影响鼻内镜下的手术操作；

（5）有无影响术后鼻腔、鼻窦通气引流及导致术后鼻腔粘连的可能性。

【治疗】 鼻中隔偏曲诊断确定，且患者有明显的鼻塞、头痛或鼻出血症状，应予治疗。应行鼻中隔黏膜下矫正术，经典手术方法为鼻中隔黏膜下切除术（submucosal resection of the nasal septum），现多采用鼻内镜下鼻中隔黏膜下切除术或黏膜下鼻中隔矫正术。

鼻中隔矫正手术适应证：

1. 鼻中隔偏曲影响呼吸，鼻塞严重者；

2. 鼻中隔偏曲影响鼻窦引流、咽鼓管功能，或引起反射性头痛者；

3. 与鼻出血相关的鼻中隔偏曲者；

4. 某些鼻腔、鼻窦手术的前置手术；

5. 鼻腔、鼻窦肿瘤或鼻息肉切除术后，矫正因肿瘤或鼻息肉压迫导致偏曲的鼻中隔；

6. 变应性鼻炎和血管运动性鼻炎伴有鼻中隔偏曲者。

[附] 鼻中隔矫正手术

鼻中隔矫正术最早出现于 1750 年。目前临床沿用的鼻中隔矫正手术方法为 1900 年 Killian 首创，即鼻中隔黏膜下切除术。此后，鼻中隔矫正术出现许多改良方法。1954 年日本学者高桥良的基于鼻整形的原则在黏膜下切除形态异常的鼻中隔的"鼻中隔矫正术"，取代了传统的鼻中隔黏膜下切除术，手术中只切除少量软骨和骨。

随着内镜鼻窦手术的广泛开展，鼻中隔矫正手术的目的和适应证以及手术方法较过去有明显不同。内镜下行鼻中隔矫正术，在直视下操作，手术精确，围绕鼻中隔方形软骨的前、下和后（骨软骨交界处）行三线减张法，可在保留鼻中隔骨性框架的前提下，矫正中隔，恢复正常的鼻呼吸功能，现已广泛用于内镜鼻窦手术中。鼻中隔手术成为内镜鼻窦手术中的一项重要内容。

【鼻中隔手术的相关问题】

1．年龄与手术适应证　鉴于鼻中隔在青春期前后生长变化较快和明显，尤其十七八岁前后与外鼻和面部的发育密切相关，因此鼻中隔骨或软骨支架的切除可能影响外鼻及颌面的发育，故一般不主张在 15 岁以前实施鼻中隔软骨切除矫正鼻中隔手术。但如果鼻中隔偏曲严重，且鼻腔狭窄一侧有病变，即便年龄较小，也应行鼻中隔手术。

2．鼻中隔矫正术与鼻腔鼻窦手术的相关性　Leicher（1972 年）报告 88% 的上颌窦炎可见同侧鼻中隔畸形，鼻中隔偏曲引起鼻腔、鼻窦引流不畅，导致鼻窦炎的发生。偏曲的鼻中隔一方面影响鼻腔、鼻窦通气引流，另一方面影响手术后术腔的愈合和鼻腔、鼻窦通气引流功能的恢复。因此鼻内镜鼻窦手术同期行鼻中隔矫正术的目的是：①去除与鼻窦炎相关的鼻中隔偏曲状态；②扩大鼻内镜手术操作视野；③消除鼻中隔偏曲对手术预后的不良影响，防止出现手术后并发症。

3．鼻中隔矫正术中的生物力学原则　Lopatin（1996 年）观察了鼻中隔软骨细胞的排列和类型，发现鼻中隔软骨多有明确的基质结构，外层软骨细胞小而且年轻，呈链状排列。中央部分则排列松散。他根据临床实践总结归纳用于鼻中隔矫正的生物力学原则是：

（1）从软骨直的一面剥离黏骨膜，会使软骨弯向未剥离的一侧；

（2）从鼻中隔凹面做切口和剥离黏骨膜，可拉直软骨；

（3）从鼻中隔凸面做切口和剥离黏骨膜，可增大原有弯曲度；

（4）术后发生弯曲的程度与软骨的厚度成反比。

【手术方法】

1．术前准备

（1）体位：仰卧位或半坐位，颌面部及前鼻孔 75% 乙醇清洁消毒。

（2）麻醉：可选择局部麻醉或全身麻醉。

2．手术方法

（1）黏骨膜切开：根据生物力学原则及与鼻窦炎相关性选择鼻中隔黏骨膜切口的侧别。常规切口同 Killian 方法。若打算直接剥离对侧鼻中隔黏骨膜，可在切口前或后 1～2mm 用软骨刀切开鼻中隔软骨至对侧黏骨膜下。

（2）剥离：置钝性鼻中隔剥离子于黏骨膜下，剥离子面与中隔面平行地略下外侧用力，将黏骨膜与鼻中隔骨性支架分离，同时可起到暴露手术视野的作用。对弯曲明显、棘或嵴突等部位周围要充分减张。剥离范围视偏曲程度和范围而定，以利于充分暴露手术视野和继续剥离为原则。

（3）软骨切开及对侧黏骨膜剥离：在切口前或后 1～2mm 切开软骨至对侧黏骨膜下，以上述原则剥离对侧黏骨膜。

（4）鼻中隔骨性支架处理：①软骨部处理：多可保留，即分别在方形软骨前（平行切口）、下（鼻嵴）和后（骨软骨交界处）部分切除软骨，松解偏曲软骨。必要时按照生物力学原则，在软骨表面划痕并修整后回置鼻中隔黏骨膜之间。②骨部处理：筛骨垂直板也可按照软骨处理方法处理后回置，或局部骨折矫正；偏曲严重者可去除。凿除鼻底鼻嵴，极易导致较明显的出血，可用平凿将两侧膨大的骨性嵴突铲平，矫正效果好，避免可能的出血。

（5）复位鼻中隔黏膜，观察矫正效果。注意以下两点：①鼻中隔前上部（与鼻背和筛骨垂直板延续的鼻顶）是否彻底矫正；②中鼻甲前端是否充分暴露。这常是鼻中隔矫正效果不佳的主要原因。切口一般不需缝合，鼻腔填塞时，注意将黏膜切口整齐对位。

第二节　鼻中隔血肿和脓肿

鼻中隔血肿（nasoseptal hematoma）为鼻中隔软骨膜或骨膜下的积血。当血肿发生感染时就形成鼻中隔脓肿（nasoseptal abscess）。原发性鼻中隔脓肿少见。

【病因】

1．鼻中隔外伤 包括鼻中隔手术、跌伤、击伤等都可产生黏膜下出血。鼻中隔软骨膜或骨膜为一坚韧而致密的结缔组织，不易穿破。鼻中隔手术后血肿多与术中止血不充分或术后填塞不当有关，如鼻中隔黏膜无破裂，血液就会聚集在黏膜之间而形成血肿。

2．血液病 某些血液病患者会出现自发性鼻中隔血肿，但在临床上较为少见。

鼻中隔血肿内一旦有化脓性细菌侵入，则易形成脓肿。

【临床表现】

1．单纯鼻中隔血肿 患者常有单侧或双侧持续性鼻塞，逐渐加重，前额部痛伴鼻背胀。如有鼻黏膜破裂，常有血性分泌物流出。鼻镜检查：鼻中隔单侧或双侧黏膜呈半圆形隆起，黏膜色泽正常或暗红，触之柔软，穿刺或剥开中隔切口有血。

2．脓肿形成 除鼻塞外，尚有畏寒、发热、全身不适，鼻梁及鼻尖部压痛，如黏膜破裂，会有脓液流出。检查见外鼻红肿、鼻梁压痛。鼻中隔两侧对称性膨隆，色暗红，触之柔软，有波动感，穿刺抽吸有脓性分泌物。

【诊断】 根据手术及外伤等病史、典型临床表现可诊断，并根据症状和体征及穿刺甄别为血肿或为脓肿。当鼻中隔内血液凝固时，穿刺可无血，用黏膜收缩药无效，可与鼻中隔黏膜肿胀鉴别。

【治疗】

1．鼻中隔血肿 小血肿者可穿刺抽出积血，局部压迫。而对较大血肿或血肿已形成凝血块时，须在鼻腔表面麻醉或黏膜局部浸润麻醉下，在血肿下部与鼻底部平行切开黏骨膜，清除血液或凝血块。术后发生血肿者，可经手术切口清除中隔黏膜间积血或血块。清理后鼻腔两侧对称填塞，并应用止血药及抗生素预防再出血和预防感染。48h 后取出填塞物。

2．鼻中隔脓肿 确诊后应及时切开排脓引流，防止中隔软骨支架破坏后导致塌鼻畸形。处理方式：鼻腔黏膜表面麻醉或局部浸润麻醉下，在一侧鼻中隔最下部做一个横切口，或经中隔切口充分清除脓液及坏死软骨片，用抗生素生理盐水液反复冲洗术腔，置入橡皮条引流，每日换药一次，同时全身使用足量广谱抗生素控制感染和预防感染扩散。

第三节 鼻中隔穿孔

鼻中隔穿孔（perforation of the nasal septum）指由于各种原因导致鼻中隔的任何部位形成大小不等、形态各异的永久性穿孔，使两侧鼻腔相通。

【病因】

1．外伤 包括鼻中隔黏膜下切除术、严重鼻面部外伤或鼻中隔贯通伤后、挖鼻，以及激光、微波使用不当，可致鼻中隔穿孔。鼻腔、鼻窦（包括鼻中隔）手术后鼻腔填塞过紧，造成鼻中隔黏膜局部血运不良，可在填塞物取出后出现迟发性鼻中隔穿孔。

2．理化因素 腐蚀性或刺激性物质腐蚀中隔黏膜，出现溃疡而致穿孔。

3．感染 鼻中隔脓肿处理不当可致鼻中隔穿孔；特殊感染（如梅毒、结核病、狼疮、麻风病等）常造成鼻中隔穿孔，其中，梅毒引起鼻中隔穿孔最多见。

4．其他 一些肿瘤、鼻腔异物或鼻石长期刺激压迫，可致鼻中隔穿孔。恶性肉芽肿可以直接造成鼻中隔穿孔。

【临床表现】

1．症状 依穿孔的病因、大小和部位而不同。穿孔小而位于前部者，可于呼吸时产生吹哨声；若位于后部，则无明显症状。穿孔过大者，可伴有鼻塞、鼻内异物感、干燥感及鼻出血等症状；梅毒、结核病等特异性感染所致穿孔常伴有臭味脓性分泌物。

2．前鼻镜及鼻内镜检查 均可确切发现穿孔的部位和大小（图 2-11-3-1；彩图 2-11-3-1）。

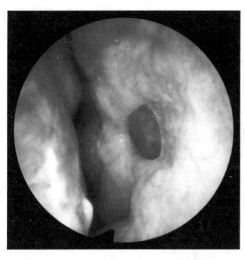

图 2-11-3-1　鼻中隔穿孔（鼻内镜像）

【诊断】　根据症状及检查可诊断，但应鉴别其发病原因。检查时应注意，小穿孔易被痂皮覆盖，有时易被忽略，须除去痂皮仔细检查，未愈合穿孔常伴有肉芽组织。

【治疗】

1．保守治疗　尽可能地去除引起穿孔的病因，如避免接触、吸入有害化学物质；针对引起穿孔的原发全身性疾患进行治疗，如抗结核治疗、驱梅疗法等；保持鼻腔湿润清洁，每日用温盐水冲洗鼻腔，亦为手术修补穿孔做黏膜准备。

2．手术治疗　鼻中隔穿孔修补术（repair of nasoseptal perforation）的方法较多，常采用以下方法进行。但应在除外上述特殊感染因素或感染已经治愈、鼻中隔黏膜恢复健康的情况下进行。手术方法包括黏膜移位缝合修补术（mucosal displacement of septal perporation，又名减张缝合法）、下鼻甲游离黏膜瓣修补术及鼻中隔黏膜片修补法（mucosal flap repair of septal perforation）等。

第四节　鼻　石

鼻石（rhinolith）为少见病。一般为单侧鼻腔出现单个鼻石，多发性结石或发生于双侧鼻腔者亦偶有报道。巨大鼻石可致鼻中隔或硬腭穿孔，或可侵入同侧上颌窦及筛窦。病程缓慢，常历经数年。鼻石患者多伴同侧鼻窦炎症。

【病因】　以细小异物为核心，鼻腔分泌物、泪液或炎性渗出物中经浓缩分解出的多种无机盐类（如碳酸钙、磷酸钙、磷酸铵、氯化钠及镁盐等）逐渐沉积于小异物表面，日久形成鼻石。

【临床表现】

1．症状　多为一侧鼻塞，渐进性加重，流脓性或血性鼻涕，可有臭味等。成人更为多见，且可伴有头痛、头晕等症状。

2．检查　清除鼻腔分泌物后，可查见一侧总鼻道中形状不规则物，表面欠光滑，质坚如石，可呈白、黑或灰褐色，常伴邻近黏膜溃疡及肉芽组织。巨大鼻石可将鼻中隔推向对侧，甚至压迫鼻中隔及硬腭而使其穿孔。曾有报道鼻石累及同侧上颌窦及筛窦者。

首选鼻窦 CT 扫描，显示鼻腔有孤立骨性高密度阴影，也显示伴发鼻窦炎症的程度和范围。

【治疗】　一般多可在表面麻醉或局部麻醉下经前鼻孔取出。若鼻石较大而不易取出者，宜先用鼻咬骨钳咬碎后再分次取出。若其特别巨大，且部分已进入同侧上颌窦者，可根据具体情况，在鼻内镜下经鼻行鼻窦开放手术后取出。

（周　兵）

第十二章 颅面骨纤维病

概 述

颅面部骨纤维病是数种骨 – 纤维组织病变的统称。属于非牙源性良性骨组织肿瘤。青少年多见。病因不明。内分泌异常、外伤、遗传等均有可能参与致病。这类病变的共同组织学特征为，钙化基质中的成熟骨组织消失，代之以成纤维细胞和胶原组织。这类病变的病理学分类定义仍颇多争议，临床上的命名在很大程度上取决于病理学家个人的主观意见。临床上生长缓慢，易致面部畸形。当瘤体侵及眼眶或颅底等重要解剖部位时，则具有侵袭性特征。

颅面骨纤维病（fibro-osseous lesion）主要包括纤维结构不良（fibrous dysplasia，FD，又称骨纤维异常增殖症）和骨化纤维瘤（ossifying fibroma，OF）。尽管两者在临床及组织学上有许多相同之处，但遗传学研究表明，两者既非同一种疾病，亦非同一种疾病的两种表现。

第一节 纤维结构不良

FD 为先天性骨发育异常，由本应发育为成骨细胞的间叶组织发育异常而导致，女性发病多于男性。这类异常增殖更易发生于膜性成骨的骨质，如上颌骨和下颌骨等，亦可见于蝶骨和筛骨。FD 可恶变成为骨肉瘤，恶变率约 0.5%。

【分型与发病率】 分为单骨 FD、多骨 FD、McCune-Albright 综合征。多骨型不是从单骨型发展而来。单骨型与多骨型在组织学上无明显区别。

1. 单骨 FD 最常见，占 FD 总发病的 70% ~ 80%。仅累及单骨，如肋骨、股骨、胫骨、上颌骨等，发生于颌面部者约 30%。临床表现为无痛性局部肿大。

2. 多骨 FD 占总发病的 20% ~ 25%。累及两处或两处以上骨质，约 50% 累及颅面部。低龄发病，持续时间长。FD 恶变者仅发生于多骨型的颌面部骨。

3. McCune-Albright 综合征 多骨 FD 同时伴有内分泌疾患及患病同侧的皮肤色素增多症。

【组织学特点】 为非新生物性骨纤维病变，正常的骨髓质被含有不同骨化程度的蜂窝状纤维组织代替。其间有纤维结缔组织、呈岛状的梭形细胞、灶状软骨以及骨化生。病变无明确骨缘，无成骨细胞。基质中细胞成分稀少，成纤维细胞发育不良，有少量钙化球。病变骨质与周围正常骨质融合。

【临床特点】 常在体检时无意中被发现，或在出现面部或眼部等相应症状后发现。青少年时期表现明显，至成年时期生长减缓或停止生长，有自限性。瘤体可以侵犯鼻腔、鼻窦、眼眶、内耳道等，引起相应部位功能障碍和面部畸形。发生在颌面部者，临床表现为缓慢生长的面颊部无痛性肿大或畸形；累及眼眶时，可表现为眼球突出和视力障碍等。

【影像学特点】 CT 影像学表现为无明确边界的毛玻璃样均匀骨性密度增高影，呈膨胀性生长，骨皮质完整、变薄，无骨膜反应，周围结构受压变形或移位（图 2-12-1-1）。CT 可以作为手术范围及随访观察的参考。

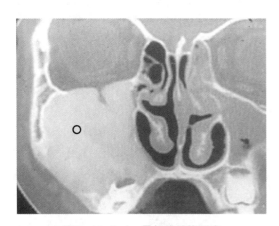

图 2-12-1-1 骨纤维结构不良

CT 示右上颌骨密度均匀增高，窦腔消失，病变骨质与正常骨质间无明确边界

诊断需结合影像学检查和包括病变部位边缘的组织病理学检查。

【治疗】 仅在有功能障碍、面部畸形（有美容要求）或疑有恶变时，采取手术，且以保留功能及外观的保守手术为原则，否则应定期观察。对放射治疗不敏感，且有诱发恶变的可能。

第二节　骨化纤维瘤

OF 主要发生于颌面部，蝶骨最多见。患病年龄跨度较大，从青少年到成年均有，发病年龄为 10 ~ 40 岁，男女之比约 1 ∶ 5。单骨发病为其特征，罕有恶性变。OF 有多种亚型或不同称谓，包括青春期、活动性、侵袭性、沙砾样、水泥样骨化纤维瘤等，但这些分型与预后无明显相关性。

【组织学特点】 病变由纤维组织和矿物质构成。与 FD 相比，OF 组织基质中富含细胞，成纤维细胞肥大，可以见到多量钙化球。不同个体间纤维组织构成的差异很大，可以是致密的细胞，也可以由胶原或坏死组织构成。同一个体的瘤体，其中间实质部与边缘部分的细胞构成差异也很大。瘤体的主体部分为大小不同的板状骨小梁或螺纹状骨。瘤体边缘则为成骨细胞，构成瘤体表面的一层明确的薄层皮质骨边界。病变组织与周围正常松质骨不融合。

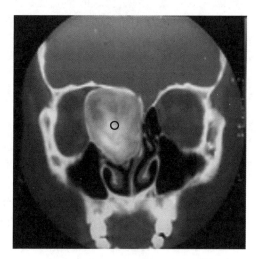

图 2-12-2-1　筛窦骨化纤维瘤
CT 示瘤体部分密度不均匀增高，边缘呈"蛋壳样"改变，与周围组织边界清楚

【临床特点】 非对称性、无痛性面颊部肿块，生长缓慢。累及眼眶或鼻窦时，可出现突眼、视力障碍、溢泪、鼻塞、鼻出血，也可因瘤体过大而造成面部畸形。

【影像学特点】 由于骨表面成骨细胞活动，以及瘤体刺激下皮质骨内侧的成骨细胞活动，OF 典型的影像特征为单骨或单侧"蛋壳样"的膨胀性骨病变，边界清楚，边缘光滑（图 2-12-2-1）。随着病变部位同时存在的不同组织成分，影像学表现为密度不同的"囊样"改变。

【治疗】 应手术彻底切除，需切除包括骨壳在内的肿瘤，避免复发。由于肿瘤富含血管或因肿瘤累及范围广，完整切除常很困难，可在影像导航引导下切除肿瘤。不主张放射治疗，可能会诱发恶变。

（周　兵）

第十三章 鼻与鼻窦良性肿瘤

概 述

发生于鼻腔与鼻窦的良性肿瘤有近四十种。由于鼻、鼻窦位于颅面部中央，与周围结构邻接紧密，故原发于鼻、鼻窦的良性肿瘤在其发展过程中常超出一个解剖部位而侵入邻近器官，致使在临床上有时难以判断原发部位。部分肿瘤虽属良性，但在其扩展过程中对邻近重要器官功能可产生显著影响，甚至造成类似恶性肿瘤的局部破坏。如手术切除不彻底，有的会反复复发，有的则恶性变。这些肿瘤引起的临床症状大多类似，故病理检查是最好的确诊方法。

鼻腔与鼻窦的良性肿瘤虽然种类繁多，但临床上并不多见，常见的主要有血管瘤、乳头状瘤和骨瘤。本章重点讲解鼻腔和鼻窦内翻性乳头状瘤的诊断与治疗。

第一节 骨 瘤

骨瘤（osteoma）多发生于额窦（70%），其次为筛窦（25%），上颌窦和蝶窦较少（5%）。多见于青春期，男性较多。病因未明，近年来认为由骨膜的"胚性残余"所发生，故多发于额骨（膜内成骨）和筛骨（软骨内成骨）交界处；亦可由外伤、感染引起鼻窦壁骨膜增生而成。依其病理特点可分为 3 种类型：①密质型（硬性或象牙型）：质硬、较小，多有蒂，生长慢，多发于额窦。②松质型（软型或海绵型）：质松软，由骨化的纤维组织形成，基底广，体积较大，生长快，有时中心可液化成囊肿；表面为较硬的骨囊，常见于筛窦。③混合型：外硬内松，常见于额窦。除单纯性骨瘤外，还可有各种混合性骨瘤，如纤维性骨瘤、骨脂肪瘤等。

【临床表现】 骨瘤增长缓慢，小者多无症状，常于鼻窦或头颅 X 线拍片检查中偶然发现。大的额窦骨瘤可引起额部疼痛、感觉异常，亦可伴有额窦黏液囊肿，致额窦前壁渐发生隆起。如向其底部突出，常将眼球向前、向外下推移，引起突眼和复视等症状。如影响鼻额管通气引流时，其临床症状可加重。骨瘤经额窦后壁或筛板侵入颅内，则可出现颅内组织受压症状，如头痛、恶心、呕吐等。筛窦骨瘤大者可占据大多数气房，并可深入额窦或蝶窦；向眼眶发展者，眼球可向外、下移位；妨碍鼻额管功能时可引起额窦感染。

【诊断】 主要依据 X 线平片或 CT 扫描检查，可见圆形或椭圆形局限性高密度影（图 2-13-1-1，图 2-13-1-2）。临床上应与外生性骨疣相鉴别。外生性骨疣多见于上颌窦，由骨质增生而成，生长缓慢，可引起面颊部隆起变形。

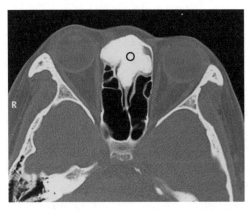

图 2-13-1-1 骨瘤（CT 像轴位）

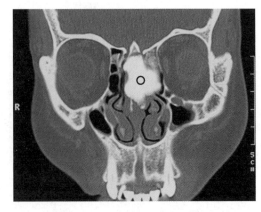

图 2-13-1-2 骨瘤（CT 像冠状位）

【治疗】　骨瘤小者及停止生长或生长缓慢的小骨瘤者不必急于行手术切除，但要定期复查；如骨瘤生长速度快、较大，症状明显，颅面有畸形或已向颅内扩展和发生颅内并发症者，宜早日手术。术式选择原则应是尽量减少遗留面部畸形。

第二节　软 骨 瘤

软骨瘤（chondroma）少见，好发于 20 ～ 30 岁男性，多发于筛窦，上颌窦及额窦次之。预后差，有学者将其视为交界性或潜在恶性肿瘤。病因尚未明了。

【临床表现】　鼻软骨瘤生长缓慢，病史较长。临床症状为单侧进行性鼻塞、偏头痛、头晕、流涕、嗅觉减退等，偶有鼻出血。晚期由于肿瘤侵及双侧鼻腔、上颌窦、筛窦、眼眶、腭部及口腔等处，可出现面部畸形、眼球移位、复视、溢泪等症状。

【诊断】　肿瘤表面黏膜正常，呈结节或块茎状，质硬但不及骨瘤，触之易出血，具有一定弹性。X 线平片及 CT 扫描显示肿瘤界线清楚，有时可见特殊的斑点状钙化影。经针吸或钳取活检，病理切片可明确诊断。

【治疗】　以手术为主，按照恶性肿瘤的手术原则彻底切除肿瘤及邻近可疑组织，放射治疗一般无效。

第三节　神经纤维瘤

神经纤维瘤（neurofibroma）又称神经膜瘤、神经瘤、神经周围纤维瘤、施万细胞瘤、神经周围成纤维细胞瘤。对于其来源有不同看法，归纳起来有两类：一是来源于神经膜细胞（施万细胞）；二是由神经内中胚叶演化而来。神经纤维瘤可起源于周围神经、脑神经和交感神经。

【临床表现】　患者无显著性别差别，以中青年人为多。生长缓慢，病程可达十多年。早期多无症状，后期症状视肿瘤大小而定，可出现鼻塞、少量鼻出血、头痛及面部畸形。如合并 Von Recklinghausen 病，则可有智力发育不良。

【诊断】　检查时可见肿瘤呈粉红色或灰白色，基底广平、不易活动或带蒂，质较硬，病理检查可以明确诊断。

【治疗】　手术治疗为主。

第四节　血 管 瘤

发生于鼻部的脉管瘤以血管瘤为多见，其他有血管内皮细胞瘤、血管外皮细胞瘤以及血管淋巴管瘤。血管瘤是先天性良性肿瘤或血管畸形。本病可发生于任何年龄，但多见于青壮年。鼻部血管瘤一般分为毛细血管瘤和海绵状血管瘤，以前者为多见，鼻部血管瘤多发生于鼻腔内，尤其以发生于鼻中隔者为多，亦可发生于鼻骨、鼻前庭、下鼻甲和上颌窦。

鼻腔毛细血管瘤由分化良好的毛细血管组成，瘤体通常较小，有细蒂或广基，色鲜红或暗红、质软、有弹性，易出血。海绵状血管瘤瘤体常较大、基广，质软、可压缩。镜下瘤体多无完整的包膜，由大小不一的血窦组成。

【病因】　血管瘤的病因至今不清，可能与外伤、感染和内分泌功能紊乱有关，也可认为本病为胚性组织残余所致。

【临床表现】　随病程长短及病变范围大小而异。单侧进行性鼻塞、反复鼻出血为突出表现。早期鼻窦血管瘤可无任何症状，随着病变增大，可出现鼻塞、反复鼻出血，或血管瘤向前由前鼻孔脱出，或向后进入鼻咽部导致咽鼓管阻塞。肿瘤较大者可导致窦腔扩大、骨壁受压、吸收、变薄，

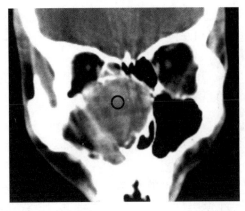

图 2-13-4-1 右侧上颌窦血管瘤（CT 像冠状位）

甚至破坏。肿瘤向外扩展，可发生面部畸形、突眼、眼球移位、视力减退、复视、头痛等症状。

【诊断】 鼻腔可见紫红色新生物，瘤体软，有压缩性和推让性，触之易出血，但无浸润表现。如有继发感染，可出现表面糜烂、坏死和息肉。如肿瘤位于上颌窦内，鼻腔可无改变，穿刺上颌窦可抽出新鲜血液。X 线平片及 CT 扫描可见鼻腔及同侧上颌窦、筛窦密度均匀增高，或上颌窦窦腔扩大、密度增高。也可有窦壁骨质破坏，类似恶性肿瘤的表现（图 2-13-4-1）。血管瘤往往合并感染、坏死，钳区活检组织常常不能表现出真实情况，且易造成出血，但小的带蒂血管瘤可一次性切除并做病理诊断。

【治疗】 手术切除为主。多可采用鼻内镜加以切除，手术应将肿瘤基底部的软骨膜一并切除。对于较大、基底较宽及易出血者，可通过面中部揭翻术或另取鼻外途径切除，必要时需先行颌内动脉造影和栓塞术，以便了解病变范围和减少出血。术前放射治疗亦可减少术中出血，术后放射治疗可防止肿瘤复发。

第五节 鼻部脑膜瘤

脑膜瘤（meningioma）是颅内较常见的良性肿瘤，发生于鼻部者较少见。

【临床特点】 鼻部脑膜瘤好发于额窦（35%），其次为筛窦（15%），再次是鼻腔和上颌窦（12.5%）。一般病程缓慢，主要症状为进行性鼻塞、鼻出血、流涕等，有向内、向外的压迫症状，如眼球突出或移位、张口困难及额颞部软组织肿胀等。CT 显示等密度或高密度占位病变，其密度均匀一致，边缘清晰。脑膜瘤需与骨瘤和囊肿等疾病鉴别。本病确诊有赖于病理检查。

【治疗】 对于局限于鼻腔、鼻窦的肿瘤，可经鼻内镜切除。对于颅内蔓延或颅内脑膜瘤侵入鼻腔者，可采用颅面联合入路将肿瘤一次切除或先切除颅内脑膜瘤，然后再择期切除鼻部脑膜瘤。

第六节 内翻性乳头状瘤

鼻腔和鼻窦内翻性乳头状瘤（inverted papilloma）临床上并非少见，其发病率占鼻和鼻窦肿瘤的 0.4% ~ 4.7%。该病虽属于良性肿瘤，但其组织形态学介于癌组织与正常上皮组织之间，临床特点为局部呈破坏性生长，术后容易复发，复发率一般为 10% ~ 20%，易癌变。恶变倾向是该肿瘤的另一特点，一般为 6% ~ 13%。

本病病因和发病机制不清。流行病学调查发现吸烟及长期暴露于污染的空气者发病率较高。可能与人乳头状瘤病毒（HPV）和 EB 病毒感染有关。

【病理】 病理特点为上皮成分向基质内呈内翻性增生，增生的上皮可呈指状、舌状和乳头状等。细胞排列具有极性，而且基底膜完整，故称为内翻性乳头状瘤。上皮类型有鳞状上皮、呼吸上皮和移行上皮 3 种，以移行上皮最为常见。在同一瘤体内可同时看到 3 种上皮，但同一瘤体的不同部位各型上皮比例多少不等（图 2-13-6-1）。

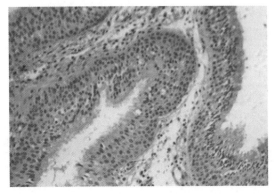

图 2-13-6-1 内翻性乳头状瘤的病理特点

【临床表现】　本病多见于 40 岁以上，以 50 ～ 60 岁发病率最高，男女比例为 3：1。

1．症状　单侧进行性鼻塞、流黏脓涕，有时带血。偶有头面部疼痛或嗅觉异常，并随着肿瘤的扩大和累及的部位不同而出现相应的症状和体征。

2．体征　肿瘤外观呈类息肉样或桑葚状、小乳头状突起，淡红色，质地较硬，触之易出血。肿瘤多发生于鼻腔外侧壁，尤以中鼻道为常见，上颌窦和筛窦最易受侵犯，少数侵犯蝶窦、额窦、眼眶和鼻中隔，继发或原发于额窦者常合并黏液囊肿，极少数可侵入颅内。

【诊断】　本病易误诊为息肉，尤其与鼻息肉共存时，容易掩盖其病理真实性。鼻息肉多为双侧，而本病为单侧。诊断主要依靠组织病理学。

CT 及 MRI 检查可明确病变部位、大小、骨质破坏程度（图 2-13-6-2）。Krouse 2000 年根据鼻内镜检查和 CT 所见提出了分期标准：Ⅰ 期，肿瘤局限于鼻腔；Ⅱ 期，肿瘤侵犯窦口鼻道复合体、筛窦和（或）上颌窦的内侧壁；Ⅲ 期，肿瘤侵犯上颌窦的前壁、后外侧壁、上壁、下壁或侵入蝶窦和（或）额窦；Ⅳ 期，肿瘤侵犯鼻腔、鼻窦以外，如眼眶、颅内，或肿瘤已恶变。

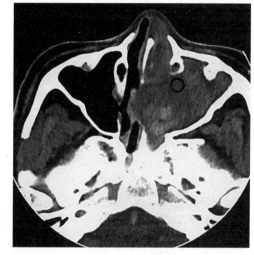

图 2-13-6-2　鼻内翻性乳头状瘤（鼻窦 CT 像）

【治疗】　本病对放射治疗、化学治疗皆不敏感，以手术彻底切除为原则。随着鼻内镜手术的广泛开展，影像学对病变的准确定位和新的手术器械的应用，为经鼻内镜准确和彻底切除肿瘤提供了基础。对于 Ⅰ ～ Ⅱ 期鼻腔和鼻窦内翻性乳头状瘤首选鼻内镜手术，具有术中出血少、术后流泪及伤口麻木等并发症少、不遗留面部瘢痕等优点。对 Ⅲ ～ Ⅳ 期病例，使用鼻内镜手术应持谨慎态度，可根据术者的技术和手术设备条件，采用鼻内镜辅助下的 Caldwell-Luc 手术和鼻侧切开术等。

（董　震）

第十四章 鼻与鼻窦恶性肿瘤

概　述

鼻与鼻窦恶性肿瘤属耳鼻咽喉科常见恶性肿瘤之一，对人类健康和生命危害极大，近年来，有关其病因、诊断及治疗的研究均很深入。本章重点讲解鼻与鼻窦恶性肿瘤总论及各鼻窦恶性肿瘤。

第一节　外鼻恶性肿瘤

外鼻恶性肿瘤多为原发性，发病年龄多为40岁以上。最常见为基底细胞癌，鳞状细胞癌次之，较少见的有囊性腺样基底细胞癌、恶性黑色素瘤、肉瘤等。

外鼻恶性肿瘤大多位于皮肤层，易于早期发现，肿瘤生长缓慢，少数患者晚期出现淋巴结转移，极少血行转移，早期治疗，预后较好。

一、基底细胞癌

外鼻基底细胞癌好发于鼻翼和鼻尖部，以鼻翼部多见，在外鼻皮肤癌中较鳞状细胞癌多见。

【病理】　基底细胞癌来源于皮肤的多能胚细胞，镜下呈椭圆形，核大而深染，胞浆少，无细胞间桥，局部浸润性生长。病理学上根据分化程度及分化方向分为表浅型、实体型、色素型、纤维化型、囊性型、腺样型及角化型等。

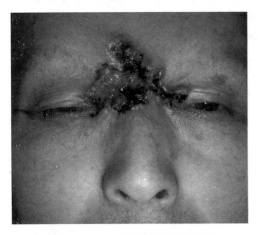

图 2-14-1-1　鼻根部基底细胞癌

【临床表现】　多见于中老年人，开始时鼻尖或鼻翼皮肤上出现细小有蜡样光泽的结节，逐渐增大后，表面脱屑，可发生无痛性浅溃疡。溃疡表面可有痂皮附着，脱落时会引起少量出血。溃疡边缘较硬，呈白色不规则隆起，与周围健康皮肤有明显的分界。可有棕色或蓝色的色素沉着，形似恶性黑色素瘤（图 2-14-1-1；彩图 2-14-1-1）。确定诊断依靠病理检查。

肿瘤呈局部浸润生长，可破坏鼻、颊及上唇的软组织，晚期肿瘤沿骨膜、软骨膜潜行扩散，极少侵犯黏膜，极少沿淋巴和血行转移。

【治疗】　局限于皮肤者可选用放射治疗，以保持鼻部外形，浸润较深或累及骨质者应手术切除。一般预后较好，较少复发。

二、鳞状细胞癌

【病理】　大体呈外生性生长，为质硬肿块，中心溃疡，溃疡边缘不规则，呈火山口状；少见扁平疣状生长。镜下肿瘤由多边形及不规则的棘状细胞组成，呈条索或团状，侵犯真皮及皮下组织。常有同心圆排列的角化细胞组成的癌珠，有细胞间桥。组织学分类为：①梭形细胞鳞状细胞癌，多发生于局部放射治疗后的老年患者，局部侵犯性强，边界不清，易转移和复发。②腺鳞状细胞癌，见于老年男性，由棘细胞组成腺管状结构；淋巴转移较少。③疣状鳞状细胞癌，肿瘤呈乳头状生长，生长缓慢，易向深层浸润，淋巴结转移较少。

【临床表现】 早期为皮肤表面的小疣状物或浅表溃疡，逐渐发展成为较深的溃疡，基底为红色肉芽状，边缘不整齐，触之易出血，疼痛，并难以愈合（图 2-14-1-2，彩图 2-14-1-2；图 2-14-1-3，彩图 2-14-1-3）。病变发展较快，常向耳前、颌下淋巴结转移。

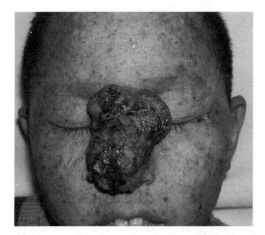

图 2-14-1-2　着色性干皮病合并外鼻皮肤鳞状细胞癌

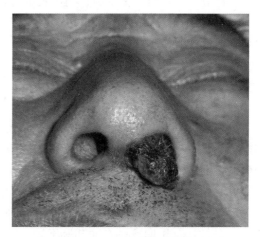

图 2-14-1-3　左侧鼻前庭鳞状细胞癌

【诊断】 中老年患者外鼻溃疡，治疗两周以上不愈者，应怀疑恶性肿瘤，宜早做活检，以明确诊断。

【治疗】

1. 放射治疗　外鼻皮肤鳞状细胞癌对放射线较敏感，对病变表浅、范围较大、手术后容易引起局部瘢痕影响美容者，可采用放射治疗。

2. 手术治疗　指征：病变较小，手术不影响美容；病变累及邻近骨质；肿瘤发生于瘢痕基础上；既往曾放射治疗过；合并有淋巴结转移者等。手术应有 0.5cm 以上的安全缘。肿瘤切除后的缺损可采用裂层皮片、局部旋转皮瓣、游离皮瓣修复。

第二节　鼻腔与鼻窦恶性肿瘤

一、概述

鼻腔与鼻窦恶性肿瘤的发病、病理、临床表现及治疗等方面，存在很多相似之处，在中、晚期的鼻腔、鼻窦癌，很难辨别其原发部位，故一并讨论。

【流行病学】 鼻腔与鼻窦恶性肿瘤较为常见，占全身恶性肿瘤的 2.05% ～ 3.66%，占头颈部肿瘤的 11.9%。国内发病率约为 0.8/10 万，男性多于女性，男女之比为 1.74 ：1。可见于任何年龄，癌的高发人群为 40 ～ 60 岁，肉瘤则多见于青年或儿童。好发地区为北方。好发于木器制造业、制镍业及吸用鼻烟者，可能和粉尘及烟的局部刺激有关。

鼻腔与鼻窦恶性肿瘤中，原发于鼻腔者较多见，上颌窦恶性肿瘤次之，筛窦又次之，额窦及蝶窦最少。它们的分布分别是：上颌窦占 34.6%，筛窦占 4.4%，额窦占 1.2%，蝶窦占 0.4%。肿瘤早期可以局限于鼻腔或某一个鼻窦，晚期肿瘤侵犯多个解剖部位，难以辨别原发部位。

鼻腔与鼻窦恶性肿瘤中，癌多于肉瘤，最常见为鳞状细胞癌，其次为腺癌、恶性淋巴瘤、腺样囊性癌、恶性黑色素瘤及恶性肉芽肿，较少见的有淋巴上皮癌、移行细胞癌、基底细胞癌、黏液表皮样癌、嗅神经母细胞瘤、肌上皮癌、黏液表皮样癌、癌在多形性腺瘤中等。其中鳞状细胞癌好发于鼻腔和上颌窦，腺癌好发于筛窦。

【病因】 未明，常与下列因素有关：

1. 炎症 长期炎症刺激可使鼻腔、鼻窦黏膜上皮发生组织学改变，假复层纤毛柱状上皮化生为鳞状上皮，为鳞状细胞癌的发生提供了基础。

2. 接触致癌物质 某些物质如镍、砷、铬及其化合物、鼻烟，长期吸入可导致鼻与鼻窦的恶性肿瘤。还有一些物质例如木屑、用作软木料防护剂的氯酚，均可导致鼻与鼻窦的恶性肿瘤。

3. 良性肿瘤恶变 鼻息肉多次复发，反复手术可能会引起恶变。内翻性乳头状瘤是良性肿瘤，但呈浸润性生长，多次复发后恶变率为 2% ~ 20%。

4. 外伤 肉瘤的患者常常伴有外伤史。

【临床表现】

1. 症状

(1) 鼻塞：鼻塞多为单侧，早期为间歇性，随着肿瘤的生长，发展为持续性。鼻腔恶性肿瘤早期即可出现鼻塞；鼻窦恶性肿瘤，肿瘤组织自鼻窦侵入鼻腔或压迫鼻腔外侧壁向内移位时，可以出现鼻塞，随肿瘤生长，鼻塞逐渐加重；应用缩血管药物后不能缓解。

(2) 脓血鼻涕：单侧鼻涕中带血，鼻涕中可能有污秽腐肉样物流出并带有臭味。

(3) 疼痛与麻木：肿瘤早期即可侵犯神经，引起疼痛和麻木，例如位于上颌窦上壁的肿瘤，侵犯眶下神经，发生面颊部疼痛和麻木感。肿瘤早期时面部皮肤可有蚁行感，此症状对上颌窦癌的早期诊断具有重要意义。肿瘤晚期侵犯眶内和颅内，引起顽固性眼痛和头痛。

(4) 流泪、复视及视力障碍：肿瘤压迫鼻泪管时，引起流泪。肿瘤压迫眼眶，使眼球移位或眼肌麻痹，产生复视。肿瘤侵犯视神经引起失明。

(5) 张口受限：肿瘤晚期侵犯到翼腭窝、颞下窝和颞窝时，可使翼内外肌、颞肌、咬肌受累，引起张口受限。出现此症状者预后不良。

(6) 恶病质：肿瘤晚期表现为衰竭状态，全身各系统功能减退，有低热、乏力、厌食、贫血、体重减轻等表现。

(7) 转移：晚期可出现转移，淋巴结转移多见于同侧颌下及颈上深淋巴结；亦可出现远处血行转移，较易转移的器官为肺、骨及脑，并引起相应的症状。

2. 体征

(1) 鼻腔恶性肿瘤：多为发生于一侧鼻腔外侧壁中下鼻甲的新生物，菜花状，色红或暗红，基地广，触之易出血，伴有溃烂和坏死。

(2) 鼻窦恶性肿瘤：早期检查无明显阳性发现。晚期鼻内检查发现同鼻腔肿瘤，鼻窦局部肿胀，皮肤红肿，不要误认为炎症；不同的鼻窦发生的肿瘤可以沿不同的方向侵犯邻近器官，如侵犯到眼可以出现眼球突出，结膜水肿、充血，眼球运动受限；侵犯到牙槽骨可以引起牙齿叩痛、松动或脱落；侵犯到硬腭可以引起硬腭溃疡，局部肿物。

【诊断】

1. 鼻腔与鼻窦恶性肿瘤症状出现较晚，早期诊断困难，但随着技术的进步，本病的诊断已不困难，关键是要对疾病的早期症状有充分的认识，并做全面的检查。对于 40 岁以上的患者，单侧进行性鼻塞、涕中带血，应详细检查。

2. 前、后鼻镜检查 单侧鼻腔新生物，菜花状，广基，表面常伴有溃疡和坏死组织，易出血。鼻腔外侧壁可向内移位。

3. 鼻内镜检查 可以对各鼻道、鼻窦开口做详细的检查，对肿瘤早期病变、肿瘤原发部位的诊断有很大帮助，也可在鼻内镜下取病理检查。

4. 鼻窦 CT 鼻窦 CT 能比较全面、精确地显示肿瘤侵犯的范围，有无骨质破坏及邻近组织的侵犯，对明确诊断和手术范围的选择有重要的指导意义。

5. MRI 能区分鼻窦内为积液或是实性肿瘤，在肿瘤已侵犯翼腭窝、眶内和颅底时，能较好地显示软组织受侵犯的情况，能帮助了解肿瘤与血管的关系。

6. **活组织检查** 鼻腔的肿物可以直接取组织做病理切片检查。在鼻内镜下取活检时应尽可能地将肿瘤表面溃疡坏死物去除后再取，以免取到的为炎性坏死组织。上颌窦肿物可以用上颌窦镜穿刺进入窦腔，钳取组织做切片检查。最后的确诊依赖于病理结果。对高度怀疑恶性肿瘤，而病理结果不支持的患者，可于术中取组织送冰冻，以决定下一步的治疗方案。

[附]鼻腔或鼻窦肿瘤的 TNM 分期[国际抗癌协会(UICC),2002]

【解剖划分】 从内眦至下颌角做一条假想直线，由此将上颌骨分为后上（上部结构）和前下（下部结构）两部分：上部包括骨性后壁和上颌骨顶壁的后半部，其余属下部结构。

【TNM 定义】

1. 原发肿瘤（T）分级

T_x：原发肿瘤无法评估。

T_0：无原发肿瘤的证据。

T_{is}：原位癌。

（1）上颌窦

T_1：肿瘤局限于上颌窦黏膜，无骨质侵蚀或破坏。

T_2：肿瘤导致骨侵蚀或破坏，包括侵犯硬腭和（或）中鼻道，不包括侵犯上颌窦后壁和翼板。

T_3：肿瘤侵犯下列任何一个部位：上颌窦后壁骨质、皮下组织、眶底或眶内侧壁、翼腭窝、筛窦。

T_{4a}：肿瘤侵犯眶内容物前部、颊部皮肤、翼板、颞下窝、筛板、蝶窦或额窦。

T_{4b}：肿瘤侵犯下列任何一个部位：眶尖、硬脑膜、脑组织、颅中窝、除上颌神经（V_2）以外的其他脑神经、鼻咽部或斜坡。

（2）鼻腔和筛窦

T_1：肿瘤局限于一个亚区，伴有或不伴有骨质侵犯。

T_2：肿瘤侵犯单一区域内的两个亚区或扩展至累及鼻筛窦复合体内的一个邻近区域，伴有或不伴有骨质侵犯。

T_3：肿瘤侵犯眼眶的内侧壁或底壁、上颌窦、腭或筛板。

T_{4a}：肿瘤侵犯下列任何一个部位：眶内容前部、鼻部或颊部皮肤、翼板、蝶窦或额窦，前颅窝微灶受侵。

T_{4b}：肿瘤侵犯下列任何一个部位：眶尖、硬脑膜、脑组织、颅中窝、除上颌神经（V_2）以外的其他脑神经、鼻咽部或斜坡。

2. 区域淋巴结（N）分级

N_x：区域淋巴结无法评估。

N_0：局部淋巴结无明显转移。

N_1：同侧单个淋巴结转移，最大直径小于 3cm。

N_2：同侧单个淋巴结转移，最大直径超过 3cm 但小于 6cm，或同侧有多个淋巴结转移，其中最大直径没有超过 6cm 者。

N_{2a}：同侧单个淋巴结转移，最大直径超过 3cm 但小于 6cm。

N_{2b}：同侧有多个淋巴结转移，其中最大直径没有超过 6cm 者。

N_{2c}：同侧或对侧淋巴结转移，其中最大直径没有超过 6cm 者。

N_3：转移淋巴结的最大直径超过 6cm。

3. 远处转移（M）分级

M_x：远处转移无法判断。

M_0：无明显远处转移。

M_1：有远处转移。

【分期】

0 期：$T_{is}N_0M_0$。

Ⅰ期：$T_1N_0M_0$。

Ⅱ期：$T_2N_0M_0$。

Ⅲ期：$T_3N_0M_0$，$T_1 \sim T_3N_1M_0$。

ⅣA 期：$T_{4a}N_0M_0$，$T_{4a}N_1M_0$，$T_1 \sim T_{4a}N_2M_0$。

ⅣB 期：$T_{4b}N_{任何期}M_0$。

ⅣC 期：$T_{任何期}N_{任何期}M_1$。

【组织病理学分型】

G_x：组织分类不能确定。

G_1：高分化。

G_2：中度分化。

G_3：低分化。

【转移】　鼻腔与鼻窦恶性肿瘤发生早期淋巴结转移和远处转移者少见。晚期淋巴结转移主要至颌下淋巴结与颈上深淋巴结，血行转移者少。

【预后】　本病的预后取决于多种因素，与治疗的时机、患者的全身状况及免疫状态、治疗方法的选择等有关，其中早期诊断和合适的治疗方法很重要。$T_1 \sim T_2$ 期的鼻腔与鼻窦癌综合治疗的 5 年生存率为 40% ~ 60%。

【治疗】　鼻腔与鼻窦肿瘤的治疗采用综合疗法。手术切除肿瘤是综合疗法的重要组成部分。

1．放射治疗加手术治疗　目前肿瘤放射治疗有两种：肿瘤普通外照射治疗和肿瘤立体放射治疗。放射治疗的疗效好坏取决于肿瘤的分化程度、局部引流情况。高分化癌对放射线不敏感，中低分化癌对放射线敏感。早期肿瘤疗效好，5 年生存率高。未分化癌对放射线高度敏感，但由于易远处转移，单纯放射治疗效果并不理想，故目前多采用综合疗法，即放射治疗加手术。手术前放射治疗，肿瘤未经刺激，不易转移，对放射线敏感。放射治疗可以使瘤体体积缩小，肿瘤边界变得明显，瘤体周围的血管和淋巴管闭塞，可以减少术中出血，防止瘤体扩散，为手术彻底切除提供了有利条件。放射治疗加手术治疗后的 5 年生存率为 40% ~ 60%。近年来，有人同步使用放射治疗和化学治疗来提高局部控制率，唯副作用较大。

2．手术后放射治疗　多用于较大的肿瘤手术后或手术切除不彻底者，或借助放射治疗弥补手术的不足。

3．化学治疗　多作为一种辅助疗法或姑息疗法，肿瘤较大时可采用动脉化学治疗加放射治疗以缩小手术切除范围。对于不愿或不能接受手术和放射治疗的患者，可以提高生存质量。

二、鼻腔恶性肿瘤

鼻腔恶性肿瘤（nasal malignant tumor）分为原发性和继发性。原发性发生部位为鼻腔外侧壁、鼻底及鼻中隔。继发性的多由上颌窦和筛窦的恶性肿瘤发展而来，其原发部位临床常难以辨认。病理以鳞状细胞癌为多见，腺癌次之，其他有恶性黑色素瘤和淋巴瘤，少见的有基底细胞癌、淋巴上皮癌、嗅神经母细胞瘤和肉瘤等。本节重点介绍鳞状细胞癌。

鳞状细胞癌可发生于鼻前庭、鼻腔侧壁、鼻甲、鼻道和鼻中隔。鼻前庭癌其实是鼻前部的皮肤癌。鼻中隔癌罕见，预后较鼻窦同类癌好。鼻腔外侧壁的鳞状细胞癌晚期与原发于鼻窦的晚期鳞状细胞癌的鉴别有时十分困难，也没有必要，因为鼻腔外侧壁是上颌窦内壁和筛窦复合体的一部分。

【临床表现】　本病男性多于女性，年龄多在 40 岁以上。单侧多见，也有双侧发病者。患者早期仅表现为轻度鼻塞、涕中带血，易被忽略或误诊，随着肿瘤的生长，发展为持续性鼻塞，反复鼻出血，并出现鼻面部麻木、嗅觉障碍及顽固性头痛。肿瘤溃烂时出现血性恶臭鼻涕，反复大量鼻出血。检查见鼻腔有肿物，不光滑、色暗红、触之易出血。肿瘤呈浸润性生长，早期发展缓慢，晚期可侵犯眼眶、上颌窦、筛窦及前颅底，可产生Ⅱ、Ⅲ、Ⅳ、Ⅴ、Ⅵ等脑神经症状和眼部症状。肿瘤可转移至颈淋巴结、腮腺区和颌下淋巴结。

【诊断】　根据临床表现应尽快取活检。鼻内镜下活检对准确切取肿瘤组织有帮助。鼻CT及MRI等辅助检查可以了解肿瘤的大小和范围，对选择治疗方法和估计预后有一定的帮助。

【鉴别诊断】

1. 鼻腔恶性黑色素瘤（nasal malignant melanoma）　常发生于一侧鼻腔的中隔面，肿瘤呈棕色或黑色，少数为无色肿物，有血性渗出液。晚期累及整个鼻腔及鼻窦，但较少有鼻窦的骨质破坏。明确诊断依靠病理活检。鼻腔与鼻窦的恶性黑色素瘤易有淋巴结及远处转移。淋巴结转移常位于颌下及颈上深淋巴结，血行转移易至肺、骨及脑。对早期病变可鼻腔局部手术切除，中晚期病变应做颈淋巴结清扫，病理证实有淋巴结转移者可手术后辅助化学治疗以提高疗效，减少远处转移。

2. 鼻腔淋巴瘤（nasal lymphoma）　鼻腔的淋巴瘤并非少见，患者常有发热、鼻塞、头痛等，病情进展快，检查见一侧或双侧鼻腔肿物，呈多发结节状，表面黏膜光滑，晚期肿瘤可溃破，或破坏中隔软骨引起鼻中隔穿孔，但较少有鼻窦的骨质破坏。鼻腔淋巴瘤的治疗在明确病理诊断的情况下，对临床Ⅰ、Ⅱ期患者应首选放射治疗，辅以化学治疗，而临床Ⅲ、Ⅳ期的患者应首选化学治疗，辅以放射治疗。

3. 鼻腔中线肉芽肿（nasal malignant granuloma）　病理学上鼻腔中线肉芽肿属于T细胞淋巴瘤的特殊类型，目前分为Wegener肉芽肿和Stewart型肉芽肿。Wegener肉芽肿为全身多脏器的血管炎性坏死，可累及鼻腔、肺及肾，而Stewart型肉芽肿为局部的中线坏死肉芽肿，一般累及鼻腔及咽部中线。中线肉芽肿病理诊断较困难，镜下常为一般的炎性坏死组织，应反复取材，结合免疫组化，可提高诊断率。对于临床表现明显、病理难以证实的患者，可给予试验性的化学治疗。对于Stewart型肉芽肿以放射治疗为主，辅以放射治疗后的化学治疗；而Wegener肉芽肿则以化学治疗为主，辅以鼻部放射治疗。

4. 鼻腔内翻性乳头状瘤恶变（malignant inverted papilloma）　多发于乳头状瘤的多次手术后，病变常累及鼻窦，但少有骨质破坏，治疗以手术彻底切除为主。

【治疗】　以放射治疗、手术综合治疗为主，$T_1 \sim T_2$期病变可选择单纯手术切除，或手术后放射治疗；$T_3 \sim T_4$期病变可先放射治疗，剂量为$50 \sim 60Gy$，放射治疗结束$3 \sim 4$周后手术。若肿瘤范围较广，可在根治剂量的放射治疗后手术，再辅以化学治疗。

单纯手术疗法用于较小肿瘤，可以采用鼻窦内镜下手术，可最大限度地保留鼻外形及鼻腔功能，但鼻内镜的疗效有待进一步长期观察。肿瘤较大时应采用鼻侧切开术，视野广阔，利于彻底切除肿瘤。

三、上颌窦恶性肿瘤

上颌窦恶性肿瘤占鼻窦恶性肿瘤的首位，以鳞状细胞癌最多见。

【临床表现】　早期肿瘤局限在上颌窦内，无明显症状，鼻腔检查没有阳性体征，不易发现。

晚期随着肿瘤的生长，可以侵犯到上颌窦的6个壁，产生不同的临床表现。肿瘤向内侧壁生长，侵犯到鼻腔，可出现单侧进行性鼻塞、涕中带血，检查发现鼻腔外侧壁肿物，色红，不光滑，可出现坏死和污秽假膜。肿瘤向下侵犯牙槽突和硬腭，引起牙痛、牙齿松动或脱落，检查发现牙龈肿胀、溃疡，硬腭隆起。肿瘤向前侵犯到上颌窦前壁和面颊，早期无症状，晚期可出现面部无痛性肿胀或肿块。检查发现面部皮下有质硬而不可移动的肿块，甚至发生瘘管，肿瘤组织向外溃烂翻出。肿瘤向上侵犯眶下壁，引起复视或视力减退，检查发现眼球突出、活动受限。肿瘤向后侵犯可至翼腭窝和颞下窝，引起顽固性神经痛和张口受限（图2-14-2-1；彩图2-14-2-1）。

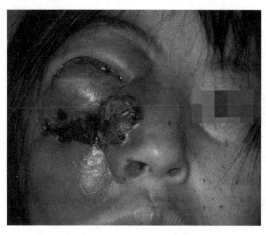

图 2-14-2-1 局部复发的晚期上颌窦癌

【辅助检查】 鼻内镜可以直接观察到鼻腔外侧壁内移或中鼻道的肿物。鼻窦 X 线平片可见上颌窦内密度不均匀增高影，形状可以不规则。鼻窦 CT 可见上颌窦内软组织影，团块状，密度不均匀，可有骨破坏或上颌窦自然口扩大，此项检查可以早期发现病变，晚期可以明确病变的范围，为手术提供依据。

【诊断】 根据病史、体征、辅助检查，诊断不难，最后确诊依赖于活组织检查。对于单侧进行性鼻塞、涕中带血的患者，均应警惕本病，尽早做鼻内镜检查和鼻窦 CT 检查，以利于早期诊断。鼻窦 MRI 可更清楚地观察颅底侵犯程度和范围。

【治疗】

1. 放射治疗 术前放射治疗常作为综合治疗的一部分，一般用于 $T_3 \sim T_4$ 期肿瘤。放射治疗后，肿瘤缩小，活性降低，可以使肿瘤的边界清楚，减少术中出血，降低肿瘤扩散的概率，为手术切除提供了有利条件。放射治疗剂量为 60 ~ 70Gy，放射治疗结束 3 ~ 4 周后手术。手术后放射治疗一般用于手术切缘不彻底者或 T_2 期以上病变术后。

2. 手术方法 选择侧鼻切开上颌骨部分切除术或全切术，视病变的范围而定。放射治疗后手术对放射治疗前有眶底侵犯而视力正常的患者可保留眶内容，牙槽骨无破坏者可保留硬腭黏膜。单纯手术用于 $T_1 \sim T_2$ 期病变的上颌窦癌。

3. 化学治疗 作为一种辅助疗法和姑息疗法，单独应用疗效差。

【预后】 总体 5 年生存率为 35% ~ 54%，$T_1 \sim T_4$ 期肿瘤的 5 年生存率分别为 55%、44%、40% 及 27%（AJCC，2002 年统计资料）。

四、筛窦恶性肿瘤

筛窦恶性肿瘤的发病率居鼻窦恶性肿瘤的第二位，以鳞状细胞癌、腺癌为主，也有肉瘤、恶性黑色素瘤的报道。

【临床表现】 早期肿瘤位于筛窦内，无明显的症状和体征，不易发现。筛窦位于面中部，外侧为眼眶，顶部为筛板，内侧为鼻腔，肿瘤生长侵犯到邻近组织时，才出现相应的临床表现。向外破坏纸样板，患者出现复视、视力下降，检查见眼球突出、运动受限。向上侵入颅内，患者出现剧烈头痛。肿瘤向内侵犯鼻腔，引起鼻塞、涕中带血及嗅觉下降，检查可见鼻腔肿物。肿瘤向外发展可使鼻根和内眦部隆起（图 2-14-2-2，彩图 2-14-2-2；图 2-14-2-3，彩图 2-14-2-3）。肿瘤晚期鼻腔及多个鼻窦受累，临床上难以鉴别肿瘤的原发部位。

【辅助检查】 同上颌窦恶性肿瘤。

【诊断】 根据典型的症状、体征、辅助检查，得出初步诊断，最后确诊依赖活组织检查。

【治疗】

1. 以放射治疗加手术为主 手术前放射治疗方法与上颌窦癌相同。手术采用径路：①鼻侧切开术：最常用，适用于肿瘤局限在筛窦内，或已侵犯到鼻腔、上颌窦和蝶窦的患者。此径路视野清晰，暴露好，便于操作。②颅面联合径路切除术：适用于肿瘤扩展到前颅底或眶内，优点是视野广，能较好地切除病变并保护脑组织和眼球，缺点是创伤较大。③鼻内镜径路：近年来，对一些早期局限在筛窦内的肿瘤，一些医生采用鼻内镜手术，优点是损伤小，面部无瘢痕。

2. 放射治疗 对于放射治疗是否采用和何时采用，各家报道不一。一般主张术前放射治疗 4 ~ 5 周，剂量为全剂量的 3/4，然后行肿瘤根治性切除术，术后照射余下的剂量。

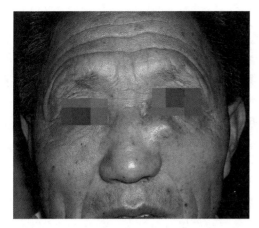

图 2-14-2-2 筛窦癌面部外观（内眦下方肿胀）

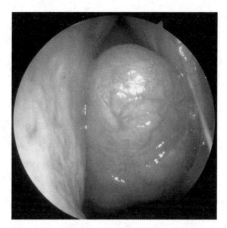

图 2-14-2-3 与图 2-14-2-2 为同一病例，鼻内镜下见中鼻道类圆形肿瘤

3．化学治疗 根据肿瘤的病理类型和患者的全身情况而定。

五、蝶窦恶性肿瘤

蝶窦恶性肿瘤临床少见。

【病理】 原发于蝶窦的恶性肿瘤有鳞状细胞癌、淋巴上皮癌、未分化癌、圆柱细胞癌、腺癌、巨细胞癌、造釉细胞瘤、恶变的内翻性乳头状瘤等。

【临床表现】 早期无明显的不适，不易发现。蝶窦骨壁较薄，肿瘤容易突破骨壁向周围侵犯，出现相应的症状。肿瘤压迫神经，引起进行性头痛。头痛位于眶深部或球后、枕部，并向后颈部扩散。肿瘤向外侧发展，最先发生展神经麻痹，引起眼球内斜、复视；滑车神经和动眼神经也相继麻痹，出现眼球固定、上睑下垂、瞳孔散大。视神经受压可出现视力减退或失明。眼部症状可由单侧逐步发展为双侧，并常伴眼球突出。如侵犯蝶鞍，可出现垂体功能低下症状，也可表现为尿崩症。

【辅助检查】 同上颌窦恶性肿瘤。

【诊断】 深部头痛，第Ⅵ、Ⅳ、Ⅲ、Ⅴ脑神经麻痹者，应考虑到蝶窦恶性肿瘤。应行鼻内镜检查和鼻窦 CT 检查，最后确诊需要活组织检查。

【治疗】 放射治疗加手术、化学治疗。预后差。肿瘤若侵犯到颈内动脉，不能强行切除。

第三节 恶性肉芽肿

本病命名与分类繁多，例如坏死性肉芽肿、面中部特发性肉芽肿、致死性中线肉芽肿及中线恶性网织细胞增生症等。目前我国最常用的命名是恶性肉芽肿（malignant granuloma）。

恶性肉芽肿是一种以进行性肉芽增生伴坏死性溃疡为特点的疾病，临床罕见，危害性大。其特点为：①多始于鼻部，自上到下逐渐延及面部中线位置，可达咽喉部，迅速破坏皮肤、黏膜及面骨，导致畸形。②病程长，预后差，自愈者罕见。③病理为慢性非特异性肉芽组织增生和坏死，伴多种成分的炎症细胞浸润。新近的研究表明恶性肉芽肿为特殊类型的 T 细胞来源的淋巴瘤。也有人认为以往的恶性肉芽肿包括恶性肉芽肿和中线淋巴瘤两部分。

【病因】 未明，有多种学说。

1．肿瘤学说 本病的病理组织学表现类似网状细胞肉瘤或淋巴瘤，可见肿瘤性增生的异型细胞和核分裂像，无坏死性血管炎和多核巨细胞，因此许多学者认为本病为淋巴系统的恶性肿瘤。病变早期局限在鼻部和呼吸道，晚期内脏、淋巴结和骨髓均可受累，似恶性肿瘤的晚期转移。多数对放射线敏感。但迄今仍缺乏临床与病理的确切证据。

2. 变态反应或自身免疫   近年来的研究认为本病是血管对细菌毒素的一种过敏反应，类似 Arthus 坏死现象。在毛细血管内壁，有免疫球蛋白沉积，免疫荧光试验发现，肾小球基底膜可见补体 C_3 和 IgG，电镜可见免疫复合物样的粗颗粒，在疾病活动期，患者血清中可以查出抗原 - 抗体复合物，应用免疫抑制剂有效，故有学者认为本病系免疫性疾病。

3. 感染学说   本病的病理呈慢性炎症改变，并且最近的研究发现，患者的细胞培养和血清中，均可以找到柯萨奇病毒小体，故认为本病与病毒感染有关。

4. 结缔组织病   因本病常伴有结节性动脉周围炎，故有人将其归为结缔组织病。

5. 外伤的诱因   鼻外伤后可能诱发本病。

【病理】

1. 类肿瘤型   病变主要起源于鼻部，亦有首发于上腭、咽部后累及鼻部者。病变主要位于面部中线及上呼吸道，以进行性肉芽性溃疡、坏死为主，其破坏性大，可侵及骨和软骨，甚至毁容。晚期患者多死于大出血或衰竭。本病病理变化差异较大，主要见于以下 4 种类型：①非特异性炎性肉芽组织含多种形态的炎性细胞；②非特异性炎性肉芽组织含大量巨细胞；③非特异性炎性肉芽组织含大量组织细胞；④非特异性炎性肉芽组织有明显坏死。上述 4 种类型混合存在。

2. 变态反应型   病变主要位于上呼吸道，并可累及肺和全身脏器，表现为多发性肉芽肿，Wegener 肉芽肿即属此型。

【实验室检查】   贫血，血小板增多，红细胞沉降率加快，IgE、IgA 增高。

【临床表现】   本病分为 Wegener 肉芽肿、Stewart 型肉芽肿及中线淋巴瘤。Stewart 型肉芽肿以局部病变为主，主要表现为鼻腔及咽部中线的溃疡及坏死，少有全身症状。Wegener 肉芽肿则常表现为鼻部炎性溃疡、肺部阴影及空洞、肉芽肿性肾小球肾炎的三联征。中线淋巴瘤包括 T 细胞性和 B 细胞性的，常伴有颈部淋巴结肿大，较少有内脏器官侵犯，亚洲人以 T 细胞淋巴瘤较多见。

1. 前驱期   全身表现：早期起病隐袭，少数人有低热，关节疼痛。局部表现：单侧鼻塞，清水涕或黏液涕，涕中带血，有时伴腥臭味。检查可见鼻腔干燥结痂，鼻中隔、口腔顶、颊龈沟可见浅表小溃疡。此期持续 4 ~ 6 周。

2. 活动期   全身表现：轻度乏力，低热或周期性发热，关节痛。局部表现：鼻塞加重，脓血性鼻涕，恶臭。检查可见外鼻（鼻根近内眦处、鼻前庭）、鼻腔（多在鼻中隔，少数在下鼻甲）、软硬腭出现浅表溃疡或肉芽组织，上覆痂皮或假膜，病变进一步发展，侵犯骨质形成死骨，导致面部畸形。此期持续数周至数月。

3. 终末期   全身表现：持续高热，体温可达 39 ~ 40℃，消瘦，肾衰竭，贫血，肺炎，肺部阴影和空洞等。患者最后死于大出血、恶病质、脓毒血症、肺部或颅内并发症。局部表现：面中部全部损毁，咽、喉、舌根处畸形。

【诊断】   本病的确诊没有特异性指标，采用排除法进行。根据病史、体检、实验室资料，综合分析，做出诊断。原发于鼻部和面中部的进行性溃疡，病理示慢性非特异性肉芽肿性病变，出现异型网织细胞或核分裂像，应考虑本病。

【治疗】   目前尚无特效疗法，常用的方法有：

1. Stewart 型肉芽肿   采用综合疗法，以放射治疗为主，配合化学治疗。肉芽肿对放射线敏感，可以采用大剂量的 ^{60} 钴（^{60}Co）照射，总剂量以 60Gy 以上为好。放射治疗结束后以 CHOP 方案（环磷酰胺、阿霉素、长春新碱、泼尼松）化学治疗 3 ~ 4 个周期。

2. Weneger 肉芽肿   早期确诊是治疗的关键，目前多认为本病为自身免疫性疾病，故治疗上采用类固醇激素和免疫抑制剂治疗。类固醇激素合并使用环磷酰胺、硫唑嘌呤及甲氨蝶呤等药物治疗，病情可以得到明显缓解。一般联合化学治疗方案化学治疗 5 ~ 6 个周期后，对局部的病变可补充放射治疗。

3. 中线淋巴瘤　对临床 I 、 II 期病变，先放射治疗，后辅以 3 ~ 4 个周期的化学治疗；对临床 III 、 IV 期病变，先化学治疗 4 ~ 6 个周期后放射治疗，或同步放射治疗、化学治疗。化学治疗方案常选择含长春新碱、环磷酰胺、阿霉素、泼尼松类药物。

除以上治疗外，支持疗法如增加营养、补液、输白蛋白、少量多次输新鲜血也有很大帮助。

（房居高）

第十五章　内镜鼻眼相关外科

概　　述

内镜鼻眼相关外科是在鼻内镜下，从鼻腔进路完成传统眼科临床范畴或鼻眶（颅）沟通病变的手术。由于鼻内镜手术临床经验的不断积累和探索，包括相关解剖熟识程度、影像学诊断、设备和器械等迅速发展，鼻内镜手术已经超越了鼻腔、鼻窦的范围，向眶周、眶尖、眶内及颅底扩展，逐渐形成较为成熟的理论与实践体系，即内镜鼻眼相关外科。一些疾病的诊断和治疗观念由此发生了改变。

我国鼻内镜鼻眼相关手术始于 1994 年，比国外发达国家晚开展 7 年。但是进展十分迅速，仅用了 5 年的时间，就成功地开展了国外发达国家能够开展的全部手术，而且还创新地开展了一些新型手术。我国内镜鼻眼相关外科的临床技术已经走在世界的前列。

一、内镜鼻眼相关外科解剖学基础

经鼻内完成眶周、眶内和眶尖的手术，主要通过直接的解剖进路到达。泪囊窝的内侧壁就是鼻腔外侧壁，经此可以完成鼻腔泪囊开放术。纸样板是筛窦的外侧壁、眶底是上颌窦顶壁，经此可完成眶减压术、眶内异物取除术、眼眶击出性骨折整复术。视神经管的内侧壁就是蝶窦或后筛窦外侧壁的一部分，经筛蝶窦进路可以完成视神经管减压术。在筛窦切开眶筋膜，可以完成眶肿瘤切除术。

二、内镜鼻眼相关外科的范围和手术种类

手术范围应该是经鼻到达眼眶内侧壁、眶底、眶尖、视神经以及以视神经为界的内侧眶内。目前尚缺乏经鼻做超越视神经外侧眶内手术的手段。手术种类包括：鼻腔泪囊开放术、眶减压术、眼眶击出性骨折整复术、眶内异物取除术、眶内或鼻眶沟通占位性病变切除术、视神经管减压术。

三、内镜鼻眼相关外科的优点

1．进路直接，可明显缩短手术时间。
2．无颜面部切口，手术创伤小。
3．解剖标志清晰，术野宽敞，照明好，并发症少。
4．手术结束时封闭进路的方式简单。
5．疗效明显好于鼻外或眼外进路。

四、内镜鼻眼相关外科的困难

经鼻完成眶周手术过程中，主要的困难及可能的解决方法包括：
1．单手操作　手术者必须有一只手持镜，所以只能用一只手进行手术操作，特别在出血较多的情况下，止血与操作不能同时进行。通过训练可以实现三手或四手操作；或可采用内镜固定支架的方式，实现双手操作。
2．暴露术野的方法　经鼻开放眶壁观察处理眶内时，病变若毗邻眶壁，则比较容易；若位于眶内脂肪内，无天然空腔，暴露病灶非常困难。需要开发特殊器械。
3．出血　鼻黏膜有时有较为明显的出血，影响观察和操作。这也是并发症的潜在因素，需要熟

练操作和丰富止血手段。

五、内镜鼻眼相关外科对手术医生的要求

1．熟练的内镜鼻窦手术经验，熟练的鼻眼相关手术解剖学知识。
2．熟知手术意外情况的处理原则，并掌握几种可靠的处理手段。
3．手术前经过严格的尸体手术训练。
4．配备高质量的内镜、光源、摄像和监视系统及高质量手术器械。
5．眼科和耳鼻咽喉科的密切配合。

第一节　外伤性视神经病变与经鼻内镜视神经减压术

外伤性视神经病变（traumatic optic neuropathy，TON）是指头面部受到撞击性损伤后导致的视神经部分或完全的功能丧失。这种损伤是头面部闭合性损伤的常见并发症，发生率占头面部闭合性损伤的 0.5% ~ 2%，可同时伴额筛眶复合体骨折、眶底击出性骨折，引发视功能损害，严重者可以导致失明。

【病因与病理】　在闭合性颅脑外伤时，特别是额部和眉弓部钝挫伤时，可导致视神经间接损伤，引发视功能障碍，表现为同侧视力减退、视野缺损甚至失明，眼球可无损伤。这种间接损伤可以造成视神经管骨折（筛窦和蝶窦外侧壁骨折），碎骨片直接压迫视神经，出现视力减退或失明；或因外伤性血管闭塞、局部血管压迫或循环障碍造成视神经水肿或坏死；还可以因视神经鞘膜下出血或凝血块压迫所致，少数患者由于视神经损伤或轴索离断导致永久性失明。

【临床表现】
1．症状
（1）头部外伤史：常发生于头面部的闭合性损伤，尤其是额部、眉弓部和眉外侧部。
（2）视功能障碍：视力在撞击性损伤的同时或其后出现视力的部分或完全丧失。部分患者可出现视野缺损，严重者出现眶尖综合征。

由于常常伴有闭合性颅脑外伤、心血管系统和呼吸系统的急诊危象，视力损伤的表现常常被这些危及生命的重要体征所掩盖，从而延误诊断和治疗。

2．体征
（1）眉弓或眶外侧可有撞击伤口，患眼肿胀、淤血，或者结膜下出血。
（2）瞳孔对光反射异常：出现 Marcus-Gunn 瞳孔，其主要临床特征为患侧瞳孔呈潜隐性散大（遮盖健侧瞳孔后出现患侧瞳孔的散大），直接对光反射消失，间接对光反射存在。外伤后昏迷的患者在体检时如果出现 Marcus-Gunn 瞳孔，应高度怀疑外伤性视神经病变。
（3）眼和眼底检查：要排除眼前房、玻璃体内、眼底尤其是黄斑处的出血，晶体脱位和外伤性晶体混浊，视网膜剥离，眼底血液供应障碍，视盘水肿等因素引起的视力损害，否则可以确定引起视力损害部位在球后视神经。如果对侧视力和视野正常，则表明视神经损害在球后到视交叉之间，即视神经段。眼底像在外伤性视神经病变后早期可以无明显改变，晚期可出现视神经萎缩。

3．辅助检查
（1）影像学检查：视神经管 CT 扫描能较好地显示视神经管及其毗邻骨框架结构骨折部位和程度、眶内和眶尖部位的血肿、视神经的肿胀和眶内异物的存留等病理改变。若伴发蝶筛窦软组织密度影，建议拍 CT 血管造影术（CT-A），除外外伤后假性动脉瘤（图 2-15-1-1）。
（2）电生理学检查：视觉电生理检查还未常规用于外伤性视神经病变的诊断，但已证实在评估和追踪视路功能异常方面有重要的作用。其中反映视网膜电活动的视网膜电图（electroretinogram，ERG）和反映视刺激导致的视网膜神经节细胞至视皮质产生的电活动的视觉诱发电位（visual evoked

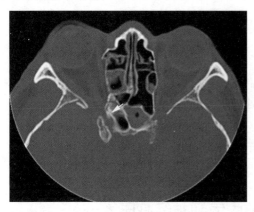

图 2-15-1-1 视神经管损伤 CT 像

potential，VEP）为较客观的检查手段。ERG 是通过视网膜接受光刺激时从角膜或相应部位记录到的视网膜总和电位，能较好地显示视网膜的功能，提供视网膜神经节细胞是否有退行性病变。VEP 是视网膜在受到闪光或图形刺激后，经过视路传递，在枕叶视皮质诱发出的电活动，VEP 波形缺如、潜伏期延长均提示不同程度的视神经和视路的损伤。

【诊断】 根据病史、鼻科和眼科专科检查，以及视神经管 CT，可以明确诊断。

【治疗】 对于外伤性视神经病变的治疗，目前还有争论，但多数学者报道主要为大剂量类固醇皮质激素和施行视神经管减压术。

1．非手术治疗

（1）激素治疗：一些学者认为激素尤其是大剂量类固醇皮质激素对外伤性视神经病变有比较好的治疗效果。目前倾向于采用甲泼尼龙 1000mg/d，冲击 3 天后减半，3～5 天后改用泼尼松 1mg/（kg·d），1～2 周后再逐渐减量。基本作用是保护视神经，减轻视神经水肿，降低伴随损伤的微循环血管痉挛程度。

（2）辅助药物治疗：神经营养药物如胞磷胆碱、腺苷三磷酸（ATP）、辅酶 A、细胞色素 C、维生素 B_1 等，血管扩张药，活血化瘀药物如血栓通等。

2．手术治疗 视神经减压术是目前治疗外伤性视神经病变的主要方法，基本原理是通过开放视神经管，清除骨折碎片及其对视神经和营养血管的压迫，缓解视神经外伤后血肿的压迫，改善视神经的血液供应，防止视功能进行性恶化，促进视力恢复或部分恢复。

视神经管减压术的方法有颅内进路、鼻外眶筛蝶窦进路、经上颌窦后筛蝶窦进路、经眶外侧进路和经鼻内镜筛蝶窦进路等，首选经鼻内镜筛蝶窦进路。

【经鼻内镜视神经管减压术】

1．手术要点

（1）全程开放视神经管和眶尖部。

（2）去除视神经管周径 1/2 以上的骨壁，松解视神经。

（3）必要时切开视神经总腱环和视神经鞘膜。

2．手术适应证

（1）迟发性视力损伤且在大剂量激素治疗 48h 后仍无效。

（2）最初用类固醇激素有视力恢复，但在治疗过程中视力又下降者。

（3）外伤后有残余视力并呈进行性下降者。

（4）CT 和 MRI 发现视神经管骨折、视神经鞘膜内或视神经周围血肿伴视力损害或进行性下降者。

3．手术方法

（1）患者全身麻醉，气管插管，用含 1∶10 000 肾上腺素的棉片收缩鼻腔。

（2）开放筛窦和蝶窦，或可仅开放后筛窦和蝶窦，去除蝶筛交界区骨间隔，并谨慎清理后筛窦和蝶窦内的淤血块和碎骨片。

（3）定位视神经管：后筛窦和蝶窦外侧壁的主要解剖参考标志包括视神经管隆凸、颈内动脉隆起、颈动脉 - 视神经隐窝、蝶鞍及视上隐窝等。骨折明显者，可以依靠骨折线或窦内骨间隔辅助定位。

（4）开放视神经管：用金刚砂钻头磨薄视神经管内侧壁后，用钩针小心去除视神经管内侧壁骨质，约 1/2 周径，同时剥除与视神经管延续的部分眶尖区纸样板。

（5）鞘膜切开：目前主张不常规切开视神经鞘膜，仅在开放视神经管后发现水肿或血肿明显时切开视神经鞘膜和总腱环；切开视神经鞘膜时，应小心视神经下方的眼动脉，充分止血后，视神经表面或可用鼻腔黏膜覆盖保护，局部用浸有抗生素和激素的明胶海绵贴附，术腔通常不需要填塞。

4．手术优点 经鼻内镜视神经减压术术中损伤小，出血少，操作快捷，开放减压范围广，术后愈合快。

术后视力有明显进步者大约为 40%，在尚无确切预后指标参考的前提下，选择合适的手术适应证及在符合手术适应证的前提下尽早和尽快手术，是提高疗效的一个关键。

第二节 慢性泪囊炎与经鼻内镜鼻腔泪囊造孔术

慢性泪囊炎（chronic dacryocystitis）是常见的眼科疾病，由于鼻泪管狭窄、阻塞，导致泪液在泪囊内潴留，伴发细菌感染而引起，中老年女性多见。沙眼、泪道外伤、鼻息肉、鼻腔肿瘤、下鼻甲肥大等因素可能与发病有关。临床主要采用手术的方法来治疗。

传统的鼻外进路泪囊鼻腔吻合术在 1904 年由 Toti 首次介绍，手术治愈率为 85%～95%。耳鼻咽喉科医生在 1921 年开始从鼻内进路做鼻腔泪囊开放术，疗效与眼科相似。经鼻内镜鼻腔泪囊造孔术（transnasal endoscopic dacryocystorhinostomy）始于 1987 年。由于解剖上泪囊和鼻腔仅隔黏膜和骨壁两层结构，造孔简便、快捷，无颜面部切口，可以同时处理鼻腔与鼻窦病变，解除慢性泪囊炎的某些病因学问题，疗效提高到 95% 以上。

一、术前检查

1．鼻内镜检查 注意有无鼻息肉、鼻中隔偏曲及鼻腔肿块等病变。
2．鼻窦 CT 扫描 了解鼻窦及泪囊窝解剖情况。
3．泪囊碘油造影 了解泪囊大小。
4．手术前 1 天做泪囊冲洗。

二、经鼻内镜鼻腔泪囊造孔术

1．常规鼻腔内表面麻醉及在钩突前方局部浸润麻醉。
2．平中鼻甲鼻腔外侧壁附着处，以钩突为后界，做蒂在上方的 U 形黏膜切开，翻起黏骨膜瓣后暴露上颌骨额突和泪骨前部。
3．用电钻或骨凿磨去上颌骨额突及部分泪骨，充分显露泪囊内壁。在泪道探针指引并辅助下，镰状刀"["形切开泪囊内壁，形成黏膜瓣向后翻转与钩突黏膜对合。复位鼻腔黏膜瓣，覆盖裸露上颌骨额突骨质。
4．锥形膨胀海绵置入泪囊，扩张泪道造孔并辅助固定鼻腔和泪囊黏膜瓣。
5．泪道冲洗，术毕。

第三节 经鼻内镜眶减压术

经鼻开放纸样板和眶筋膜完成眶减压，较其他方法更为简单和便捷。1990 年，Kennedy 首次开展经鼻内镜眶减压术（endoscopic transnasal orbital decompression）。有代表性的应用是针对内分泌性突眼症（又称为 Graves 眼病、恶性突眼症、甲状腺功能亢进性突眼症或甲状腺相关性免疫眼眶病）的应用。这是引起成人眼球突出的最常见原因。

一、手术适应证

1. 对于各种非手术治疗，如放射性同位素 ^{131} 碘（^{131}I）、大剂量类固醇激素不能控制的 Graves 眼病，包括甲状腺切除术后突眼继续发展的患者，可以建议行眶减压术。

2. 眼球前突所致的暴露性角膜炎、角膜溃疡。

3. 急性眶内出血造成眶内压增高并引起视力下降、视野缺损者。

4. 眶内感染或眶内脓肿需要开放引流者。

5. 患者要求改善眼球外突引起的外观不良者。

二、术前检查

1. 眼科专科检查

（1）眼球突出度：以 Hertel 三棱镜式突眼计测量最准确。眼球突出度的正常幅度较大，平均值为 14mm（11 ~ 16mm），双眼差值一般不超过 1mm。

（2）视功能检查：包括视力、眼球活动度、上下睑裂宽度、角膜状态、视力、视野、色觉、瞳孔对光反射、眼底检查等。

（3）眶 CT 扫描：对突眼症的诊断具有重要意义，可见眼肌肥大或眼球突出，或显示鼻或眶内占位病变及鼻眶沟通情况。

2. 内分泌检查　原则上，眶减压术应在甲状腺功能亢进得到有效控制或缓解时进行。三碘甲状腺原氨酸（T_3）和甲状腺素（T_4）、T_3 抑制率、垂体促甲状腺激素（TSH）分泌和基础代谢率检查等应基本正常。

3. 鼻科专科检查　鼻内镜检查，结合鼻窦 CT 扫描，了解鼻眶解剖结构特征，鼻窦是否有炎症或存在与症状相关的病变。

三、手术方法

以内分泌性突眼症为例。

1. 全身麻醉，气管插管。

2. 1 ∶ 10 000 肾上腺素棉片收缩鼻腔黏膜血管。

3. 暴露眶壁　包括眶内壁（纸样板）和眶下壁。开放所有筛房，眶内壁暴露范围：前至鼻泪管后缘，后达眶尖部，下部到达下鼻甲的上缘，额隐窝处的眶内壁应予保留，避免引起额窦开口狭窄和闭塞。经中鼻道扩大开放上颌窦，充分暴露眶底壁。

4. 去除纸样板和大部分眶底　纸样板去除范围参考突眼程度进行。切除眶底骨质比较困难，可以在 30° 或 70° 内镜下用刮匙向下用力。眶下神经是切除眶底的外界。如切除纸样板可充分减压，则不需要切除眶底。必要时同时开放视神经管。

5. 切开眶骨膜　前后方向一个或多个切口切开，使适量眶内脂肪疝入窦腔内，切开眶骨膜时，特别注意不要损伤内直肌。此时应轻压眼球，促使眶内容向筛窦、上颌窦内移位，直到眼球回位，眼睑能够闭合为止。突眼严重时，可谨慎地部分切除眶脂肪。

6. 术腔填塞　通常不需要填塞，或仅用含抗生素可吸收材料填塞即可。

四、术后注意事项

1. 内分泌治疗　针对甲状腺功能亢进进行有效治疗。内分泌性突眼症的发病原因并不十分清楚，目前多数学者认为是一种自身免疫性疾病。病变导致眶内容积增加，眼内压增高，眼球突出，严重者上下眼睑不能闭合，造成角膜溃疡和失明。手术的目的不是针对甲状腺疾病，而是为了挽救眼睛。手术后必须进行有效的内分泌治疗。

2．术后内斜　部分患者眶减压手术后出现内斜畸形，应在术前交代。并在内分泌情况稳定后，做眶壁整复。

3．多学科随访　包括鼻科、眼科和内分泌科等。

第四节　经鼻内镜眶内手术

经鼻内镜的眶内手术比眶尖和眶周手术更具有挑战性。

一、鼻内镜手术对眶内区域的可控范围

实际上这是手术适应证的问题。鼻内镜手术能够处理的眶内病变主要有两种：异物和肿瘤。到目前为止，还没有能使术者从纸样板越过视神经处理病变的设备和技术能力，因此鼻内镜下的眶内疾病的适应证范围界定在视神经内侧。

二、手术中的主要困难及解决办法

眶内脂肪脱出和眼内直肌的遮挡是经鼻内镜眶内手术的主要困难，可以少量剪除眶内脂肪，但不能过多，否则会引起眼球内陷。眼内直肌不能切断，否则会引起眼球内收麻痹。无论是视功能还是眼球运动功能的损害都应该避免，否则就失去了鼻内进路微创手术的意义。下述几种方法可在临床试用：

1．纸样板整块切除，不能钳碎。保留的纸样板可用于手术后眶壁整复。

2．眶筋膜切开最好采用横行的"U"形切口，术后复位。眶筋膜切开后脱出的眶内脂肪可以剪除以暴露内直肌，周边用纱条压迫以防止脂肪不断脱出。

3．分离内直肌，暴露内直肌的上下缘，使用神经拉钩将内直肌向下方拉开，即可进入眶内。

4．如果肿瘤较大并贴近纸样板，拉开内直肌后即可有一部分脱出，也可同时压迫眼球迫使肿瘤向鼻腔脱出。

5．良性肿瘤多有完整包膜，钳住脱出的部分向鼻腔牵拉，弯型剥离子沿肿瘤周围轻轻分离，边分离边牵拉，可取出。

6．如为恶性肿瘤，特别是从鼻腔与鼻窦侵入眶内者，多为压迫性或浸润性侵入，完整分离取出不易，可使用切割器，但须避免损伤内直肌，且术后必须进行放射治疗或配合化学治疗。

7．手术止血可采用带吸引双极电凝。

随着科学技术的不断发展，新的手术仪器和设备的不断问世（如智能型手术设备），手术技术的不断提高，经验的不断积累，经鼻内镜鼻眼相关外科还将有更深远的发展。

（周　兵）

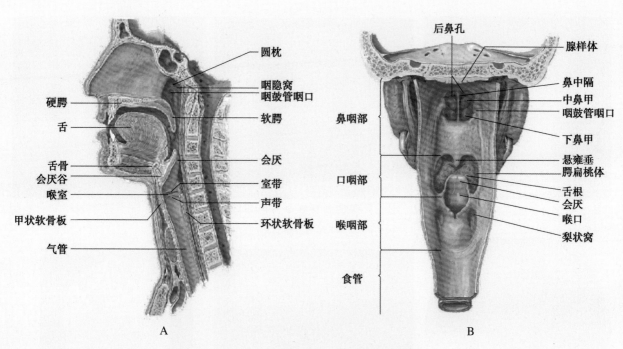

彩图 3-1-1-1　咽腔侧面观（A）和咽腔后面观（B）

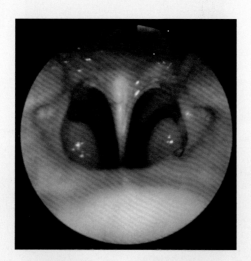

彩图 3-1-1-2　正常鼻咽内镜像

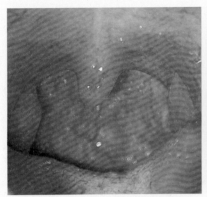 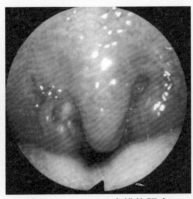 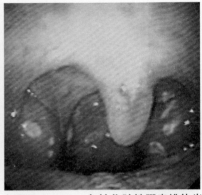

彩图 3-1-1-3　正常口咽腔　　　　彩图 3-4-2-1　扁桃体肥大　　　　彩图 3-5-1-1　急性化脓性腭扁桃体炎

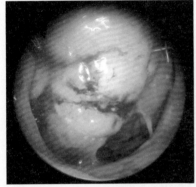 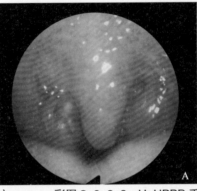

彩图 3-6-2-1　腺样体肥大（鼻内镜像）　　　　　彩图 3-9-3-2　H-UPPP 手术前（A）后（B）咽腔对比

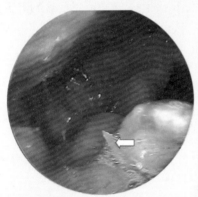 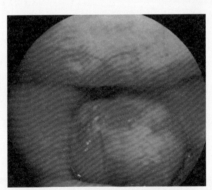 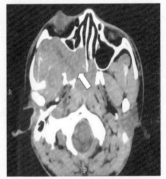

彩图 3-10-1-1　咽部异物（鱼刺）　　彩图 3-11-1-1　鼻咽血管纤维瘤　　彩图 3-11-1-2　鼻咽血管纤维瘤
　　　　　　　　　　　　　　　　　　　　　　（鼻咽镜下）　　　　　　　　　　（CT 图像）

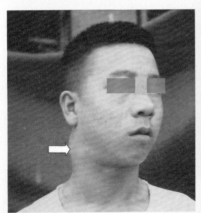 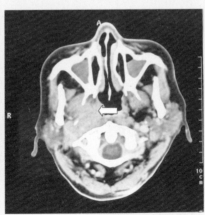 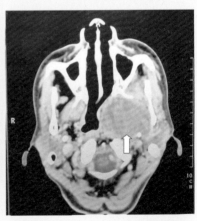

彩图 3-11-2-1　鼻咽癌颈淋巴结转移　　彩图 3-11-2-2　鼻咽癌（CT 像）　　彩图 3-11-5-1　咽旁间隙肿瘤

第一章　咽科学基础

概　　述

本章主要讲解与咽部疾病的诊断、治疗以及手术相关的解剖学、生理学知识，重点讲解鼻咽、口咽、喉咽各壁的结构，咽的筋膜间隙及咽的淋巴组织。掌握本章内容是进一步学习咽科疾病的基础。

第一节　咽应用解剖学

咽位于第 1 ~ 6 颈椎前方，是一段以黏膜衬里的肌性管道，为呼吸道和消化道的共同通道。其上宽下窄，前后扁平，略成漏斗形，全长 12 ~ 14cm（图 3-1-1-1；彩图 3-1-1-1）。

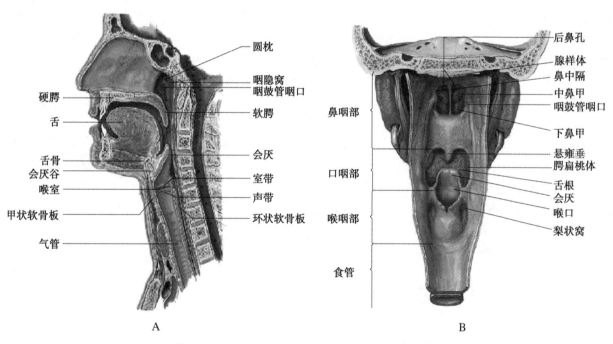

图 3-1-1-1　咽腔侧面观（A）和咽腔后面观（B）

上界：颅底，为枕骨基底部和蝶骨体，有咽腱膜相隔。
下界：在第 6 颈椎下缘水平，于环状软骨下缘过渡入食管，即食管入口处。
前壁：自上而下与鼻腔、口腔和喉腔相通。
后壁：借疏松的结缔组织、椎前筋膜和椎前诸肌与颈椎相邻。

一、咽的分部

咽被分为 3 部分：鼻咽部（nasopharynx）、口咽部（oropharynx）和喉咽部（laryngopharynx）。

（一）鼻咽部

鼻咽部位于蝶骨体和枕骨基底部下方、鼻后及软腭游离缘之上，呈不规则的立方形，除软腭外，其余各壁均较固定。

1．前壁　属鼻腔的后延部分，正中是鼻中隔的后缘，两侧是后鼻孔，后鼻孔的上下径约 2.5cm，横径约 1.25cm。

2．顶后壁　从后鼻孔的上缘开始，向后下延续至软腭游离缘平面，呈连续的弓状弯曲，又称穹窿。其骨性结构由蝶骨体、枕骨底部及第 1 和第 2 颈椎构成。颅底的破裂孔和颞骨岩尖部紧接鼻咽顶的外侧，破裂孔的纤维组织与咽腱膜相接，形成颅内、外的通道，肿瘤易借此侵入颅内。破裂孔的后方有颈动脉的外口，再向后外方有颈静脉孔。

（1）咽扁桃体（pharyngeal tonsil）：又称腺样体、增殖体，位于鼻咽顶部和后壁交界处、两侧咽隐窝之间，相当于蝶骨体和枕骨基底部，在儿童 6 ～ 7 岁时期最为显著，10 岁以后逐渐退化，并随年龄的增长而逐渐萎缩。

（2）咽囊（pharyngeal pouch）：咽扁桃体的下面中央有一个小凹或呈囊样凹陷，称为咽囊，为胚胎时上皮随脊索顶端退化而形成。咽囊并不形成任何器官或结构，随胎龄增长而逐渐退化最后消失，仅少数保留到出生，甚至到成年。

3．侧壁　主要有咽鼓管咽口和咽隐窝（图 3-1-1-2；彩图 3-1-1-2）。

（1）咽鼓管咽口（pharyngeal opening of auditory tube）：位于下鼻甲平面后端后 1.0 ～ 1.5cm，高出鼻底平面约 1.0cm，略呈三角形，其后上为一个圆形突起，名咽鼓管圆枕，为咽鼓管软骨末端突起所形成。咽鼓管圆枕向前延伸至软腭的黏膜皱襞，称咽鼓管腭襞，内有咽鼓管腭韧带；咽鼓管圆枕向下的垂直皱襞称咽鼓管咽襞，内有管咽肌。平时，咽鼓管咽口为垂直裂隙状，前、后唇接触，吞咽时，后唇向后移，咽口张开为三角或环状。咽鼓管咽口的位置存在年龄和个体差异。新生儿时期咽鼓管咽口较成人低，相当于硬腭水平，4 岁升高到硬腭平面上 3 ～ 4mm，成人则高于硬腭 10mm。咽口有较丰富的淋巴组织，称咽鼓管扁桃体。

（2）咽隐窝（pharyngeal recess）：在咽鼓管圆枕后上方，呈圆锥形深隐窝。新生儿时期不明显，6 ～ 12 个月后，咽隐窝逐渐变深，很快发育为成人状态。咽隐窝是鼻咽癌最常见的原发部位。破裂孔邻接于咽隐窝上界，相距仅 1.0cm，颈内动脉和岩浅大神经在其外侧。岩深神经进入岩浅大神经形成翼管神经，传导从第Ⅶ对脑神经上涎核到泪腺的副交感神经纤维，这一神经接近咽隐窝，一旦受到肿瘤侵犯，将早期发生溢泪现象。

4．下壁　为软腭鼻面及其后方的鼻咽峡，与口腔相通，在吞咽时软腭上提，软腭的边缘与咽后壁接触，关闭鼻咽部，防止食物逆流入鼻腔。

（二）口咽部

软腭游离缘平面至会厌上缘平面（图 3-1-1-3；彩图 3-1-1-3）。

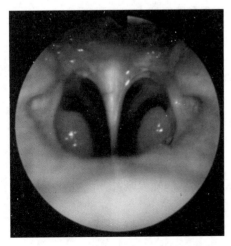

图 3-1-1-2　正常鼻咽内镜像

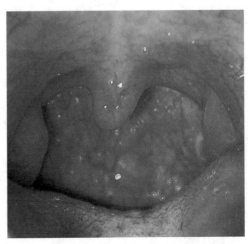

图 3-1-1-3　正常口咽腔

1．前壁 上部借咽峡与口腔相通，下部为舌根。

咽峡（isthmus of fauces）：为悬雍垂、腭舌弓、腭咽弓、软腭游离缘和舌背共同组成的环状狭窄部。舌根与会厌之间有一个正中矢状位的黏膜皱襞为舌会厌正中襞，其两侧凹陷形成的会厌谷常为异物停留处。

2．后壁 相当于第 2、3 颈椎前部，表面覆有黏膜和椎前筋膜，两者之间有疏松的结缔组织、咽后淋巴结。

3．侧壁 由腭舌弓、腭扁桃体、腭咽弓和侧后壁组成。

（1）扁桃体窝（tonsillar fossa）：呈三角形，容纳腭扁桃体（palatine tonsil）。前壁为腭舌弓，下方呈片状延续到舌根旁，覆盖扁桃体的前下方，称为三角襞。后壁为腭咽弓，在顶部与腭舌弓连接，形成半月襞。

（2）腭扁桃体被膜（palatine tonsillar capsule）：为咽腱膜的一部分，覆盖于腭扁桃体深面，借其纤维隔以通神经和血管。腭扁桃体与被膜附着较紧，不易剥离，是扁桃体手术的重要标志。腭扁桃体被膜与咽肌之间有疏松的结缔组织，为扁桃体周围间隙（peritonsillar space），是扁桃体周炎及脓肿的发病区，反复发作可使扁桃体被膜牢固地与肌肉粘连。

（3）腭扁桃体：腭扁桃体在临床上简称扁桃体，位于两侧的扁桃体窝内。扁桃体为淋巴组织构成，内含许多淋巴小结和结缔组织网，结缔组织结合成小梁，渐与扁桃体被膜融合。扁桃体表面被覆复层鳞状上皮，向内陷入形成 8 ~ 12 个形状不规则的盲管称扁桃体小窝或扁桃体隐窝，其形状不规则，有时脱落上皮堆积，可堵塞其管腔，形成囊肿样隐窝。

（4）扁桃体动脉、静脉和神经：扁桃体的动脉主要来自颈外动脉的面动脉，，其主干仅在扁桃体窝的深部约 12mm 处，扁桃体手术时易损伤，导致出血。扁桃体静脉在扁桃体被膜外的周围间隙中形成静脉丛，回流入咽静脉丛。扁桃体上端的神经来自蝶腭神经节的腭后及腭中支，下端来自舌咽神经的扁桃体支，其神经纤维在扁桃体周围形成环状。

（5）扁桃体淋巴：扁桃体本身为一个大的淋巴器官，它无输入淋巴管。其深部的淋巴毛细管网沿血管分布走行，逐渐汇集成较大的淋巴管，穿过颈筋膜，注入颈深上淋巴结或颈浅淋巴结、下颌下淋巴结和下颌角淋巴结。

4．腭部 由前 2/3 的硬腭和后 1/3 的软腭组成。

（1）硬腭（hard palate）：由上颌骨腭突和腭骨水平部构成，骨面上有黏骨膜紧密附着，上面为鼻腔黏骨膜，下面的黏骨膜很厚，黏膜下层含有很多黏液腺和涎腺，称为腭腺。

（2）软腭（soft palate）：由黏膜、黏膜下组织、腭腱膜及腭肌等组成，厚约 1.0cm，附着于硬腭的后缘，向后下延伸。其前部略呈水平，后部游离斜向后下方，称为腭帆。腭帆正中形成悬雍垂（uvula），向两侧移行成前后两个弓形皱襞，前者为腭舌弓，达于舌根侧缘，后者为腭咽弓，达于喉咽壁。

（3）腭肌：共有 5 对，与吞咽有关（图 3-1-1-4）。

① 腭帆张肌（tensor veli palatini muscle）：起自蝶骨翼突的舟状窝、咽鼓管软骨外侧及蝶骨嵴内侧，止于腭骨的后缘和软腭的腱膜。腭帆张肌有紧张腭帆和开大咽鼓管咽口的作用。

② 腭帆提肌（levator veli palatini muscle）：起自颞骨岩尖下面、颈内动脉管外口前方及咽鼓管软骨内侧，向前内下方走行，止于腭腱膜、软

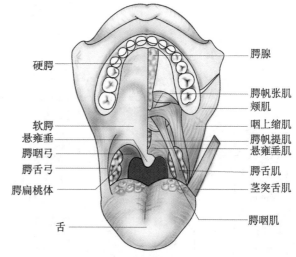

图 3-1-1-4 腭帆与腭肌

腭中部和悬雍垂的上方。腭帆提肌收缩可将软腭上提并使咽侧壁向内侧运动，产生腭咽闭合的作用。同时也可提高咽鼓管底部，使咽鼓管咽口变小、阻力增加，以致管腔宽度变小。

③腭舌肌（palatoglossus muscle）：起自腭腱膜的下面，与对侧肌肉连续，向下向前走行，于扁桃体前面附着于舌的外侧。腭舌肌的主要功能是使腭帆下降，两侧同时收缩时则缩紧咽腔。

④腭咽肌（palatopharyngeus muscle）：分为前后两肌束，前束较厚，在腭帆张肌与腭帆提肌之间穿过，起于硬腭的后外侧缘和腭腱膜；后束在软腭后中央与对侧肌肉连续，两肌束都附着在腭腱膜上面，在软腭后侧边缘两层肌肉联合，经扁桃体后面，向下附着于甲状软骨的后边缘。腭咽肌有紧张腭咽弓的作用，使与对侧相接近，两侧同时收缩则将腭帆牵引向后下方与咽后壁相接触，吞咽时使咽腔上部与其他部分分隔。

⑤悬雍垂肌（uvular muscle）：起自腭骨的后鼻棘和软腭的腭腱膜，肌纤维向后下伸入悬雍垂黏膜下，止于其尖端。悬雍垂肌的作用为上提和缩短悬雍垂。

以上5对肌肉，除腭帆张肌属三叉神经的上颌神经支配外，其余均属迷走神经的咽丛支配。

（三）喉咽部

喉咽部为咽腔最狭窄处，从会厌上缘至环状软骨下缘平面，向下与食管连续。喉咽部的后壁相当于第3颈椎下部至第6颈椎上部，在喉入口两侧有梨状窝，梨状窝的外侧黏膜皱襞上，有一个自外上向内下的斜形皱襞，因内有喉上神经的内支，称喉上神经襞，可在此进行阻滞麻醉。伴随喉上神经内支走行的有喉上动脉、静脉及从喉引流的淋巴管。喉咽部可分为3个区：双侧的梨状窝、咽后壁及环后区，其中喉咽癌以梨状窝处最为多发。

二、咽壁的构造

（一）咽壁分层

咽壁由内到外有4层，即黏膜层、腱膜层、肌层和筋膜层。其特点为黏膜层与腱膜层紧密附着，无明显黏膜下组织。

1．黏膜层　咽黏膜与咽鼓管、鼻腔、口腔和喉的黏膜连续，鼻咽部黏膜为假复层柱状纤毛上皮，口咽和喉咽部黏膜是复层扁平上皮，两种上皮在交界处移行过渡。软腭黏膜在口腔面为复层扁平上皮，在鼻咽面为柱状或假复层柱状上皮。黏膜下有成串腺体，以咽鼓管咽口周围特别多，软腭有很多混合的浆黏液腺体，在黏膜下层还可见到小的涎腺，以湿润咽黏膜。黏膜尚有淋巴组织，尤以鼻咽部为明显。

2．纤维层　又称咽腱膜层、咽颅底筋膜，位于黏膜和肌膜之间，由致密结缔组织构成，富含弹性纤维。上部厚韧为咽颅筋膜，此处无肌纤维，与枕骨底部牢固相连。纤维层后部较厚，附着在枕骨基底部下面的咽结节上，向下形成一条纤维索，称咽缝，为咽缩肌附着处。

3．肌层　咽壁肌肉均为横纹肌，由3对横行的咽缩肌和3对纵行的咽提肌交织而成（图3-1-1-5）。

（1）咽缩肌：居内层，共有3对，包括咽上缩肌、咽中缩肌和咽下缩肌，左右相会于正中的咽缝上，由下而上呈叠瓦状排列。作用：其肌纤维环绕咽壁，收缩时咽腔缩小，吞咽食物时，各咽缩肌的纤维束自上而下依次收缩，将食团挤压入食管。咽上缩肌还有将软腭拉向后方和上提肌的作用。

①咽上缩肌（superior pharyngeal constrictor muscle）：起点甚多，一般分为4部分，分别起自翼突内侧板的内缘下方、颊咽肌缝（颊肌外、咬肌内之间的空隙）、下颌舌骨线和舌根侧缘，经咽侧壁达咽后壁。

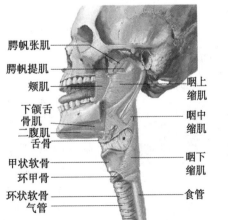

腭帆张肌
腭帆提肌
颊肌
下颌舌骨肌
二腹肌
舌骨
甲状软骨
环甲骨
环状软骨
气管

咽上缩肌
咽中缩肌
咽下缩肌
食管

图3-1-1-5　咽肌侧面图

② 咽中缩肌（middle pharyngeal constrictor muscle）：起自舌骨大小角及茎突舌骨韧带下端，上部纤维束斜向上遮盖咽上缩肌下部，中部纤维束水平横行向后，下部肌纤维束斜向下部分被咽下缩肌遮盖。

③ 咽下缩肌（inferior pharyngeal constrictor muscle）：最厚的一对，主要起于甲状软骨和环状软骨。起自甲状软骨部分称甲咽部（甲咽肌），起自环状软骨部分称环咽部（环咽肌）。环咽肌上方肌纤维束斜向后内上，与甲咽肌相延续，下方的肌纤维束略向下弯曲，呈环状与食管上端的肌层相接。

（2）咽提肌：居外层，以茎突咽肌、腭咽肌和咽鼓管咽肌为主，以茎突舌肌和茎突舌骨肌为辅，均为纵行，多在咽缩肌内面贴近腱膜层下行止于咽侧壁。作用：肌肉收缩时可上提咽、喉部，协助完成吞咽动作。

① 茎突咽肌（stylopharyngeus muscle）：起自茎突根部的后内，向前下方经咽中、咽上缩肌之间，分散止于咽中缩肌上缘和咽后壁。其中部分肌纤维经腭扁桃体外侧到甲状软骨后缘，经咽会厌襞内到会厌前，经杓状会厌襞入杓会厌肌。

② 腭咽肌：起自腭骨向下形成腭咽弓，以后呈扇形分散附着于腱膜层，少数附于甲状软骨后缘。

③ 咽鼓管咽肌（salpingopharyngeal muscle）：起自咽鼓软骨咽口下方，向下与腭咽肌融合止于咽壁，并附于甲状软骨上角，从咽鼓管咽口向下形成咽鼓管咽壁。

4．外膜层　咽外膜是颊咽筋膜（覆盖于颊肌外面和咽侧壁）的延续部分，为围绕咽肌外围的薄纤维膜，与椎前筋膜有疏松的结缔组织相连。这层结缔组织中含有神经、血管和淋巴结等，咽后淋巴结即位于此层内。

（二）咽周筋膜间隙

咽部的筋膜是颈部筋膜的一部分，分为颈浅和颈深筋膜。颈深筋膜又分为颈深筋膜的浅、中、深3层。咽周筋膜间隙是颈筋膜之间的潜在间隙，只有在间隙内发生感染形成脓肿时，间隙的空腔才真正形成（图3-1-1-6）。咽间隙的脓肿主要发生在颈深筋膜的3层之间。

1．咽后间隙（retropharyngeal space）　位于颈深筋膜中层（颊咽筋膜）和颈深筋膜深层（翼筋膜）之间。此间隙上至颅底，下达第1、2胸椎平面，中间有咽缝分为左右两侧。因此在咽部检查时，咽后脓肿常表现为咽后壁的一侧隆起。

2．咽旁间隙（parapharyngeal space）　位于咽后间隙的外侧，相隔颈深筋膜中层。咽旁间隙的外界是翼肌和腮腺包膜，后界是椎前筋膜和颈椎的横突。咽旁间隙被茎突和附着的肌肉分成前后两部分，前部主要为茎突咽肌和茎突舌肌，后部为颈动脉鞘（内脏血管隙），即筋膜包绕的颈内动脉、颈内静脉和迷走神经等。咽旁间隙为颈部最易发生感染的间隙。

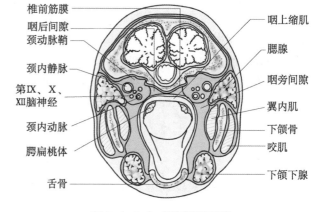

图3-1-1-6　咽周筋膜间隙

3．椎前间隙（prevertebral space）　为脊柱颈段与椎前筋膜后层之间的间隙。颈椎结核延展到此间隙中形成寒性脓肿，位置常在正中，不受咽后正中线的限制。

（三）血管、淋巴和神经

1．咽动脉（artery of pharynx）　来自颈外动脉的分支，包括咽升动脉、甲状腺上动脉、翼管动脉、扁桃体动脉、腭升动脉和腭降动脉，其中大部分来自咽升动脉和甲状腺上动脉。

2．咽静脉（vein of pharynx）　在咽后壁的外膜内，吻合成网分别汇入翼丛、椎静脉丛，也有部分组成咽静脉，注入颈内静脉。

3．咽淋巴（lymph of pharynx）　咽黏膜的固有层内含有丰富的淋巴细胞，淋巴细胞汇集成淋巴小结，淋巴小结又汇集为腺样的淋巴组织，称为扁桃体。呼吸道及消化道入口处的扁桃体样组织排列成环状，称咽淋巴环（pharyngeal lymphatic circle），分为内环和外环，两环之间相互连通（图3-1-1-7）。

（1）内环：由咽扁桃体、咽鼓管扁桃体、腭扁桃体、舌扁桃体、咽后壁淋巴小结以及沿咽弓从软腭后面到咽隐窝的淋巴组织（即咽侧索）组成。

（2）外环：由咽后淋巴结、下颌角淋巴结、颌下淋巴结、颏下淋巴结等组成。

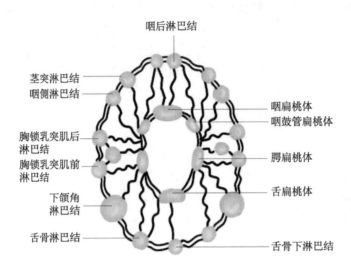

图 3-1-1-7　咽淋巴环示意图

鼻咽部淋巴管主要汇入咽后淋巴结、颈深上淋巴结和胸锁乳突肌后缘淋巴结。口咽部淋巴管主要汇入下颌角淋巴结、颈深中淋巴结。舌根、舌扁桃体及会厌谷处淋巴管主要汇入椎前淋巴结。喉咽部淋巴管主要汇入颈深中淋巴结。

4．咽神经（nerve of pharynx）　咽的运动神经主要源自副神经的延髓部分，咽的感觉神经主要经舌咽神经和迷走神经传入中枢。

第二节　咽应用生理学

咽为吞咽和呼吸的通道，还有发声和防御等功能。

一、吞咽过程

食物团经舌、颊、硬腭和颈部肌肉的依次运动，被迫挤入口咽部，同时引起一系列的吞咽反射动作：①咽腭各肌将腭帆向后上翻起，鼻咽腔缩小，咽后壁向前隆起与腭帆的背面相接，最终封闭鼻咽腔，以防止食物反流进入鼻咽部。②呼吸暂停，喉入口关闭，食物经两侧的梨状窝到喉咽部，咽的吞咽反射可以引起喉咽和食管入口开放，食团在压力的作用下进入食管入口，通过食管的蠕动进入胃内，完成消化和吸收的准备过程。这一过程连续而又协调一致。

二、吞咽过程中的保护性神经反射

吞咽时，喉头上升，喉入口关闭，呼吸抑制，咽和食管入口开放，这是吞咽过程中的保护性反射动作。食物到达咽部时，刺激黏膜内的机械感受器，冲动经咽丛、舌咽神经和迷走神经的传入纤维到达延髓的孤束核，然后至脑干的网状系统和疑核。疑核通过传出神经纤维，使内收肌收缩，同时抑制环杓后肌的活动，使声门紧闭，声带拉紧。而脑干的网状系统抑制吸气神经元，使呼吸暂停。如果食物进入喉的入口，则会刺激喉上区域黏膜的感受器而增加这种反射。喉外肌也参与吞咽反射，正常吞咽时，由于甲舌肌的收缩和环咽肌的松弛，使甲状软骨与舌骨接近，喉头抬高。

三、呼吸功能

当鼻腔阻塞或呼吸量增加时，气流常经口腔出入，此时进入气管和肺部的气流需要咽部黏膜完成一系列的处理过程：将空气调节为适宜的温度，增加气体的湿度，正常咽黏膜的酸碱度可以清洁空气，达到杀菌的目的。

四、发声功能

发声功能主要在声带，并借助鼻腔、口腔等部位完成元音、辅音的音素，但声音可以通过咽腔产生共鸣音，使之具有特殊的音色。

此外，咽部位于鼻腔、口腔和喉腔的交会口。各部位的分泌物均会集中到此处后排出体外或咽下。鼻咽部的咽鼓管开口，在吞咽动作中瞬间开放，以维持鼓室内的气压平衡。咽部内、外淋巴环具有保护功能，产生的抗体和免疫力可以消灭病菌和微生物。

（刘世喜）

第二章　咽部检查方法

概　述

咽部检查包括一般检查、内镜检查、影像学检查及功能检查。检查前应详细询问有关病史。

咽部疾病史包括：①发热、寒战及全身其他不适。②咽痛及疼痛的范围、程度、时间，是否放射到耳部及与吞咽的关系。③咽部异常感觉，如异物感、干燥感或烧灼感，异常感觉的程度、部位、时间及与吞咽的关系。④分泌物，是黏液性、脓性或血性。应注意血性分泌物的颜色、出血方式（吮吸出血、呕血或咯血）及出血数量、时间和频率。⑤吞咽障碍，是空咽梗阻、吞咽不畅感，还是进食障碍；症状是否逐渐加重。⑥构音异常，声调清晰还是含糊不清，有无开放性或闭塞性鼻音。⑦既往史，过去有无类似发作史、有无咽部手术史。⑧呼吸及听力情况。

检查时应全面观察，仔细对比，尤其对小儿与不合作患者，动作应轻柔、快速、准确。

第一节　咽部一般检查

一、望诊

嘱受检者端坐，保持松弛状态。观察患者的面容、表情，根据某些特征性表现，有助于及早做出准确诊断。

1．腺样体面容　儿童张口呼吸，唇上翘，上颌骨变长，腭骨高拱，牙列暴露而参差不齐，面部扁平，表情迟钝，闭塞性鼻音；常见于小儿腺样体肥大和长期鼻塞者。

2．头颈僵直　头被迫偏向患侧或向前伸，表情痛苦，张口受限、流涎，言语含糊不清，提示咽部脓肿可能。须特别注意，不可强行检查，以免脓肿破裂发生误吸甚至窒息。应做好充分准备，头低仰卧位下检查。

3．颈部包块　咽部感染侵及颈筋膜间隙所发生的继发性颈部肿胀常为疾病加重的征兆。婴幼儿颈部包块可能为某些先天性疾病；青少年颈部包块应排除颈淋巴结结核；两侧颈淋巴结肿大、有压痛，多为炎症；单侧淋巴结肿大，特别是增大迅速又无明显炎症者，应高度怀疑恶性肿瘤的可能。

4．流涎　口半开而流涎、表情痛苦，常提示口腔或咽部疼痛、吞咽困难，如扁桃体周脓肿或咽部异物等。

5．口臭　口臭伴进行性消瘦、全身虚弱、面色苍白，呈恶病质，多为咽部或口腔恶性肿瘤。

二、口咽部检查

受检者端坐，自然放松，张口呼吸。医生按顺序依次检查口腔和口咽部（图 3-2-1-1）。正常口咽腔参见彩图 3-1-1-3。

1．唇的检查

(1) 色泽和表面状态：正常人的口唇呈粉红色，表面湿润；贫血者呈苍白色；慢性缺氧者呈青紫色；一氧化碳中毒者呈樱桃红色。

(2) 外形：有无肿胀、裂开、疱疹、新生物等。应注意

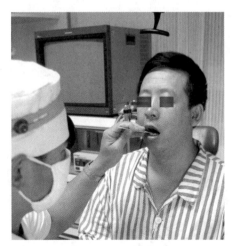

图 3-2-1-1　咽部检查方式

上唇是初期梅毒、下疳的好发部位，易被误诊。

（3）运动：吹口哨时一侧上下唇不能紧闭而有漏气现象，见于同侧面瘫。

2．口腔检查

（1）黏膜：用压舌板推开口唇和颊部，观察黏膜有无充血、溃疡、新生物、斑点及腮腺管口情况。正常口腔黏膜呈粉红色，表面湿润而平滑；急性炎症时呈鲜红、肿胀；儿童颊部黏膜表面出现散在白点为麻疹典型症状之一；成年人黏膜白斑应考虑癌前病变。

（2）牙龈：牙龈有无肿胀、龋病、牙龈炎、出血或斑线等。

检查颊部软组织、牙龈病变可用水平双合诊，将两侧手指相互交替压迫肿胀部位，了解有无压痛、肿物及其与周围组织的关系。

（3）口底：舌系带旁有两侧对称性隆起，为颌下腺及舌下腺的开口，用双合诊检查质地柔软。

3．软腭和悬雍垂　用压舌板轻压舌前 2/3。压舌板不宜插入过深，以免引起恶心反射。观察软腭颜色，有无红肿、溃疡、裂开或新生物；悬雍垂是否缺如、分权、过长或红肿。注意观察软腭在静止和活动时的形态。软腭瘫痪者，患侧软腭变低，悬雍垂偏向健侧；发"啊"音时，患侧活动减弱或消失，而健侧向上运动正常。

4．腭扁桃体　应移动压舌板，对比观察两侧腭舌弓和腭咽弓有无充血、假膜、渗出物、溃疡、瘢痕粘连及外形变化。注意扁桃体表面有无角化物或渗出物，隐窝口有无脓性或干酪样分泌物、瘢痕粘连及扁桃体大小。对隐藏在腭舌弓后的扁桃体，需将腭舌弓拉开，或用压舌板压舌根部，使其作呕，扁桃体被挤出后，检查有无病变；嘱患者发"啊"音或深呼吸时，可看到三角襞和扁桃体下极。

扁桃体分度：扁桃体大小三度分法已沿用多年，但有其不足之处，即Ⅱ度时扁桃体大小的范围过大。本文采用四度分法，扁桃体内侧面未超过腭咽弓者为Ⅰ度，记录为Ⅰ度 /4；扁桃体内侧面超过腭咽弓但未超过腭咽弓与口咽中线之间的中点线者为Ⅱ度，记录为Ⅱ度 /4；内侧面超过腭咽弓与口咽中线之间的中点线但未达口咽中线者为Ⅲ度，记录为Ⅲ度 /4；达到或超过口咽中线者为Ⅳ度，记录为Ⅳ度 /4。其中 4 代表四度分法，以区别于三度分法。

5．咽后壁　正常咽后壁黏膜光滑润泽、浅红色，有时可见少许轻度扩张的微细血管及散在的淋巴小结。若淋巴小结过多或融合成大片状，则为慢性咽炎的体征；若黏膜表面干燥、菲薄、发亮或覆盖薄痂，多为干燥性咽炎的表现；如黏膜表面附有黏液或脓性分泌物，多提示鼻腔和鼻窦有病变；若一侧咽后壁黏膜肿胀、隆起，应考虑咽后脓肿或咽后间隙肿瘤可能；以咽后壁中线为中心的黏膜紧张肿起，则可能有颈椎结核。

三、咽部触诊

1．口咽部触诊　是常用的检查方法。受检者正坐，头微前倾。检查者位于受检者右侧，面对患者，右手戴手套或指套，嘱其张口，右手示指自右口角伸入咽部，以右手示指的指掌关节屈伸滑动轻轻触诊检查咽右侧，同时左手在颈部相对应部位触诊。查左侧时手法相反，两侧对比。双手触诊法用于咽侧壁及深部组织病变的定位、特征和范围判断。

触诊适用于咽部肿块的诊断，确定病变部位、大小、特征及其与颈部的关系；还可用于诊断茎突过长。可疑咽部脓肿，慎用触诊，以免脓肿破裂致误吸或窒息。

2．鼻咽指诊　受检者正坐，头稍前倾（儿童由助手抱好固定）。检查者位于受检者右后方，左手示指将其颊部压入上下牙列之间，右手示指经口腔伸入鼻咽部，依次触诊鼻中隔后缘、后鼻孔、下鼻甲后端及鼻咽各壁，注意后鼻孔有无闭锁、腺样体大小、有无肿块及其特点，撤出手指时，注意指端有无脓液或血迹。此检查有一定痛苦。

四、儿童咽部检查

检查者应态度亲切，操作轻柔。卧床患儿平卧位检查，不合作患儿可由助手或家属抱坐，方法参见图 2-2-1-1。如受检儿童不肯张口，可用以下方法使其张口：① 捏其鼻孔，乘张口呼吸时，将压舌板迅速伸入，直达舌根部，向前下方压舌，借其作呕之际进行检查。② 捏住鼻孔，受检儿童仍由牙缝呼吸而不张口时，用示指将面颊压入一侧上下磨牙之后使其张口。

第二节　间接鼻咽镜检查法

受检者正坐，头微前倾，用鼻呼吸。检查者左手持压舌板，压下舌前 2/3，右手持加温但不烫的间接鼻咽镜，镜面向上，沿口角送入，置于软腭与咽后壁之间（图 3-2-2-1）。

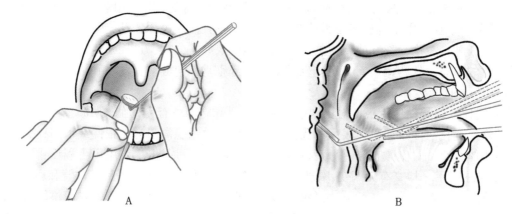

图 3-2-2-1　间接鼻咽镜检查法正面观（A）、侧面观（B）

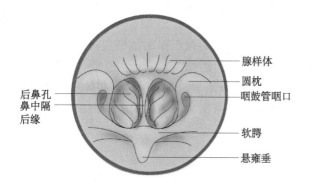

图 3-2-2-2　间接鼻咽镜所观察结构

注意避免触及咽壁或舌根引起恶心而影响检查。检查时，应转动镜面，以便看到鼻咽全貌。检查时两侧对比，按顺序观察软腭背面、鼻中隔后缘、后鼻孔、各鼻道及鼻甲后端、咽鼓管咽口、圆枕、咽隐窝、鼻咽顶部、腺样体（图 3-2-2-2）；注意黏膜有无充血、粗糙、出血、溃疡、新生物等。咽部敏感影响检查者，用 1% 丁卡因表面麻醉。

第三节　鼻咽部内镜检查法

鼻咽部内镜检查包括硬管内镜和纤维内镜检查法。

一、硬管内镜检查法

硬管内镜检查法分经鼻及经口两种。经鼻腔的内镜镜管较细。收缩、麻醉鼻腔黏膜，清洁鼻腔后，将内镜管经鼻底放入鼻咽部，边看边转动以观察鼻咽各部。经口内镜又称咽镜，镜杆较粗，光线亮度高。将镜杆经口越过软腭置于口咽部，当镜杆末端窗口向上时可观察鼻咽部，向下时可观察口咽部和喉咽部（图 3-2-3-1）。可在直视下准确地取活检，采集图像。

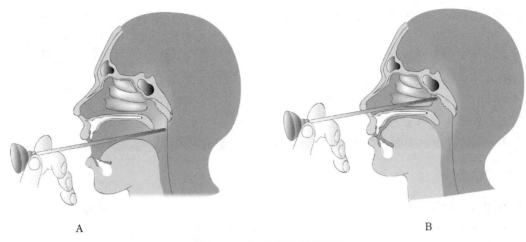

图 3-2-3-1　硬管内镜检查法

A.经口；B.经鼻

二、纤维内镜检查法

纤维内镜属于软性内镜，其光导纤维纤细、可弯曲，操作简便，易被患者接受。而且纤维内镜光线较好，能在直视下仔细检查鼻咽侧壁、咽隐窝等在间接鼻咽镜下不易看清的部位，准确性更高。检查前清洁鼻腔，收缩、麻醉鼻腔黏膜，患者取仰卧位或坐位。检查者左手握镜体的操纵体，右手将镜体的远端经前鼻孔沿鼻底缓缓送入鼻咽部。拨动操纵杆，以使镜体远端弯曲，并转动其方向，以观察鼻咽各壁。可直视下准确地取活检，采集图像（图 3-2-3-2）。

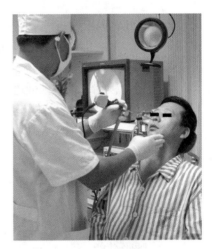

图 3-2-3-2　鼻咽镜检查方式

第四节　咽部影像学检查法

一、X 线平片检查

咽部 X 线平片检查，常用咽侧位片和颅底片。

1．鼻咽侧位片　在闭口屏气或张口伸舌时拍摄，可显示咽部气道形态、上后方和前下方软组织以及蝶鞍、枕骨斜坡、上部颈椎情况。主要用于显示小儿腺样体的大小及肿瘤对颅底的侵犯情况。

平片正常显示：鼻咽腔呈含气弯管状，前壁与鼻腔相通，下壁为软腭及悬雍垂，与口咽腔相通。鼻咽形态、大小及咽部软组织厚度可随年龄、体位、体型及呼吸状态不同而有一定差异。

2．颅底片　重点显示颅中窝底的各骨质及孔隙结构，同时也可显示咽部气道两侧壁的结构。

二、CT 检查

咽部 CT 检查已成为目前诊断咽部及其周围器官病变的主要方法。可显示咽部疾患的起源、侵犯范围及骨质改变等。增强 CT 扫描时，需经静脉注射含碘造影剂，以增加病变组织与正常组织的密度差别，从而提高病变的分辨率并进一步提高诊断结果的准确性。

1．鼻咽部 CT　主要用于鼻咽癌和其他类型肿瘤的检查，常用轴位和冠状位扫描。鼻咽癌表现为鼻咽腔两侧不对称,腔内软组织肿块,一侧咽隐窝变浅、消失。癌肿可向鼻咽腔侵犯,若侵及咽周围间隙,可致其模糊、移位或消失;侵及颈动脉间隙,使之血管推移、受压;侵入颞下窝及翼腭窝,形成边界不清的肿块。肿瘤还可使相邻的颅底骨质破坏,如破裂孔、枕骨斜坡、卵圆孔、颈静脉孔的破坏与扩大。

2. 咽旁间隙 CT 主要用于咽旁间隙肿瘤的诊断。正常的咽旁间隙应是两侧对称,无论是原发于咽旁间隙的肿瘤还是邻近肿瘤的侵犯,都主要表现为咽旁间隙脂肪层移位、消失及间隙内软组织影。由于咽旁间隙肿瘤种类繁多,通过 CT 诊断定性有一定的局限性,但有些肿瘤仍有一定的特征。

三、MRI 检查

MRI 有很高的软组织分辨率,可行多方位断层扫描,能比 CT 更全面、清晰地显示咽部结构,不用造影剂即能显示血管,易与肿大淋巴结鉴别。大多数患者行横轴位扫描即可,可观察鼻咽部、咽旁间隙、咽后淋巴结等,而冠状位与矢状位成像能得到更多的解剖信息。

四、数字减影血管造影（DSA）检查

运用 DSA 的 X 线机可采集记录吞咽的全过程及咽腔的形态,并可精确计算咽期吞咽过程中各测试点的时间,对吞咽咽期传输时间的检查作出定性、定量的分析。

检查方法:采用正、侧位扫描,每次曝光前口含浓度为 250%（W/V）钡剂 5ml,待曝光开始,整口吞下所含钡剂,直至钡剂进入食管。

摄影体位:侧位:患者侧坐在球管与影像增强器之间,两肩下垂,头后仰,头颈部呈标准侧位,上缘达颅底,下缘至第 7 颈椎;正位:患者取坐位,面对影像增强器,两肩下垂,呈头颈部标准正位,上下缘同侧位。

第五节　咽部功能检查

一、呼吸功能

鼻咽呼吸是否通畅,在施行鼻腔呼吸功能检查时即可加以判断。因咽扁桃体肥大所致的长期呼吸障碍（张口呼吸）,可导致上颌发育畸形,胸廓前下部内陷,类似鸡胸。口咽和喉咽部阻塞如炎性肿胀、组织肥厚或新生物阻塞而致呼吸困难,其表现与喉阻塞相似。

二、吞咽功能

可通过询问病史、咽部检查、喉镜检查和 DSA 等检查,判断吞咽功能是否障碍及其原因。钡剂（吞咽物）通过咽部时间的测定对了解吞咽功能有重要的价值,是衡量吞咽质量的重要标志。整个吞咽过程是通过唇、舌、腭、咽、喉、食管等各部分肌肉、神经的密切协同下进行的。咽肌麻痹时出现吞咽功能障碍,可伴有开放性鼻音及进食时食物反流到鼻腔,检查时见软腭不能上抬或两侧不对称。

三、感觉功能

咽部的反射功能可用指诊法或触刺法检查。如感觉障碍累及喉部,则进食时食物常误吸入气管引起呛咳,须请神经科会诊协助检查。

（仇志强）

第三章　咽部先天性疾病及畸形

概　　述

　　常见的咽部先天性疾病和畸形有舌甲状腺、先天性舌根囊肿、甲状舌管囊肿及瘘管、先天性颈侧囊肿及瘘管。其中，前两种疾病发病率虽不高，但必须引起足够的重视。舌甲状腺是异位甲状腺的一种，如误诊为一般的舌根或颈部肿物，予以切除，则可引起甲状腺功能不足等严重并发症。如将先天性舌根囊肿误诊为舌根或会厌黏膜潴留囊肿进行处理，则会造成术后多次复发。甲状舌管囊肿及瘘管、先天性颈侧囊肿及瘘管在颈部疾病篇论述。

第一节　舌甲状腺

　　甲状腺的最终正常位置应在颈中线下份气管前及其两侧。在胚胎发生过程中，若甲状腺的正中始基部向尾端生长的过程中发生障碍，可发生部位不同、大小各异的异位甲状腺（ectopic thyroid gland）。异位甲状腺可发生于鼻咽部、食管、喉咽、口咽后壁或在第一气管环与环状软骨之间的喉气管内、胸内。但以舌盲孔处多见，称为舌甲状腺（lingual thyroid）（图3-3-1-1）。

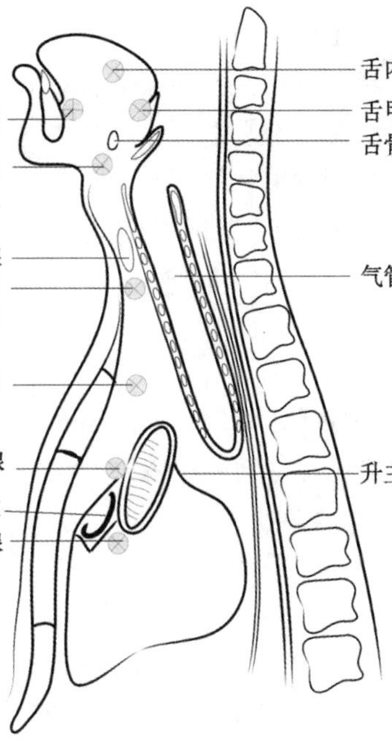

　　异位甲状腺可分为：①迷走甲状腺（aberrant thyroid），甲状腺全部异位，而在颈部正常位置上无任何甲状腺组织。②副甲状腺（accessary thyroid gland），除其他部位有异位的甲状腺外，颈部正常位置上仍有部分或大部分甲状腺组织。舌甲状腺有可能为迷走甲状腺，亦有可能为副甲状腺。本病就诊期多为女性成人，约4倍于男性，小儿少见。

【临床表现】

　　1. 症状　早期常无症状，或仅有咽异物感、刺激性咳嗽，多在青春期、月经期、妊娠期发病，内分泌变化使肿块迅速长大而出现下述症状：

　　（1）咽下困难：初起为吞咽不畅，随肿块增大渐出现吞咽困难。

　　（2）构音障碍：语言含混不清或呈鼻音。

　　（3）呼吸困难：大的肿块可致呼吸困难，重者可引起阻塞性睡眠呼吸暂停低通气综合征，新生儿可发生窒息。

　　（4）咽痛、出血：有时为首发症状，可反复出血，量多时可达1000ml。

　　（5）甲状腺功能减退或亢进。

　　2. 体征　典型者，肿块位于舌盲孔及会厌之间的舌根中线处，基底较大，呈半圆形隆起，也可呈分叶状，色红，表面有正常的黏膜覆盖，质实，有弹性，无波动或压痛。与会厌无粘连，与舌组织有明显分界，不影响舌部活动。穿刺可抽出少量血液，活检易引起感染及出血，故一般不做。

图 3-3-1-1　各种异位甲状腺的不同位置
⊗ 代表异位甲状腺

3．辅助检查

（1）服用放射性核素 ^{131}I，通过核素扫描，或应用发射单光子计算机断层扫描（ECT）可诊断舌根肿块是否为甲状腺组织以及颈部正常位置上有无甲状腺的存在。

（2）针抽吸细胞学检查、B 超、CT、MRI 等检查均有助于确诊。

【诊断】

（1）根据症状、检查不难做出诊断。

（2）应用核素扫描等手段确定颈部正常位置上有无甲状腺存在非常重要。

【鉴别诊断】　应注意与舌根部血管瘤（呈紫红色，肿块可压缩，压之颜色由红变白）、囊肿（触之有波动感，穿刺可抽出液体)、混合瘤、纤维瘤等相鉴别。

【治疗】

1．肿块小，未引起症状者可暂不治疗。

2．非手术治疗适用于迷走甲状腺及有甲状腺疾病样症状者，可局部注射硬化剂，放射性核素 ^{131}I 治疗，服用甲状腺干制剂或 T_3，使舌甲状腺不再吸收 ^{131}I，这样舌甲状腺大多可以萎缩。

3．手术治疗

（1）术前必须行放射性核素 ^{131}I 扫描确定颈部有无正常甲状腺存在，经检查证实颈部有正常甲状腺存在者，可行舌甲状腺全切除术。

（2）对颈部无甲状腺，非手术治疗效果不佳者，可行舌甲状腺大部分切除术。

（3）若舌甲状腺癌变，即使颈前无正常甲状腺存在，也应行舌甲状腺切除术。

（4）术后甲状腺功能低下可用外源性药物补充。

第二节　先天性舌根囊肿

先天性舌根囊肿（congenital cyst of root of tongue）是原发于舌根部的囊性肿物，可延及舌会厌谷和会厌舌面，为甲状舌管上端发育异常所致。本病可发生于成人，亦可发生于新生儿。

【临床表现】

1．症状　视囊肿大小而异，囊肿小时可无症状。囊肿长大时，可致吞咽不畅、咽下困难、语音含混不清、呼吸困难。在新生儿可发生哺乳困难、发音不畅、吸气性喘鸣、间歇性呼吸困难甚至窒息。但若患儿俯卧，上述症状可稍缓解。

2．体征　囊肿位于舌盲孔处，舌根正中有一个半圆形的半透明隆起，质软，有波动，无压痛，若囊肿位于舌根深部，则表面隆起不明显，会厌可被推压封闭喉入口而产生严重的呼吸困难。一般口咽检查不易发现囊肿。

【诊断】

1．根据症状和检查可初步诊断舌根囊肿。

2．必要时，行穿刺抽吸可确诊。

【治疗】

1．囊肿小而无症状者，可暂不处理。

2．囊肿较大有症状者可行囊肿摘除术。术中必须遵循“追踪寻源、彻底切除”方可有效预防复发。尽量追踪至舌骨孔切除盲管并断开舌骨为佳。

3．对新生儿有呼吸困难者，可先行穿刺或切开法排出囊液，暂时缓解症状。必要时，术前宜行气管切开术。

第三节　甲状舌管囊肿与瘘管

见第六篇第二章第一节。

第四节　鳃裂囊肿与瘘管

见第六篇第二章第二节。

（崔晓波）

第四章 咽部炎性疾病

概　述

　　咽部的炎症常常局限于口咽部，但是鼻咽、口咽、喉咽3个部位均可发病，可同时发生，也可单独存在。本章主要论述急性鼻咽炎、急性（口）咽炎、慢性咽炎。喉咽部的炎症在第四篇喉科学中论述。

第一节　急性鼻咽炎

　　急性鼻咽炎（acute nasopharyngitis）是指鼻咽部黏膜、黏膜下组织的急性感染性炎症，可由病毒或细菌感染引起，常常为上呼吸道感染的首发症状，也可继发于急性鼻窦炎和急性鼻炎。

【临床表现】

1．症状

（1）"鼻腔后部"灼热、干燥、疼痛感。

（2）"鼻腔后部"有分泌物流入口中。

（3）全身症状轻微，可有伴发的上呼吸道感染和鼻窦炎、鼻炎的症状。

2．体征　后鼻孔镜检查或纤维鼻咽喉镜检查可见鼻咽部黏膜充血，并有黏性或黏脓性分泌物附着。

【诊断】　根据症状及检查很容易做出诊断，需注意并发症的诊断，如上呼吸道感染、鼻窦炎、中耳炎等。

【治疗】

1．仅为具有自限性的上呼吸道感染的一部分，则以对症治疗为主。

2．合并细菌感染，可全身或局部应用抗生素治疗。

3．注意常见并发症鼻窦炎、中耳炎的治疗。

第二节　急性咽炎

　　本节所论述的急性咽炎（acute pharyngitis or acute oropharyngitis）主要为急性感染性咽炎，即咽黏膜、黏膜下组织及其淋巴组织的急性感染性炎症，常为上呼吸道感染的一部分，或与急性扁桃体炎同时存在，也可单独发生。

【病因】

1．病毒感染　几乎50%的病例由病毒感染引起，以柯萨奇病毒（Coxsackie virus）、腺病毒（adenovirus）、副流感病毒（parainfluenza virus）引起者多见，鼻病毒（rhinovirus）及流感病毒（influenza virus）次之。

2．细菌感染　主要为溶血性链球菌（haemolytic streptococcus）感染，由此型细菌感染引起者病情较重，并容易引起全身并发症。其次为葡萄球菌和肺炎链球菌感染，也有淋球菌感染者。

3．部分病例存在病毒和细菌混合感染，受凉、过度疲劳、全身抵抗力下降及与感染源密切接触均为本病的诱因。

【病理】　咽黏膜充血、浆液渗出、黏膜上皮及黏膜下水肿，可有白细胞浸润、黏液腺分泌亢进。

由于淋巴细胞的增生积聚，使淋巴滤泡肿大。病情较重者，主要为 A 组乙型溶血性链球菌感染，可有化脓，黏膜表面有白色点状渗出物。

【临床表现】

1. 症状

（1）起病较急，初起时咽部干燥、灼热、咽痛，空咽时咽痛明显并可向耳部放射。

（2）全身症状一般较轻，但因年龄、免疫力以及病毒、细菌毒力的不同而程度不一，严重者表现为发热、头痛、食欲下降和四肢酸痛等。

（3）无并发症发生，一般病程在 1 周左右。

2. 体征

（1）口咽部黏膜呈急性弥漫性充血，腭弓、悬雍垂水肿，咽后壁淋巴滤泡和咽侧索红肿。毒力较强的细菌感染者，咽后壁淋巴滤泡中央可出现黄色点状渗出物（图 3-4-2-1；彩图 3-4-2-1）。

（2）颌下淋巴结肿大并有压痛。

（3）血常规检查：如为病毒感染，白细胞总数可正常，但淋巴细胞分类多增高；细菌感染者白细胞总数可增高，并有中性粒细胞升高。

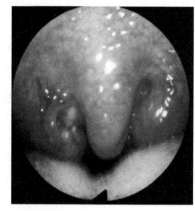

图 3-4-2-1　扁桃体肥大

【诊断】

1. 根据病史、症状及局部检查，可建立诊断。

2. 如怀疑为细菌感染，为明确致病菌可进行咽部细菌培养，并可指导抗生素的应用。

3. 注意是否为急性传染病（如麻疹、猩红热、水痘、百日咳等）的前驱症状或伴发症状，在儿童患者尤为重要。

4. 在口腔、咽部、扁桃体出现溃疡、假膜，应注意与血液病性咽峡炎及各种咽部特征性感染相鉴别（见急性腭扁桃体炎节）。

【并发症】

1. 可引起中耳炎、鼻窦炎、扁桃体炎、喉炎、气管支气管炎及肺炎。

2. 可引起病毒性心肌炎。

3. 如为 A 组乙型溶血性链球菌感染，则可引起急性肾小球肾炎、风湿热等全身性并发症。

【治疗】

1. 局部治疗　对全身症状较轻或无全身症状者，可采用局部治疗：复方硼砂溶液含漱、碘含片（如华素片等）含服，或用有抗病毒、抗菌作用的药物局部喷涂。

2. 全身治疗　对感染较重、全身症状明显者，应多休息、多饮水，全身应用抗病毒药物。细菌感染者，可全身应用抗生素治疗，首选青霉素类对革兰阳性菌有效的药物，也可应用有抗病毒和抗菌作用的中药制剂。

第三节　慢性咽炎

慢性咽炎（chronic pharyngitis）为咽部黏膜、黏膜下及淋巴组织的慢性炎症。可独立存在，也可继发于上呼吸道其他部位炎症或许多全身疾病。根据病因不同分为慢性感染性咽炎、慢性过敏性咽炎、慢性反流性咽炎、慢性萎缩性咽炎。其临床表现、治疗均存在明显的区别。

一、慢性感染性咽炎

慢性感染性咽炎多为病原微生物感染而导致的咽部黏膜及黏膜下组织的慢性炎症。病原体可直接感染咽部，也可由邻近组织感染如鼻腔、鼻窦甚至龋齿蔓延而来。

【病因】

1．病毒感染 有报道慢性咽炎患者咽部病毒的检出率约为27%，主要为EB病毒和腺病毒。

2．细菌感染 细菌感染仍为慢性咽炎的重要致病因素之一。致病菌主要为溶血性链球菌，其次为金黄色葡萄球菌、流感嗜血杆菌、肺炎支原体，阳性检出率约为13%。链球菌感染菌株M分型的改变（M_1、M_3、M_{18}型增多）使某些感染者症状轻微，甚至没有症状，但易引起较严重的并发症。近年来，淋球菌感染在慢性咽炎发病中占据一定位置。

3．细菌L型感染 致病菌在体内、外多种因素作用下（如抗生素、抗体、补体等）失去细胞壁而形成L型。L型菌在形态、生物学性状、抗原性和致病性等均与原菌不同，表现出多形性，革兰染色性状不定，普通培养基上不能生长，黏附性增强。L型细菌在细胞内生长繁殖的同时不断给宿主细胞造成慢性损害。一旦抑制细菌细胞壁合成的因素去除，L型又可恢复为原菌。故细菌L型侵入组织并在宿主细胞内生长的特性，是慢性咽炎反复发作、迁延不愈的重要原因。提示临床应采用L型培养，以提高细菌培养检出率；同时提示使用抗生素时应兼顾L型细菌，以达到控制疾病反复发作的目的。

【病理】 咽黏膜层慢性充血，黏膜下结缔组织及淋巴组织增生，可形成咽后壁颗粒状的隆起，咽侧索淋巴组织增生，黏液腺肥大、分泌亢进。

【临床表现】

1．症状 咽部疼痛、不适或灼热感、干燥感，咽部可有较黏稠分泌物。上述症状可在用嗓过度、受凉或疲劳时加重。

2．全身症状 一般不明显。

3．检查 咽黏膜弥漫性充血，呈暗红色，咽后壁常有少许黏稠分泌物附着，悬雍垂可增粗。咽后壁有较多颗粒状隆起的淋巴滤泡，可散在分布或融合成块，有时表面甚至有脓点。两侧咽侧索也有充血、肥厚。

【诊断】

1．根据病史、症状、检查所见，可建立诊断。

2．可行咽部分泌物的细菌培养，以确定病原微生物，还可通过抗原检查、聚合酶链反应（PCR）检测确定。

3．应排除鼻、咽、喉、食管和颈部的隐匿性病变。这些部位的早期恶性病变仅有与慢性咽炎相似的症状，因此应做全面仔细的检查，以免误诊。

【治疗】

1．症状较重者或在急性发作期，可适量应用抗生素治疗，可根据细菌药物敏感试验选择抗生素。

2．选用有抗病毒、抗菌作用的中草药治疗。

3．局部应用含漱液及含片治疗。

4．纠正不良生活习惯，增强抵抗力，对本病的防治甚为重要。

二、慢性过敏性咽炎

慢性过敏性咽炎即慢性变应性咽炎，是指由免疫应答引起的发生于咽部黏膜的Ⅰ型变态反应性病变，可单独存在，也可作为呼吸道过敏性疾病的一部分。

【病因与发病机制】

1．致敏原 与呼吸道其他部位变态反应性炎症相同，变应原主要有花粉、尘螨、真菌孢子、动物皮屑等吸入性变应原，另外来自工作场所的化学物和刺激物、生物制剂（胰岛素、变应原浸液、血液制品等）、药物、昆虫蜇伤、动物抗血清、食物过敏原等都能引起过敏反应。

2．发病机制

(1) 主要是由 IgE 介导的经典的 I 型变态反应。变应原被黏膜表面的抗原提呈细胞吸收后，经过加工处理，呈递给 Th₀ 淋巴细胞，Th₀ 淋巴细胞转化为 Th₂ 细胞，分泌白细胞介素 -4（IL-4）。IL-4 刺激合成 IgM 的浆细胞转化成合成 IgE 的浆细胞，IgE 结合到肥大细胞和嗜碱性粒细胞表面。当变应原再次接触机体后，与 IgE 结合，导致肥大细胞和嗜碱性粒细胞脱颗粒、释放组胺等，同时合成前列腺素等炎性介质，引起过敏反应。大多数变应原经此途径引起变态反应。

(2) 由肥大细胞释放的细胞因子刺激黏膜上皮细胞活化，合成、释放某些细胞因子，趋化嗜酸性粒细胞和嗜碱性粒细胞到黏膜，引起迟发反应、黏膜肿胀。

(3) 食物过敏原主要经过补体 C_3 和 C_4 途径引起过敏反应。

(4) 由感觉神经释放的 P 物质等神经肽也能刺激炎症细胞活化和腺体细胞分泌。

【临床表现】

1．症状　咽部紧缩感、痒、刺激性干咳，伴有鼻痒、打喷嚏、鼻塞等鼻变态反应症状和喉水肿等喉变态反应症状。

2．检查　咽部黏膜水肿、水样分泌物增多，并可见舌体肿胀、悬雍垂水肿等。

【诊断】　除根据症状、体征外，主要参考以下几点：

1．病史　症状的季节性变化情况、持续时间和严重程度、加重因素、对药物的反应、并发症。

2．有无过敏性鼻炎、哮喘、皮炎病史。

3．生活环境和工作环境中是否存在致敏因素。

4．辅助检查　包括皮肤过敏原试验、总 IgE 和血清特异性 IgE 检测、食物过敏原试验等。

【治疗】

1．避免接触变应原，避免接触各种理化强刺激。

2．可应用抗组胺药、肥大细胞膜稳定剂、抗胆碱药治疗。

3．局部或全身应用糖皮质激素，具有较明显的疗效。局部应用副作用相对较少，停药需逐渐减量。

4．免疫调节剂治疗被认为有较稳定及持续的疗效。

[附] 细菌感染、理化因素刺激与变态反应的关系

临床观察及研究均证实某些感染性咽炎患者和有明确接触有害物质刺激所患咽炎患者都表现出了变态反应性咽炎的症状、体征和实验室检查所见（如嗜酸性粒细胞增多、血清总 IgE 增高等）。其机制目前认为有以下两方面：其一为感染菌或有害物质作用咽部，使咽黏膜充血、渗出、水肿，处于高敏状态。在变应原作用下较容易合并发生变态反应性炎症。其二，多数学者认为细菌感染除引发经典的病理变化过程，即组织血管扩张、血流速度加快、炎性细胞趋化浸润、脓细胞形成外，菌体蛋白或某些毒素可作为变态原而引发上述变态反应性炎症，并且此机制在感染性咽炎的发病中占主要地位。这一点提示治疗感染性咽炎的同时，应用抗过敏治疗的重要性。

三、慢性反流性咽炎

由于胃食管反流性疾病而引起的咽部黏膜、黏膜下组织呈慢性炎症，称为慢性反流性咽炎。患病率有日益增多的趋势。

【病因与发病机制】　机制不完全清楚，推测主要是胃内的酸性内容物直接损伤咽喉部所致。动物实验证实，胃液直接作用于声带，可引起酸接触性喉部溃疡，其中胃蛋白酶起主要作用，并且为 H^+ 依赖性。胆汁酸也有重要作用。反流主要由于食管上括约肌和食管下括约肌张力、食管清除功能及黏膜保护机制障碍所致。

【临床表现】

1．症状　患者以咽部不适、咽喉部异物感居多，部分患者伴有咽部干燥、灼热感，偶有咽部

疼痛者。

2．检查　除咽后壁充血、淋巴滤泡增生外，黏膜红斑最多见。此外，尚可合并存在声带小结、息肉、接触性溃疡和肉芽肿、喉部狭窄。

【诊断】

1．根据症状、体征可初步做出诊断。

2．抗反流性治疗有效可助于诊断。

3．辅助检查

（1）食管钡餐造影：用来观察食管动力异常、食管损伤（炎症、狭窄、肿瘤等）、裂孔疝及食管下括约肌功能紊乱等。

（2）放射性核素扫描：摄入含放射性核素标记的食物后经肺扫描。若有胃酸反流可发现肺部核素污染，可用于测定反流量。

（3）食管测压：包括食管上括约肌、食管下括约肌及食管体部的各种功能测定，观察是否存在食管下括约肌静息压低下、食管体无动力或运动不协调及环咽肌功能紊乱等。

（4）24h pH 监测：采用双电极或三电极 pH 记录仪可用于观察近端食管、咽部酸化情况，以及反流发作与喉部酸化 的关系。此外，还有十二指肠反流液的检测，一般通过 24h 连续检测胆红素浓度而反映胃内胆汁浓度。

【治疗】

1．改变生活方式　如床头抬高，避免穿紧身衣服，餐后保持直立位，饮食以高蛋白质、高纤维素、低脂肪为原则，控制体重，避免烟、酒、浓茶、咖啡、可乐等的刺激，少食多餐，睡前 2 ~ 3h 停止进食，多嚼口香糖促进唾液分泌，改善食管清除能力。

2．避免应用降低食管下括约肌及影响食管动力的药物，如 β- 肾上腺素受体激动药、α- 肾上腺素受体阻滞药、抗胆碱能药、茶碱、钙通道阻滞药、地西泮、多巴胺、前列腺素 E_1、前列腺素 E_2、前列腺素 A_2 等药物治疗。

3．使用中和胃酸药、抗酸药、H_2 受体拮抗药、质子泵阻滞药、促动力药及黏膜保护药等治疗。

四、慢性萎缩性咽炎

原发性慢性萎缩性咽炎（atrophic pharyngitis）常由萎缩性鼻炎蔓延而来，病因不明，临床上很少见。主要病理变化为咽部腺体和黏膜萎缩。患者自觉咽部干燥，有时可咳出带臭味的痂皮。上述 3 种慢性咽炎的晚期由于黏膜及腺体功能退化，也可转化为慢性萎缩性咽炎，但症状较原发性者轻微，咽部很少形成黄痂。检查见咽黏膜干燥、萎缩、变薄、色苍白发亮，咽后壁黏膜上可有黏稠的黏液或有臭味的黄褐色痂皮。本病在诊断中应注意排除干燥综合征。后者除了咽部干燥外，还有口干、眼干以及结缔组织疾病，血液检查可明确诊断。治疗可服用维生素 A、维生素 B、维生素 C、维生素 E，及可促进黏膜上皮生长、促进黏膜功能恢复的药物等。

（叶京英）

第五章　腭扁桃体疾病

概　　述

　　本章所论述的腭扁桃体疾病主要指腭扁桃体炎所导致的功能障碍性疾病。其中腭扁桃体炎是咽科学中发病率较高，给患者带来较大痛苦，并且可以引起许多局部和全身并发症的疾病，是本章学习的重点。腭扁桃体切除术也是耳鼻咽喉科的基本手术操作之一。

第一节　急性腭扁桃体炎

　　急性腭扁桃体炎（acute tonsillitis）又称急性扁桃体炎，多发生于儿童及青少年，是腭扁桃体的急性非特异性炎症，炎症可侵及周围的咽黏膜和淋巴组织，常继发于上呼吸道感染，有时则为急性传染病的前驱症状，如麻疹和猩红热等。

　　【病因】

　　1.病原体　主要致病菌为 A 组乙型溶血性链球菌。金黄色葡萄球菌、肺炎链球菌、流感嗜血杆菌及病毒也可引起本病，或由细菌和病毒混合感染。近年来革兰阴性杆菌、厌氧菌感染有上升趋势。

　　2.病原体的来源　病原体由外界侵入或隐藏于腭扁桃体隐窝，当机体抵抗力因寒冷、潮湿、过度劳累、体质虚弱、烟酒过度、有害气体刺激等因素降低时，易诱发本病。

　　3.传染性　病原体可通过飞沫或直接接触传染，通常呈散发性。

　　【病理】　具有一般急性炎症的病理表现，可分为 3 类：

　　1.急性卡他性扁桃体炎（acute catarrhal tonsillitis）　多为病毒引起，病变较轻，腭扁桃体表面黏膜充血，无明显渗出，实质内一般无炎症改变。

　　2.急性滤泡性扁桃体炎（acute follicular tonsillitis）　腭扁桃体充血、肿胀甚至化脓，炎症侵及实质内的淋巴滤泡，呈现散在的黏膜下脓疱、黄白色斑点，分布于各个隐窝开口之间。

　　3.急性隐窝性扁桃体炎（acute lacunar tonsillitis）　腭扁桃体充血、肿胀，隐窝内有由脱落上皮细胞、纤维蛋白、白细胞及细菌等组成的豆渣样物，可从隐窝开口溢出，有时互相连成片状假膜，易于拭去。

　　【临床表现】　临床上将急性腭扁桃体炎分为急性卡他性扁桃体炎和急性化脓性扁桃体炎两种，前者全身与局部症状均较轻，后者包括急性滤泡性扁桃体炎和急性隐窝性扁桃体炎，临床症状重。

　　1.全身症状　起病急、恶寒、高热（体温可达 39～40℃）、食欲下降、便秘及全身酸痛等，尤其是幼儿可因高热而抽搐。

　　2.局部症状　以咽痛为主要症状，吞咽困难，剧烈者可引起反射性耳痛，颌下淋巴结常肿大、疼痛。幼儿常因疼痛而拒食，哭闹不安。儿童可因扁桃体肿大影响呼吸，夜间常惊醒不安。

　　3.体征

　　（1）急性病容。

　　（2）颌下淋巴结常肿大、压痛。

　　（3）局部检查：急性卡他性扁桃体炎主要表现为扁桃体充血、肿胀，表面无脓性分泌物。急性化脓性扁桃体炎表现为扁桃体及腭咽弓明显充血，扁桃体肿大；隐窝性扁桃体炎的隐窝口有黄白色

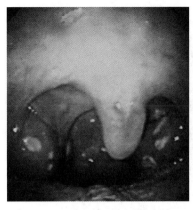

脓点，有时渗出物可融合成膜状，不超出扁桃体范围，易拭去而不遗留出血创面（图 3-5-1-1；彩图 3-5-1-1）；滤泡性扁桃体炎可见扁桃体形成白色隆起。

（4）血常规检查：白细胞总数和中性粒细胞分类明显升高。

【诊断与鉴别诊断】 急性腭扁桃体炎一般都具有典型的临床表现，故不难诊断。须注意与单核细胞增多症、粒细胞缺乏症、白血病引起的咽峡炎等相鉴别，同时要注意并发症的诊断（表 3-5-1-1）。

图 3-5-1-1 急性化脓性腭扁桃体炎

表3-5-1-1 急性腭扁桃体炎的鉴别诊断

	咽痛	咽部所见	颈淋巴结	全身情况	化验室检查
急性腭扁桃体炎	剧烈	两侧扁桃体表面覆盖白色或黄色点状渗出物。渗出物有时连成膜状，容易擦去	下颌下淋巴结肿大、压痛	急性病容，高热、寒战	涂片：多为链球菌、葡萄球菌、肺炎链球菌
单核细胞增多症性咽峡炎	轻	扁桃体红肿，有时盖有白色假膜，易擦去	全身淋巴结肿大	急性病容，高热、头痛，有时出现皮疹、肝脾肿大等	涂片：阴性或查到呼吸道常见细菌 血液：异常淋巴细胞、单核细胞增多可占50%以上，血清嗜异性凝集试验（+）
粒细胞缺乏症性咽峡炎	剧痛	坏死性溃疡，上面覆有深褐色假膜，周围组织苍白、缺血。软腭、牙龈有同样病变	无肿大	脓毒性弛张热，全身情况迅速衰竭	涂片：阴性或查到一般细菌 血液：白细胞显著减少，中性粒细胞锐减或消失
白血病性咽峡炎	一般无痛	早期为一侧扁桃体浸润、肿大，继而表面坏死，覆有灰白色假膜，常伴有口腔黏膜肿胀、溃疡或坏死	全身淋巴结肿大	急性期体温升高，早期出现全身性出血，全身衰竭	涂片：阴性或查到一般细菌 血液：白细胞增多，分类以原始白细胞和幼稚白细胞为主

目前咽白喉（diphtheria fauci）、樊尚咽峡炎（Vincent angina）、猩红热（febris rubra）发病率有所下降，但对于急性隐窝性扁桃体炎来说，还需同此类疾病进行鉴别，以免漏诊较为严重的全身性疾病。

【并发症】

1.局部并发症

（1）咽部间隙感染：炎症可向周围扩散，引起扁桃体周蜂窝织炎、扁桃体周脓肿、咽旁脓肿等（详见本篇第七章咽部间隙感染）。

（2）也可引起急性中耳炎、急性颈淋巴结炎等。

2.全身并发症 急性腭扁桃体炎可引起全身多种疾病，常见者如急性风湿热、急性肾炎、心肌炎、关节炎等，多认为与各个靶器官对链球菌所产生的Ⅲ型变态反应有关。

【治疗】

1.抗生素应用 为主要治疗手段，首选青霉素，根据病情的轻重选择给药途径，若治疗 2～3 天病情无好转，应及时更换抗生素或根据药敏试验选择抗生素。一般疗程不少于 5 天。

2.对症治疗 可应用解热镇痛药物，或在有效抗感染情况下适量应用糖皮质激素。

3.局部治疗 1∶5000 呋喃西林液或其他消毒清洁溶液含漱。

4.注意休息，多饮水，进流食。

第二节　慢性腭扁桃体炎

慢性腭扁桃体炎（chronic tonsillitis）为细菌或病毒在扁桃体隐窝内滋生感染，而导致扁桃体隐窝及其实质发生的慢性炎症性病变。

【病因】

1．多由急性腭扁桃体炎治疗不彻底、反复发作，或因隐窝引流不畅、细菌和病毒滋生引起。

2．也可继发于某些急性传染病之后，如猩红热、白喉、流行性感冒等。

3．有理论认为慢性扁桃体炎的发病与自身免疫反应有关。

【临床表现】

1．症状

（1）急性腭扁桃体炎反复发作，发作间歇期存在不同程度的咽部不适。

（2）也有部分患者无明显急性发作史，表现为经常咽部不适、异物感、发干、痒、刺激性咳嗽、口臭等。

（3）过度肥大的腭扁桃体可引起睡眠呼吸障碍、吞咽和言语障碍。

（4）儿童若伴有腺样体肥大可引起鼻塞、鼾声及分泌性中耳炎症状。

（5）由于经常咽下分泌物和隐窝中的细菌毒素，部分患者可出现消化不良、头痛、乏力、低热等症状。

2．体征　腭扁桃体和腭舌弓慢性充血，腭扁桃体表面不平，瘢痕形成，常与周围组织有粘连。隐窝开口处可有脓性分泌物或干酪样分泌物或隐窝口封闭，呈黄白色小点，其上覆有菲薄黏膜或粘连物。下颌角淋巴结肿大。

临床上为记录方便，常将腭扁桃体按其大小分为3度。

【诊断】　根据病史、局部检查进行诊断。患者有腭扁桃体炎反复急性发作史，为本病诊断的主要依据，不能根据扁桃体的大小对本病做出诊断。

【并发症】　慢性腭扁桃体炎目前被认为是全身感染的"病灶"之一，可引起各种并发症，如风湿性关节炎、风湿热、心脏病、肾炎、皮肤疾病等。目前尚无确切、客观的方法把"病灶"与全身性疾病联系起来，但多数认为与自身免疫有关。诊断时应注意相关并发症病史的询问。

【治疗】　腭扁桃体切除术为有效疗法。其他如隐窝冲洗、免疫疗法等疗效尚不确定，对手术禁忌者可选择采用。

第三节　腭扁桃体切除术

【适应证】　随着扁桃体免疫学的研究，其手术适应证应严格掌握，特别是儿童期扁桃体具有重要的保护作用。只有那些扁桃体炎症已呈不可逆者，才应考虑手术治疗。

1．慢性腭扁桃体炎反复急性发作。

2．曾患有扁桃体周脓肿病史的患者。

3．腭扁桃体过度肥大，妨碍呼吸，如成人、小儿阻塞性睡眠呼吸暂停低通气综合征患者。

4．慢性扁桃体炎疑为其他脏器病变的病灶，如风湿热、肾炎、关节炎、风湿性心脏病等患者，或与邻近器官的病变有关联，如分泌性中耳炎。

5．不明原因的长期低热，而腭扁桃体又有慢性炎症存在时。

6．各种腭扁桃体良性肿瘤，对恶性肿瘤则应慎重选择病例。

7．白喉带菌者经保守治疗无效者。

【禁忌证】

1．急性炎症期，一般不施行手术，易在炎症消退后 2～3 周方可手术。

2．血液病、高血压未控制、代偿功能不全的心脏病、活动性肺结核等均不宜手术。

3．风湿热及肾炎等全身症状未控制时不宜手术。

4．有脊髓灰质炎和流行性感冒，妇女在月经前期、月经期及妊娠期不宜手术。

5．免疫球蛋白缺乏或有自身免疫性疾病家族史的患者，白细胞计数低者应慎重。

6．老人及 2 岁以下儿童，手术应慎重。

【术前准备】

1．认真询问病史及体格检查，特别注意询问有关出血病史。

2．血、尿、便常规及凝血酶原时间检查。

3．胸透、心电图检查，全身麻醉者需做肝、肾功能检查。

4．术前 6h 禁食、水。术前半小时皮下注射阿托品。患者紧张时可服镇静药。

【手术方法】 以剥离法（dissection method）为主。

1．剥离法 成人可采用局部麻醉或全身麻醉，儿童用全身麻醉。用扁桃体钳牵拉扁桃体，以弯刀切开腭舌弓游离缘及腭咽弓部分黏膜，再用剥离器分离扁桃体包膜，自上而下游离扁桃体，最后用圈套器套除，创面止血（图3-5-3-1）。实施扁桃体剥离手术，具有创伤小，出血少等优点。

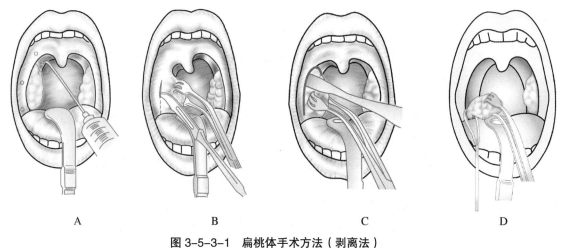

图 3-5-3-1　扁桃体手术方法（剥离法）
A.局部麻醉剂注射；B.前切口；C.分离出扁桃体上极；D.圈套器套除

要点：①切口要尽量靠近扁桃体，注意保护腭舌弓黏膜。②分离扁桃体组织一般从扁桃体上窝入路，因该处组织比较疏松，进入比较容易，必须首先找到扁桃体上极及被膜，沿被膜分离，否则易进入腺体或周围组织，引起损伤和出血。③切除扁桃体下极时，一般应包含三角襞组织，以免残留。④利用残存黏膜修复创面。⑤创面止血可采取结扎或缝扎的方法，一定要彻底。

2．其他方法 此外还有挤切法，该术式可在全身麻醉下使用，以前的无麻醉挤切术易造成儿童精神创伤，已趋淘汰，腭扁桃体周围瘢痕过多者不适用。也可采用等离子刀、低温双极射频、激光等技术。

【术后处理】

1．患者可采用平卧位或侧卧位，口中分泌物宜吐出。全身麻醉患者未苏醒前应注意其是否有频繁的吞咽动作，特别注意观察并检查是否有活动性出血。

2．颈部冷敷，术后 4h 可进冷流食，6h 后可用生理盐水漱口。

3．术后常规应用抗生素，以预防感染。

4．术后第 2 天，创面出现一层白膜，是正常反应。白膜约于手术后 5～7 天开始脱落，创面形成肉芽，表面上皮开始生长。

【手术并发症及其处理】

1．出血　多为术后 24h 内的原发性出血，常发生在术后 6h 内，可能是残体存留，术中止血不彻底。继发性出血，常发生于术后 5 ~ 7 天，此时白膜开始脱落，因咽下硬的食物擦伤而发生出血。如属继发性感染性出血，则应加强处理，如抗感染等。

处理原则及方法：

（1）查找出血部位，结扎或缝扎止血，腭扁桃体窝内若有血块，应予取出，用纱布球加压 10 ~ 15min 后观察出血部位。

（2）弥漫性渗血时，可用 3% 过氧化氢棉球、止血粉、明胶海绵贴附、压迫于出血处。无效时可用消毒纱球填压在腭扁桃体窝内，将腭舌弓与腭咽弓缝合 3 ~ 4 针，纱布球留置在腭扁桃体窝内 24h。

（3）有时患者将血咽下，积存于胃内未被察觉，到达一定量后，可突然呕出大量血性物，患者有脉搏频数、面色苍白、出冷汗等早期休克现象，应采取补液、输血及止血等措施。

（4）手术损伤颈内动脉极少见，如处理不及时可导致大出血而死亡。关键在于预防。一旦不幸发生，立即压迫止血，并自颈外行颈内动脉缝合术。

2．伤口感染　患者抵抗力低下，术中无菌操作不严格或术后出血可合并伤口感染。表现为创面不生长白膜，或白膜污秽而不完整，咽部充血、肿胀，咽痛较重时伴有发热。应用足量抗生素及 0.5% ~ 1% 过氧化氢溶液漱口。

3．此外，还可并发肺脓肿、支气管肺炎、肺不张、颈深部脓肿或蜂窝织炎、呼吸道异物等，但均极少见。

（邱建华）

第六章　腺样体与舌根淋巴组织疾病

概　述

腺样体肥大及其在慢性鼻窦炎、分泌性中耳炎、儿童睡眠呼吸障碍等疾病中的病因学作用和对儿童生长发育的影响，日益受到重视，并且近年来发病率有增高趋势，是本章讲解的重点。其次本章还介绍了舌根淋巴组织增生的临床表现和治疗要点。

第一节　腺样体炎

腺样体炎多以急性形式发作。急性腺样体炎（acute adenoiditis）是儿童期疾病。常见致病菌有 A 组乙型溶血性链球菌、金黄色葡萄球菌、肺炎链球菌、流感嗜血杆菌及病毒。常和咽炎、腭扁桃体炎、上呼吸道感染同时发生。由于腺样体位置隐蔽，易被忽视。

【临床表现】

1. 症状

（1）患儿常突起发热，体温高达 40℃。

（2）鼻塞严重，张口呼吸，哺乳困难，如并发急性咽炎则有吞咽痛。

（3）炎症若波及两侧咽鼓管咽口，可有耳内闷胀、耳痛、听力减退等；严重者，可引起急性化脓性中耳炎。

2. 体征　使用小儿型纤维鼻咽镜检查可见腺样体充血、肿大，表面有渗出物。鼻腔和口咽也有不同程度的急性炎症现象，咽后壁有往下流的分泌物黏附。

【诊断】　腺样体位置隐蔽，婴幼儿鼻咽腔小，又不合作，故诊断易被忽略，常被诊断为一般的上呼吸道感染、急性中耳炎或肺部疾病等。严重的鼻塞、鼻咽部检查所见及颈淋巴结肿大并有压痛可帮助诊断。纤维鼻咽镜检查可明确诊断。

【治疗】　患儿应卧床休息，多饮水。高热者可予以退热药。症状较重者可选用抗生素、抗病毒药物控制感染，预防并发症。局部用 0.5% 麻黄碱滴鼻液滴鼻 3～5 天。

第二节　腺样体肥大

腺样体肥大（adenoid vegetation）系咽扁桃体增生。儿童腺样体肥大常属生理性，婴儿出生时鼻咽部即有淋巴组织，并随年龄而增生，6 岁时一般即达最大程度，以后逐渐退化。目前对腺样体大小尚没有统一的分度标准，一般认为其增生、肥大影响邻近器官功能或全身健康者，始称腺样体肥大。

【病因】　儿童期易患急性鼻咽炎、急性鼻炎、急性扁桃体炎及流行性感冒等，若反复发生，腺样体可迅速增生、肥大，致鼻咽气道阻塞，影响鼻腔引流，鼻炎、鼻窦炎分泌物又刺激腺样体使之继续增生，形成互为因果的恶性循环。多见于儿童，常与慢性扁桃体炎合并存在。

【临床表现】

1. 局部症状　儿童因腺样体肥大堵塞后鼻孔及咽鼓管咽口，可发生耳、鼻、咽等部位的症状，表现为鼻塞，睡眠时张口呼吸，舌根后坠常有鼾声，夜寐不宁，鼻分泌物多，说话时有闭塞性鼻音，言语含糊。因长期张口呼吸，致使颌面骨发育障碍，上颌骨变长，硬腭高拱，牙列不整，上切牙外露，唇厚，面部缺乏表情，形成腺样体面容（adenoid face）。吞咽与呼吸之间共济运动失调，常发生呛咳。

分泌物下流刺激呼吸道黏膜，易患气管、支气管炎。咽鼓管咽口阻塞，可引起分泌性中耳炎，致听力减退。

2．全身症状　常有全身营养及发育障碍，主要表现为慢性中毒及反射性神经症状，如表情迟钝、胸闷不安、夜间遗尿、磨牙、夜惊厌食、消化不良等。因呼吸不畅，肺扩张不好，可形成胸廓畸形（如鸡胸）。少数由于慢性鼻阻塞、长期缺氧而出现肺源性心脏病，甚至急性心力衰竭。

3．体征　见腺样体面容，硬腭高而窄。后鼻镜或纤维鼻咽镜检查可见鼻咽顶有粉红色分叶状淋巴组织块（图 3-6-2-1；彩图 3-6-2-1）。鼻咽部触诊可触及柔软肿块。X 线鼻咽侧位片可见鼻咽气道狭窄，有助诊断。注意与鼻咽肿瘤鉴别。

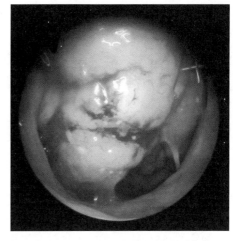

图 3-6-2-1　腺样体肥大（鼻内镜像）

【治疗】　腺样体肥大引起症状者应尽早手术切除腺样体，可在腭扁桃体手术时同时切除，或单独进行。以前的无麻醉下腺样体刮除术已趋淘汰，近年来国内多家医院开展了内镜直视下经口腺样体切除术，取得满意疗效。

第三节　舌扁桃体肥大（舌根淋巴组织增生）

舌扁桃体肥大（tonsillae vegetation of tongue）又称舌根淋巴组织增生（lymphadenosis of radix linguae），多见于 20 ～ 40 岁青壮年，儿童则很少见。凡患有咽淋巴组织炎症，或经切除腭扁桃体者，更易患此病。

【病因】　常为舌扁桃体炎和腭扁桃体慢性炎症反复发作的结果，临床上可见腭扁桃体切除后，更易出现舌扁桃体肥大的现象，认为是舌扁桃体代偿性增生所致。舌扁桃体肥大还与过度烟酒、好用刺激性食物及发音过度有关。

【临床表现】

1．症状　舌扁桃体肥大可致咽部不适、异物感、阻塞感或刺痒感，自觉舌根部有块状物，或吞咽动作频繁。由于舌扁桃体增生挤压会厌，致使有干咳，夜间尤甚。多说话时症状加重，甚至说话含糊不清。若舌根淋巴组织感染急性发作，可出现吞咽困难或并发舌根脓肿。舌扁桃体增生有时可无任何症状，仅在检查时得以发现。

2．体征　间接喉镜或纤维喉镜检查可见舌扁桃体增生肥大，广布两侧或一侧较显著，肥大较重者，可塞满会厌谷，并遮盖会厌边缘，或向外侧延伸，与腭扁桃体下极连接。表面呈颗粒状或分叶状，表面有时可见曲张的静脉。用手指触诊，可触到质软分散的小团块。

【诊断与鉴别诊断】　舌扁桃体肥大诊断较易，但应与舌根部良性和恶性肿瘤相鉴别。

1．囊肿　如会厌谷黏液腺潴留囊肿，囊肿表面光滑，可为单一或多发囊肿，纤维喉镜有助于诊断。

2．良性肿瘤　如腺瘤、涎腺混合瘤、舌异位甲状腺等，均可在舌根部出现。可用手指扪诊，拍颈侧位 X 线片，做纤维喉镜、^{131}I 扫描及活体组织检查等，以做鉴别。

3．特殊感染　喉咽部结核、梅毒等，各有其特征，易于鉴别。

4．恶性肿瘤　如患者感到舌根一侧疼痛，手指扪诊坚硬、有压痛，并有出血倾向者，应行纤维喉镜检查并活检确诊。舌根部的原发恶性肿瘤多为淋巴瘤或淋巴上皮癌。

【治疗】

1．病因治疗　积极治疗腭扁桃体炎和慢性咽炎等呼吸道疾病。禁烟酒，少吃或不吃刺激性食物。

2．药物治疗　局部涂抹 5%～10% 硝酸银或 1% 碘甘油，或用复方硼砂溶液含漱，口服抗生素等，均可缓解其症状。

3．手术治疗　舌扁桃体增生较重并引起明显症状者，可施行手术切除。可采用舌根淋巴组织低温等离子消融、电凝固术、激光、射频及冷冻等方法进行治疗。治疗时保持气道通畅，防止窒息。

（邱建华）

第七章 咽部间隙脓肿

概　述

　　本章重点介绍扁桃体周围脓肿、咽后脓肿及咽旁脓肿的病因、临床表现和治疗，同时也介绍了脓性颌下炎的临床特点及治疗原则。咽部间隙脓肿是咽部和颈部感染的重要表现形式，可以引起危及生命的多种严重并发症。虽然由于抗生素的发展等因素，发病率有所下降，但仍需给予足够的重视，掌握脓肿形成不同时期所具备的临床特点及合理、有效的治疗措施。

第一节　扁桃体周脓肿

　　扁桃体周脓肿（peritonsillar abscess）是发生在扁桃体周间隙内的化脓性炎症。初起为扁桃体周炎，继之形成脓肿。本病多单侧发病。脓肿位于腭扁桃体上极与腭舌弓之间者称前上型，最常见；脓肿位于腭扁桃体和腭咽弓之间者称后上型，少见。本病多见于青壮年。常见致病菌有金黄色葡萄球菌、乙型溶血性链球菌、甲型草绿色链球菌和厌氧菌属等。

　　【病因】

　　1. 多数继发于急性扁桃体炎。扁桃体隐窝，特别是扁桃体上隐窝阻塞或扁桃体表面瘢痕形成时，炎症引起隐窝周围脓肿或滤泡脓肿，并向深部侵犯，穿透扁桃体被膜而形成扁桃体周脓肿。

　　2. 亦可继发于扁桃体术后残体。由残留的扁桃体组织或埋没在瘢痕组织中的扁桃体残体继续发炎所致。

　　【临床表现】

　　1. 症状　急性扁桃体炎发病 3 ~ 4 日后，发热仍持续或加重，一侧咽痛加剧，吞咽时尤甚，疼痛常向同侧耳部或牙齿放射，常出现张口受限并严重影响吞咽。患者呈急性病容，表情痛苦，头部倾向患侧，颈项呈假性僵直，流涎、口臭，言语含糊不清、似含物音，喝水常向鼻腔反流。常伴有同侧下颌角淋巴结肿痛。

　　2. 检查　起病初期，一侧扁桃体红肿，有脓栓或脓苔，腭舌弓显著充血，但软腭正中线无偏移。脓肿形成时，表现为局部明显隆起，甚至张口困难。前上型者，患侧腭舌弓和软腭明显红肿、膨隆，悬雍垂水肿，偏向对侧，软腭正中线亦偏向对侧；后上型者，腭咽弓红肿，扁桃体被推向前下方。

　　【诊断】　根据病史及查体可诊断，穿刺抽脓可确诊。

　　【鉴别诊断】

　　1. 咽旁脓肿　系咽旁间隙的化脓性炎症，脓肿部位在咽侧至一侧下颌角部，伴有压痛；病侧扁桃体和咽侧壁被推向对侧，但扁桃体本身无病变。

　　2. 智齿冠周炎　常发生于阻生的下颌智齿，牙冠上覆盖肿胀组织，红肿可波及腭舌弓，但扁桃体及悬雍垂不受累。

　　【并发症】　炎症扩散到咽旁间隙，可发生咽旁脓肿；向下蔓延可引起喉炎及喉水肿。

　　【治疗】

　　1. 脓肿形成前的处理　选用足量广谱抗生素及适量糖皮质激素控制炎症。同时可用局部冷敷、止痛药等对症治疗。

　　2. 脓肿形成后的处理

　　（1）穿刺抽脓：可明确诊断。黏膜表面麻醉或浸润麻醉后，于脓肿最隆起处刺入 1 ~ 2cm，有

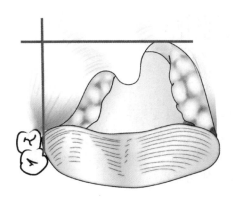

图 3-7-1-1   扁桃体周脓肿切开部位

落空感时即可抽吸。穿刺时应注意方位，不可刺入过深，以免刺伤咽旁间隙的大血管。

（2）切开排脓：前上型者，可在浸润麻醉下，在穿刺获脓处、最隆起处或最软化处切开；亦可按常规定位从悬雍垂根部做一条假想的水平线，从腭舌弓游离缘下端（与舌根交接处）做一条假想的垂直线，两线交点稍外下即为切口处（Thompson法）（图 3-7-1-1）。切开黏膜后，用长弯钳向后外方沿扁桃体被膜进入脓腔，充分排脓。

3．扁桃体切除术　脓肿扁桃体切除术具有排脓彻底、恢复快、不复发等优点。但多数患者往往仍有张口困难、流涎。扁桃体质脆，不宜手术，因此宜在扁桃体脓肿消退两周后进行手术。

第二节　咽后脓肿

咽后脓肿（retropharyngeal abscess）是发生于咽后间隙以及椎前间隙的化脓性炎症，以婴幼儿多见。

【病因与病理】

1．急性型　多继发于咽后间隙化脓性淋巴结炎。由于婴幼儿咽后间隙淋巴组织丰富，口、咽、鼻腔及鼻窦的感染可引起这些淋巴结发炎，进而化脓，形成咽后脓肿。此外，咽部异物及外伤后感染，亦可引起咽后间隙感染。致病菌与扁桃体周脓肿相似。

2．慢性型（或结核性咽后脓肿）　由咽后间隙淋巴结结核或颈椎结核在椎前间隙所形成的寒性脓肿。

【临床表现】

1．症状

（1）急性型：起病较急，发热，烦躁不安，咽痛拒食，吸奶时啼哭和呛逆，说话含糊不清，似口中含物。睡眠时打鼾，常有呼吸困难，并在入睡时加重。若脓肿增大或炎症侵入喉部，则呼吸困难加重。

（2）慢性型：多数有结核病全身表现，起病缓慢，病程较长，无咽痛。脓肿增大时伴有咽部阻塞症状。

2．检查

（1）急性型：呈急性病容，咽后壁一侧隆起、充血，脓肿较大时可将腭咽弓及软腭向前推移。由外伤或异物引起者，脓肿多在喉咽部，须用间接喉镜检查，可见局部有脓性分泌物，有时尚能查见异物。另外，检查多可发现患侧或双侧颈淋巴结肿大。

（2）慢性型：可见咽后壁隆起，黏膜色泽较淡。颈椎结核引起者，脓肿常位于咽后中央。

【诊断】　根据病史、症状及检查所见，诊断不难。有上述症状者，应先考虑本病。颈侧位片及颈 CT 检查可作为有效的诊断手段。颈侧位片有利于检查有无异物或颈椎骨质破坏。CT 片检查更有利于脓肿与蜂窝织炎及其他占位性病变的鉴别诊断。

【并发症】

1．呼吸困难　脓肿增大，压迫喉腔或并发喉水肿所致。

2．吸入性肺炎　脓肿破裂，脓液吸入下呼吸道，可引起吸入性肺炎，甚至导致窒息死亡。

3．咽旁脓肿　脓肿侵入咽旁间隙所致。

4．出血　脓肿侵蚀大血管，可导致致命性大出血。

【治疗】

1. 急性型　应及时切开排脓。表面麻醉后（婴幼儿可不必麻醉），患者取仰卧头低位（图 3-7-2-1A），用压舌板或直接喉镜轻压舌根，暴露咽后脓肿，用长粗穿刺针在最隆起处抽脓（图 3-7-2-1B），随后在获脓处或脓肿下部最低处用尖刀纵行切开，用长弯钳撑大切口，排尽脓液（图 3-7-2-1C）。若切开时涌出大量脓液，来不及抽吸，应将患者转身俯卧，吐出脓液，必要时行气管切开术。引流不畅者，应每日撑开切口排脓，直至脓液排尽。术后使用足量抗生素，控制感染。

2. 慢性型　抗结核治疗，同时可穿刺抽脓，脓腔内注入 0.25g 链霉素液，但不可在咽部切开。并发颈椎结核者，由骨科医师在治疗颈椎结核的同时经颈外切口排脓。

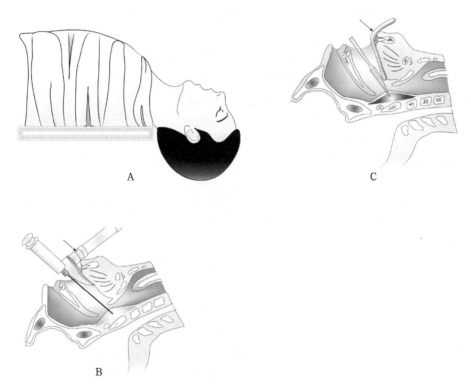

图 3-7-2-1　咽后脓肿治疗示意图
A. 患者低头仰卧位；B. 穿刺抽脓液；C. 切开排脓液

第三节　咽旁脓肿

咽旁脓肿（parapharyngeal abscess）是发生于咽旁间隙的化脓性炎症，由蜂窝织炎发展而成。致病菌多为溶血性链球菌、金黄色葡萄球菌、肺炎链球菌等。

【病因】

1. 邻近组织或器官的化脓性炎症的扩散　系急性扁桃体炎、扁桃体周脓肿或咽后脓肿等直接破溃或蔓延至咽旁间隙所致。

2. 咽部外伤及异物所引起的感染　咽部外伤、异物刺伤、医源性操作损伤等均可导致咽旁间隙感染。

3. 经血流或淋巴途径感染　邻近器官或组织的感染，可经血行和淋巴系累及咽旁间隙，导致本病的发生。

【临床表现】

1. 症状

(1) 全身症状：有高热、寒战、头痛及食欲差等，严重时可呈衰竭状态。

(2) 局部症状：咽旁及颈侧剧烈疼痛、吞咽障碍、言语不清，当炎症累及翼内肌时，出现张口困难。

2. 检查

(1) 急性重病容，颈部僵直。

(2) 患侧颌下区及下颌角后方肿胀，触诊坚硬并有压痛。严重者肿胀范围可上达腮腺，下沿胸锁乳突肌达锁骨上窝，前达颈中线，后至项部。若脓肿形成，则局部变软并有波动感。

(3) 患侧咽侧壁隆起、充血、扁桃体及腭弓被推向咽中线，但扁桃体本身无明显病变。

【诊断】 根据症状及体征不难诊断。穿刺抽脓可确诊。颈部 B 超、CT 或 MRI 亦有助于诊断。

【鉴别诊断】 本病应与扁桃体周脓肿、咽后脓肿及咽旁肿瘤等相鉴别。

【并发症】

1. 咽后脓肿、喉水肿、纵隔炎等　系感染向周围组织扩散所导致。

2. 致命性大出血　系颈动脉鞘感染侵蚀颈内动脉所引起。

3. 血栓性静脉炎或脓毒血症　为感染侵犯颈内静脉而导致。

【治疗】

1. 脓肿形成前　给予足量抗生素和适量糖皮质激素等。

2. 脓肿形成后　尽早切开排脓。若患者出现明显呼吸困难，应行气管切开术，同时给予抗生素及对症支持治疗。

(1) 颈外径路：在局部麻醉下以下颌角为中点，在胸锁乳突肌前缘做一个纵切口，或在下颌骨下缘下 1.5cm 处做一个弧形切口。用血管钳钝性分离软组织进入脓腔排脓，放置引流条。

(2) 经口径路：若脓肿明显突向咽侧壁，则于最膨隆处做一个长约 2.0cm 的纵切口，用长弯钳钝性分离到脓腔，充分排脓。操作时器械不可伸入过深，以免损伤大血管。

第四节　脓性颌下炎

脓性颌下炎（submaxillary space abscess）是发生于颌下间隙（又称颌下三角）的炎症，又称为路德维希咽颊炎（Ludwig's angina）。其为口底的弥漫性蜂窝织炎，起病较快，严重者可危及生命。常见致病菌为厌氧菌及葡萄球菌、链球菌、大肠埃希菌等化脓菌。随着广谱抗生素的广泛使用，此病现已罕有发生。

【病因】 此病多发于成人，尤多见于拔牙之后。颌下淋巴结炎、涎腺的化脓性病变也可引起本病。血源性感染少见，如麻疹、猩红热、伤寒等传染病之后，机体抵抗力下降，细菌经血流扩散所致。

【临床表现】

1. 症状　寒战、高热、头痛、呼吸急促、衰竭等脓毒血症症状；局部肿痛明显，咀嚼及吞咽障碍，牙关紧闭；部分患者可出现吸气性呼吸困难，甚至迅速引起窒息死亡。

2. 检查　颌下三角明显肿胀，皮肤发红、发亮，不能捏起皱褶，扪之硬如木板，压痛明显；舌下区组织肿胀，舌体抬高或向后移位，舌运动不便。

【诊断】 根据病史、症状及检查，诊断不难。有口腔感染或拔牙史、颌下淋巴结化脓性炎症病史者，应高度怀疑此病。检查可见白细胞总数明显升高。CT 检查有助于本病的诊断。

【并发症】

1. 多间隙感染　如未能得到及时治疗，炎症扩散，感染可由一个间隙波及几个相邻间隙，形成多间隙感染。

2. 败血症及脓毒血症　细菌及其毒素在血液中播散可导致败血症；侵入全身各脏器，形成多发性脓肿，可形成脓毒血症。

3．其他　可引起吸入性肺炎、纵隔炎、海绵窦血栓性静脉炎、脑炎或脑脓肿等。

【治疗】

1．除及时应用足量、广谱抗生素和适量糖皮质激素治疗外，可给予适当输液、输血等支持疗法。

2．切开引流　一旦脓肿形成，应及时切开引流。沿下颌骨下缘下 1.5 ~ 2.0cm，与下颌骨下缘平行做一个 4 ~ 6cm 长切口，切开皮肤、皮下组织及颈阔肌，用长弯钳向舌根方向钝性剥离插入脓腔，充分排脓后，放置引流条。有明显呼吸困难者，应行气管切开。

（刘　鸣）

第八章　咽的运动性和感觉性神经障碍

概　述

咽的感觉神经和运动神经均来自咽丛。咽的神经障碍往往是感觉性和运动性两者混合出现，并可同时发生邻近组织的感觉和运动障碍，有时还可伴有面神经和舌下神经功能异常。

第一节　咽感觉神经功能障碍

一、咽感觉减退或缺失

咽感觉减退或缺失多为全身性疾病引起，常与运动障碍同时出现。若单独发生，多为功能性障碍。

【病因】　本病发生原因有中枢性和周围性两类。

1．中枢性　多因脑干的病变引起。

2．周围性　颈静脉孔周围病变引起，如颅底外伤和肿瘤等累及第Ⅸ、Ⅹ和Ⅺ脑神经，或由于流行性感冒、白喉和梅毒等引起末梢神经炎所致。

【临床表现】

1．症状　口咽部感觉减退或缺失，多无明显症状。若感觉完全丧失，咬破舌或颊黏膜而无知觉，故常有口腔黏膜糜烂、溃疡。若累及下咽和喉部，进食或饮水时，常被误吸入气管，引起呛咳，并可发生吸入性支气管炎和肺炎。

2．检查　用压舌板试触腭弓或咽后壁，反射功能减退或消失。

【诊断】　根据病因及临床表现可诊断本病，但须判明原因。

【治疗】　全身其他疾病引起者应针对病因治疗。功能性者，可酌情应用钙剂、维生素类药物及局部理疗、颈部穴位药物注射等。

二、咽感觉过敏或感觉异常

咽异感症（pharyngeal paraesthesia）通常发生在咽、喉以及食管上段，因此又称咽喉异感症。以中年女性多见。

【病因】　可能为一些器质性病变所引起，但多数为非器质性者。

1．非器质性病因　常见有心理因素、精神因素、自主神经功能紊乱等，包括咽神经官能症、癔症、焦虑状态、精神分裂症、恐癌症（carcinophobia）等。

2．器质性病因

（1）鼻部病变：鼻中隔偏曲、慢性鼻炎及鼻窦炎等鼻分泌物流入咽部所致。

（2）咽部病变：各种慢性咽炎包括鼻咽炎、咽后壁淋巴滤泡增生，舌扁桃体、腭扁桃体肥大或炎症等。

（3）喉部病变：喉炎、会厌囊肿、肿瘤（如声门上癌）等。

（4）食管病变：憩室、瘢痕狭窄、反流性食管炎、食管弛缓症、肿瘤、异物等。

（5）颈部病变：甲状软骨上角过长、舌骨综合征、颈椎异常、咽侧间隙和颈部的肿物等。

（6）全身性原因：内分泌失调、缺铁性贫血、长期慢性刺激（如烟、酒、粉尘和化学药物）、寄生虫病、慢性肝炎、胃疾病、心血管系统疾病（如高血压）、肺部疾病、膈疝等。

【临床表现】

1．症状　咽喉部感觉异常，即咽喉部异物感、阻塞感、痰黏着感、烧灼感、痒感、狭窄感、压迫感、吞咽障碍感、疼痛、干燥感、声嘶等。患者常能指明其部位以喉咽部较多，位置常在咽中线上或偏于一侧。进食无障碍，空咽时异物感明显。

2．检查

（1）局部检查：仔细检查鼻、鼻咽、口咽、喉咽、喉及颈部，除外器质性病变。早期鼻咽癌、喉癌、喉咽癌及颈部食管恶性肿瘤等易漏诊，应注意定期检查。

（2）辅助检查：纤维喉镜、纤维食管镜或胃镜检查；血常规、肝功检查；茎突X线照片、颈椎照片、胸部X线透视或照片、X线食管钡剂透视或照片；颈部及甲状腺B超检查等。

【诊断】　根据病史、症状及检查的全部资料进行综合分析后方可诊断。诊断中注意区分器质性因素和功能性因素；区分全身性因素和局部因素。若病程较长，无吞咽障碍，进食时症状减轻或消失者，肿瘤的可能性不大。异物感的部位较固定，吞咽时症状明显，合并有疼痛等症状时，应考虑有器质性病变。

【治疗】

1．病因治疗　找出病因进行治疗。

2．心理治疗　针对患者的精神因素如恐癌症等，耐心解释，解除其心理负担。同时服用镇静药等。

3．封闭疗法　廉泉、双侧人迎或阿是穴封闭，颈上神经节封闭等。

4．中医中药　各种利咽丸、喉炎丸、咽喉片等，可减轻症状。

［附1］茎突过长

茎突起于颞骨下面茎乳孔的前内方，呈细圆柱状，远端伸向内前下方，位于颈内动脉与颈外动脉之间。有时远端伸向外下，靠近下颌骨内侧，偶可向后达颈椎横突前方。茎突长约2.5cm。若茎突过长引起不适症状，称茎突过长（elongated styloid process）。常见于20岁以上的成年人。

【病因】　茎突过长的原因可能有：发育异常、走行异常或压迫周围重要组织。

【症状】

1．咽异感　以异物感最多见，多为一侧性，如鱼刺感、牵拉感等，吞咽时更为明显，有时说话、转头或夜间加重。还可出现咽喉发痒感或紧迫感。有时头前屈或转颈时刺激迷走神经引起较剧烈的咳嗽。

2．咽痛　常为一侧性，多不剧烈，吞咽时加重，可放射至耳部或颈部。若发生于扁桃体术后，常因疼痛而感觉伤口未愈。

3．颈动脉压迫症状　疼痛可从一侧下颌角向上放射。颈内动脉受刺激，疼痛可放射至头顶；颈外动脉受刺激，疼痛可放射至面部，可出现耳鸣。

4．病史长短不一，短者仅数日，长者可达数十年，多为数月。症状大多缓起，也有于感冒后突然发生者。

【检查】

1．触诊　用手指触诊扁桃体窝，可触及坚硬条索状物或茎突的尖锐末端。对病因不明的咽痛、耳痛或头痛，应常规触诊。

2．X线检查　茎突侧位片可确定茎突长度，正位片可显示其偏斜或弯曲情况。

3．螺旋CT三维重建　可明确茎突的长度和走行方向。

【诊断】　根据症状及检查即可确诊。应与舌咽神经痛和咽异感症相鉴别。触诊时应避免与翼突钩或舌骨相混淆。

【治疗】　手术截除过长的茎突。

［附2］舌骨综合征

舌骨综合征是一侧或双侧舌骨大角区疼痛伴有咽、面部、耳部等多部位疼痛的总称。于1954年由Brown首次报道，因此又称 Brown 综合征。本病常见，但易被漏诊或误诊。

【病因】　确切病因尚不清楚。

【临床表现】

1．症状　大多渐进性起病，无明显诱因。主要症状有颈部疼痛、咽喉痛、耳痛，吞咽、发声、张口、咳嗽时疼痛加重，有咽阻塞感及异物感、头痛、颞颌关节牵涉痛、下颌骨放射性疼痛等，疼痛亦可向面部、锁骨、上胸部或肩部放射。

2．检查　舌骨大角处的典型压痛点是唯一阳性体征。

3．X 线颈部正、侧位片对诊断有帮助。

【诊断】　根据病史、症状及颈部触诊，诊断不难。应与茎突过长、甲状软骨上角过长、颈动脉鞘炎、三叉神经痛和舌咽神经痛、喉上神经炎、颈椎病及咽异感症等相鉴别。

【治疗】

1．非甾体类消炎止痛药治疗，如吲哚美辛、萘普生等。

2．糖皮质激素和局部麻醉药联合局部注射。

3．舌骨大角切除术。

［附 3］舌咽神经痛

舌咽神经痛为发作性一侧舌根部、咽部及扁桃体区针刺样剧烈疼痛。有时合并三叉神经痛，但比三叉神经痛少见。

【病因】　本病与三叉神经痛相似，病因尚不清楚。有报道认为舌咽神经在颅内受邻近血管祥的压迫所致。

【临床表现】　疼痛可放射到患侧舌和耳深部。针刺样剧痛，持续数秒至数十秒，刺激舌根部和扁桃体均可发作。而且吞咽、说话、咳嗽、触摸患侧咽壁及下颌角均可诱发。以丁卡因麻醉咽部可制止或减轻发作。

【诊断与鉴别诊断】　须排除咽部炎症、茎突过长、咽喉结核、鼻咽和喉咽恶性肿瘤等病引起的疼痛。

【治疗】　镇痛药、镇静药、表面麻醉剂喷雾均可减轻疼痛。局部封闭、口服卡马西平、苯妥英钠等也有止痛效果。对于发作频繁或症状剧烈者，可行颅内段舌咽神经减压术或切断术，亦可经扁桃体窝和高位颈侧径路于颈静脉孔处切断舌咽神经。

第二节　咽运动神经功能障碍

咽运动障碍（motor disorders of pharynx）分为瘫痪和痉挛两种情况，前者包括软腭瘫痪和咽缩肌瘫痪。

一、软腭瘫痪

最常见。

【病因】

1．中枢性原因　多因延髓病变所致迷走神经中枢障碍引起。

2．周围性原因　以多发性神经炎较多见。位于颈静脉孔附近的病变，如原发性肿瘤、血肿、转移性淋巴结的压迫引起软腭瘫痪，常合并出现第Ⅸ、Ⅹ和Ⅺ等脑神经的麻痹（颈静脉孔综合征）。

【临床表现】

1．症状　开放性鼻音。吞咽时食物易逆流入鼻腔，偶可经咽鼓管流入中耳；不能做吸吮、吹哨或鼓气等动作。

2．检查　如一侧软腭瘫痪，患侧软腭下垂，发音时软腭和悬雍垂偏向健侧，不能上举；两侧瘫痪，软腭松弛下垂，不能动作。若影响咽鼓管功能，则出现中耳症状和体征。如同时有咽缩肌麻痹，梨状窝可有唾液或食物潴留。

【诊断】　一般诊断不难，但需找到其致病原因。

【治疗】　治疗及预后见咽缩肌瘫痪。

二、咽缩肌瘫痪

本病极少单独出现，常与食管入口、食管和其他肌群的瘫痪同时出现。

【病因】　大多与软腭瘫痪相同。此外，常出现在流行性脊髓灰质炎之后。

【临床表现】

1．症状　一侧瘫痪时，吞咽不畅，有梗阻感，尤以进流质饮食时明显，易呛咳；双侧瘫痪时，明显吞咽困难或完全不能吞咽。本病初期出现流质下咽困难，常发生逆流，而固体食物则能吞咽。若合并有喉部感觉或运动功能障碍，食物常被误吸入气管，引起吸入性支气管炎或肺炎。

2．检查　单侧瘫痪，患侧咽后壁如幕布样下垂，并拉向健侧；双侧瘫痪，咽后壁黏膜皱襞消失，触诊舌根或咽壁时，恶心反射消失，口咽及梨状窝有大量唾液潴留。

【诊断】　根据症状及检查，诊断不难，但应行纤维喉镜和影像学检查，除外喉咽部器质性病变。

【治疗】

1．病因治疗　对末梢性麻痹者，应用改善微循环和营养末梢神经的药物，如尼莫地平、吡拉西坦、维生素 B_1 和维生素 B_{12} 等，促进神经恢复。

2．预防下呼吸道并发症　宜进稠厚糊状食物。病情严重者应鼻饲，必要时行胃造口术以供给营养。

【预后】　本病预后较单纯软腭瘫痪差。严重咽缩肌瘫痪而吞咽障碍者，常因并发吸入性肺炎而危及生命。

三、咽肌痉挛

【病因】　大多原因不明。引起咽肌瘫痪的病因可引起本病，而痉挛又常为瘫痪的先兆。慢性咽炎、长期烟酒过度、理化因素刺激、鼻分泌物长期刺激咽部等可诱发本病。神经质、胆怯、情绪低落、急躁不安、紧张等精神刺激因素亦可成为诱因。

【临床表现】　本病有强直性咽肌痉挛和节律性咽肌痉挛两种临床表现。

1．强直性　常发生于狂犬病、破伤风、癫痫、脑膜炎和癔症等。轻者有吞咽障碍、咽部不适、作呕等，重者伴有牙关紧闭、张口困难等症状。

2．节律性　为软腭和咽肌的不随意而有节律或不规律性的收缩运动。每分钟可达 60～100 次以上，与脉搏、呼吸无关，入睡和麻醉后仍不停止，开口亦不停止，但说话可使其暂停。痉挛的发作为间歇性。发作时患者和他人都能听到软腭碰撞咽后壁的"咯咯"声响，故也称他觉性耳鸣。

【诊断】　根据病史和临床表现可诊断。X 线食管钡剂透视或许可发现因痉挛引起的吞咽困难。纤维喉镜或纤维食管镜检查可排除器质性病变引起的阻塞。

【治疗】

1．病因明确者，针对病因治疗。

2．强直性者，可用镇静解痉药物，如氯丙嗪、苯巴比妥钠等；必要时也可用肌肉松弛药，如筒箭毒碱、氯琥珀胆碱等。

3．节律性者，耐心向患者解释病情，解除其思想顾虑，减轻精神负担。

4．癔症患者，用暗示疗法或精神疗法。

（张宇丽）

第九章　睡眠呼吸障碍

概　　述

阻塞性睡眠呼吸暂停低通气综合征是睡眠疾病之一，其患病率在西方报道为 2%～5%，患者主要症状是白天嗜睡、乏力、工作效率下降、睡眠时间增多、睡眠后不能解乏、性功能减退、睡眠时间歇性打鼾及憋气现象等，可发生于任何年龄，但以中年肥胖男性发病率最高。患者不仅生活质量和工作效率明显受到影响，而且易并发心脑血管疾病。

第一节　睡眠医学基本知识与睡眠疾病

一、睡眠分期

睡眠与觉醒是随着昼夜周期节律性互相转化的两种生理状态。与麻醉或昏迷不同，睡眠并非一种简单的被动状态，睡眠时机体主动完成精神和体力的恢复等重要生理功能。20 世纪 50 年代以来，逐渐发现睡眠阶段脑电活动、眼动电图及颏舌肌电图呈现一系列主动调节的周期性变化，可以根据其规律分为数个不同睡眠时期。

按照 1968 年 Rechtschaffen 和 Kales 制定的标准，睡眠分为快动眼睡眠期（rapid eye movement，REM）和非快动眼睡眠期（nonrapid eye movement，NREM）；睡眠开始时为 NREM 期，NREM 和 REM 期在整夜的睡眠中每 90～100 分钟转换一次。正常人各期睡眠呈一定比例并反复交替出现，称为正常的睡眠结构。根据 2007 年美国睡眠医学会（AASM）标准，NREM 睡眠期又以睡眠的深度分为 1～3 期，各期睡眠的特点见表 3-9-1-1。

表3-9-1-1　各期睡眠的特点与正常睡眠结构

		脑电图特征波形	眼动电图	肌电图	时间	意义
NREM	N1	尖顶波	慢速眼球运动	低振幅肌电	占总睡眠期的2%~5%	体力恢复，内分泌调节
	N2	纺锤波、K复合波	眼球运动继续减慢，趋于停止	肌电振幅继续降低	占总睡眠期的45%~55%	
	N3	δ波	基本无眼球运动	肌电振幅继续降低	占总睡眠期的13%~23%	
REM		锯齿波	快速眼球运动	肌电振幅最低	占总睡眠期的20%~25%	与做梦有关，脑力恢复
清醒期		α波	快速眼球运动、慢速眼球运动均可出现	肌电振幅明显增高	<总睡眠期的5%	

睡眠对于机体的具体作用机制尚不完全清楚，但一定的睡眠时间和正常的睡眠结构对人体的生长发育及生理功能起至关重要的作用。NREM 期中的 3 期睡眠属深睡眠，与生长激素等的分泌和体力的恢复有关。REM 期中大脑的供血量明显增加，做梦发生在该期，REM 期与脑力的恢复相关。在 REM 期除动眼相关的肌肉与膈肌外，全身骨骼肌张力处于松弛状态，肋间内、外肌等呼吸辅助肌的作用消失，是最容易发生呼吸暂停的时期。正常人在睡眠状态下能够保持呼吸道通畅，如果存在着上气道解剖狭窄因素或软组织塌陷性增强，则在睡眠状态下出现严重打鼾和反复的呼吸暂停低通气现象。

二、睡眠呼吸障碍疾病

　　睡眠呼吸障碍（sleep disordered breathing，SDB）属睡眠相关疾病范畴，是指阻塞性睡眠呼吸暂停低通气综合征（obstructive sleep apnea/hypopnea syndrome，OSAHS）、中枢性睡眠呼吸暂停综合征、肺泡低通气综合征、上气道阻力综合征（upper airway resistant syndrome，UARS）等与睡眠状态紧密关联，以呼吸紊乱为主要表现的一系列疾病。各种原因导致睡眠时呼吸节律和幅度异常，呼吸功能不能满足生理需要时，就发生了睡眠呼吸障碍。

　　SDB 是仅次于失眠的第二大类睡眠疾病，就诊患者占因睡眠疾病就诊者的 38% 以上。其中又以 OSAHS 患病率最高。睡眠疾病与躯体、精神功能紊乱及多种疾病的发病等均存在着密切的联系，其诊断和治疗牵涉多达十几个学科，如呼吸内科、心内科、神经科、精神科、心理科、耳鼻喉科、口腔科、儿科等，因此了解和掌握睡眠呼吸疾病的相关知识具有重要意义。

第二节　阻塞性睡眠呼吸暂停低通气综合征

　　【概念】　成人 OSAHS 是指睡眠时上气道塌陷阻塞引起的呼吸暂停和低通气，通常伴有打鼾、睡眠结构紊乱，频繁发生血氧饱和度下降、白天嗜睡、注意力不集中等病症，并可能导致高血压、冠心病、2 型糖尿病等多器官或多系统损害。OSAHS 可发生于任何年龄，但以中年肥胖男性发病率最高。根据部分城市的流行病学研究结果，我国成人患病率高达 3.5% ~ 4.6%。OSAHS 作为多种心脑血管疾病、内分泌系统疾病及咽喉部疾病的源头性疾病，已日益受到重视。

　　【病因】　OSAHS 的病因目前尚不完全明确，有证据证实遗传因素在 OSAHS 的发病中有重要作用，估计 38% ~ 54% 的发病倾向可由遗传因素解释。而肥胖、妊娠、绝经等全身因素也可通过影响 OSAHS 的患病危险因素或中间环节而诱发或加重本病。饮酒、某些镇静药物的使用则可加重 OSAHS 患者病情。

　　目前认为，OSAHS 的患病危险因素主要包括以下 5 个方面，它们均可以通过不同途径导致睡眠时上气道局部软组织塌陷性增强和闭塞。

　　1. 上呼吸道解剖狭窄和塌陷性增加　人体的上气道自前鼻孔至声门，鼻腔和喉腔均有骨和软骨组织支架，而咽部需要完成吞咽、共鸣、通气等功能，需要一定的顺应性，咽部软组织缺乏有效的骨或软骨组织支撑，是睡眠时气道发生塌陷的部位。上呼吸道鼻腔、鼻咽、软腭后区、舌后区气道等各个平面不同程度的狭窄和塌陷性增加是 OSAHS 患病的最主要危险因素。不同患者的主要阻塞平面和狭窄原因可以存在较大的个体差异。造成各个平面狭窄的主要原因如下：

　　（1）鼻腔与鼻咽部：能导致鼻腔通气面积狭窄和阻力增加的病变有鼻阈区狭窄和塌陷、鼻中隔偏曲、鼻息肉、下鼻甲肥大、腺样体肥大、慢性鼻窦炎和过敏性鼻炎等。鼻腔和鼻咽腔的狭窄可通过导致咽腔负压增加、张口呼吸时颏舌肌张力减弱等机制导致或加重 OSAHS。

　　（2）口咽部软腭后气道：造成狭窄的原因有扁桃体肥大、软腭肥厚和过长、咽侧壁肥厚、上颌后缩等。在咽部阻塞的过程中，两侧咽侧壁组织向中间位置的塌陷在咽部的阻塞形成中起重要作用。多数 OSAHS 患者具有软腭后气道平面的狭窄和睡眠时阻塞。该部位同时也是外科手术干预的最主要部位之一。

　　（3）口咽部舌后气道：主要原因是下颌后缩、骨性气道狭窄或舌体组织肥厚和舌扁桃体肥大。舌后气道的狭窄也是部分患者睡眠时上呼吸道塌陷的主要原因。

　　（4）喉咽腔：如会厌组织的塌陷和喉入口区肥厚和雍余黏膜的塌陷也可以引起气道阻塞，在 OSAHS 的发生中，喉咽腔并不是常见阻塞部位。

　　2. 上呼吸道神经 - 肌张力调节功能障碍　咽部周围的肌肉是参与构成咽腔的侧壁、后壁和前壁的重要结构，其中一些咽部肌肉的活动与呼吸密切相关。它们的收缩活动对抵抗咽腔吸气负压的致塌陷作用，使咽部紧张度和管腔截面积增加，从而维持咽腔的开放具有重要意义。这些肌肉被称为咽部扩张肌或咽部吸气相肌肉，如影响舌骨位置的颏舌骨肌和胸骨舌骨肌、影响舌位置的颏舌肌以及与软腭活动相关的腭咽肌、腭帆张肌和腭帆提肌等。其中颏舌肌是最具代表性的咽部扩张肌，它对维持舌体和软腭的大小及位置十分重要。它还是可以阻塞咽部气道的高度可移动性结构。

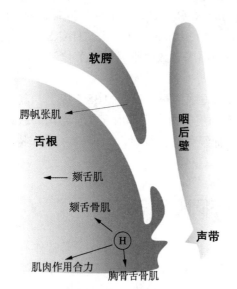

图 3-9-2-1   上气道咽腔开大肌肉的作用示意图
图中显示腭帆张肌、颏舌肌、颏舌骨肌及胸骨舌骨肌均为开大咽腔的肌肉，其中颏舌肌为最重要的咽腔开大肌。H 为舌骨

OSAHS 患者腭咽软组织病理学研究显示，OSAHS 患者存在上气道扩张肌的病变，包括 I 型肌纤维明显减少，而 II 型肌纤维相对增多，肌纤维肥大、水肿及纤维变性，局部感觉神经末梢变性等。同时肌肉收缩功能也存在异常：OSAHS 患者存在颏舌肌肌电活性在清醒时代偿性增高和睡眠时异常降低，并且颏舌肌的抗疲劳能力也较正常人减低。在不同程度气道结构性狭窄的基础上，当睡眠时上呼吸道扩张肌张力难以平衡气道内负压塌陷力时，气道即发生阻塞（图 3-9-2-1）。

3．环路增益（loop gain）　低氧和高二氧化碳对呼吸中枢的刺激是维持正常通气的重要因素。对血氧和血二氧化碳水平的异常，人体将反应性调节通气量以使之恢复正常，对通气量的调节反应水平可以用环路增益表示。如果环路增益适当，人体将能做出与血氧和血二氧化碳水平异常程度匹配的通气量增加或减少反应；如果环路增益过高或过低，则表现为通气控制的不稳定。后者与气道塌陷的发生存在密切关系。OSAHS 常表现为高环路增益。

4．肺容积　肺容积减小可以引起上呼吸道阻力增大和塌陷性增强，且这一反应与肌张力或化学刺激无关。目前认为这一效应可能是由于对气管的纵向牵拉效应引起的紧张度增加，继而导致塌陷性增强造成的。

5．觉醒阈值　睡眠期觉醒反应是指从睡眠状态转至清醒状态的过程。当觉醒刺激超过觉醒反应阈值时便诱发觉醒反应。睡眠中的气道阻塞一般中止于觉醒：通过激活上气道扩张肌打开上气道来过度通气，以纠正缺氧和高碳酸血症。有研究认为，觉醒阈值降低使反复觉醒时，可由于过度通气导致低碳酸血症，加重了通气控制的不稳定性，从而诱发下一次的呼吸暂停。

【病理生理】　OSAHS 反复夜间呼吸暂停和低通气引起的病理生理损害主要包括以下几个方面：

1．间歇性低氧与二氧化碳潴留　呼吸暂停发生后，血中氧分压逐渐下降，二氧化碳分压逐渐上升。不同患者发生呼吸暂停后其缺氧的严重程度不同，这取决于呼吸暂停持续时间的长短、机体耗氧量的大小、呼吸暂停发生前的血氧饱和度水平、患者肺容量的高低、基础疾病等情况。

血氧饱和度反复下降易导致红细胞生成素升高，红细胞增多，血小板活性升高，纤溶活性下降。同时导致交感神经兴奋和儿茶酚胺分泌增高，循环炎性因子水平上升和血管内皮细胞损伤，导致血管收缩物质相对增多而血管舒张物质相对减少，促使高血压形成和诱发冠状动脉粥样硬化性心脏病、心律失常、脑血管疾病等。血氧饱和度过低时，易诱发致死性心律失常或脑水肿，引起猝死。

呼吸暂停所致的血二氧化碳分压升高可引起脑血管扩张和动脉血压升高。这可能是许多患者晨起头痛的原因之一。

2．睡眠结构破坏　呼吸暂停继发的频繁微醒觉使患者睡眠中断，NREM 深睡眠期和 REM 期睡眠明显减少，睡眠结构紊乱，睡眠有效率下降，导致患者白天嗜睡、乏力、记忆力下降。

3．胸膜腔高负压　OSAHS 患者因缺氧从而导致呼吸努力度异常增高，吸气时胸膜腔内负压可降低至低于大气压 7.85kPa 的水平，而呼气时胸膜腔内压明显升高。胸膜腔内压的剧烈波动可造成心脏扩大和血管摆动等，同时是胃食管反流和咽喉反流的危险因素，在儿童患者中导致长期反向呼吸从而引起胸廓发育畸形。

4．内分泌及代谢异常　瘦素分泌减少，导致脂肪代谢障碍，加重患者向心性肥胖和咽部脂肪组织增加，使代谢综合征发病危险增加；同时睡眠结构紊乱造成深睡眠相关分泌激素减少，如儿童生长激素分泌下降，影响儿童发育；缺氧可抑制睾酮的分泌，导致性功能低下；低氧血症使利尿钠肽、醛固酮、儿茶酚胺、睾酮等分泌增加，中枢神经系统和肾功能损害，最终可以导致 OSAHS 患者夜尿增加。

【临床表现】

1．临床症状与评估方法

（1）睡眠中打鼾：家人可反映患者有反复的呼吸停止现象，严重患者夜间有时或经常憋醒，甚至不能平卧睡眠。

（2）白天嗜睡：是 OSAHS 的一个突出表现，轻度者嗜睡症状仅见于久坐时或不需要多少注意力的情况下，而且不一定每天存在，对社交和职业活动仅有轻度妨碍；中度患者嗜睡每天存在，发生于轻微体力活动或中等程度注意力的情况下（如开车、开会或看电影时等），对社交和职业活动有中度妨碍；重度者重体力活动或需高度注意力的情况下（如开车、谈话、进食或步行时等）也发生嗜睡，是引起交通事故的一个重要原因。

评价白天过度睡眠程度的客观测量方法主要是多次小睡实验。主观问卷调查是较为简便和普遍使用的方式，主要有澳大利亚 Epworth 睡眠评分量表（Epworth sleepiness scale，ESS）等。

（3）晨起后头痛、血压升高。

（4）晨起后咽部明显干燥，有异物感。

（5）其他神经功能障碍：白天记忆力下降，注意力不集中，性格改变。

（6）性功能减退，夜尿次数明显增多。

（7）儿童患者除上述表现外，还有遗尿、学习成绩下降、胸廓发育畸形、生长发育差等。

2．并发症　OSAHS 可诱发、加重或直接导致高血压等心脑血管疾病，已经证明是上述疾病的独立危险因素。同时还与代谢紊乱、阿尔茨海默病等有关。

（1）高血压：在高血压病患者中 30% 患有 OSAHS，40% ～ 56.6% OSAHS 患者合并高血压。轻、中、重度 OSAHS 患者患高血压的平均风险比值比（OR）分别为 1.42、2.03 和 2.89。对合并高血压 OSAHS 患者的治疗，可降低其血压。

（2）心律失常：心律失常的发生率较对照组明显升高，主要形式包括心房颤动、窦性停搏、传导阻滞、房性心动过速、心房扑动、室性期前收缩、室性心动过速等。其中，快速型心律失常被认为与 OSAHS 患者猝死有关。Hoffstein 等报道睡眠呼吸暂停低通气指数（apnea-hypopnea index，AHI）大于 10 的 OSAHS 患者中，睡眠状态下心律失常的发生率为 58%。

（3）冠心病：目前已经证实 OSAHS 为缺血性心脏病的独立危险因素。一项研究发现 OSAHS 患者 16.7% 合并有冠心病，8.1% 有心肌梗死病史。男性打鼾者发生缺血性心脏病的概率是对照组的 1.9 ～ 5.5 倍。有效治疗 OSAHS 可有效降低患者发生致死性和非致死性心血管事件的风险。

（4）卒中：据报道 OSAHS 患者中 7.1% 曾出现卒中。男性打鼾者发生卒中的概率是对照组的 1.7 ～ 2.8 倍。卒中发生的高峰时间段为早晨 6 时至 10 时，其中多数发生于起床后 1 小时以内。

（5）胰岛素抵抗和糖尿病：已证明 OSAHS 为胰岛素抵抗的独立危险因素。2 型糖尿病患者中 17% 合并 OSAHS，后者与代谢综合征的并存率达 20%。

3．相关体征

（1）一般查体：较肥胖或明显肥胖，颈围较大，重症者有明显嗜睡，甚至在问诊过程中出现反复瞌睡；部分患者有明显的上、下颌骨发育不全。儿童患者一般发育较差，除颌面部发育异常外，还可见胸廓发育畸形。部分患者合并高血压。

（2）专科检查：口咽腔狭窄，扁桃体肥大，软腭组织肥厚，悬雍垂过长、肥厚等。有些患者还可发现其他可引起上气道狭窄的因素，如鼻中隔偏曲、鼻息肉、腺样体肥大、舌扁桃体肥大、舌根肥厚等。

【辅助检查】

1．多导睡眠监测 目前，多导睡眠图（polysomnogram，PSG）仍为 OSAHS 实验室诊断的"金标准"。通过对患者睡眠时睡眠结构、呼吸情况和血氧饱和度等指标的同步监测，定量评估患者发生呼吸暂时停止的频度及相关病理损害。标准多导监测指标包括（图 3-9-2-2）：

（1）脑电图、眼动电图和颏下肌群肌电图：用于监测睡眠，测定睡眠结构和睡眠有效率及总睡眠时间。睡眠时发生的各种呼吸事件或觉醒的频繁程度的指标都必须以总睡眠时间为依据计算。完整的睡眠监测应包括有 REM 睡眠和仰卧位睡眠，且睡眠有效率。

（2）呼吸气流、胸腹动度（或膈肌肌电）：测定有无呼吸暂停（并区分中枢性、阻塞性及混合性呼吸暂停），有无低通气。

（3）心电图：一般采用模拟标准 II 导，主要用于观察夜间心律失常。

（4）动脉血氧饱和度：监测与呼吸暂停相关的血氧饱和度（SaO_2）下降情况。

（5）体位：测定睡眠时体位变化。

（6）胫前肌肌电图：用于鉴别不宁腿综合征，因为此综合征夜间反复规律的腿动可引起多次睡眠醒觉，导致白天嗜睡。

在所有上述指标中，呼吸气流与血氧饱和度最为重要。当然，多导睡眠监测的客观指标应与患者的临床表现结合做出处理。目前为了经济和方便，便携式睡眠监测也得到了部分应用，后者较标准多导睡眠监测略去了部分监测指标，这种监测的结果有一定准确性，但应用需要把握适用人群。

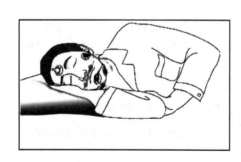
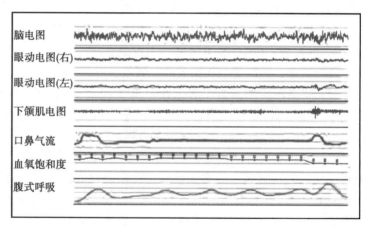

图 3-9-2-2　多导睡眠监测

［附］多导睡眠监测的呼吸事件定义

根据 2009 年中华医学会耳鼻咽喉头颈外科分会阻塞性睡眠呼吸暂停低通气综合征诊断和疗效评定依据暨外科治疗原则，对呼吸事件的定义如下：

呼吸暂停（apnea）是指睡眠过程中口鼻气流停止（较基线水平下降≥90%），持续时间≥10s（图 3-9-2-3）。

低通气（hypopnea）是指睡眠过程中口鼻气流较基线水平降低≥30%，并伴 SaO_2 下降≥0.04，持续时间≥10s；或者是口鼻气流较基线水平降低≥50%，并伴 SaO_2 下降≥0.03 或微觉醒，持续时间≥10s（图 3-9-2-3）。

呼吸努力相关微觉醒（respiratory effort related arousal，RERA）是指未达到呼吸暂停或低通气标准，但有≥10s 的异常呼吸努力并伴有相关微觉醒。有些患者睡眠时上气道出现阻力升高，吸气也受到部分影响，虽然这种吸气受

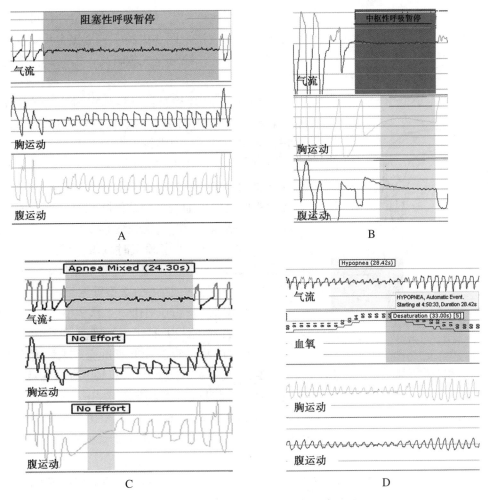

图 3-9-2-3　呼吸暂停、低通气示意图
A. 阻塞性呼吸暂停；B. 中枢性呼吸暂停；C. 混合性呼吸暂停；D. 低通气

阻既不符合呼吸暂停也不符合低通气的标准，但因上气道阻力的明显升高引起患者夜间反复微觉醒，从而导致类似 OSAHS 的一些症状。目前，其诊断有赖于呼吸努力度测量如定量食管测压检查。

睡眠呼吸暂停低通气指数是指平均每小时睡眠中呼吸暂停和低通气的次数（单位：次 / 小时）。

睡眠呼吸紊乱指数（respiratory disturbance index，RDI）是指平均每小时睡眠中呼吸暂停、低通气和呼吸努力相关微觉醒的次数（单位：次 / 小时）。

2. 上呼吸道阻塞定位诊断　除基本的耳鼻咽喉专科检查外，尚可应用下述手段评估 OSAHS 上气道阻塞部位和分析可能的病因。

（1）纤维鼻咽喉镜辅以 Müller 检查法：可观察上气道各部位截面积、引起气道狭窄的结构性原因。Müller 检查即嘱患者捏鼻、闭口、用力吸气，用以模拟上气道阻塞状态下咽腔塌陷情况。两者结合是评估上气道阻塞部位最为常用的手段。

（2）头影 X 线测量：测量上下颌骨的发育情况、舌骨位置、咽部气道的大小等指标，主要用于评估骨性气道狭窄，简便且可对比性较强，缺点是对气道腔软组织的测量不及纤维喉镜直接。

（3）上气道持续压力测定：即应用含有微型压力传感器的导管自鼻腔置入上气道内并达食管，该导管表面含多个压力传感器，分别位于鼻咽、舌根上口咽、舌根下口咽、喉咽、食管等部位。正常吸气时全部传感器均显示一致的负压变化，如气道某一部位发生阻塞，阻塞平面以上的传感器则无

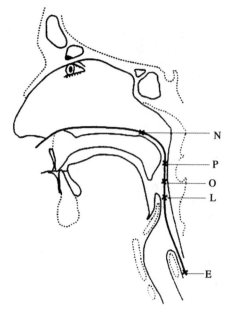

图 3-9-2-4 上气道持续压力测定

N：鼻咽部测压传感器；P：软腭上测压传感器；
O：软腭下测压传感器；L：舌根下测压传感器；
E：食管内测压传感器

压力变化，据此可判定气道阻塞的部位，是目前认为最为准确的定位诊断方法（图 3-9-2-4）。优点是可以整夜观察阻塞部位变化并统计，缺点是成本较高，需与其他形态学评估结合。

（4）CT 或 MRI 检查：三维观察测量上气道各段的截面积、容积、上气道周围软组织情况等，图像清晰并可计算截面积，多用于科研，通常较少作为临床常规检查项目。

【诊断标准】 根据 2009 年《中华耳鼻咽喉头颈外科杂志》编委会、中华医学会耳鼻咽喉头颈外科分会发布的阻塞性睡眠呼吸暂停低通气综合征诊断和疗效评定依据暨外科治疗原则，诊断和病情严重度分级标准如下：

1. 诊断标准 患者睡眠时打鼾、反复呼吸暂停，通常伴有白天嗜睡、注意力不集中、情绪障碍等症状，或合并高血压、缺血性心脏病或卒中、2 型糖尿病等。

多导睡眠监测检查 AHI ≥ 5 次 / 小时，呼吸暂停以阻塞性为主。如有条件以 RDI 为标准。

2. OSAHS 病情程度和低氧血症严重程度判断依据 见表 3-9-2-1、表 3-9-2-2。（注：以 AHI 为标准对 OSAHS 病情程度评判时，注明低氧血症情况。例如：AHI 为 25 次 / 小时，最低 SaO_2 为 0.88，则报告为 "中度 OSAHS 合并轻度低氧血症"。即使 AHI 判断病情程度较轻，如合并高血压、缺血性心脏病、卒中、2 型糖尿病等相关疾病，也应按重度积极治疗。）

表3-9-2-1 OSAHS病情程度判断依据

程度	AHI（次/小时）
轻度	5～15
中度	15～30
重度	>30

表3-9-2-2 低氧血症程度判断依据

程度	最低SaO_2
轻度	0.85～0.9
中度	0.65～0.85
重度	<0.65

【鉴别诊断】

1. 其他有嗜睡症状的睡眠疾病 发作性睡病也可表现为过度的白天睡眠，但常伴有猝倒发作、睡眠麻痹和入睡前幻觉。多次小睡潜伏期试验检查可以发现患者睡眠潜伏期变短，REM 睡眠潜伏期缩短。不宁腿综合征和睡眠期周期性肢体活动也可以表现为白天嗜睡，可借助多导睡眠监测检查排除。

2. 夜间发作性呼吸困难 睡眠相关性喉痉挛患者也可主诉夜间憋气，但仔细询问病史可发现睡眠过程中突然发生的醒觉，并且醒后呼吸困难、严重的窒息感和喘鸣音还可持续，数分钟内可自行恢复正常呼吸。患者常伴严重的焦虑症状、恐惧感与濒死感，心率增快。睡眠相关性喉痉挛发作周期较长，通常每年仅发作 2～3 次。

3. 继发于其他疾病的睡眠呼吸障碍 甲状腺功能减退症、肢端肥大症造成睡眠呼吸暂停综合征者，原发疾病的典型症状和睡眠呼吸暂停综合征症状混杂出现。除具有 OSAHS 相关症状与上气道狭窄等体征外，患者可有激素水平异常、特殊面容等，应注意鉴别。

4. 其他睡眠呼吸障碍 中枢性睡眠呼吸暂停综合征是继发于呼吸肌收缩停止导致的呼吸暂停，也伴有气流减少和氧饱和度下降。见于各种周围或中枢神经系统损害累及神经通路的感觉、传导部分或呼吸肌神经 - 肌肉接头等。多导睡眠监测可以鉴别。

【治疗】　在妥善评估患者气道结构、功能、症状的前提下，进行个体化和综合治疗，减少损伤，保留功能。

1. 一般治疗　减体重，戒烟酒，慎用镇静催眠药，侧卧位睡眠，预防上呼吸道感染感冒和过敏反应。

2. 持续气道正压通气（continuous positive airway pressure，CPAP）　是治疗 OSAHS 的有效方法，在临床上已经取得了良好的效果。CPAP 的作用原理是通过一定压力的机械通气保证 OSAHS 患者睡眠时呼吸道畅通，其工作压力范围通常为 4 ~ 20cmH$_2$O（图 3-9-2-5，图 3-9-2-6）。多数患者需要终身配戴，所以该治疗需要患者具有较好的依从性。对上气道结构异常不明显的患者和存在较大手术风险或严重并发症的患者，该方法是很好的选择。在治疗过程中，需要定期到睡眠实验室复查，观察是否需要重新设定治疗压力或模式。对于有反复鼻出血、脑脊液鼻漏、各种原因导致的严重鼻腔阻塞、严重肺部疾病者不适合 CPAP 治疗。

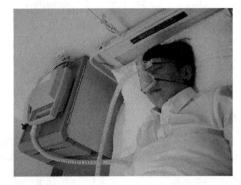

图 3-9-2-5　患者接受持续正压通气治疗

3. 其他的治疗方法　有口腔矫治器等，即睡眠时配戴特定口内装置，将下颌向前拉伸，借以使舌根前移，以扩大舌根后气道。主要适用于以舌根后气道阻塞为主、病情较轻的患者。

4. 药物治疗　目前尚未发现明显的疗效。

5. 外科治疗　见本章第三节。

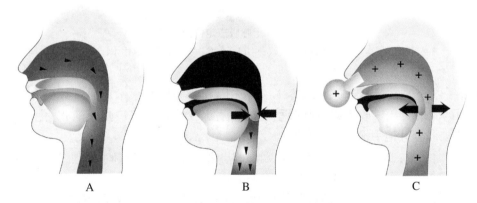

A　　　　　　　　　　B　　　　　　　　　　C

图 3-9-2-6　持续正压通气示意图

显示 CPAP 治疗的原理。A. 正常人睡眠状态下咽腔保持通畅；B. OSAHS 患者睡眠状态下出现咽腔阻塞；
C. OSAHS 患者睡眠状态下咽腔在 CPAP 治疗时维持通畅

第三节　阻塞性睡眠呼吸暂停低通气综合征的外科治疗

由于 OSAHS 发生发展与上气道结构异常，包括上气道狭窄和软组织塌陷性增强密切相关，对于以此病因为主且无手术禁忌证的患者，可通过手术解除上气道存在的结构性狭窄和（或）降低上气道软组织塌陷性，达到睡眠时气道能够维持开放的目的。20 世纪 80 年代以来，以上气道重建手术为代表的外科治疗成为 OSAHS 的重要治疗手段。OSAHS 手术治疗是多学科综合治疗的一部分，因此必须遵循个体化、综合、微创的治疗原则。

由于软腭后区是 OSAHS 患者气道阻塞的主要发生部位，本节将对腭部手术重点进行介绍。

一、手术疗效预测

外科治疗手段干预之前必须严格进行术前评估，包括：明确病因和对睡眠时的实际狭窄塌陷部位的定位，考虑患者可能存在的上气道神经 - 肌张力调节问题，手术风险评估等。通过评估可以在一定程度上预计患者手术治疗疗效，这对选择合适的手术适应证具有重要意义。疗效主要基于下述因素：

1. 上呼吸道定位诊断结果（图 3-9-3-1） 手术方案需根据阻塞部位和造成狭窄的结构性因素来制定。多部位阻塞可实施多层面手术。

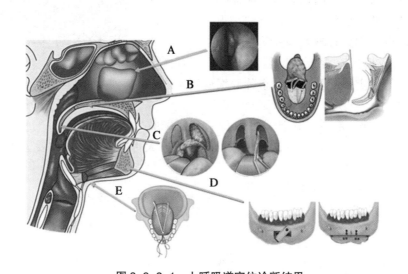

图 3-9-3-1　上呼吸道定位诊断结果
A. 鼻腔手术；B. 软腭前移手术；C. 改良 UPPP 手术；D. 颏舌肌前移手术；E. 舌根手术

（1）鼻部手术：通常包括下鼻甲减容术、鼻中隔和鼻瓣区等手术。通过减少鼻阻力，从而减少气道吸气相的腔内负压，改善张口呼吸引起的舌后区狭窄，改善口咽肌的张力。鼻部手术治疗 OSAHS 通常需要联合其他手术。

（2）腭咽平面手术：适合于阻塞平面在口咽部的患者。主要包括悬雍垂腭咽成形术（uvulopalato-pharyngoplasty，UPPP）及改良术式、软腭前移手术等。

（3）舌咽层面手术：主要包括颏舌肌前移术、舌骨悬吊术、舌根悬吊固定术等，适用于上气道评估显示舌后会厌区气道有阻塞者。上述手术可以联合腭咽平面手术。

（4）上气道低温等离子打孔消融术：微创手术可硬化和减少软组织容积，适合于部分打鼾和轻度 OSAHS 患者。

（5）颌骨前移术：对合并明显上气道骨性结构狭窄和上述其他手术失败的重度患者有较好的疗效。

2. 睡眠监测参数特点

（1）需观察患者上气道各部位狭窄的程度是否与 PSG 监测结果相吻合。

（2）病情的轻重：病情较重、病史较长者多继发呼吸中枢调节功能障碍，影响手术疗效。

（3）呼吸中枢的调节功能：呼吸中枢调节功能较差者手术疗效不好。可根据 PSG 中的最低血氧饱和度和中枢性呼吸暂停占总呼吸暂停的比值间接推断。

3. 其他个体因素

（1）体重：过度肥胖者手术效果差，体质指数（BMI）> 40kg/m^2 者不推荐手术治疗。

（2）年龄：随着患者年龄的增长，肌肉张力下降及呼吸中枢调节功能方面的问题所占病因比例增大，手术疗效较差。

二、手术风险评估

1．手术风险评估　应包括病情严重度、年龄、过度肥胖、心肺功能、神经系统和内分泌系统等。合并较重心脑血管疾病等重症者，宜首先推荐 CPAP 治疗。除一般外科手术的并发症外，OSAHS 患者上呼吸道外科手术还有以下可能出现的并发症。

2．并发症

（1）呼吸意外是围术期最常见的严重并发症，术后重症监护室监护或麻醉完全复苏清醒后拔管能减少呼吸意外的发生。重度患者围术期 CPAP 治疗或气管切开术有助于提高手术安全性。

（2）心脑血管并发症：OSAHS 患者常合并心脑血管慢性疾病，在围术期活动减少、失血及手术应激等因素影响下，可发生心律失常、心肌梗死、脑血管意外、肺栓塞等。因此对合并高血压、缺血性心脏病、心律失常、卒中、2 型糖尿病等相关疾病时，术前应积极行内科治疗，对有心脏病患者术中及术后需心电监测，以减少围术期并发症。

（3）上呼吸道手术局部并发症：不同上呼吸道手术可能出现局部并发症，如传统 UPPP 手术可出现腭咽关闭不全、鼻咽狭窄和闭锁等并发症。并发症的发生多与手术破坏了咽腔正常生理结构有关，所以手术应注意保护正常生理结构。

3．常用术式介绍

（1）H-UPPP 手术：UPPP 自 1980 年 Fugita 报道以来，临床开展最为广泛。其主要针对软腭后区气道狭窄和阻塞，切除部分软腭以扩大咽腔，以 AHI 下降 50% 为标准，其有效率为 50% 左右。适合于阻塞平面在口咽部，黏膜组织肥厚致咽腔狭小，悬雍垂肥大或过长，软腭过低、过长，扁桃体肥大或腭部狭窄为主者。严格选择手术病例，可提高手术有效率。

由于 UPPP 有可能造成鼻咽腔狭窄、闭锁，鼻腔反流，开放性鼻音等并发症，自 1998 年开始韩德民采用保留悬雍垂、扩大软腭切除范围的改良 UPPP 手术（H-UPPP）（图 3-9-3-2；彩图 3-9-3-2），有效地避免了上述并发症的发生。H-UPPP 手术的特点是：手术设计强调了结构、功能与症状三者之间的关系，首次提出了腭帆间隙的概念，扩大了软腭切除范围，同时保留了悬雍垂、功能性肌肉和较完整的黏膜组织。

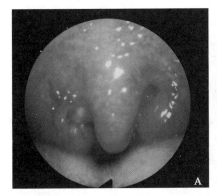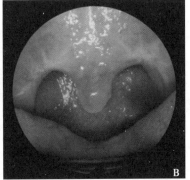

图 3-9-3-2　H-UPPP 手术前（A）后（B）咽腔对比

（2）软腭前移手术：针对鼻咽部和软腭后区骨性咽腔狭窄的患者，通过截短硬腭后缘部分骨质，前移软腭以增大软腭后咽腔前后径，同时增加咽侧壁张力。该术式较单纯软腭手术有更大的扩大软腭后区的空间，且不改变面部外观，也可以用于 UPPP 失败后患者的手术。

（3）颏舌肌前移术：通过改变颏舌肌在下颌骨附着点，提高肌张力；适用于上气道评估显示舌后会厌区气道有阻塞者。正颌手术，通过颌骨截骨前移，牵拉附着于颌骨的软组织，可以显著扩大气道容积和改变肌张力。

4．术后随访　OSAHS 患者的术后随访非常关键，除了健康宣教、鼓励患者减轻体重等一般措施外；术后若出现打鼾和呼吸暂停应随时复查，以便随时根据情况给予及时干预；半年后应复查睡眠监测情况，了解短期疗效，鼓励患者 1 ~ 3 年后复查睡眠监测，了解长期疗效情况。

（叶京英）

第十章 咽部异物与外伤

概 述

咽部异物是咽部常见病，可发生于任何年龄。咽部外伤较少见，以灼伤为主。本章重点讲解咽部异物的病因、易停留部位及治疗。

第一节 咽部异物

咽部异物（foreign bodies in pharynx）是咽部常见病，可发生于任何年龄。异物多见于口咽部与喉咽部，鼻咽部异物较少见。异物的种类较多，常见的有鱼刺、肉骨片、枣核、细竹签、硬币、义齿等。

【病因】

1. 儿童喜将玩具、硬币等物含在口中，哭、笑、跌倒时异物易坠入喉咽部。
2. 进食仓促，将未嚼碎的食物或混杂其内的鱼刺、肉骨片、果核等咽下。
3. 老年人口腔感觉欠灵敏，咀嚼不充分或义齿松脱坠入咽下。
4. 睡眠、精神异常、酒醉、咽肌瘫痪、昏迷及麻醉未醒均易将异物咽下。
5. 企图自杀有意吞入异物或头颈部受创伤后枪弹弹片存留于咽部。
6. 咽喉部手术误将止血棉球、纱条留在喉咽部或扁桃体窝内。

【异物存留的位置】 经口进入小而尖锐的异物如鱼刺、稻壳、麦芒等多位于扁桃体、咽侧壁、舌根或会厌谷等处（图 3-10-1-1；彩图 3-10-1-1）。肉骨、果核、木片、义齿或牙托易坠入喉咽部。尖锐异物可刺透并穿过咽黏膜，引起继发感染甚至导致脓肿形成，鼻咽部异物多由鼻腔向后坠入，呕吐、呛咳时异物亦可进入鼻咽部。

【临床表现】

1. 咽部有异物刺痛感，吞咽时加重，部位较固定。
2. 刺破黏膜则见唾液中混有血液。

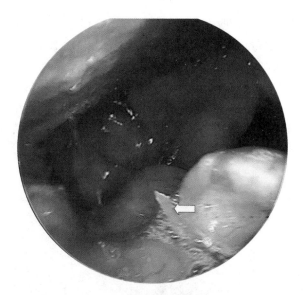

图 3-10-1-1 咽部异物（鱼刺）

3．喉咽部较大异物可致吞咽及呼吸困难。

4．鼻咽部异物可发生鼻塞，鼻涕带有腥臭味，并可引起中耳炎。

5．深部异物致继发感染者，颈部肿胀、有压痛。若脓肿形成，则有波动感。

【诊断】　经询问病史，口咽视诊，间接喉镜、鼻咽镜检查可发现异物，对咽部反射敏感而对检查不能合作者，可先行表面麻醉，数分钟后再行检查，X线透视或摄片可发现不透X线的异物的位置、大小及形态。

【治疗】　鼻咽部异物用后鼻孔弯钳取出，手术时采取仰卧低头位，防止异物坠入下呼吸道或被咽下，口咽部异物如鱼刺等可用镊子夹出。位于舌根、会厌谷、梨状窝等处的异物可在间接或直接喉镜下用咽异物钳取出。穿入咽壁并发咽后或咽旁脓肿者，需经口或颈侧切开排脓，取出异物，并应用抗生素控制炎症。

【预防】

1．教育儿童不要将各类物体放入口内玩耍。

2．进食勿匆忙，不要将带刺的鱼汤、带骨的肉汤与米面混食。

3．老年人松动的义齿要及时修复，严防脱落。

第二节　咽部灼伤

【病因】　咽部灼伤常见于儿童，多为误咽沸水或化学腐蚀剂所致，可导致口腔、咽部黏膜损伤，重者还出现全身中毒。若发生在成人，可见于精神失常或企图自杀者。常见的腐蚀剂为强酸、强碱、来苏儿等。

【病理】　咽部黏膜灼伤程度因误咽物质的温度、化学性质、浓度、进入量及停留时间而异，病变一般可分为3度（见第五篇第五章）。

【临床表现】

1．症状　伤后主要症状为口腔、咽部疼痛，饮水及进食使疼痛加重，吞咽疼痛导致咽下困难、流涎。如伴有喉水肿可出现呼吸困难，重度灼伤者常有发热及中毒症状。

2．检查　口腔及咽部受伤较重的部位常在唇、颊、咽峡、咽后壁、喉入口等处。可见局部充血、肿胀，黏膜起泡、糜烂或表面覆盖白膜。轻度灼伤如无继发感染，3～5天后白膜自行消退，创面愈合。重度灼伤2～3周后结缔组织增生，形成瘢痕和粘连致咽喉狭窄甚至闭锁。

【治疗】

1．对伤后呼吸困难渐趋严重者，应准备行气管切开术，以保持呼吸道通畅。

2．对因强酸、强碱灼烧咽喉部而立即就诊者，应给予中和疗法。强碱灼伤可用醋、橘子汁、柠檬汁中和，强酸灼伤可用镁乳、氢氧化铝凝胶中和。

3．应用抗生素控制感染。

4．较重的咽喉灼伤者应使用糖皮质激素治疗，以预防水肿和抑制结缔组织增生。

5．加强口腔护理，用1%过氧化氢、朵贝尔溶液漱口，局部可涂甲紫或紫草油，或喷洒碱式碳酸铋粉末保护创面。

（崔晓波）

第十一章　咽与咽旁肿瘤

概　述

　　鼻咽癌是我国南方高发恶性肿瘤之一。本章重点讲解鼻咽癌的早期临床表现、诊断要点及治疗原则，同时也介绍鼻咽血管纤维瘤，口咽部、喉咽部及咽旁间隙一些较常见肿瘤的临床特点及治疗。

第一节　鼻咽血管纤维瘤

　　鼻咽血管纤维瘤（nasopharyngeal angiofibroma）常发生于 10 ~ 25 岁，男女之比为（14 ~ 20）∶1，瘤中含有丰富血管，容易出血，故又名"男性青春期出血性鼻咽血管纤维瘤"，可说明本病的特性。一般在 25 岁以后可能停止生长。发病原因尚不明确，可能与性激素、发育异常、炎症刺激等因素有关。

　　【病理】肿瘤起源于枕骨基底部、蝶骨斜坡及翼突内侧的骨膜或颅底筋膜。瘤体基底广或有蒂，瘤体呈深红或淡红色，常因感染发生黏膜溃疡，引起不同程度的自发性出血。瘤内由胶原纤维和多核成纤维细胞交织成网状，其间散布大量管壁薄、无收缩能力的血管，若瘤体受到损伤，易引起大出血。瘤体供血动脉主要来自双侧颈外动脉系统的颌内动脉以及蝶腭动脉、咽升动脉等。当肿瘤增大，破坏颅底骨质及侵入颅内后，便逐渐由硬脑膜中动脉及颈内动脉系统的眼动脉等分支和脑膜支供血。由于瘤体供血丰富，增长迅速，极易向邻近组织扩张生长，侵入鼻窦、眼眶、翼腭窝、颞下窝以及颅内，故此病在病理上虽属良性，但在临床上呈侵袭性生长，可引起严重后果。

　　【临床表现】

　　1. 症状

　　（1）出血：早期随着瘤体的增长，大部分患者均有不等量的鼻出血，且常为患者首诊主诉。由于反复多次阵发性大出血，患者有不同程度的贫血。

　　（2）瘤体血供丰富，生长快，对邻近组织骨质可发生挤压、吸收和破坏，引起相应器官畸形和功能障碍。如肿瘤增大阻塞后鼻孔，鼻塞加剧，由一侧发展到双侧，可致张口呼吸、闭塞性鼻音。压迫咽鼓管咽口，可引起耳闷塞感、耳鸣、听力下降。肿瘤向下发展，可使软腭膨隆，在口咽部可见肿瘤。侵入翼腭窝或颞下窝，则出现颊部或颞部隆起，张口受限，上颌神经分布区麻木、疼痛。侵入眶内，则出现复视、视力减退及流泪等。少数患者由蝶窦或颞下窝向上侵入颅内，可引起头痛及相关脑神经受压症状。

　　2. 检查

　　（1）鼻咽镜检查：可见表面光滑的圆形或大结节状淡红色瘤体，表面微血管显露（图 3-11-1-1；彩图 3-11-1-1）。若侵入鼻腔，在前鼻镜下可见瘤体；若压迫软腭背面，口咽部可见软腭下塌。鼻咽触诊瘤体中等硬度，固定，容易出血。

　　（2）CT 检查：能显示瘤体与周围邻近解剖结构的关系，可以显示瘤体是否侵入鼻腔鼻窦、咽旁间隙、蝶窦、翼腭窝、颞下窝和颅内。瘤体密度与肌肉相仿，CT 值 80 ~ 90HU。增强扫描有明显强化，并能显示动脉、静脉

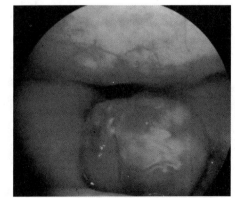

图 3-11-1-1　鼻咽血管纤维瘤（鼻咽镜下）

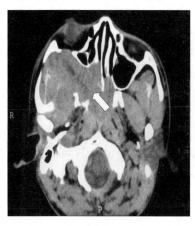

图 3-11-1-2　鼻咽血管纤维瘤（CT 图像）

与瘤体关系（图 3-11-1-2；彩图 3-11-1-2）。

（3）MRI 检查：T1 加权像呈中等信号强度，其间有点状低信号区为血管基质，使用钆喷酸葡胺（Gd-DTPA）造影剂后明显增强，显示血供丰富。

（4）DSA 检查：瘤体主要由颈外动脉供血，瘤体呈高密度染色，术前行超选择性血管栓塞可明显减少术中出血。

【诊断】　根据性别、年龄、症状及局部体征，结合影像学检查，多可明确诊断。术前切忌做病理活组织检查，以免引起大出血。

【鉴别诊断】　此病应与后鼻孔出血性息肉、腺样体肥大、鼻咽癌、鼻咽淋巴瘤相鉴别。

【治疗】　手术治疗为主，根据瘤体原发部位和对邻近组织的侵犯情况，采用不同的术式入路。瘤体位于鼻咽部或侵入鼻腔、鼻窦者采用硬腭径路；瘤体侵入翼腭窝采用硬腭径路加颊侧切口；瘤体侵入颅内者采用颅颌联合径路。

自从采用 DSA 与供血动脉超选择性栓塞后，术前颈外动脉结扎以减少术中出血已较少用，麻醉中应用控制性低血压对减少术中出血有效。近年来应用鼻内镜治疗鼻咽血管纤维瘤已逐步得到推广，内镜手术的优点在于缩短了手术径路，利用内镜的广角及不同角度可以在直视下手术，对已突破硬膜侵入脑内者不宜单独使用。

（肖健云　杨占泉）

第二节　鼻 咽 癌

鼻咽癌（nasopharyngeal carcinoma）是原发于鼻咽上皮的肿瘤，是我国南方地区的常见恶性肿瘤，其中又以广东、广西、福建、湖南等地高发。1975—1978 年在全国范围内进行了一次"中国恶性肿瘤调查研究"，鼻咽癌全国调整死亡率 1.88/10 万，显著高于全国调整死亡率的地区有广东（6.47/10 万）、广西（4.69/10 万）、福建（3.78/10 万）、湖南（3.22/10 万）。其中湖南湘西土家族人、苗族自治州苗族人鼻咽癌死亡率居全国少数民族首位（5.19/10 万）。鼻咽癌男性发病率为女性的 2～3 倍，高发年龄 40～50 岁。欧美国家以及亚洲如日本、朝鲜及印度等国鼻咽癌发病率均很低（< 0.6/10 万）。因此我国南方（广东、广西、福建、湖南）是鼻咽癌国内及世界高发区。

【病因】　由于鼻咽癌的发生具有明显的种族、地域、环境、生物因素（病毒）的特点，各地学者就以下几方面进行了广泛的研究。

1. 遗传易感性　鼻咽癌患者具有种族和家族聚集现象，流行病学调查发现侨居国外的广东、福建人仍保持较高的发病率，约 10% 的患者有鼻咽癌家族史，湖南曾报道一对同卵双胎同患鼻咽癌的病例，这可能与基因组不稳定性有关。鼻咽癌染色体核型多为非整倍体，染色体畸变常表现在易位缺失和重复。鼻咽癌是多基因遗传疾病，至今尚无确切的鼻咽癌遗传易感基因的报道。因此对遗传易感基因的克隆和鉴定，还是一项长期而艰巨的工作。

2. EB 病毒感染　1966 年 Old 首次报道了鼻咽癌患者血清中存在 EB 病毒抗原的沉淀抗体，而且其在鼻咽癌患者中远高于健康人和其他肿瘤患者。这些基因抗原和抗体在鼻咽癌患者血液中的水平高低与鼻咽癌的发生、发展及预后密切相关。目前认为 EB 病毒在鼻咽细胞中的感染为潜伏期感染，主要表达 EB 病毒相关核抗原（EBNA-1）和潜伏期蛋白（LMP-1 与 LMP-2）。LMP-1 是当前认为与上皮样细胞转化有关的瘤蛋白，被认为在鼻咽癌癌变中起着极其关键的作用。同时 LMP 通过与多种肿瘤转移相关基因的相互作用影响鼻咽癌细胞的黏附力、基底膜穿透能力从而导致癌细胞浸润和转移。

近年来还发现鼻咽癌组织中有 EB 病毒 DNA、特异性病毒 mRNA 或基因产物表达。更证实 EB 病毒在鼻咽癌发生中的重要作用。但 EB 病毒感染广泛存在于世界各地人群，尤其是儿童中；感染后可以终生带毒，但鼻咽癌发生有明显的地域性和种族性，因此说明 EB 病毒感染并非鼻咽癌致病的唯一因素。

3．环境因素　环境中亚硝胺类及大米、水中微量元素的含量（如镍）等与鼻咽癌发病有关。潘世成等曾应用二亚硝基哌嗪通过前鼻孔灌注或皮下注射均可在大白鼠中诱发鼻咽癌。

以上说明鼻咽癌的发生是经历遗传、EB 病毒、环境因素等多因素、多阶段共同作用的结果。

【病理变化】　鼻咽癌系原发于鼻咽上皮的肿瘤，鼻咽癌病理分型迄今国际上尚无统一标准。

目前国内按 1988 年《鼻咽癌诊治规范》将其分为：原位癌、浸润癌、微小浸润癌、鳞状细胞癌（高、中、低分化）、泡状核细胞癌、未分化癌、腺癌等。鼻咽癌患者中 95% 以上为低分化鳞状细胞癌，故发展快、恶性度高，且颈部或颅内转移率高。

【临床表现】　鼻咽部位置隐蔽，鼻咽癌早期症状不典型，早期诊断较难，患者约 60% 因颈部淋巴结或 20% 因脑神经受累而就诊。

1．鼻部症状　早期有涕中带血，量不多，时有时无。常在擤鼻或吸鼻时涕中发现，当鼻咽部瘤体增大累及后鼻孔时有不同程度的鼻塞。

2．耳部症状　因瘤体压迫或阻塞侵犯咽鼓管隆突或管口而引发耳闭、听力下降、鼓室积液，为分泌性中耳炎的临床表现。

3．颈部淋巴结肿大　鼻咽癌颈部淋巴结转移率高，患者常因颈部肿块为首发症状而就医。转移肿大的淋巴结为颈深上群淋巴结，呈进行性增大，无压痛。开始为单侧，继而发展成双侧（图 3-11-2-1；彩图 3-11-2-1）。

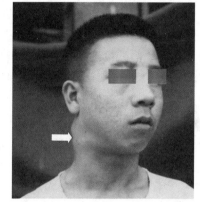

图 3-11-2-1　鼻咽癌颈淋巴结转移

4．脑神经症状　鼻咽癌原发灶好发于鼻咽侧壁和咽隐窝区，易向上经岩尖（破裂孔）抵达颅中窝的岩蝶区，因此鼻咽癌脑神经损害常发生在各条脑神经离颅的部位。其中以展神经、三叉神经、舌咽神经受累较多，继而可累及 Ⅱ、Ⅲ、Ⅳ 脑神经而引起头痛、面麻木、复视、眼球外展受限、上睑下垂等症状。颈上段深层肿大淋巴结可压迫 Ⅸ、Ⅹ、Ⅺ 脑神经而引起软腭瘫痪、咽反射消失、呛咳、声嘶等。

5．远处转移　晚期患者常见骨、肝、肺转移。

【检查】

1．鼻咽部检查　门诊常规应用间接鼻咽镜检查，必要时可配合应用纤维鼻咽镜、鼻内镜检查，鼻咽癌原发灶好发于咽隐窝或顶前壁。原发灶形态多样，有结节型、溃疡型、黏膜下型，早期可仅见局部黏膜粗糙或局限性、突起浅溃疡病变，或仅表现为一侧咽隐窝饱满，对这些病变要特别注意以免漏诊。

2．颈部触诊与脑神经检查　鼻咽癌患者颈上深部常可触及质硬、活动度差、无痛性肿大淋巴结，如有脑神经受累则有相应的症状与体征。

3．影像学检查　CT 扫描可以清晰显示鼻咽部及其邻近结构和鼻咽旁间隙浸润情况。对颅底骨质破坏情况亦能清楚显示（图 3-11-2-2；彩图 3-11-2-2）。MRI 对鼻咽

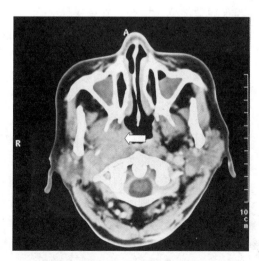

图 3-11-2-2　鼻咽癌（CT 像）

软组织的观察与分辨优于CT。

4．EB病毒血清学检查　鼻咽癌患者血清中EB病毒壳抗原免疫球蛋白A（VCA/IgA）、EB病毒早期抗原免疫球蛋白A（EA/IgA）抗体阳性率分别为94%～96%、67%～88%，VCA/IgA敏感度高于EA/IgA。但特异性后者高于前者，临床应两者结合进行检测。

近年随着实时PCR（real-time PCR）技术的推广，在96%的鼻咽癌患者血清中检测到EB病毒DNA，研究证实EB病毒DNA分子是一种良好的鼻咽癌标志物，可以应用于鼻咽癌早期诊断和疗效监测。

5．鼻咽部原发灶组织送检，可确定诊断。

【诊断】　详细询问病史，临床表现有不明原因的回吸性涕中带血、单侧鼻塞、耳闭、听力下降、头痛、复视、颈深上淋巴结肿大，应警惕鼻咽癌可能。应及时进行间接鼻咽镜、纤维鼻咽镜、鼻内镜、EB病毒血清学及CT检查，对可疑病灶应做鼻咽部组织病理检查。

【鉴别诊断】　临床应与鼻咽纤维血管瘤、淋巴瘤等相鉴别。

【治疗】　鼻咽癌大多属低分化鳞癌，对放射治疗敏感。随着放射治疗设备不断更新及各型定位仪器的不断发展，5年生存率在逐年提高，近期5年生存率已达到60%。

近年来开展调强适形放射治疗鼻咽癌，该方法与传统外照射采用两侧面颈联合野、两颞侧相对野为主的方法不同，通过对照射靶区和周围重要器官或组织的三维定位，设计照射治疗计划，从而在不增加甚至降低正常组织照射量的前提下增加肿瘤组织照射剂量，以提高肿瘤的局控率。

1．化学药物治疗　主要用于中晚期患者，一般均与放射治疗配合使用。

2．基因治疗　2003年我国拥有自主知识产权的重组人p53腺病毒注射液应用于临床，部分鼻咽癌患者已开始试用，其疗效尚待观察。

3．手术治疗　原发灶放射治疗后残灶、局部复发灶，或原发灶已控制但颈部转移灶放射治疗后有残灶，又不宜再放射治疗者，可考虑手术治疗。

第三节　口咽部肿瘤

一、口咽部良性肿瘤

口咽部良性肿瘤发病率不高，以乳头状瘤和纤维瘤较多见。

1．乳头状瘤　乳头状瘤是咽部最常见的良性肿瘤，其发生与炎症无关，而与HPV感染有关，原位杂交证实有HPV-6、11型存在。多数患者无自觉症状，常在无意中或体检时偶然发现，部分患者有咽异物感。检查时在扁桃体表面、腭舌弓、腭咽弓及软腭可见白色或淡红色肿物，单发或多发，有蒂或无蒂，表面光滑或呈分叶状，质地较软。治疗以手术切除为主，在扁桃体表面者可将扁桃体一并切除。

2．纤维瘤　纤维瘤可发生在口咽部或喉咽部，病因不清。发生在口咽部者发病部位与乳头状瘤相似。症状与肿瘤部位和大小有关，肿瘤小者，可无症状或仅有异物感，肿瘤大者可有进食或言语障碍。发生在喉咽部者可引起呼吸困难。检查可见口咽或喉咽部有丘状突起，表面覆盖正常黏膜，质地较硬，基底较广，少数有蒂。治疗以手术切除为主，较小的口咽部纤维瘤可经口腔切除，较小的喉咽部纤维瘤可在支撑喉镜下切除，肿瘤较大时，则需在全身麻醉下经颈外径路切除。

3．血管瘤　血管瘤好发于软腭、咽后壁或侧壁。症状为咽部不适、异物感及出血现象。检查时可见紫红色不规则肿物，易出血。治疗可采用Nd：YAG激光或二氧化碳激光及硬化剂注射等，肿瘤较大时治疗比较困难。

4．潴留囊肿　潴留囊肿并非真性肿瘤，实为黏液腺口阻塞、黏液潴留所致。好发于咽后壁、咽侧壁、会厌舌面、会厌谷、会厌游离缘等。多为圆形，灰黄色，大小不等。一般无症状，多偶然发现，囊肿巨大者可影响呼吸和吞咽。治疗以手术切除为主。

二、扁桃体恶性肿瘤

扁桃体恶性肿瘤是口咽部常见的恶性肿瘤，国内有人报道扁桃体恶性肿瘤占口咽部恶性肿瘤的57.8%。

【病因】　病因虽尚不清楚，但可能与长期炎性刺激、角化症白斑等有关。

【病理】　鳞状细胞癌、淋巴上皮癌、未分化癌发生率较高，其次为淋巴肉瘤、网状细胞肉瘤及淋巴瘤等。

【临床表现】

1．症状　早期少数患者可无任何症状。常见症状有咽部异物感，一侧咽痛，吞咽时明显。晚期咽痛加重，可引起同侧反射性耳痛、吞咽困难、讲话含糊不清、呼吸困难等。部分患者可出现同侧颈部淋巴结肿大，常在下颌角下方或颈深上段，部分患者因肿瘤破溃可出现痰中带血。

2．检查　单侧扁桃体明显肿大，表面呈结节状或菜花状，有溃疡，可侵犯腭舌弓或腭咽弓，或扁桃体呈球形肿大但表面光滑。触诊质地较硬，发生颈淋巴结转移者，可在颈部或下颌角下方触及肿大的淋巴结，质硬，固定，无压痛。MRI 可以了解瘤体对咽旁间隙的浸润情况。

【诊断】　一侧扁桃体明显肿大，表面溃烂或呈结节状突起，触之易出血，颈部触诊有肿大、质硬、固定的淋巴结，则诊断不难。

【鉴别诊断】　主要与单侧扁桃体炎鉴别，部分扁桃体恶性肿瘤可表现为扁桃体肿大但表面光滑，应提高警惕，必要时做活检。多次活检不能证实者可切除肿大的扁桃体做病理检查，以明确诊断。

【治疗】　病变局限于腺体者可以手术切除后配合放射治疗。对病变广泛、不宜手术者可行放射治疗和化学治疗。

第四节　喉咽部肿瘤

一、喉咽部良性肿瘤

喉咽部良性肿瘤发病率不高，主要为血管瘤、纤维瘤及脂肪瘤等。发病部位可为梨状窝、喉咽后壁及侧壁。

【临床表现】

1．症状　早期症状不典型，可有咽部不适、异物感或阻塞感，血管瘤可有咯血，进食较硬食物后出血。肿瘤较大时可有呼吸困难和吞咽障碍。

2．检查　间接喉镜检查可在梨状窝、喉咽后壁或喉咽侧壁发现肿瘤，早期肿瘤较小时需行纤维喉镜仔细检查。

【诊断】　根据症状和检查，必要时做活组织检查。疑为血管瘤时活检需慎重，以免引起出血。

【治疗】　手术切除肿瘤，血管瘤可采用激光、冷冻等治疗。

二、喉咽部恶性肿瘤

原发于喉咽部的恶性肿瘤根据其病灶部位可分为梨状窝癌、环状软骨后区癌（环后癌）及喉咽后壁癌等。因喉咽亦称下咽，临床上也把喉咽癌称为下咽癌。

【病因】　喉咽癌的病因仍不清楚，可能与长期大量吸烟、营养不良或不良饮食习惯（长期吃槟榔）及微量元素缺乏等因素有关。

【病理】　原发性喉咽恶性肿瘤中，95% 为分化较差的鳞状细胞癌，肉瘤和淋巴瘤少见。

【临床表现】

1．症状

(1) 咽部异物感：最常见的初发症状为咽部异物感及进食后食物残留感，此症状可单独存在数月，易被患者和医生忽视而致误诊。

(2) 吞咽疼痛与吞咽困难：初起时疼痛较轻，肿瘤侵犯软骨和软组织（肌肉或黏膜）或合并感染时疼痛加重。肿瘤增大可导致吞咽困难。

(3) 声音嘶哑与呼吸困难：肿瘤侵犯声门旁间隙、累及喉腔时可导致声嘶和（或）呼吸困难。

(4) 颈部肿块：部分患者的初发症状为颈部肿块，是早期淋巴结转移所致。

2．检查

(1) 喉镜检查：早期症状不明显，间接喉镜检查时应仔细观察喉咽各解剖区域，注意局部黏膜有无水肿、溃疡，梨状窝有无饱满或积液，杓间区黏膜有否水肿，声带活动有否障碍，难以观察者应用纤维喉镜检查。对以颈上、中段淋巴结肿大就诊者，除观察鼻咽部外要仔细检查喉咽部。

(2) 影像学检查：CT 和 MRI 能显示肿瘤的范围对周边的浸润情况，了解肿瘤与周围血管的关系、有无淋巴结转移等。

(3) 病理检查：是确诊肿瘤的依据，发现病变后应及时进行活检。

【诊断】　根据症状及检查可做出诊断，早期患者无典型症状时容易被漏诊。

【鉴别诊断】

1．咽炎与咽神经官能症　下咽恶性肿瘤早期表现为咽部疼痛和异物感，易被误诊为咽炎与咽神经官能症，应对有相应症状的患者认真进行间接喉镜检查，必要时进行纤维喉镜检查。

2．颈淋巴结核　部分下咽肿瘤患者的初发症状为颈部肿块，易误诊为颈淋巴结核。因此对以颈部肿块就诊的患者应详细检查喉咽部，必要时行纤维喉镜、影像学检查及颈部肿块穿刺活检，以明确诊断。

【治疗】　本病预后较差，宜采用手术、放射治疗、化学治疗等综合治疗方法。早期病例可采用手术或单纯放射治疗，Ⅲ期和Ⅳ期患者应采用综合治疗，术前、术后应配合放射治疗。

手术应根据肿瘤的发生部位和侵犯范围选择部分下咽切除术，全喉加部分下咽切除术，全喉、全下咽及全食管切除术等，有淋巴结转移者应同时行颈廓清术，咽、食管切除后，可采用胃上提或空肠或结肠代替咽、食管。

第五节　咽旁间隙肿瘤

咽旁间隙是潜在的倒锥形腔隙，尖端向下至舌骨，锥底向上至颅底，附着于茎突的腭帆张肌及其筋膜将该间隙分为茎突前间隙与茎突后间隙，前者包含脂肪和腮腺深叶，后者包含有颈动、静脉，第Ⅸ、Ⅻ脑神经。因此茎突前间隙常见病变多来自腮腺。茎突后间隙常见颈动脉体瘤或脑神经或交感神经源性的肿瘤，良性肿瘤居多，恶性肿瘤较少见。

【病理】

1．来源于涎腺　来源于腮腺、下颌下腺、舌下腺及所有其他较小的涎腺。良性肿瘤主要是混合瘤、腺淋巴瘤、乳头状囊腺瘤及基底细胞瘤。恶性肿瘤主要是腺泡细胞瘤、腺样囊性癌、黏液表皮样癌、乳头状囊腺癌及腺癌。

2．神经源肿瘤　分为神经鞘膜瘤、神经纤维瘤、神经节细胞瘤、成交感神经细胞瘤，多来自于颈交感神经链及第Ⅸ、Ⅹ、Ⅺ、Ⅻ脑神经，其中以神经鞘膜瘤最多。神经鞘膜瘤、神经纤维瘤均属于良性肿瘤，常呈圆形或椭圆形，单发于咽旁，质较硬，表面光滑，有包膜，不易移动，生长缓慢，成交感神经细胞瘤则属于高度恶性肿瘤。

3．颈动脉体瘤　颈动脉体瘤又称颈动脉副神经节瘤，属动脉体内最大的化学感受器瘤，位于颈总动脉后内侧外膜内，主要供血来自颈外动脉。肿瘤也可发生于颈静脉球、眼睫状神经节和肺动脉壁等处。

【临床表现】

1．症状　早期症状多不明显，主要与肿瘤的部位、性质、生长速度有关。大致可分成邻近器官受累及神经受压症状。

（1）邻近器官受累症状：①咽部不适或异物感。②肿瘤较大时，可出现吞咽困难、发音不清或闭塞性鼻音。③肿瘤累及喉部可引起喉源性呼吸困难。④肿瘤压迫咽鼓管咽口时可出现耳鸣、耳聋和耳闷。⑤翼内、外肌受累时出现张口困难。⑥瘤体增大可压迫动静脉，并导致移位。

（2）神经受累症状：①颈痛、咽痛、耳痛系肿瘤压迫牵拉神经所致，较为少见。②声音嘶哑为迷走神经受累所致。③舌下神经受累时出现舌半侧麻痹。④颈交感神经麻痹综合征为颈交感神经受累所致。

2．检查

（1）咽侧壁可见黏膜表面光滑的圆形隆起，上至鼻咽侧壁，下达喉咽部，瘤体较大时可使同侧扁桃体和咽腭弓向前移位，甚至超过中线（图 3-11-5-1；彩图 3-11-5-1）。同时注意观察颈侧、下颌下三角区或腮腺区有无局部隆起，有无脑神经受累症状，肿大瘤体听诊有无杂音。

（2）彩色多普勒超声：可确定腮腺有无占位性病变，对囊性、血管性和实质性肿瘤进行鉴别。

（3）CT 或 MRI 扫描：能明确显示肿瘤的范围，以及肿瘤与周围组织的关系，如咬肌、翼内肌、胸锁乳突肌、咽旁间隙是否受侵；能区分腮腺深叶肿瘤和咽旁肿瘤，能判断周围骨质的破坏情况。对血管源性的肿瘤（颈静脉、颈动脉球体瘤）MRI 为最佳无创检查方法，能清楚显示肿瘤大小、边界、内部结构及与周围组织结构的关系。

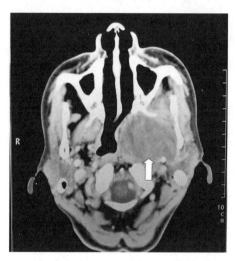

图 3-11-5-1　咽旁间隙肿瘤

【诊断】　由于咽旁间隙位置较深且有大血管，活检时不易取得肿瘤组织，并有损伤大血管的可能，故一般不做活检。穿刺活检对确定肿瘤的性质有一定作用，但是要注意由于获取组织较少，不能因涂片未见瘤细胞而否定肿瘤的存在。

【治疗】

1．良性肿瘤　良性肿瘤常有包膜，一般采用手术治疗，手术径路有经口、颈侧切开两种方法。根据肿瘤的性质、位置及肿瘤的大小来决定具体采用何种方法，对于靠近咽壁、边界清楚、较小的肿瘤采用经口进路，而对于较大且位置较深的肿瘤采用颈侧进路，有时甚至采用两者联合进路。颈动脉球体瘤术前应做颈总动脉间断加压 15 ～ 30min/d（Matas 试验）4 周，以增加脑缺血耐受性。

2．恶性肿瘤　由于没有完整的包膜且位置较深，手术不易彻底切除，一般采用手术和放射治疗的联合治疗。

（肖健云　李志明）

第四篇
喉科学

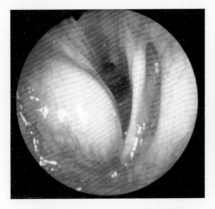

彩图 4-3-2-1　先天性喉囊肿

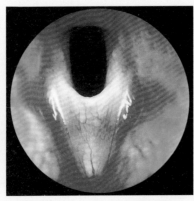

彩图 4-3-3-1　先天性喉蹼

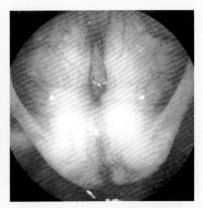

彩图 4-3-3-2　先天性喉闭锁

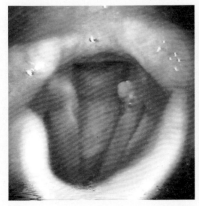

彩图 4-5-6-1　声带接触性肉芽肿

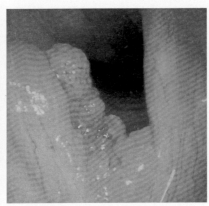

彩图 4-8-2-1　喉乳头状瘤

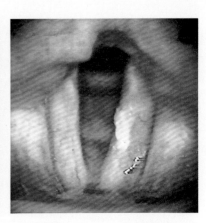

彩图 4-9-1-2　声带角化

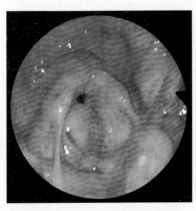

彩图 4-9-2-2　喉癌声门上型

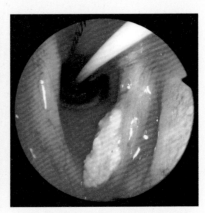

彩图 4-9-2-3　喉癌声门型

第一章　喉科学基础

概　　述

　　本章主要讲解与喉科学疾病诊断、治疗及手术相关的解剖学及生理学知识，以补充在医学基础课学习中的不足。在应用解剖学部分，重点讲解喉部的软骨支架、喉腔各区的内部结构，这是认识、诊断和治疗喉部疾病所必须掌握的内容。其次喉腔的韧带、膜、肌肉、间隙、血管、神经和淋巴循环是深入认识喉部疾病和喉部手术所必须掌握的内容。呼吸和发声功能是喉部的基本生理功能，重点掌握功能和解剖结构的关系。发声生理是近年来较受重视和发展较快的领域之一。

第一节　喉应用解剖学

　　喉是呼吸和发声的主要器官，居颈前正中、舌骨之下，上通喉咽，下续气管；上端为会厌上缘，成人喉的位置上端相当于第 3 颈椎骨上或下缘平面，下端至第 6 颈椎平面即环状软骨下缘（图 4-1-1-1）。声门位置约平第 5 颈椎体。喉是由软骨、肌肉、韧带、纤维组织、黏膜等组织构成的锥形管腔状器官，前由皮肤、皮下组织、肌肉和筋膜覆盖；后壁也是喉咽部的前壁，两侧有颈部的大血管和神经及甲状腺侧叶等重要结构。

　　喉上方借韧带和肌肉连于舌骨，喉下方借肌肉连于胸骨，喉的后方与咽紧密连接，但咽后壁与颈椎前筋膜仅借疏松结缔组织连接。当头颈部左右转动时，喉、咽可一起稍向左、右方向移动。

一、喉的软骨

　　喉软骨为喉的支架，单个而较大的有会厌软骨、甲状软骨和环状软骨，成对而较小的有杓状软

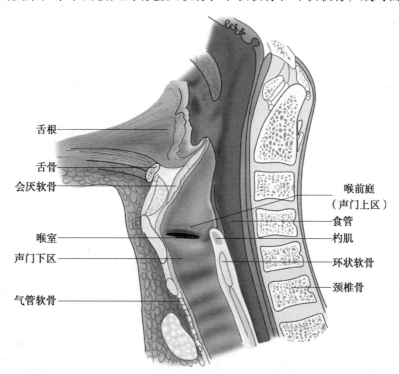

舌根

舌骨

会厌软骨

喉室

声门下区

气管软骨

喉前庭
（声门上区）

食管

杓肌

环状软骨

颈椎骨

图 4-1-1-1　喉部矢状面剖图

骨、小角软骨、楔状软骨和麦粒软骨等（图 4-1-1-2）。甲状软骨、环状软骨和杓状软骨大部分为透明软骨，在 20 岁后渐骨化，65 岁时可完全骨化；会厌软骨、甲状软骨中央部、杓状软骨声带突和尖为弹性软骨；其余均属纤维软骨，可钙化但终身不骨化。

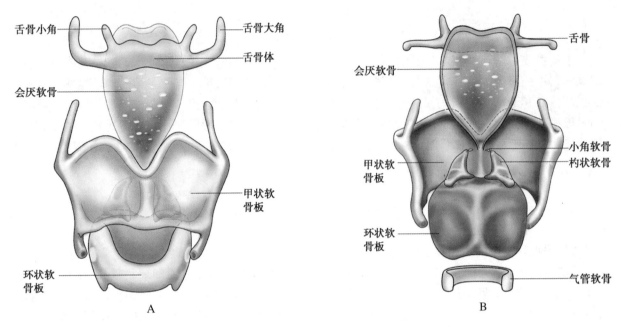

图 4-1-1-2　喉软骨支架的前面观（A）和后面观（B）

（一）甲状软骨

甲状软骨（thyroid cartilage）为喉部最大的软骨（图 4-1-1-3），由两块左右对称的四方形甲状软骨板（lamina of thyroid cartilage）组成。两骨板前缘在中线上相互融合构成甲状软骨前角（anterior horn of thyroid cartilage），喉裂开术即从此切开。前角上方两板间凹陷为甲状软骨上切迹（superior thyroid notch），是颈部手术的一个重要标志。下方有甲状软骨下切迹（inferior thyroid notch）。两板后缘钝圆，向上为甲状软骨上角（superior horn of thyroid cartilage），借甲状舌骨韧带与舌骨大角连接。向下为甲状软骨下角（inferior horn of thyroid cartilage），内侧面有卵圆形关节面，与环状软骨形成环甲关节（cricothyroid joint）。两板外侧面有一条自后上斜向前下的不很明显的粗线为斜线，为胸骨甲状肌、甲状舌骨肌、咽下缩肌的附着处。斜线后上方有一个小结节叫甲状上结节（superior thyroid tubercle），前下方为甲状下结节（inferior thyroid tubercle）。两板内侧面光滑，有斜向后方的浅凹，其表面覆盖梨状窝外侧壁的黏膜。前角内面，上部有甲状会厌韧带附着，固定会厌软骨茎，下部中线两侧可见一对小结节为室韧带、声韧带、甲杓肌、甲会厌肌、声带肌附着。板上缘偶见甲状软骨孔（thyroid foramen），为喉上神经、血管穿过。

（二）环状软骨

环状软骨（cricoid cartilage）为喉部唯一完整的软骨环（图 4-1-1-4），对于保持呼吸道的通畅特别重要，若被损伤常造成气道狭窄。环状软骨形如环戒，前部细窄为环状软骨弓（arch of cricoid cartilage），外侧面有环甲肌、咽下缩肌的一部分纤维附着；弓从两侧向后逐渐增宽，至后方增高而成四方形的环状软骨板（lamina of cricoid cartilage），构成喉后壁的大部分；板的内面（前面）光滑；板的外面（后面）的中线有浅的纵嵴，为正中嵴，食管纵行肌束借肌腱附着于此。嵴两侧浅窝为板凹，是环杓后肌的起点及环咽肌的附着点。

环状软骨板上缘两侧各有长圆形关节面，与杓状软骨形成环杓关节（cricoarytenoid joint）。此关节能使杓状软骨在环状软骨上做向前、向后、向两侧滑动，又可沿关节的垂直轴转动。当杓状软骨的声带突向外侧或内侧移动，使声门裂张开或关闭。板弓交界外侧有一对关节面，分别与两侧的甲

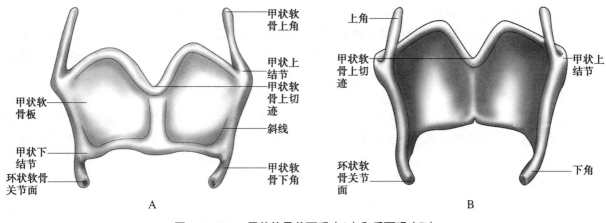

图 4-1-1-3　甲状软骨前面观（A）和后面观（B）

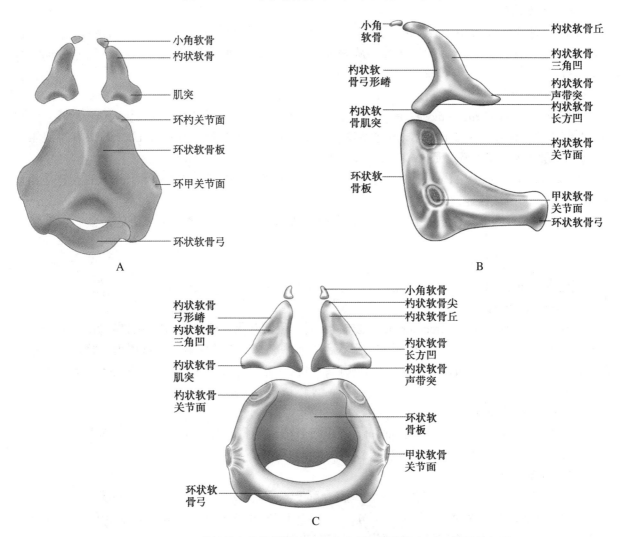

图 4-1-1-4　环状软骨和杓状软骨的后面观（A）、侧面观（B）、前面观（C）

状软骨下角形成环甲关节，能使甲状软骨、环状软骨沿关节的轴线转动。

（三）会厌软骨

会厌软骨（epiglottic cartilage）位于喉入口的前方，舌根和舌骨的后上方，是一块上宽下窄、形似树叶的薄弹性软骨。成人为半圆形，小儿卷曲呈"Ω"形，表面不平，有血管、神经穿行。其前面突向舌，为舌面；下部借脂肪组织与甲状舌骨膜分隔，形成会厌前间隙；后面为喉面，较光滑，鞍状弯曲，中线有会厌软骨隆突，除去黏膜可见许多小陷窝为黏液腺占据。会厌软骨隆突向下延续为会厌软骨茎（柄），下端借甲状会厌韧带附着于甲状软骨前角内面上部。会厌结节是会厌的黏膜及其下的结缔组织形成的隆起，相当于会厌软骨茎附着处，位于会厌喉面的根部，紧接室襞在甲状软骨附着处的上方。

（四）杓状软骨

杓状软骨（arytenoid cartilage）呈三棱锥体形（图4-1-1-4），位于喉后部、环状软骨板上缘的外侧，左右各一，构成喉后壁的上部。杓状软骨后面呈三角形，凹陷由杓横肌遮盖；前外侧面的下方有向前下方终于声带突（vocal process）的嵴，其下为声带肌的附着处；内侧面光滑，下缘构成声门裂的软骨间部；侧角的肌突（muscular process）为环杓后肌、环杓侧肌、杓斜肌、杓横肌、甲杓外侧肌等喉肌附着，其中环杓侧肌和部分甲杓肌外侧部的肌纤维附着于肌突前方，环杓后肌附着于肌突后方。

（五）小角软骨

小角软骨（corniculate cartilage）是一对椭圆形的小纤维软骨块，位于杓状软骨尖的上方，居杓状会厌襞后端，是其向后内的连续。从表面观察，该处黏膜较膨隆，叫小角结节（corniculate tubercle）。

（六）楔状软骨

楔状软骨（cuneiform cartilage）是一对小棒状的、由弹性纤维组成的细小软骨块，位于杓状会厌襞内、小角软骨前外侧。从表面观察，该处黏膜较膨隆，叫楔状结节（cuneiform tubercle），有时缺如。

（七）数目不恒定的喉软骨

1. 麦粒软骨（triticeal cartilage）　为包裹在甲状舌骨侧韧带中部的细小弹性纤维软骨。它是胚胎期甲状软骨与舌骨直接连续的残余物。

2. 籽软骨（sesamoid cartilage）　有前籽软骨、杓状软骨间籽软骨和后籽软骨等。

二、喉的韧带和膜

喉软骨之间借纤维状韧带组织相连接（图4-1-1-5），主要有以下几部分：

（一）甲状舌骨膜

甲状舌骨膜（thyrohyoid membrane）是连接舌骨与甲状软骨上缘的宽阔的弹性结缔组织薄膜。膜前的中央部分较厚，含丰富的弹性纤维为甲状舌骨正中韧带。膜的两侧后缘增厚为甲状舌骨外侧韧带（lateral thyrohyoid ligament），常含麦粒软骨。甲状舌骨膜的后部有喉上神经喉内支和喉上动脉通过形成的孔。

（二）舌骨会厌韧带

舌骨会厌韧带（hyoepiglottic ligament）是由舌骨体水平向后附着于会厌软骨舌面上部的结缔组织，舌面还借舌会厌襞的纤维与舌根连续。

（三）喉弹性膜

喉弹性膜为宽阔的含弹性纤维结缔组织膜，衬于喉腔黏膜层中，在喉腔左右侧部分结缔组织膜更加坚硬，此膜属喉腔黏膜固有层的一部分。以喉室的室襞和声襞为界将其分为上、中、下3部分，上部为方形膜，下部为弹性圆锥，中部位于喉室的外侧壁内。

1. 方形膜（quadrangular membrane）　位于喉上部黏膜下固有层，一侧呈斜方形，上部纤维大部分呈矢状方向，小部分纤维斜向下方。纤维由会厌软骨两侧缘及甲状软骨前角的内面向后附着于小角软骨和杓状软骨内缘。此膜上缘位于杓状会厌襞内，为此襞的基础，由会厌软骨的边缘向后下倾斜，楔状软骨包在其内。此膜下缘游离呈水平位，弹性纤维发达，形成室韧带，是室襞的基础，前方附着于甲状软骨前角内的中线稍外，后方附着于杓状软骨前外侧面上中部。

2. 弹性圆锥（conus elasticus）　一侧呈三角形，双侧似圆锥状，是坚韧而具有弹性的结缔组织

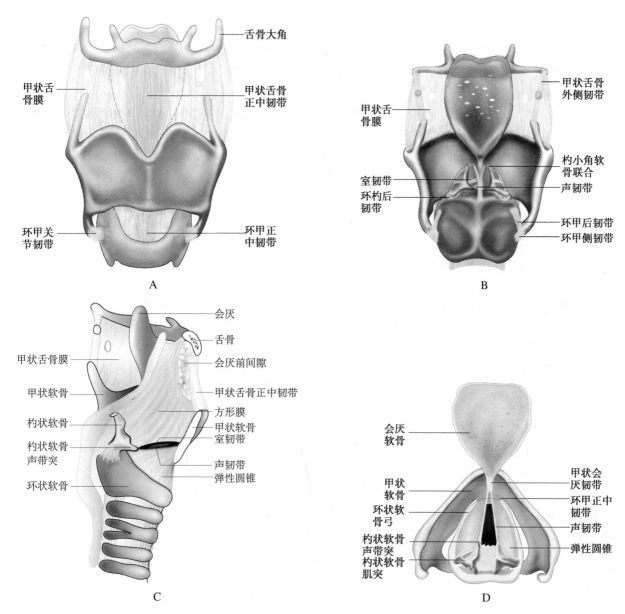

图 4-1-1-5 喉的软骨、韧带和膜前面观（A）、后面观（B）、侧面观（C）、上面观（D）

薄膜。其纤维从甲状软骨前角内面上部起始，扇形向下、向后放散；向下附着于环状软骨上缘内侧，向后附着于杓状软骨声带突。上缘游离，增厚为声韧带，是声带的基础。其前端在前角内面室韧带的稍下方，水平向后止于声带突。弹性圆锥外侧面与甲杓肌、环杓侧肌接触。

环甲膜（cricothyroid membrane）：弹性圆锥前部纤维在甲状软骨前角下缘与环状软骨弓上缘之间的纤维形成坚硬的环甲膜。环甲中韧带（median cricothyroid ligament）又称环甲韧带，为环甲膜前部中央纤维增厚处，呈垂直方向，从甲状软骨下缘中部至环状软骨的上缘中部，上窄下宽，裸露在两侧环甲肌之间，为环甲膜切开术入喉处。此处位置表浅，喉前淋巴结位于环甲中韧带之前，此淋巴结虽小，但临床意义重要，声门下区癌可因触及此淋巴结而被发现。

3. 甲状会厌韧带（thyroepiglottic ligament） 连接会厌下端与甲状软骨，由弹性纤维组成，厚而坚实。

4. 杓状会厌襞（aryepiglottic fold） 自会厌两侧连向杓状软骨为方形膜的上缘，构成喉口的两侧缘。此襞后外下方，每侧有一个凹陷为梨状窝，尖锐异物易存留此处。喉上神经经梨状窝的前壁和底部在黏膜下形成一个斜向内下行走的襞为喉上神经襞。喉上神经在此分出细支到喉上部，临床上常在梨状窝涂表面麻醉剂麻醉喉上神经。

三、喉的肌肉

喉肌是发声的动力器官，其形状、位置、起止及连接状况均与功能活动密切相关，主要由迷走神经的肌支支配，均为横纹肌，肌腹细小，分为喉内肌和喉外肌。

（一）喉外肌

喉外肌指附着于颅底、舌骨、下颌骨、喉、胸骨等部分的肌肉，包括舌骨上下肌群和颈部带状肌，完成喉的整体运动。

1. 舌骨上方的肌肉可使喉随舌骨上升，包括二腹肌后腹、茎突舌骨肌，由面神经支配；二腹肌前腹、下颌舌骨肌，由三叉神经下颌神经的下颌舌骨肌支支配；颏舌骨肌，由舌下神经袢的颈神经第 1 ～ 2 支支配；咽中缩肌，由舌咽神经支配。

2. 使喉随舌骨下降的肌肉，包括胸骨舌骨肌、肩胛舌骨肌，由舌下神经袢的颈神经第 2 ～ 3 支支配。使喉上升而舌骨下降的肌肉为甲状舌骨肌，发声时在胸骨甲状肌的共同作用下，让舌骨固定，使甲状软骨向前下方倾斜，从而增加声带的张力。

（二）喉内肌

喉内肌指喉的肌肉起点和止点均在喉部，收缩时使喉的有关软骨发生运动。除杓横肌外，所有的喉内肌都是成对的（图 4-1-1-6，图 4-1-1-7）。

1. 环甲肌（cricothyroid muscle） 位于喉前方，起自环状软骨弓，附着于甲状软骨板下缘中后部。肌腹直部收缩时，使甲状软骨做前倾运动；肌腹斜部收缩时，使甲状软骨向前方滑动；两部肌纤维都收缩时，使甲状软骨做前下方运动。若甲状软骨固定，肌肉收缩使环状软骨板上缘和杓状软骨向后上运动。环甲肌收缩可拉长并紧张声带。

2. 环杓后肌（posterior cricoarytenoid muscle）位于喉后方，起自环状软骨板背面，向上外止于杓状软骨肌突的后面，收缩时，使声门裂张开（紧张声带）以便于呼吸，为喉肌中唯一的外展肌，如两侧同时麻痹，则有窒息的危险。

3. 环杓侧肌（lateral cricoarytenoid muscle）位于喉腔侧面，内面紧贴弹性圆锥外下。其外侧被甲状软骨板遮盖。肌纤维起自环状软骨弓上缘外侧、弹性圆锥外侧，向上后止于杓状软骨肌突前面。收缩时，声带突内转，向中央会合，声带内收，使声门裂膜间部关闭，声门裂后 1/3（软骨间部）呈三角形张开。

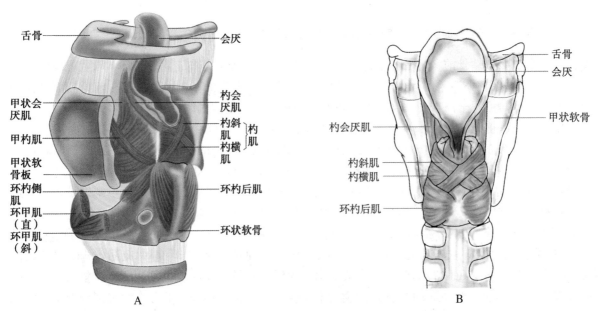

图 4-1-1-6　喉内肌侧面观（A）和后面观（B）

4．甲杓肌（thyroarytenoid muscle）包括由甲状软骨至杓状软骨的全部肌纤维束。一般似棱锥形，个体差异较大，肌纤维束方向复杂。此肌贴附在喉弹性膜外，主要部分在弹性圆锥与甲状软骨之间，分内、外两部。甲杓肌内侧部（声带部、甲内肌、声带肌）分为上部和下部，上部为室肌，较薄弱，位于室襞内、室韧带外侧，起止同室韧带，作用是使室襞缩短并接近；下部为声带肌，较发达，位于声襞内、声韧带外侧，起自甲状软骨前角下部，止于声带突，后部肌束厚于

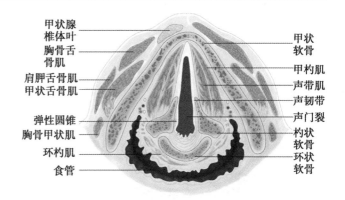

图4-1-1-7　喉内肌上面观

前部，收缩牵引杓状软骨向前方移动，声带后部弛缓，前部紧张并使声门裂狭窄。紧张范围可长可短，受声带肌活动的调节。甲杓肌外侧部（甲杓外肌）起自甲状软骨前角下半部，向后外上方止于杓状软骨肌突前内侧部的外侧缘，收缩使杓状软骨内转，声带松弛，声门裂软骨间部互相靠近甚至关闭。

5．甲状会厌肌（thyroepiglottic muscle）为甲杓肌上部肌纤维，向上止于杓状会厌襞和会厌软骨边缘，收缩使两侧杓状会厌襞分开，使喉口、喉前庭扩大。

6．杓肌（arytenoid muscle）起止在两侧杓状软骨后面和杓状会厌襞，收缩时两块杓状软骨靠拢，以闭合声门裂后部，分杓横肌、杓斜肌和杓会厌肌3部分。

喉内肌按功能分类：正常情况下，喉内肌两侧多同时动作，分为3类，见表4-1-1-1。

表4-1-1-1　喉内肌按功能分类表

功能	作用肌肉	肌肉名称
作用于声带	声带紧张肌	环甲肌、环杓后肌、杓肌（杓横肌、杓斜肌）
	声带弛缓肌	甲杓外肌、声带肌
控制声门裂	声门开大肌	环杓后肌
	声门缩小肌	杓横肌、杓斜肌、环杓侧肌、甲杓肌
控制喉口、喉前庭	扩大肌	甲状会厌肌
	缩小肌	杓会厌肌、杓横肌、杓斜肌

四、喉腔

喉腔（laryngeal cavity）是由喉支架、喉韧带、膜以及肌肉围成的管状空腔，上起自喉口，下止于环状软骨内壁下缘，下续气管。以声带为界，可将喉腔分为声门上区、声门区（喉中间腔）和声门下区（喉下腔）（图4-1-1-8）。

（一）声门上区

声门上区（supraglottic portion），位于声带上缘以上、喉口以下。喉口侧缘至杓状软骨尖为杓状会厌襞，此处黏膜表层与深层附着疏松，易发生水肿。襞内含有茎突咽肌、甲状会厌肌、杓会厌肌以及小角软骨和楔状软骨。位于喉口与室带之间者为喉前庭（vestibule of larynx），上宽下窄，呈漏斗形，前壁长于后壁。喉前庭前下部为会厌结节，两侧壁下方向腔中靠拢，移行于室襞，与其下方的声襞平行。室襞前端起自甲状软骨前角内面，止于杓状软骨前面，是声门区与喉前庭的分界线。室襞呈浅红色，内含室韧带、室肌、喉腺、脂肪，比声襞厚而柔软。发声时边缘呈凹面向上弧形，喉室开大，黏液流出，可润滑声带；呼吸时边缘展直，喉室呈窄隙状。两侧室襞之间的裂隙称为前

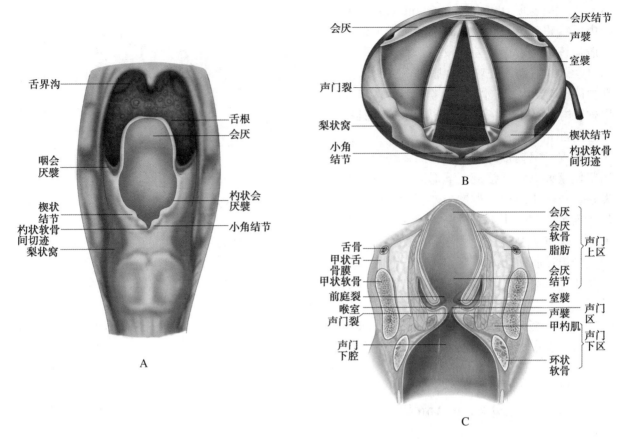

图 4-1-1-8 喉腔后面观（A）、上面观（B）、纵剖面观（C）

庭裂（vestibular fissure），较声门裂为宽。

（二）声门区

声门区（glottic portion）亦称喉中间腔，是界于两侧室襞（ventricular fold）和声襞（vocal fold）之间的喉腔。声襞与室襞之间的狭窄裂缝，为两侧喉室（ventricle of larynx）的入口。喉室向室襞的上外侧延伸呈囊状，达甲状软骨上缘平面为喉室小囊（喉室附部）。囊壁黏膜下层有丰富的黏液腺，分泌液体润滑声带。声襞前端起自甲状软骨板前角的内面，向后止于杓状软骨声带突。声带唇的游离缘较锐、坚韧、含血管少，活体呈白色。声襞前端交会处称为声带前连合（anterior commissure）（声带唇连合），此处黄色而富有弹性的结节名为黄斑，由声韧带内的弹性组织或软骨小块构成。

声门裂（fissure of glottis）为两侧声襞之间的裂隙、声门下腔入口，是喉腔最狭窄处，位于两侧声襞、杓状软骨底内侧缘、声带突之间，呈三角形，前窄后宽。其长度成年男子为 20 ～ 23mm，女子为 15 ～ 17mm。声带分为膜间部和软骨间部。膜间部指两声韧带之间，占全长约 2/3；软骨间部指两杓状软骨底内缘、声带突之间，占全长约 1/3，此部的黏膜为后连合（posterior commissure），呈黄色，是喉结核好发部位。

（三）声门下区

声门下区（subglottic portion）亦称喉下腔，位于喉腔最底部，为声带下缘以下至环状软骨下缘以上的喉腔，前界为环甲间隙，后界为环状软骨板，上部较扁狭，向下渐扩大为圆锥形。幼儿期该区黏膜表层与深层附着疏松，炎症时易发生水肿，常引起喉阻塞。

五、喉的神经、血管和淋巴

（一）神经

喉的神经为迷走神经的喉上神经和喉返神经（图 4-1-1-9）。

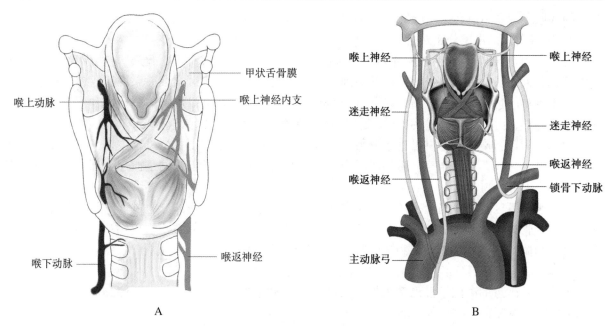

图 4-1-1-9 喉的神经和血管后面观（A，B）

1. 喉上神经（superior laryngeal nerve） 平舌骨大角处分为内、外两支。外支主要为运动神经，支配环甲肌和咽下缩肌；但也有感觉支穿环甲膜分布在声带、声门下区前部的黏膜。内支主要为感觉神经，与喉上动脉伴行，穿甲状舌骨膜，分布于会厌谷、会厌、声襞后部的声门裂上下方及口咽部。喉上神经阻滞一般在舌骨大角与甲状软骨上结节连线的中点偏内侧1cm处进针。

2. 喉返神经（recurrent laryngeal nerve） 迷走神经入胸腔后分出喉返神经，两侧径路不同。右喉返神经勾绕右锁骨下动脉上行于气管食管沟的前方，在环甲关节后方入喉，分为前、后支，前支支配环杓侧肌，后支支配环杓后肌、杓肌。左喉返神经勾绕主动脉上行于气管食管沟内，经环甲关节后方入喉。喉返神经主要为运动神经，支配除环甲肌外所有喉内肌，但也有感觉支分布于声门下腔、气管、食管和部分咽及喉部黏膜。由于左侧喉返神经径路较长，故临床损伤机会较多。

（二）血管

喉的动脉为来自甲状腺上、下动脉的喉上动脉（superior laryngeal artery）和喉下动脉（inferior laryngeal artery）（图4-1-1-9）。

1. 喉上动脉 颈外动脉起始处发出甲状腺上动脉，向前下走行，位于颈总动脉与喉之间，近喉上神经分支处发出喉上动脉。喉上动脉伴喉上神经喉内支，穿甲状舌骨膜供应喉上部黏膜；环甲动脉（喉中动脉）伴喉上神经喉外支，经咽下缩肌，穿环甲膜入喉。

2. 喉下动脉 由锁骨下动脉的甲状颈干分出甲状腺下动脉，上行并转向内侧，发出喉下动脉与喉返神经伴行，在环甲关节后方入喉，供应喉下部的肌肉、黏膜。

3. 喉的静脉 喉上静脉汇入甲状腺上、中静脉，最后汇入颈内静脉。喉下静脉汇入甲状腺下静脉，最后汇入无名静脉。

（三）喉的淋巴系统

喉的淋巴引流与喉癌的局部扩散及颈部转移有密切关系。胚胎发育期，喉的左右两半是各自发育的，故两侧淋巴管一般不交叉至对侧，各自引流至同侧淋巴结。喉的淋巴分成两个高度分隔的系统，即浅层和深层淋巴系统。

1. 浅层淋巴系统 为喉的黏膜内系统，左右互相交通。

2. 深层淋巴系统 为喉的黏膜下系统，左右互不交通。声门区几乎没有深层淋巴组织，故将声门上区和声门下区的淋巴系统相隔。又因左右彼此互不交通，故喉的深层淋巴系统可分成4个互相分隔的区域，即左声门上、左声门下、右声门上及右声门下区域。

3. 喉腔各区的淋巴分布及引流

（1）声门上区：声门上区在声带以上，包括会厌、杓状软骨、室带部、喉室，淋巴组织最丰富，淋巴管稠密而粗大。除喉室外，此区的毛细淋巴管汇集于杓状会厌襞合成一束淋巴管，穿甲状舌骨膜与喉上动脉、静脉、神经伴行，多数（约98%）沿甲状腺上动脉引流到颈总动脉和颈内静脉的颈深上淋巴结群，少数（约2%）引流入较低的淋巴结链和副神经淋巴结链。

（2）声门区：声带毛细淋巴管十分稀少，分布很分散，淋巴管则更少见，主要分布于复层鳞状上皮与声韧带之间，也见于声韧带和肌层内。声带游离缘两侧的淋巴管网于前连合部的黏膜下、声带突的黏膜上下处吻合。

（3）声门下区：较声门上区稀少，亦较纤细，可分为两部分，一部分通过环甲膜中部进入喉前淋巴结和气管前淋巴结（常在甲状腺峡部附近），然后汇入颈深中、颈深下淋巴结群；另一部分在甲状软骨下角附近穿过环气管韧带和环甲膜，汇入气管旁淋巴结，大部分向下汇入颈内静脉前外侧的颈深下淋巴结群，小部分汇入锁骨上淋巴结。

环状软骨附近的声门下淋巴系统收集来自左右两侧的淋巴管，然后汇入两侧颈深淋巴结群，故声门下癌有向对侧转移的倾向。

六、喉的间隙

喉有5个主要间隙，即会厌前间隙、声门旁间隙、声门下间隙、环甲间隙和任克间隙。了解这些间隙，对了解喉癌的局部扩散和外科治疗具有重要意义。

1. 会厌前间隙（preepiglottic space） 形如倒置的锥体，上宽下窄，位于会厌之前。上界：舌骨会厌韧带；前界：甲状舌骨膜和甲状软骨板前上部；后界：舌骨平面以下的会厌软骨。会厌前间隙充满脂肪组织。

2. 声门旁间隙（paraglottic space） 位于甲状软骨板内膜和甲杓肌之间，左右各一，向上和会厌前间隙相通。前外界：甲状软骨板内膜；内界：喉弹性膜的上部、喉室和甲杓肌；内下界：弹性圆锥；后界：梨状窝内壁黏膜转折处。

3. 声门下间隙（infraglottic space） 上界为声韧带及弹性圆锥，下界为环状软骨。这一间隙左右之间不存在分界，血管和淋巴管左右交通。

4. 环甲间隙（cricothyroid space） 位于环甲膜与环甲肌之间，与喉癌转移、喉外伤和喉手术密切相关。外伤性声门下喉裂常引起广泛的瘢痕形成。

5. 任克间隙（Reinke's space） 位于声带游离缘下层和声韧带之间的潜在微小间隙,左右各一,占声带游离缘的全长。正常时该间隙难以辨认，炎症时上皮下层水肿，该间隙扩大。声带息肉易于此形成。

第二节　喉应用生理学

喉既是发声器官，又是呼吸道的门户，其主要功能是呼吸、发声、保护和吞咽。

一、呼吸功能

喉是呼吸通道的重要组成部分，喉的声门裂为呼吸通道最狭窄处，正常情况下中枢神经系统通过喉神经支配声带的运动，可调节声门裂的大小。平静呼吸时，声带位于轻外展位（声门裂大小约13.5mm）。吸气时声门裂稍增宽，呼气时声门裂稍变窄。剧烈运动时，声带极度外展，声门裂开大，使气流阻力降至最小。

二、发声功能

喉是发声器官，发声的主要部位是声带。正常人在发声时，先吸入空气，然后将声带内收、拉紧，并控制呼气，自肺部呼出的气流冲击靠拢的声带使之振动即发出声音。声音的强度取决于呼气时的声门下压力和声门的阻力，声调取决于振动时声带的长度、张力、质量和位置。

喉部发出的声音称为基音，受咽、口、鼻、鼻窦（共称上共鸣腔）、气管和肺（共称下共鸣腔）等器官的共鸣作用而增强和使之发生变化，成为日常听到的声音。至于构音则由舌、唇、牙及软腭等所完成。

三、保护功能

喉的杓状会厌襞、室带和声带，类似瓣状组织，具有括约肌作用，能发挥保护下呼吸道的功能。杓状会厌襞含有甲杓肌及杓间肌纤维，当它收缩时会关闭喉入口，可以防止食物、呕吐物及其他异物落入呼吸道，形成第一道防线。喉室带的下面平坦，上面则呈斜坡状。当室韧带外侧的肌纤维收缩时，室带内缘可以互相接触，关闭喉的第二个入口，形成第二道防线。因其上斜、下平的外形，喉室带也有活瓣的作用，气流易进难出。在咳嗽反射时，室带关闭迅速，为时短暂；但在固定胸部时，动作缓慢，关闭持久。室带的主要功能为增加胸腔内压力，完成咳嗽及打喷嚏动作，大小便、呕吐、分娩及举重时，要求固定胸部升高腹腔压力，此时室带的括约肌作用极为重要。切除声带之后，室带的作用更显重要。声带上面平坦，下面呈曲面，可阻碍空气进入，当声门下气压升高时，易使声门开放，空气难进易出，与喉室带作用相反。声带关闭可以抵抗咽腔内气压13kPa，而不使空气进入。两侧声带接近后在其下方形成圆拱形轮廓，两侧室带接近后则在其上方形成形态相似、方向相反的圆拱形轮廓，使闭合的声门区不致为自上向下或自下向上的气流所冲开。声带和室带对气流开声门的能力可数倍于室带抵抗气流自下向上冲开声门的能力，故喉阻塞时呼吸困难以吸气性呼吸困难为主。声带的括约肌作用使声带内收、声门闭合，可形成第三道防线。

四、吞咽功能

吞咽时，喉头上升，喉入口关闭，呼吸受抑制，咽和食管入口开放，这是一个复杂的反射动作。食物到达下咽部时，刺激黏膜内的机械感受器，冲动经咽丛、舌咽神经和迷走神经的传入纤维到达延髓的孤束核，以及脑干的网状系统和疑核。疑核通过传出神经纤维，使内收肌收缩，同时抑制环杓后肌的活动，使声门紧闭，声带拉紧；而脑干的网状系统抑制吸气神经元，使呼吸暂停；如果食物进入喉的入口（常发生于婴儿）则会刺激喉上区域黏膜的感受器而增强这种反射。

喉外肌亦参与吞咽反射，正常吞咽时，由于甲状舌骨肌的收缩和环咽肌的松弛，使甲状软骨与舌骨接近，喉头抬高。

通过X线的观察，当食团积聚于会厌上时，喉和舌骨向上，同时舌骨旋转，其大角呈水平位，使会厌倒向咽后壁，阻止食物外溢；在吞咽时，随着食团向下移动，舌骨体更向甲状软骨靠近，此时喉腔前后径约为平静呼吸时的1/3。喉关闭运动的最后动作是位于食团通道中的会厌突然下降，关闭喉入口。

五、喉的循环反射系统

主动脉压力感受器的传入纤维，经过喉的深部组织、交通支、喉返神经感觉支，传至中枢神经，形成反射弧。喉内这些神经如果受到刺激则会减慢心率或出现心律不齐。喉内表面麻醉，不会消除这种反射，因为神经纤维位置深。但当施行气管插管和喉、气管支气管镜检查喉部扩张时，则会引起这一反射，此反射可用阿托品抑制。

（刘　莎）

第二章　喉部检查方法

概　　述

　　喉部检查主要包括喉的外部检查、间接喉镜检查、直接喉镜检查、喉纤维内镜检查、喉动态镜检查、喉功能检查及喉影像学检查等。

　　在进行喉部检查前，先询问病史、分析症状，并要注意患者的全身情况，包括表情、气色、呼吸、体态、步态及紧张程度等。遇有明显喉阻塞时，可根据主要的病史和症状做出初步诊断。首先解决呼吸困难和紧急的治疗问题，迅速抢救患者生命，待病情稳定后再进行常规的喉部检查。

第一节　喉的外部检查

　　首先观察喉的外部有无畸形，大小是否正常，位置是否在颈前正中，两侧是否对称，喉部有无肿胀。触诊时用拇指、示指捏住喉体向两侧推移，可扪及正常喉关节的摩擦和移动感觉，如病变累及喉内关节，这种感觉往往消失。另外注意喉部有无触痛、颈部有无肿大的淋巴结或皮下气肿等。在进行气管切开术时，喉的触诊尤其重要，以环状软骨弓为标志，找到和其下缘连接的气管。

第二节　间接喉镜检查

　　间接喉镜检查是临床最常用、最简便的检查法。将间接喉镜置于口咽部，观察镜中喉与喉咽部的影像。检查时让受检者正坐，上身稍前倾，头稍后仰，张口，将舌伸出。检查者先调整额镜对光，使焦点光线能照射到悬雍垂，然后用纱布包裹舌前部1/3，以左手拇指（在上方）和中指（在下方）捏住舌前部，把舌拉向前下方，示指推开上唇抵住上列牙齿，以求固定。用右手按执笔姿势持间接喉镜，稍加热镜面，使不起雾，以手背试测，切勿过热。将喉镜伸入咽内，镜面朝向前下方，镜背紧贴悬雍垂前面，将悬雍垂及软腭推向上方，避免接触咽后壁引起恶心。检查者可根据需要，略转动和调整镜面的角度及位置，首先检查舌根、舌扁桃体、会厌谷、喉咽后壁、喉咽侧壁、会厌舌面及游离缘、杓状软骨及两侧梨状窝等处。然后嘱受检者发"衣——"的声音，使会厌上举，此时可观察到会厌喉面、杓状会厌襞、杓间区、室带及声带与其闭合情况（图4-2-2-1）。

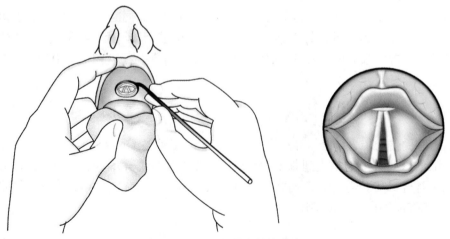

图 4-2-2-1　间接喉镜检查法

在正常情况下，喉及喉咽左右对称，梨状窝无积液，黏膜呈淡红色，声带呈白色条状。发"衣"声时，声带内收，向中线靠拢，深吸气时，声带分别向两侧外展，此时可通过声门窥见声门下区及部分气管软骨环。检查时应注意观察喉的黏膜色泽，有无充血、水肿、增厚、溃疡、瘢痕、新生物或异物存留等，同时观察声带和杓状软骨活动情况。

若会厌不能上举妨碍观察时，可让受检者发高音的"衣"声，以便暴露声门。若经上述努力仍检查困难时，可在黏膜表面麻醉后，让受检者自己拉舌，检查者用左手持喉镜，右手持会厌拉钩或喉用卷棉子将会厌拉起，进行检查。

对于咽反射敏感者，可于悬雍垂、软腭和咽后壁处喷以 1% 丁卡因 2 ~ 3 次，表面麻醉黏膜后再进行检查。若间接喉镜检查不成功，可使用喉纤维内镜、电子喉镜或直接喉镜检查。

第三节　喉纤维内镜检查

一、喉纤维内镜

喉纤维内镜（fibrolaryngoscope）又称纤维喉镜，于 1968 年由 Sawashima 与 Hirose 首次介绍。其原理是利用透光玻璃纤维的可曲性、纤维光束亮度强和可向任何方向导光的特点，制成镜体细而软的喉镜。其外径 3.2 ~ 6.0mm，长度 300mm 以上，远端可向上弯曲 90° ~ 130°，向下弯曲 60° ~ 90°，视角为 50°。光源是用卤素灯的冷光源（图 4-2-3-1）。

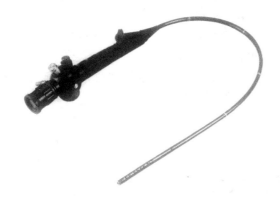
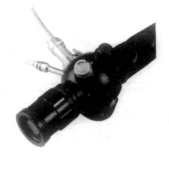

图 4-2-3-1　喉纤维内镜

检查时患者取坐位或仰卧位，在鼻、咽喉处施以表面麻醉。检查者左手握镜柄的操纵体，右手持镜杆远端，轻轻送入鼻腔，沿鼻底经鼻咽部，进入口咽，调整远端伸至喉部。可观察舌根、会厌谷、会厌、杓会厌襞、梨状窝、室带、喉室、声带、前连合、后连合及声门下区。

喉纤维内镜可顺利检查颈部有畸形和张口困难者，亦可用于年老体弱者。若镜管同时配以负压吸引及活检钳插入通道，可同时进行吸引及局部活检。同其他喉内镜一样，喉纤维内镜观察到的喉像为间接喉镜像的倒像。

喉纤维内镜的优点在于：①患者痛苦小，创伤小；②操作简便，更利于在自然的发音状态下观察喉部各种病变，并不影响言语结构；③镜管末端可接近解剖及病变部位，利于声门上区的检查，并可同时观察鼻、咽部的病变。对颈短、舌体肥厚、咽腔狭小及婴儿型会厌患者也可获得良好的检查效果；④镜体细软，可以弯曲，患者不需要特殊体位，特别是对于颈部畸形、张口困难及体弱、危重患者均可进行检查；⑤与照相机、录摄像设备连接，便于研究和教学。

喉纤维内镜的主要缺点是物镜镜面较小，镜管较长，产生鱼眼效应，图像容易失真变形，颜色保真程度低。

二、电子喉纤维内镜

电子喉纤维内镜影像系统是在纤维内镜尖端配以电荷耦合装置，获得的影像转换为电子信号后传输，同时可连接于数字影像处理系统，进行实时动态处理、重建放大，并可避免传统喉镜影像上的蜂房影像。由于最初的尖端相对较厚，最初用于胃肠道的检查，后用于支气管镜检查。1993 年鼻喉电子内镜影像系统投入市场，比传统的喉纤维内镜具有更佳的分辨率。

第四节　直接喉镜检查

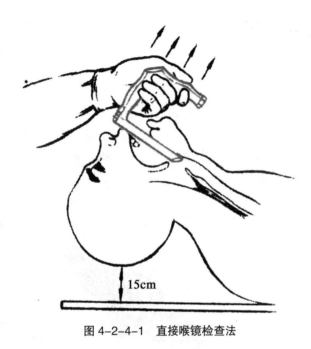

图 4-2-4-1　直接喉镜检查法

直接喉镜（direct laryngoscope）检查不是喉的常规检查方法，现已很少用于喉腔检查，主要用于喉腔手术（如可根除的小肿瘤，取出异物，切除瘢痕，扩张喉腔等），导入小儿支气管镜，气管内插管及气管内吸引。该检查法没有绝对禁忌证。但对体质十分虚弱、严重高血压、严重心脏病、妊娠晚期、严重颈椎病者须十分谨慎。

直接喉镜按其用途不同分为普通直接喉镜、前连合镜、侧开式喉镜、薄片型喉镜（麻醉喉镜）、支撑喉镜几种类型。

直接喉镜检查通常在表面麻醉下进行，对少数颈椎短粗的成人或不配合者可在全身麻醉下进行，注意麻醉要充分，以免在操作过程中出现喉痉挛。操作方法如图 4-2-4-1 所示。

（仝庆忠）

第五节　频闪喉镜检查

频闪喉镜检查（strobolaryngoscopy）作为嗓音功能检查的重要手段之一，通过对快速声带振动慢相的观察，获得声带振动特征的多种信息，以弥补喉纤维内镜与直接喉镜在这方面的不足。

频闪喉镜下观察的指标包括声带的振动方式、振动对称性及周期性、黏膜波特点、声门闭合特点、声门上结构代偿情况等。黏膜波是评价声带振动的重要特征，发音时声门下气流冲击声带，被覆层在相对固定的体层上产生周期性的位移，声带黏膜波动，自下而上跨越声带垂直断面，并由内向外传播，从而产生了黏膜波。正常情况下两侧声带对称，振动幅度均匀，黏膜波振动正常，声门闭合良好。发低音时，声带振动速度慢，振幅大；发高音时，振动速度快，振幅小。在发音不当或病理状态下，根据病情轻重，声带振动不规则或双侧不对称；振动幅度变慢，振幅减小；声带黏膜波振动减弱或消失；声门闭合不良；声门上结构呈现异常的前后或左右"挤压"。

频闪喉镜较喉纤维内镜具有放大作用，可获得更为清晰的影像，且无鱼眼效应，对于喉功能的观察更为全面。对于咽反射敏感、不能耐受经口硬质镜检查患者，可以应用纤维频闪喉镜进行检查。频闪喉镜结果的评定需具备丰富的嗓音学知识和声学知识，才能避免误诊和漏诊。

第六节　喉肌电图检查法

肌电图是一种神经肌肉检查技术，用于诊断各种神经损伤及神经肌肉障碍。喉肌电图（laryngeal electromyography，LEMG）通过测试喉肌及其支配神经肌电活动，对喉神经肌肉病变的诊断具有决定性作用，其作用包括确定声带运动障碍的性质（如喉神经麻痹或环杓关节固定），辨别喉神经损伤的部位（喉上神经或喉返神经损伤），评估声带麻痹患者的预后，选择治疗方法等。随着甲状腺及其他颈部手术的广泛开展，为防止喉返神经损伤，还可在手术同时进行喉神经功能监测。

喉肌电图基本的评估应包括环甲肌、甲杓肌及环杓后肌的肌电特征。肌电图分析包括：静止状态下自发性活动特征；单个运动单位电位特征；喉肌收缩的力量增加时，筹集电位特征。此外，还可以通过喉神经传导功能检查评价神经的损伤情况。正常喉肌运动单位肌电波形多为双相或三相，随喉肌活动增强，募集运动单位增多，呈干扰相电位；喉神经传导功能正常。喉神经完全损伤者患侧相应喉肌肌电呈近静息状态，募集电位不明显；神经诱发电位消失。喉神经不完全损伤者患侧相应喉肌正常运动单位电位中夹杂失神经电位纤颤波和（或）正锐波或再生电位（多相位电位）；喉肌收缩时募集电位稀少，呈现为单纯相或混合相；喉神经诱发电位的潜伏期明显延长，波幅减小，时程明显延长或缩短。声带机械性运动障碍通常拥有正常的喉肌电图特征。

此外，喉肌电图还有利于神经 - 肌肉接头病变的诊断，此类疾病以重症肌无力为代表，虽然此类患者很少出现咽喉科临床症状，但部分患者已有喉部肌肉受累的电生理征象，表现为喉肌肌电重复神经刺激衰减率＞10%。喉肌重复神经刺激阳性敏感度高，可为重症肌无力早期诊断提供参考。

喉肌电图的结果分析应与临床相结合，肌电图检查必须经过专业培训；由于操作具有一定侵袭性，检查过程中有些患者会有不适的感觉。

第七节　嗓音功能检查

国际上尚未制定出统一的评估标准，目前嗓音功能评估主要包括：声带振动特征评价，发音质量的主、客观评估，喉肌电生理功能评估，气流动力学评估，pH 监测，感觉功能评估，吞咽功能评估，影像学评估等方面。

1. 喉部病变与声带振动评估　对于高速振动的声带需运用特殊方法对其振动特性进行定量、定性研究。目前除喉纤维内镜、电子内镜外，频闪喉镜检查与其他测量技术联合，通过观察声带快速振动的慢相，进一步了解声带振动状况，已在临床广泛应用。喉高速摄影与超高速摄像技术可观察高速运动的声带，但目前尚未广泛开展。其他还包括喉记波扫描分析、声门图等评价手段。

2. 发音质量评估　从主、客观不同角度对嗓音声学特征进行分析。

（1）主观声学评价：训练有素的专业人士的"耳朵"对声音具有最佳辨别能力，主要根据音调、响度、音质、持续时间等特征进行判定。目前对于声音嘶哑的主观感知评价应用最为普遍的是日本言语与语音学会提出的 GRBAS 评估标准：G（grade）：声音嘶哑总评分；R（roughness）：粗糙声；B（breathiness）：气息声；A（asthenic）：弱音；S（strained）：紧张型音质。发音质量另一主观判定方法为与患者嗓音功能相关的生活质量的评价，可通过直接询问或特殊设计的问卷进行分级，最常应用的为嗓音障碍指数（voice handicap index，VHI）量表。

（2）客观声学评估：嗓音客观物理声学分析是运用专用计算机软件对嗓音的物理学特性进行客观分析，临床应用比较多的参数包括频率、声强、微扰值、噪声谱、共振峰等。

3. 喉肌电图检查　详见本章第六节。

4. 气流动力学评估　有利于了解生理与病理状态下发音时生物动力学改变，确定发音的有效性。评估除了传统的肺功能检查项目外，还包括：平均气流率、口内压、声门下压、最长发音时间等参数。

5．其他　感觉与吞咽功能评价主要应用于合并吞咽功能障碍者，动态24h双探头pH监测已应用于研究发音障碍与反流性疾病间的相关性研究，影像学检查有助于发音障碍病因的查找和鉴别诊断。

第八节　喉影像学检查

喉部传统的影像学检查包括X线平片、体层摄影、喉造影等，这些检查方法由于分辨率较低，操作复杂，常常不能获得满意的图像，因此不能满足临床的需要。CT和MRI在临床应用以后，大大提高了组织的分辨率，从而进一步拓展了影像学在临床上的应用范围，实现了喉部影像表现的多元化。

1．X线检查　①X线平片：组织的分辨率较低，常常需要借助对比剂即造影检查，来实现对软组织的观察。②体层摄影及造影检查：目前已较少采用。

2．CT检查　喉与喉咽部高分辨率CT扫描特别是多排螺旋CT的问世已成为极为重要的影像学检查方法。喉部CT扫描主要范围在甲状软骨上1cm处至环状软骨下1cm。还可以有选择地应用增强扫描提高病变与正常组织之间的差别，有助于提高病灶的显示率和检出率，同时还能显示颈部的深在血管，并可以与淋巴结相鉴别。如果怀疑有肿瘤，扫描范围应尽量扩大，应包括颈部淋巴结转移的好发区域，甚至上纵隔。

3．MRI检查　喉部MRI扫描，体位要求与CT大致相同。MRI显示喉内软组织结构较好，且对于喉部淋巴结的显示有较大优越性。由于扫描时间较长，因吞咽及运动产生的伪影会影响图像质量。

（徐　文）

第三章　喉先天性疾病

概　述

　　常见的喉先天性疾病包括先天性声门下狭窄、先天性喉囊肿或肿瘤、先天性喉蹼、先天性声门下血管瘤、喉软骨软化症等，有些病例患有多种畸形。

第一节　先天性声门下狭窄

　　先天性声门下狭窄（congenital subglottic stenosis）是婴儿引起严重气道阻塞的常见原因。狭窄的部位可位于声带下至环状软骨区，但一般发生于声门下的最宽处。婴儿声门下腔正常直径范围为5～6mm，如小于4mm视为有先天性声门下狭窄。一般认为是弹性圆锥发育障碍所致；也可能有软骨畸形，特别是环状软骨发育异常。

　　【临床表现】　常在出生后即出现喉喘鸣声，喘鸣一般在吸气和呼气时均出现。出生时有严重声门下狭窄的婴儿，通常有呼吸窘迫和发绀。而在一些最轻度的声门下狭窄，仅在呼吸道有感染时才有喉喘鸣。可能同时患有其他喉气管先天性畸形，包括喉软骨软化症、喉蹼、气管软化症、气管狭窄等。

　　【诊断】　直接喉镜检查一般显示狭窄于声带平面下2～3mm处，狭窄区组织质地坚实，无肿胀感，常呈现四周软组织环绕的放射状狭窄，也可表现为双侧组织膨出形成一个裂缝状腔道。根据喉镜检查，结合临床表现和影像学检查，如颈侧位X线、CT和MRI检查可确定诊断。

　　【治疗】　绝大多数先天性声门下狭窄患儿需要进行气管切开术，因为狭窄的气道随时可发生呼吸道感染，使环状软骨内圆形腔黏膜发生炎性水肿，阻塞分泌物的排出而呈现严重的呼吸困难。在气管切开术后，最常用的治疗是在间隔2～6周后采用喉扩张器或合适直径的支气管镜行狭窄段扩张。扩张术的并发症罕见，有肺气肿和纵隔气肿。

　　喉外径路的手术尚有争议，除可能发生拔管困难外，也会影响喉的生长发育。对于反复连续扩张无效果，累及声门或上段气管，伴环状软骨畸形且随生长发育症状无改善者，可考虑喉开放性手术。

第二节　先天性喉囊肿

　　先天性喉囊肿（congenital laryngeal cyst）病因尚不明确，约40%在出生后数小时发现，95%在出生后6个月内有症状。常见症状为喉鸣，因囊肿突入或压迫喉腔所致。喉鸣多为双相性，但以吸气性和持续性喉鸣为主，头伸展时减轻，声音低沉。重者伴有呼吸困难、发绀，可有吞咽困难和误吸引起呛咳。并发感染者可有疼痛、发热等（图4-3-2-1；彩图4-3-2-1）。

　　约20%的患儿需要紧急处理，通常在喉内镜直视下抽吸囊内液体或切开引流，亦可用杯状喉钳咬除部分囊壁，注意保持呼吸道通畅。如有感染，可予抗生素治疗，炎症消退后手术；如形成脓肿，切开引流。

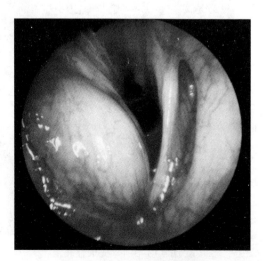

图4-3-2-1　先天性喉囊肿

[附] 先天性喉气囊肿

由喉室小囊异常扩张所致，分为喉内型、喉外型和混合型。喉内型多见，由声带与喉室带之间凸至喉腔，可引起喉鸣、发音异常和呼吸不畅。因只有充满气（液）体时才出现，所以多为间歇性。做 Valsava 运动、深呼吸、剧烈咳嗽、哭啼或用力吞咽时囊肿增大，症状加重；囊肿压之可缩小。气囊肿大者可引起呼吸困难。喉外型气囊肿出现于颈部，多从甲状舌骨膜喉上神经和血管处穿出，也有从环甲膜穿出、位于甲状软骨下方者。混合型气囊肿同时出现于喉内和颈部，在甲状舌骨膜有一峡部相连。喉内镜、CT 和 MRI 检查可明确喉气囊肿的类型、位置和毗邻关系，常需多次检查才能明确诊断。

如无症状，无须处理；症状轻的小囊肿，可待患儿稍大后处理；喉内镜下激光切除；喉外型者取颈部横切口，剥离囊肿至甲状舌骨膜，结扎切除；气道阻塞严重者需气管切开。

第三节　先天性喉蹼

先天性喉蹼（congenital laryngeal web）是喉腔内有一个先天性膜状物，约占喉先天性疾病的 10%，是胚胎发育异常所致。

喉蹼的部位和大小不同，症状也不同。出生后声音嘶哑或低弱，甚至无哭声。较大者伴呼吸困难、发绀，甚至窒息、死亡。直接喉镜下可见白色或淡红色膜状物（图 4-3-3-1；彩图 4-3-3-1）。根据其发生部位可分为声门上、声门和声门下喉蹼，其中声门喉蹼最常见，偶见双喉蹼者。

呼吸困难严重者应立即在直接喉镜下用婴儿型支气管镜或喉剪（钳）切开，轻者可在手术显微镜或电视监视器下微创或激光手术。

[附 1] 先天性喉闭锁

先天性喉闭锁，出生时喉腔不能通气（图 4-3-3-2；彩图 4-3-3-2），为最严重的先天性喉狭窄。

产科医师应提高对此病的认识，如发现新生儿无哭声，有呼吸动作，但无空气吸入时，应立即在直接喉镜下，用婴儿型支气管镜穿破膜性闭锁进入气管内，给氧及人工呼吸。若为软骨性闭锁，支气管镜不能伸入气管内，应立即做气管切开术，开放呼吸道。若不立即治疗，多于出生后不久死亡。

[附 2] 先天性喉软骨畸形

先天性喉软骨畸形包括会厌过大或过小、会厌两裂、甲状软骨异常，有的具有多种畸形。先天性环状软骨畸形易被忽视。会厌过大和会厌两裂时软骨多较柔软，易向后倾，吸气时能被吸进喉入口，而发生喉鸣或梗阻性呼吸困难。

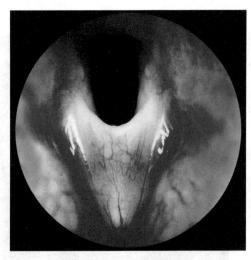

图 4-3-3-1　先天性喉蹼

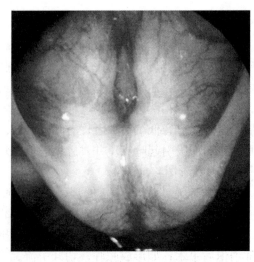

图 4-3-3-2　先天性喉闭锁

甲状软骨部分缺如或软骨软化，吸气时软骨塌陷，喉腔缩小，亦可引起喉鸣或梗阻性呼吸困难。

第四节　先天性声门下血管瘤

先天性声门下血管瘤（congenital subglottic hemangioma）是一种少见的先天性疾病，常发生在声门下腔后部黏膜下较深处，女性多见，约为男性的 2 倍，多数伴有其他部位的先天性血管瘤。

【诊断】　出生时或出生后半年内出现吸气性喉鸣，伴轻重不等的呼吸困难，哭闹时加重，偶见发声含糊、微弱或声嘶。主要诊断方法是直接喉镜或喉纤维内镜检查，见声门下区有基底广、光滑、质软的肿物或黏膜隆起，呈紫红色或灰色，界线不清楚，颈部影像学（X 线拍片、CT 或 MRI）检查可见声门下区不对称性肿块。因极易出血，应慎行活检。

【治疗】　可自行消退，一般 1 岁前生长较快，2～3 岁后生长缓慢或消退。若无症状可暂不治疗。如果呼吸困难严重，可在气管切开后或内镜下局部激光治疗，选用二氧化碳激光或 Nd：YAG 激光，根据病变范围一次或分次完成。气管切开时应避开声门下区血管瘤的部位，以免出血。其他可供选择的方法有局部注射硬化剂、给糖皮质激素、冷冻和放射治疗等。若呼吸道出血或狭窄，可用腔内支架。大的血管瘤切除后可用肋软骨瓣行喉气管重建。

第五节　先天性喉下垂

胚胎期喉部位置较高，出生前开始下降，新生儿环状软骨位于第 4 颈椎平面，6 岁时位于第 5 颈椎，13 岁时位于第 6 颈椎。由于先天发育异常，喉开始位置即低，若再继续下降，气管第一环下垂至胸骨上缘平面，即可诊断为先天性喉下垂（congenital laryngoptosis）。严重者甚至整个喉部位于胸骨后，在胸骨上缘只能触及甲状软骨上切迹。

【诊断】　临床表现可仅有声音改变，发音低沉、单调，不能发高音。视诊可见喉随主动脉而搏动。直接喉镜检查，喉内各组织无异常，但可发现声带位置甚低，经声门很容易看到气管隆嵴。颈部触诊喉位或甲状软骨较低，或位于胸骨后。颈侧 X 线拍片、CT、MRI 检查均有助于诊断。注意与喉下纤维组织、肿大淋巴结、动脉瘤以及因为新生物的牵引或压迫所引起的后天性喉下垂鉴别。

【治疗】　先天性喉下垂无须手术治疗。若因其他疾病需做气管切开术时，因为喉部位置较低，不易找到气管，手术非常困难，且易发生纵隔气肿、气胸或喉狭窄等并发症，因此最好做气管插管术。若喉内插管不成功，可做甲状舌骨膜切开，将气管套管由此插入声门。

第六节　先天性喉软骨软化症

先天性喉软骨软化症（congenital laryngomalacia）又称喉软化症，是婴儿先天性喉喘鸣最常见的原因。

【病因】　喉软骨软化多因妊娠期营养不良、缺钙及其他电解质不平衡，导致喉部组织（尤其是会厌、杓状软骨和杓状会厌襞）过度柔软和松弛，吸气时过软的组织易向喉内卷曲，堵塞喉腔而发生喉喘鸣。近年来报道与常染色体显性遗传有关。

【诊断】

1. 详细了解病史，如妊娠分娩情况，喉喘鸣起始时间、性质、轻重程度、与体位的关系。喉喘鸣多在出生后即出现，也可发生于出生后数周，其声音有尖声、粗声、震颤声、梗阻声之别，为吸气性喉喘鸣，有的随体位而改变，仰卧时明显，俯卧位时减轻或消失。另一特点是哭声和咳嗽声正常。病情轻者，喉喘鸣声为间歇性，安静或睡眠时多消失，哭闹或躁动时明显。病情较重者，多为持续性，严重时并发呼吸困难和发绀。

2．检查口腔、咽部、颈部　直接喉镜检查是最有效的方法，可见喉组织软而松弛，吸气时喉上组织向喉内卷入，呼气时吹出，当直接喉镜伸至喉前庭时喉喘鸣消失，检查其他部位无异常发现，再结合病史即可确诊。可分为3型：Ⅰ型，杓状软骨黏膜向喉腔脱垂；Ⅱ型，杓状会厌襞缩短；Ⅲ型，会厌后移。部分患儿为Ⅰ型和Ⅱ型的混合型。以金属吸引管吸引喉入口处引发会厌、杓状软骨向喉腔脱垂，出现 Narcy 征阳性，为诊断依据之一。由于新生儿喉部组织娇嫩，会厌短小而卷曲，用直接喉镜检查容易滑脱，应防止引起喉痉挛和呼吸困难。纤维喉镜检查方便易行。

3．影像学检查（颈胸部正、侧位 X 线拍片，CT，MRI 等）对诊断亦有帮助。

【鉴别诊断】　喉部囊肿、肿瘤、喉蹼、会厌过大、会厌两裂等经直接喉镜检查即可明确诊断。先天性喉裂的诊断比较困难，常被漏诊，检查时必须注意杓状软骨之间有无裂隙。若检查声门上部和声门，不能确定喉喘鸣的病因时，应做支气管镜检查，与气管支气管软化症鉴别。

【治疗】　轻度或中度先天性单纯性喉喘鸣无呼吸困难者，不影响患儿一般生活，治疗主要是精心护理和加强喂养。母亲和患儿应服足量钙和维生素 D，多晒太阳，预防呼吸道感染。一般在 6 ~ 18 个月后喉腔增大，喉组织渐变正常，喉喘鸣即渐消失。倘有呼吸困难和发绀者应行气管切开术。应特别注意预防呼吸道感染。近年来多采用内镜下声门上成形术，用纤维喉钳或喉剪切除覆盖于杓状软骨上多余的黏膜，必要时连同楔状软骨和杓会厌襞上臃肿的黏膜一并切除，但必须保留杓间区黏膜以免瘢痕粘连。将会厌适当修剪并行会厌前固定术。若杓间区有粘连，可用二氧化碳激光将其分离。二氧化碳激光行声门上成形术具有出血少、准确性高的优点。

[附] **Roger 关于重度喉软化症的诊断标准**

1．平静时呼吸困难和（或）活动时重度呼吸困难；

2．进食困难；

3．身高和体重增长迟缓；

4．睡眠窒息或阻塞性通气不足；

5．无法控制的胃食管反流；

6．有因阻塞性呼吸困难而行气管插管术的病史；

7．活动时有低氧血症和（或）高二氧化碳血症；

8．随窒息或阻塞性通气不足而出现睡眠监测的异常记录。

（牟忠林）

第四章 喉炎性疾病

概 述

本章重点讲述喉的急、慢性非特异性炎症。其中，急性会厌炎和小儿急性喉炎是耳鼻咽喉科常见急症，严重者可危及生命，掌握其临床表现及治疗是及时救治患者的基础。急、慢性喉炎也是本科常见疾病，本章较详尽地讲解了其病因、临床表现及治疗。

第一节 急性会厌炎

急性会厌炎（acute epiglottitis）是以会厌黏膜为主的急性炎症，起病突然，进展迅速，可引起喉阻塞而窒息死亡，分为急性感染性会厌炎和急性变态反应性会厌炎两类。

一、急性感染性会厌炎

【病因】

1. 细菌或病毒感染是最常见的病因，以 B 型流感嗜血杆菌最多，也可与病毒混合感染。
2. 外伤、异物、刺激性食物、有害气体、放射线损伤等。
3. 邻近组织感染，如急性扁桃体炎、急性咽炎、口腔炎、鼻炎等蔓延至会厌。

【临床表现】

1. 症状

(1) 发病情况：起病急骤，常在夜间突然发生，多有畏寒、发热及全身不适。

(2) 咽喉肿痛：为其主要症状，吞咽时加剧。

(3) 呼吸困难：以吸气性呼吸困难为主，可伴吸气性喘鸣声，但发音多正常。如病情恶化，可迅速窒息。

(4) 吞咽困难：轻者咽部阻塞感，重者饮水呛咳，口涎外流。

2. 检查

(1) 注意患者全身情况，并应详细询问病史。

(2) 喉镜检查：可见会厌舌面弥漫性充血、肿胀，重者如球形，如有脓肿形成，多偏于会厌舌面一侧，表面可见脓点。由于会厌明显肿胀，使声门无法窥清。

(3) 实验室检查：白细胞总数增加，中性粒细胞增多。

(4) 影像学检查：一般少用，对于不易配合小儿，颈部侧位片有助于诊断。

【诊断】 对于急性喉痛且吞咽加重者，口咽部检查无特殊病变，或虽有炎症但不足以解释其症状者，应考虑急性会厌炎并及时检查。

【鉴别诊断】

1. 急性喉气管支气管炎 多见于 3 岁以下婴幼儿，常先有轻微咳嗽，随后出现哮吼性干咳、喘鸣、声音嘶哑及吸气性呼吸困难。

2. 喉白喉 常见于儿童，起病缓慢，全身中毒症状较重，常有"空空"声咳嗽、进行性呼吸困难、声嘶等。颈部淋巴结有时肿大，重者呈"牛颈"状。咽喉拭子涂片及培养可找到白喉杆菌。

3. 会厌囊肿 起病缓慢，无全身症状，喉镜检查可确诊。

【治疗】 治疗以抗感染及保持呼吸道通畅为原则，重者应及时收入院观察，并准备好气管切开等抢救措施。

1．足量使用抗生素和糖皮质激素，以抗感染、减轻水肿。

2．保持水、电解质平衡，注意全身状况。

3．会厌脓肿形成后，可在吸氧、保持气道通畅（如气管插管、气管切开）下，及时行脓肿切开。

4．呼吸困难严重者及出现晕厥、休克等严重并发症者应立即行气管切开术。

二、急性变态反应性会厌炎

【病因】 急性变态反应性会厌炎属Ⅰ型变态反应，当抗原进入机体后，产生相应的 IgE 抗体，再次接触相同的抗原时，发生肥大细胞和嗜碱性粒细胞脱颗粒，释放大量血管活性物质，引起血管扩张、通透性增加。抗原多为药物、血清、生物制品或食物。

【临床表现】 发病急，进展快，主要症状是喉咽部阻塞感和说话不清，无畏寒、发热，无疼痛及声嘶。潜在危险大，可发生窒息，抢救不及时可致死亡。

【诊断】

1．病史 详问有无变态反应性疾病的过去史和家族史。

2．喉镜检查 可见会厌水肿明显，颜色苍白。

3．实验室检查 末梢血或会厌分泌物涂片嗜酸性粒细胞增多，其他血细胞正常。变应原皮内试验多呈阳性。

【治疗】

1．首先进行抗过敏治疗。

2．会厌水肿非常严重者，可在水肿明显处切开以减轻水肿。

3．喉阻塞症状改善不明显者，应考虑做预防性气管切开术。

第二节　急性喉炎

急性喉炎（acute laryngitis）是以声门区为主的喉黏膜急性弥漫性炎症，多发于冬、春季，男性发病率较高。小儿患者病情多严重，具有其特殊性。

【病因】

1．感染为其主要病因，多在病毒感染基础上继发细菌感染，常见致病菌有金黄色葡萄球菌、溶血性链球菌、肺炎链球菌、流感嗜血杆菌等。

2．有害气体或过多粉尘吸入。

3．用声过度。

4．喉外伤。

5．烟酒过多、受凉、疲劳致机体抵抗力降低易诱发急性喉炎。

【临床表现】

1．症状

（1）声嘶为主要症状，多突然发病，重者可完全失声。

（2）喉痛，发声时加重，伴有喉部不适、干燥、异物感。

（3）咳嗽、咳痰，喉部分泌物增多。

（4）鼻部、咽部的炎性症状。

（5）全身症状：一般成人较轻，小儿较重。重者有畏寒、发热、疲倦等。

2．检查 喉镜下可见喉部黏膜弥漫性充血，以声门区为主，可向室带和声门下蔓延。声带由白色变为淡红色或暗红色，可有声门闭合不全。

【诊断】 根据症状及检查，不难诊断。

【鉴别诊断】

1．喉结核　多继发于活动性肺结核或其他器官结核。声嘶是主要症状，常有喉干燥感和喉痛，病变多位于喉的后部（杓间区、杓状软骨）。

2．麻疹性喉炎　由麻疹病毒引起，病情发展与麻疹病程相符。

【治疗】

1．给足量、广谱抗生素，充血、肿胀严重者给予糖皮质激素。

2．给氧、解痉、化痰，保持呼吸道通畅，可进行蒸汽或雾化吸入。

3．控制用声，使声带休息。

4．全身支持疗法。

第三节　小儿急性喉炎

小儿急性喉炎（acute laryngitis in children）是小儿以声门区为主的喉黏膜急性炎症，常累及声门下区黏膜及黏膜下组织。多见于冬、春季节，易发生呼吸困难，原因在于：小儿喉腔狭小，肿胀时易致声门狭窄；喉软骨柔软，黏膜和黏膜下层附着疏松，炎症时肿胀重；喉黏膜下淋巴组织及腺体丰富，炎症时易发生黏膜下肿胀；小儿咳嗽反射差，分泌物不易咳出；小儿神经系统不稳定，易受炎症激惹发生喉痉挛；小儿对炎症的抵抗力和免疫力差，反应较重。

【病因】　常继发于急性鼻炎、咽炎，多由病毒引起，并可继发细菌感染。亦可为流行性感冒、肺炎、麻疹、水痘、百日咳、猩红热等急性传染病的前驱症状。

【临床表现】　起病急，多有发热、声嘶、咳嗽等。早期以喉痉挛为主要表现，有阵发性犬吠样咳嗽或呼吸困难，声嘶多不严重，可夜间突然发病。严重者可出现吸气性呼吸困难、三凹征，进一步发展可有烦躁不安、发绀、出汗及呼吸无力，不及时救治可造成死亡。

【诊断】　根据病史、特有的症状和体征可初步诊断。有条件且患儿合作者，可行喉镜检查以明确诊断，血氧饱和度监测有助于诊断。

【鉴别诊断】

1．气管支气管异物　起病急，有异物吸入史，听诊和影像学检查可辅助诊断。

2．小儿喉痉挛　常见于较小婴儿，发作时间短，症状可骤然消失。

3．先天性喉病　如先天性喉软化症等。

4．某些急性传染病的喉部表现。

【治疗】

1．治疗的关键是解除喉阻塞，及时给予足量、有效的抗生素控制感染，给糖皮质激素以消除肿胀，对严重者应做好气管切开准备。

2．给氧、解痉、化痰，保持呼吸道通畅，可用蒸汽或雾化吸入等。

3．对危重患者加强监护及支持疗法。

4．让患儿保持安静，避免哭闹。

第四节　小儿急性喉气管支气管炎

急性喉气管支气管炎（acute laryngotracheobronchitis）是喉、气管、支气管黏膜的急性弥漫性炎症，多发于5岁以下的儿童，2岁左右发病率最高。此病冬、春季发病较多，病情发展急骤，病死率高。按其病理变化，分为急性阻塞性和急性纤维蛋白性喉气管支气管炎，两者的过渡形式多见。

【病因】

1．急性阻塞性喉气管支气管炎

（1）病毒感染是主要致病因素。

（2）气候变化，尤其是干冷季节气候发生突变时，局部或全身抵抗力降低。

（3）胃食管反流。

（4）C_1 酯酶抑制剂缺乏或功能缺陷，为染色体显性遗传性疾病。

2．急性纤维蛋白性喉气管支气管炎

（1）阻塞性喉气管支气管炎的进一步发展。

（2）流感病毒感染后继发细菌感染。

（3）创伤、异物致局部抵抗力下降，长时间气管插管，呼吸道烧伤是诱因。

【临床表现】　本病同时有急性喉炎和气管支气管炎的临床表现，但发病更急，全身症状更重，常有高热、精神委靡等全身中毒症状。由于上、下呼吸道均有炎症，呼吸困难呈混合型，痰液不易咳出。

【诊断与鉴别诊断】　主要依据是临床表现，有无肺部体征是本病与小儿急性喉炎的鉴别要点。

【治疗】

1．尽早给予足量、敏感的抗生素及糖皮质激素。

2．给氧、解痉、化痰，解除呼吸道阻塞，严重者及时行气管切开术。

3．改善全身症状及支持疗法。

4．室内保持一定的温度和湿度，让患者安静休息。

第五节　慢 性 喉 炎

慢性喉炎（chronic laryngitis）是喉部黏膜的非特异性病菌感染引起的慢性炎症，根据病变程度、特性的不同，可分为慢性单纯性喉炎（chronic simple laryngitis）、慢性肥厚性喉炎（chronic hypertrophic laryngitis）和慢性萎缩性喉炎（chronic atrophic laryngitis）。

【病因】

1．用声过度或发音不当。

2．急性喉炎长期反复发作或迁延不愈。

3．鼻腔、鼻窦、扁桃体、咽部等慢性炎症向喉部蔓延或脓性分泌物刺激。

4．有害气体、粉尘、烟、酒等长期刺激。

5．全身性疾病，如糖尿病、肝病、心脏病、肾炎、胃病、内分泌紊乱等使全身抵抗力下降或影响喉部。

【临床表现】

1．症状

（1）不同程度的声音嘶哑是主要症状，初为间歇性，逐渐加重成为持续性。

（2）喉分泌物增加，咳嗽清嗓后才感轻松。

（3）喉部干燥不适、异物感，讲话时喉痛感。

2．体征

（1）慢性单纯性喉炎：喉黏膜弥漫性充血，黏膜表面可见黏稠分泌物，声带由白色变为浅红色，边缘变钝。

（2）肥厚性喉炎：以室带肥厚多见，可遮盖部分声带，声带充血、变钝。

（3）萎缩性喉炎：喉黏膜干燥、变薄，重者黏膜表面可有痂皮形成，声带松弛无力，发音时闭合不全。

【诊断】　根据症状及体征不难诊断，但引起声嘶的喉部疾病较多，应注意与下列疾病鉴别，如急性喉炎、声带小结、声带息肉、喉异物、喉结核、喉梅毒、喉白喉、喉乳头状瘤及喉癌。

【治疗】

1．病因治疗 积极治疗鼻炎、鼻窦炎、咽炎等慢性炎症和全身性疾病；戒除烟酒，改善工作环境；控制用声，对发音不当者进行发音训练。

2．局部蒸汽或雾化吸入治疗，可加用抗生素和激素。

第六节 喉关节炎

环杓关节和环甲关节的炎症总称为喉关节炎（laryngeal arthritis），因环甲关节炎（cricothyroid arthritis）发病少，症状不明显，故以下主要介绍环杓关节炎（cricoarytenoid arthritis）。

【病因】

1．全身性关节疾病的局部表现：如风湿热、类风湿性关节炎、痛风、强直性脊柱炎、系统性红斑狼疮和其他胶原病。

2．喉炎、喉软骨炎等喉部急慢性炎性疾病直接侵及关节。

3．喉内、喉外部创伤。

4．继发于急性传染病或放射治疗后。

【临床表现】

1．症状

（1）不同程度的声嘶。

（2）喉痛和喉异物感，吞咽和发音时加重，并可向耳部放射。

2．体征

（1）急性期喉外对应部位有压痛。

（2）喉镜下可见患侧的杓区黏膜充血、肿胀，声带活动受限或固定。

（3）喉肌电图及诱发肌电图检查可与声带麻痹相鉴别。

【诊断】 根据病史及检查可初步诊断，但应进行辅助检查，如检测红细胞沉降率、抗链球菌溶血素O、类风湿因子等。

【治疗】 针对病因积极治疗。

1．外伤或一般炎症引起者，给予局部理疗如透热疗法等。

2．风湿热或类风湿性关节炎患者，可口服水杨酸制剂和糖皮质激素治疗。

3．控制用声，使声带休息。

4．如有环杓关节固定者可在喉镜下行杓状软骨拨动术。

（周 梁 张 明）

第五章　喉良性增生性疾病

概　述

　　喉良性增生性疾病是引起患者发音障碍的最主要原因。该类疾病的治疗是喉显微外科与嗓音外科的重要组成部分。本章较详尽地介绍了声带小结、声带息肉、声带任克水肿、喉接触性肉芽肿的病因、病理、临床表现及治疗，同时也介绍了舌会厌囊肿、声带囊肿的临床特点。

第一节　声带小结

　　声带小结（vocal nodules）位于声带游离缘前中 1/3 交界处，表现为局限性黏膜肿胀或结节样突出，双侧对称。多见于成年女性及学龄期儿童，特别是男孩。

　　【病因】　主要由于用声过度或用声不当引起。患者常常使用硬起声样发音，音调过高或过低等。声带小结为学龄期儿童最常见的发音障碍，成年女性发病率高于男性，教师、售货（票）员、演员、律师等职业用声人员为高危人群。其他影响因素包括心理因素（患者多具有攻击性人格）、过敏因素、慢性咳嗽、咽喉反流、内分泌失调、上呼吸道感染、声带脱水、听力障碍等。

　　【病生理机制】　声带小结主要是由于发音强度增加及发音持续时间增加，双声带在反复、硬性对抗性运动及高速气流的作用下引起损伤。组织学上表现为基底膜带增厚，棘细胞增生，伴或不伴有角化，无血管改变。

　　【临床表现】

　　1．症状

　　（1）声音嘶哑：常常为最早和最主要的症状。早期多为间断性声音嘶哑，发音休息后可缓解，后期声带小结增大时可引起声带闭合不良，呈现气息声，患者甚至会出现周期性失声。

　　（2）音域改变：表现为不能发高调和（或）音域减低。

　　（3）发音疲劳：早期可为间断性。

　　（4）其他：患者可同时伴有咽部不适、发音时咽喉部疼痛及清嗓等症状。

　　2．检查　喉镜检查可见声带游离缘前中 1/3 交界处局限性黏膜肿胀或结节样突出，双侧对称。发音时声门闭合不完全呈沙漏样，频闪喉镜下可见声带黏膜波正常或轻度减弱。根据形态又可将声带小结进一步分为：①软性小结：又称为早期小结，为发音不当引起的局限性炎性改变，表面微红、质软，伴水肿；②硬性小结：又称为慢性小结，多见于用声不当的职业用声者，病变色白、厚，纤维化明显，硬性小结黏膜波轻度减弱、非对称性。

　　【治疗】　声带小结是由于发音滥用所引起的，因此矫正不良的发音方式、加强嗓音保健为首要选择。只有当保守治疗无效、病变明显增大时，才考虑进行手术治疗。

第二节　声带息肉

　　声带息肉（polyps of vocal fold）是声带固有层浅层局限性病变，多位于声带游离缘中 1/3，单侧多见，带或不带蒂。多见于成人。

　　【病因与发病机制】　发病机制尚不明确，常常与用声过度后引起创伤性反应、血管脆性增加、局限性声带出血等有关。

【病理】　固有层浅层呈假性肿瘤样改变，表现为退行性、渗出性、局限性炎性过程，可伴有炎性细胞浸润，胶原纤维增生，透明样变性，水肿或血栓形成，在陈旧性病变中还可以发现淀粉样蛋白沉积和纤维变性。

【临床表现】

1．症状

（1）声音嘶哑：多呈持续性，无蒂息肉较有蒂息肉对声带振动和发音的影响更大。

（2）音域改变：发音音调单调和（或）音域减低。

（3）发音疲劳：发音疲劳程度与声带息肉大小、位置及软硬度有关。

（4）其他：患者可同时伴有咽部不适、发音时咽喉部疼痛及清嗓等症状。

2．检查　声带息肉可表现为苍白、透明、水肿、血管瘤样或凝胶样，呈现圆形或分叶状。发音时声门关闭不完全，声带振动不对称。

【治疗】　多数患者需要显微外科手术切除。手术应强调在声带任克层浅层进行操作。

第三节　声带任克水肿

声带任克水肿（Reinke's edema）为一种特殊类型的声带良性增生性病变。主要表现为声带固有层浅层（任克间隙）全长高度水肿，多为双侧。既往曾被称为声带广基鱼腹状息肉、息肉样声带炎、息肉样退行性变或声带慢性水肿样肥厚等。

【病因】　水肿是声带对外伤、炎症、用声不当等所产生的自然反应，除过度发音滥用等因素外，此病与吸烟关系最大，偶与反流、鼻和鼻窦的慢性疾病及代谢异常等有关。

【病理】　声带任克间隙广泛、慢性水肿膨胀。病变早期任克间隙内基质少而清亮。随着时间的推移，任克间隙基质呈黏液样或凝胶样改变，固有层膨胀、上皮过剩，逐步形成典型的、松软的"象耳样"息肉样改变。

【临床表现】

1．症状有赖于水肿范围。

（1）声音嘶哑：患者均有长期持续声音嘶哑、发音低沉病史，女性更为明显，病程从几年至几十年不等。

（2）发音疲劳。

（3）咽喉部不适：患者可伴咽喉部异物感，引发频繁的清嗓症状，从而进一步刺激病变声带。

（4）呼吸困难：严重者水肿的声带可阻塞声门，出现不同程度的呼吸不畅甚至呼吸困难。

2．检查　声带任克层水肿病变累及整个声带膜部，常常为双侧，可以不对称。病变最初位于声带上表面、喉室，进而累及声带游离缘的上唇、下唇。

【治疗】　如果在戒烟、停止刺激、抗酸治疗及矫正发音滥用后无缓解，需要进行手术治疗。在切除病变同时，应矫正不良的生活习惯和发音习惯，保证术后发音功能的恢复。

第四节　舌会厌囊肿

喉囊肿发生于舌根会厌部者为舌会厌囊肿，亦称舌根会厌囊肿。

【病因与发病机制】　舌会厌囊肿最常见的原因为黏液腺管堵塞，黏液潴留，少数由于先天性畸形、外伤、炎症和其他良性肿瘤囊性变所致。

1．潴留囊肿　由于舌根会厌谷处富于腺体，炎症或机械因素可使黏液腺管发生堵塞而致黏液潴留。发生部位较浅，处于黏膜下。囊壁内层为鳞状、立方状或柱状上皮。壁薄而柔软，内含黏稠乳白色或淡褐色糊状物。

2．皮样囊肿　常多发，形小、色黄、不透明、可活动。囊壁内层为复层鳞状上皮，外层为纤维组织。囊内充满鳞状细胞碎屑。

3．先天性囊肿　因发育期黏液腺管堵塞、黏液潴留所致。

4．舌根会厌部纤维瘤或腺瘤囊性变。

【临床表现】

1．症状

（1）异物感及吞咽不适：小者多无症状，偶在喉镜检查时发现，大者可有咽部异物感或咽喉堵塞感，吞咽困难。

（2）喉阻塞或窒息：较大的囊肿可出现，尤其是新生儿或婴儿的先天性囊肿。

（3）喉痛：继发感染时可出现。

2．体征

（1）囊肿位于会厌舌面近舌根处，大者充满整个会厌谷。巨大的囊肿其上界可达口咽，患者张口或将其舌背压低后即可见及。

（2）广基或带蒂，呈半球形，表面光滑，半透明，色灰白、微黄或淡红，其间有细小血管纵横其上。

（3）囊壁一般很薄，触之有波动感。用注射器可抽吸出黏稠内容物，乳白色或褐色，若有继发感染，则为脓液。

【诊断与鉴别诊断】　根据患者症状和喉镜检查，大致可做出诊断。先天性舌会厌囊肿虽相当少见，但如不及时诊治可导致患儿死亡，故如遇呼吸困难来诊的患儿，要及时行直接喉镜或影像学检查，排除喉软骨软化症等疾病。

此外，还可以通过穿刺抽吸等方法与其他良性肿物及舌根淋巴组织增生相鉴别。

【治疗】　手术切除。单纯穿刺抽吸易复发。

第五节　声带囊肿

声带囊肿（vocal fold cyst）为原发于声带内的囊肿，多见于成人，通常为单侧病变。

【病因】　常常由于创伤阻塞黏液腺管引起，逐渐增大。患者多有发音滥用的历史。

【病理】　病变位于固有层浅层，但少数情况下附着在声韧带上。可以为先天性或后天性，先天囊肿为皮样囊肿或上皮下囊肿，被覆鳞状上皮或呼吸上皮，内含干酪样物质；后天性囊肿多数为潴留囊肿，由于腺体排泄管阻塞引起，外衬立方或扁平上皮，内为黏液样液体。

【临床表现】　主要症状为声音嘶哑，不能发高调，发音易疲劳等。若囊肿自行破裂，症状可暂时缓解。检查见声带囊肿多位于声带中 1/3，向内侧或上表面膨出，光滑，呈现半透明或淡黄色。患侧声带饱满，健侧可合并有声带小结。发音时声门关闭不完全，频闪喉镜下见囊肿区域声带振动不对称，黏膜波明显减弱或缺失。

【诊断】　常规喉镜检查确诊声带囊肿较为困难，频闪喉镜检查有助于对声带囊肿的诊断，并通过声带黏膜振动特性与声带小结和声带息肉相区别。

【治疗】　尽管首先要进行发音治疗，但声带囊肿常常需要手术，术中囊壁必须完全去除以防止复发。

第六节　声带接触性肉芽肿

声带接触性肉芽肿（contact granuloma of vocal fold）与接触性溃疡是位于声门后部的良性病变，最常位于声带突软骨部尖端、杓状软骨的内侧面。接触性溃疡多为接触性肉芽肿自然病程中的早期阶段。

【病因与发病机制】　声带接触性肉芽肿病因和发病机制仍不明确，可能与创伤有关。损伤分为机械性和（或）炎性损伤。

1. 机械性损伤

（1）发音源性损伤：用声过度或用声不当（例如低调发音）为声带接触性肉芽肿最常见的原因。

（2）非发音性喉部损伤：①插管损伤：由于声带突软骨部血供差，黏软骨膜较薄，因此较为脆弱。当插管管径较大、操作盲目及合并上呼吸道感染时，均增加肉芽肿形成的危险。此外，其他影响因素还包括消毒插管的化学物质、插管本身化学成分刺激、头位变化及插管持续时间过长等。②手术损伤：除插管因素外，手术损伤局部也可能是声带接触性肉芽肿形成的因素。

2. 炎性因素

（1）咽喉反流：对于无外伤史患者，目前认为咽喉反流可能是导致声带突肉芽肿形成的原因之一。

（2）感染性：口腔、肺及鼻窦的细菌、病毒和真菌感染也可促进声带接触性肉芽肿的形成。

（3）过敏因素及鼻后部分泌物刺激：喉部受鼻腔分泌物或反流性胃酸的刺激使喉黏膜对于损伤的敏感性增加，产生刺激性咳嗽及清喉，诱导声带突外伤性碰撞。

3. 先天性因素

【病理】　接触性肉芽肿为上皮增生伴其下方肉芽组织增生，组织病理学显示为慢性的炎性组织，包括成纤维细胞、胶原纤维、增生的毛细血管、白细胞。有时伴有的接触性溃疡多为接触性肉芽肿自然病程中的早期表现。

【临床特点】

1. 症状

（1）咽喉痛和咽喉部不适：患者会出现咽喉部持续不适、痒及疼痛感，并多以此为首发症状而就诊。咽喉疼痛通常位于甲状软骨上角，还可放射至同侧耳部。

（2）声音嘶哑和发音疲劳：通常为轻度、间断性的。肉芽肿体积较小时，患者可无症状。

（3）呼吸困难：偶有报道，多因肉芽肿增生明显阻塞呼吸道所致。

（4）咳嗽和咯血。

2. 检查　声带接触性肉芽肿位于声带突，颜色从浅灰色至暗红色，形态为息肉样、结节样、真菌状生长或溃疡样，声带膜部形态及声带振动正常（图 4-5-6-1；彩图 4-5-6-1）。

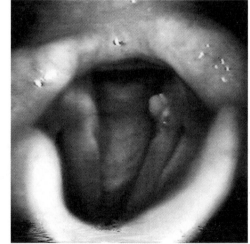

图 4-5-6-1　声带接触性肉芽肿

【诊断与鉴别诊断】　根据患者症状和喉镜检查所见即可做出初步诊断，还应与喉癌及其他喉后部病变和肉芽肿性疾病相鉴别，包括结核、组织胞浆菌病、球孢子菌病、芽生菌病、Wegener 肉芽肿、硬结病、梅毒、麻风病、克罗恩病等。

【治疗】　目前对于手术治疗采取谨慎态度，提倡以控制反流和发音治疗等非手术治疗为主。

第七节　嗓音外科治疗

见本篇第十三章。

（徐　文）

第六章　喉的神经功能障碍及功能性疾病

概　述

喉主要具有发声、呼吸及协助吞咽等功能。本章主要论述由于喉的神经损害而导致喉功能障碍的疾病。喉返神经麻痹是本章论述的重点，其次论述了喉神经混合性麻痹和部分无喉器质性病变的喉功能障碍，包括小儿喉痉挛和癔症性失声。

第一节　喉返神经麻痹

喉返神经受损害，引起声带运动障碍，从而导致患者出现呼吸、发声、吞咽功能障碍，称喉返神经麻痹（recurrent laryngeal nerve paralysis）。根据喉返神经损害的部位和程度不同，麻痹可分为单侧、双侧，完全性和不完全性。由于左侧喉返神经行径长，其发病率较右侧约多1倍。喉返神经内收肌支粗大，支配环杓侧肌、杓肌和甲杓肌3组肌肉；外展肌支细小，仅支配环杓后肌一组外展肌。故当喉返神经受损时，外展肌最早出现麻痹，其次为内收肌麻痹。

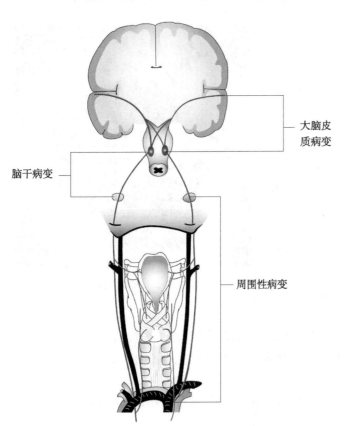

图 4-6-1-1　喉返神经麻痹的病因

【病因】　按神经损害的部位分中枢性、周围性两种，周围性多见，两者之比约为1：10（图4-6-1-1）。

1. 中枢性

（1）大脑皮质病变：因喉运动神经核接受两侧皮质支配，故皮质病变必须是对称的，或是巨大病变累及两侧喉的皮质运动中枢，才能引起喉麻痹，此种情况极为罕见。

（2）脑干病变：喉的运动神经核在延髓的疑核，某些中脑运动神经核（网状核）、纹状体及锥体外系也可影响喉返神经的功能。故发生于上述部位的病变，如动脉血栓形成、出血、肿瘤、延髓空洞症、脊髓灰质炎、流行性脑脊髓膜炎、多发性脑脊髓硬化症、萎缩性肌僵直、遗传性运动失调、癫痫、震颤性麻痹、小舞蹈病、脑软化等，均可引起喉返神经麻痹。

2. 周围性　迷走神经核以下的病变均属周围性病变。

（1）外伤：颈静脉孔以下，喉返神经分出处以上的迷走神经及喉返神经途经处的颈、胸部外伤，以甲状腺手术引起者较多见。

（2）占位性病变：①甲状腺肿瘤；②颈部淋巴结转移癌、恶性淋巴瘤、颈动脉瘤、颈部神经源性肿瘤等；③胸部病变：肺癌、食管癌、纵隔肿瘤、主动脉瘤、主动脉弓硬化、肺结核、心包炎。

（3）炎症：下述原因均可引起喉返神经周围神经炎：①病毒感染；②特异性炎症：白喉、梅毒等；③铅、砷、酒精等中毒。

【临床表现】

1．症状

（1）呼吸困难：双侧麻痹者可出现严重的吸气性呼吸困难，甚至窒息；单侧麻痹者，一般无明显呼吸困难，个别患者有自觉呼吸不畅，运动之后明显。

（2）发音障碍：主要表现为声音嘶哑、发音漏气、发音无力，以单侧或双侧喉返神经完全麻痹较为严重。

（3）喉鸣：双侧喉返神经麻痹可出现明显的吸气性喉鸣，睡眠时严重。

（4）部分患者有进食呛咳、咳嗽、咳痰无力等症状。

2．体征

（1）可闻及不同程度的声音嘶哑和发音低沉。

（2）双侧麻痹者望诊可见不同程度的吸气性呼吸困难。

（3）喉镜检查：间接喉镜或喉纤维内镜可见：单侧或双侧杓状软骨及声带运动障碍，患侧声带松弛呈弓形；声带黏膜色泽及表面结构正常。不同类型的喉返神经麻痹所引起的声带运动障碍见图4-6-1-2。频闪喉镜下可见患侧声带黏膜波减弱。

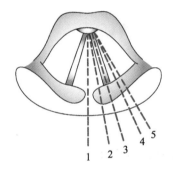

图标	1	2	3	4	5
声带位置	正中位	旁正中位	中间位	轻外展位	完全外展
功能	发声	耳语	发声困难	吸气	深吸气
作用肌	内收肌	环甲肌	无	外展肌	外展肌
麻痹肌	外展肌	内收肌 外展肌	全部	内收肌	无
声门宽度（mm）		3.5	7	13.5	19

图 4-6-1-2　不同程度喉返神经麻痹声带位置图

3．辅助检查

（1）嗓音频谱分析：可以客观评价、记录患者的声音嘶哑与声门漏气程度。

（2）气流动力学检测：表现为最长发音时间缩短。

（3）喉肌电图：喉返神经部分损伤者患侧受累喉肌（包括甲杓肌和环杓后肌）仍有部分正常肌电发放，其间夹杂失神经电位［纤颤波和（或）正锐波］和再生电位。失神经电位一般在神经损伤2周后出现，2周到3个月明显增加，后逐渐减少。再生电位发生于病变2周后，3个月后明显增多。纤颤波出现的时间和频度与神经损伤的程度呈正相关，患者可引出较弱的神经诱发电位，正常电位越多、失神经电位越少则预后越好。喉肌肉收缩时募集电位稀少，可呈现为单纯相或者混合相。诱发电位表现为传导功能减弱，潜伏期明显延长，平均2.2ms，最大达到3.4ms。诱发电位波幅明显减弱，在0.2～1.6mV之间，个体差异大。

喉返神经完全损伤者患侧相应喉肌肌电多呈静息状态，肌电发放为密集失神经电位［纤颤波和（或）正锐波］。募集相无正常运动单位电位可表现为混合相或者病理性干扰相。诱发电位消失。

【诊断】　根据症状、体征即可做出诊断，并判断喉返神经麻痹的类型（表4-6-1-1，图4-6-1-3～8）。重要的是病因诊断，应进行必要的检查，如颈部及甲状腺B超、胸部X线检查、纵隔CT、食管X线造影，尽可能地找出引起喉返神经麻痹的原因。

表4-6-1-1　喉返神经麻痹的分型

		症　状	喉镜检查
单侧喉返神经麻痹	不完全性 完全性	轻度声嘶，剧烈活动时可有气促 声嘶，后期因代偿作用可好转， 无明显呼吸困难	患侧声带不能外展，发声时声门仍能闭合 患侧声带固定于旁正中位
双侧喉返神经麻痹	不完全性 完全性	明显呼吸困难，可窒息 重度声嘶，呼吸困难	双侧声带不能外展，发声时声门仍可闭合 双侧声带固定于旁正中位

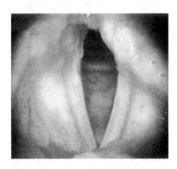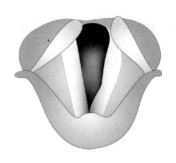

图 4-6-1-3　右侧喉返神经不完全麻痹，吸气位像（左喉镜像，右模式图）

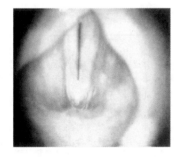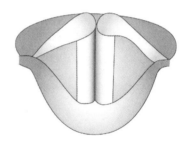

图 4-6-1-4　右侧喉返神经不完全麻痹，发音位像（左喉镜像，右模式图）

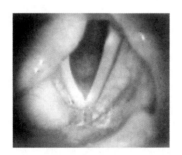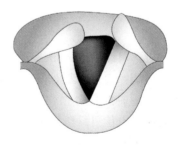

图 4-6-1-5　右侧喉返神经完全麻痹，吸气位像（左喉镜像，右模式图）

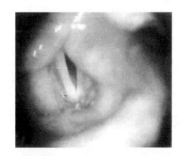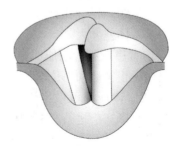

图 4-6-1-6　右侧喉返神经完全麻痹，发音位像（左喉镜像，右模式图）

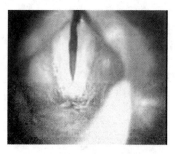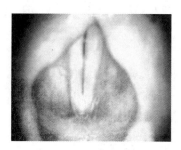

图 4-6-1-7　双侧喉返神经不完全麻痹（左吸气位喉镜像，右呼气位喉镜像）

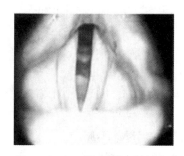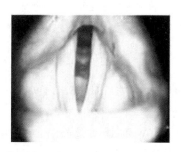

图 4-6-1-8　双侧喉返神经完全麻痹（左吸气位喉镜像，右呼气位喉镜像）

【鉴别诊断】

1．肌源性声带麻痹　可由于肿瘤浸润、声带特异性炎症、喉淀粉样变性等病变引起，此种情况一般声带表面可窥及新生物、表面粗糙、增厚等病变。频闪喉镜下黏膜波明显减少或完全消失，有助于鉴别。

2．环杓关节源性声带麻痹　因环杓关节脱位或环杓关节炎等原因引起。主要表现为一侧杓状软骨移位或固定，合并同侧声带固定。本病有明确的外伤史，患侧黏膜波正常，喉肌电图检查有助于鉴别。

【治疗】

1．病因治疗　对有明确病因者，给予相应的治疗，积极祛除病因。

2．气管切开术　对双侧声带麻痹引起呼吸困难者，要及早行气管切开术，以改善患者呼吸状况。

3．喉返神经恢复治疗

（1）药物治疗：局部及全身应用神经营养药、糖皮质激素和扩张血管药物，对神经功能恢复有一定辅助作用。

（2）手术治疗：对有手术适应证的患者可行喉返神经探查术，术中视情况行喉返神经吻合术、神经肌蒂移植术、舌下神经喉返神经吻合术或膈神经喉返神经吻合术治疗。该措施是目前恢复声带自主运动、治疗喉返神经麻痹最为理想的方法。

4．恢复和改善喉功能的治疗　对病变半年以上、神经功能无恢复可能性者可行以下治疗：

（1）对双侧喉返神经麻痹者，可行一侧杓状软骨切除术或声带外展移位固定术，使声门后部开大，改善呼吸功能。

（2）对单侧喉返神经麻痹者，可行声带黏膜下脂肪组织充填术、甲状软骨成形术，使声带向内移位，改善发音。

[附] 支撑喉镜下二氧化碳激光辅助杓状软骨切除术

该手术为经口行单侧或双侧杓状软骨切除术，用来扩大声门裂隙，同时，发音时声带前部或近全部仍可接触，发音功能不受损害。手术一般在显微镜下完成，具有精细、出血少、无须颈部切口等优势，是目前治疗双侧声带麻痹的理想方法。

【适应证】

1．双侧声带麻痹，无确切病因或病因不能治愈，观察6个月以上无恢复者。

2．杓状软骨良性肿瘤。

3．环杓关节固定，保守治疗无效者。

【手术前准备及麻醉】

1．术前应行喉纤维内镜和（或）动态喉镜检查。

2．术前应行发音功能评估。

3．行全身麻醉术前常规检查及可引起喉返神经麻痹的相关病因学检查，如甲状腺B超等。

4．术前常规行气管切开术。

5．一般采用经气管造瘘口插管控制呼吸、全身麻醉。

【手术方法】

1．置入支撑喉镜，暴露喉后部，术野内包括术侧杓状软骨及声门后部、杓间区、对侧部分杓状软骨。调整聚焦手术显微镜。

2．切口　以8～10W重复脉冲激光于杓尖表面椭圆形切开杓状软骨黏软骨膜。

3．分离切除杓状软骨　以上述激光自切口开始，沿杓状软骨表面分离软骨，前至声带突，后端不超越中线，深面至环杓关节；游离软骨并切除之。

4．缝合切口　去除炭化组织，对合杓状软骨黏软骨膜，缝合2～3针，消灭创面。此时声门后部气道已建立，声门裂可增宽3～4mm。

术中如以激光止血无效，可加用电灼。

【并发症】

1．门齿损伤、咽弓裂伤等支撑喉镜手术并发症。

2．手术创面肉芽生长、杓间瘢痕粘连。

3．由于瘢痕收缩等原因，声门开大不理想，不能拔除气管套管。

4．发音质量降低。

【术后治疗及预后】

1．术后尽早堵管，鼓励患者经口呼吸、说话、进食。

2．适量应用抗生素预防感染。

3．抗生素、糖皮质激素雾化吸入1周。

4．3个月后复查，决定可否拔管。

5．一般以建立有效气道、可拔除气管套管、发音无困难为判定手术成功的标准。

6．部分患者需行双侧手术，一般于术后3个月，根据声门情况决定。

第二节　喉神经混合性麻痹

喉神经混合性麻痹为病变同时作用于喉上神经和喉返神经或直接作用于迷走神经，从而引起喉感觉和运动功能均发生障碍。根据病变部位不同分为单侧性和双侧性。

【病因】

1．中枢神经性疾病　颅内肿瘤、颅脑外伤、脑出血、脑血栓、癫痫、延髓型脊髓灰质炎、多发性硬化症、意识丧失等。

2．周围神经损伤　单侧性者常见于颈部外伤、手术损伤。其中以甲状腺手术误伤喉上神经和喉返神经为多见。

3．其他因素　胃食管反流、喉插管黏膜损伤、头颈部放射线治疗损伤、喉原发性肿瘤，以及缺氧、遗传、年龄因素等。

【临床表现】

1．症状

（1）喉黏膜感觉障碍：单侧障碍者，对侧喉黏膜的感觉仍存在。两侧障碍者，饮食时因失去反射作用，而易误呛入下呼吸道，故有吞咽障碍，进食时发作性呛咳；气管切开的患者气管分泌物中含有大量的唾液和食物。唾液或食物的颜色标记亦有助于明确诊断。

（2）喉发音功能障碍：喉上神经麻痹后声带张力丧失，不能发高音，声音粗而弱。发音嘶哑较单纯喉返神经麻痹更为显著。

（3）呼吸功能障碍不明显。

2．检查

（1）喉镜检查：除声带外展和内收障碍外，声带皱缩，边缘呈波浪形。单侧性者患侧声带固定于中间位。以后因健侧声带代偿，发音稍好转。双侧性者两侧声带均呈中间位。

（2）喉镜检查如以探针触及喉黏膜，可发现喉黏膜反射减退或消失。

（3）胸部 X 线片有时可发现吸入性肺炎和肺不张。

【诊断】

1．根据症状、体征即可做出诊断。

2．目前以空气脉冲刺激喉上神经分布区黏膜来进行喉感觉功能评估的方法最为客观，空气脉冲刺激经前端有孔的喉纤维内镜释放，对梨状窝和杓会厌皱襞黏膜进行刺激，测定喉黏膜感觉阈值。

【治疗】

1．轻症患者于饮食、吞咽时，宜少用流质，采用糊状黏稠食物，进行吞咽锻炼。

2．重症者行鼻饲法，同时查出病因，予以治疗，以促使喉部感觉的恢复。抗病毒类药物、维生素 B_1 和维生素 B_{12} 等神经营养剂、腺苷三磷酸及改善血管微循环障碍药物的临床应用也有一定意义。

3．喉感觉神经的重建，包括耳大神经与喉上神经吻合术等，已取得了一定的进展。

4．针对喉返神经麻痹的治疗（见本章第一节）。

第三节　喉痉挛

喉痉挛（laryngeal spasm）为支配声带或喉入口肌痉挛引起的疾病。

【病因】　局部炎症、肿瘤或喉返神经受刺激均可引起成人喉痉挛。某些中枢神经系统疾病如癫痫等亦可引起。部分患者可由于情绪过度紧张发作。小儿喉痉挛（infantile laryngeal spasm）则多发生于体弱、营养不良、发育不佳的儿童，可能和血钙过低有关。此外如受惊、便秘、肠道寄生虫、腺样体肥大及消化道疾病等也与本病有关。

【临床表现】　成人可表现为骤然发生的呼吸困难和吸气性喘鸣，患者常惊慌失措，发作持续时间短，常在一次深吸气后自止而后呼吸完全恢复正常。发作时喉镜检查可有吸气时双声带仍相接触，发作终止时喉肌运动正常。

小儿喉痉挛好发年龄为 2～3 岁，男孩多于女孩。往往于夜间突然发生呼吸困难，吸气时有喉鸣声，患儿惊醒，手足乱动，头部出冷汗，面色发绀，似将窒息。但每在呼吸最困难时做一次深呼吸后，症状骤然消失，患儿又入睡。发作时间较短，仅数秒至一两分钟。频发者一夜可以数次，也有一次发作后不再复发者。患儿于清醒状态下往往犹如平常。喉镜检查多无异常可见。

【诊断与鉴别诊断】

1．多根据症状、喉镜检查，采用排除诊断法。

2．成人喉痉挛应除外中枢神经系统疾病、肿瘤、异物刺激等因素。小儿喉痉挛应与喉异物、先天性喉鸣、儿童睡眠呼吸暂停综合征等相鉴别。

【治疗】 成人因精神因素引起的，可嘱其发作时保持镇静，缓慢呼吸，可辅以发声训练。器质性疾病引起的需针对病因治疗。对体弱、易发喉痉挛的患儿，给予钙剂和维生素 D，多晒太阳。扁桃体炎、腺样体肥大等病灶应予以处理。发作时应保持镇静，解松患儿衣服，以冷毛巾覆盖面部，必要时撬开口腔，使其做深呼吸，症状多可缓解，有条件时可给氧气吸入。

第四节　癔症性失声

癔症性失声（hysterical aphonia）亦称功能性失声，是一种以癔症为病因的暂时性发音障碍，以青年女性居多。

【病因】 这是癔症的一种喉部表现。一般均有情绪激动或精神刺激的病史，如过度悲哀、恐惧、忧郁、紧张、激怒等。

【临床表现】 常表现为突然的发音障碍。患者于受到精神刺激后，可立即失去正常发音功能，轻者仍可低声讲话，重者仅能发出微弱的耳语声，但很少完全无声。失声主要表现在讲话时，但咳嗽、哭笑的声音仍正常，呼吸亦完全正常。发音能力可以骤然恢复正常，但在某种情况下又可突然复发。

间接喉镜检查可见声带的形态、色泽并无异常，吸气时声带能外展，声门可以张开，但在发"衣"声时声带不能向中线合拢。嘱患者咳嗽或发笑时，可见声带向中线靠拢，此点可与真性内收肌麻痹相鉴别。

【诊断与鉴别诊断】 检查前应详细了解患者有无精神受到刺激的病史，有无癔症病史。检查时必须详细观察喉的各处，尤其是有无声带小息肉、声门下肿瘤或环杓关节的病变。对有器质性病变可疑者应密切观察，直至完全排除为止，不可轻易做出癔症性失声的诊断。

【治疗】 多采用暗示疗法，首先要使患者建立一定能治愈的信心。有信心者经治疗常迅速见效。可供选用的暗示疗法有颈前注射、针刺、共鸣火花等。

最简单的方法是用 2ml 注射用水在颈前做皮下注射，一面注射，一面嘱患者大声读 1、2、3、4、5 等数字。在注射前暗示患者，此为特效药物，大部分患者能在注射中立即见效。

亦可选用针刺廉泉穴。边捻针，边让患者发音，常能见效。理疗多选用共鸣火花疗法，在颈前皮肤做共鸣火花的同时，令其讲话，常能发出声音。

亦可在做间接喉镜检查时鼓励发音，嘱患者咳嗽，或用力发"衣"声，此时如能发出声音，即抓住时机，嘱其数 1、2、3、4、5 等数字。继之，嘱其连续高声发音，鼓励谈话，发音功能常可恢复正常。

同时还需根据患者的具体发病情况，向患者解释此病完全可以治愈，以解除其忧虑、恐惧或不安情绪，以免日后复发。亦可适当给予镇静药物。

（倪　鑫）

第七章 喉部外伤及异物

概　述

本章重点讲述闭合性喉外伤与开放性喉外伤的临床表现和治疗原则。并介绍喉烫伤、烧灼伤、喉插管损伤及喉异物的临床特点和急救原则。

喉有下颌骨保护于前，颈椎防御于后，可在一定范围内移动，故受外伤的机会较少。喉部外伤（injury of larynx）分为喉外部外伤和喉内部外伤。前者包括闭合性和开放性喉部外伤；后者包括喉烫伤、烧灼伤和器械损伤。

第一节　闭合性喉部外伤

闭合性喉部外伤（closed injury of larynx）指颈部皮肤和软组织无伤口，轻者仅有颈部软组织损伤，重者可发生喉软骨移位、骨折、喉黏软骨膜损伤。

【病因】　颈部受暴力打击，如拳击、交通和工伤事故、地震、扼伤和自缢等。损伤程度可因外力的大小、作用方向的不同而异，如外力来自侧面，喉体可向对侧移动，伤情较轻，常无骨折；来自正前方的外力损伤一般较重，外力将喉部软骨推挤到颈椎上，常造成骨折及环甲关节和环杓关节脱位。

【临床表现】

1．症状

（1）喉部疼痛：随发声、吞咽、咳嗽而加重，疼痛可放射至耳部。

（2）声音嘶哑或失声：因声带和室带充血、肿胀，软骨脱位，喉返神经损伤所致。

（3）咳嗽和咯血：挫伤刺激可引起咳嗽，喉黏膜破裂轻者，仅有痰中带血；若伤及血管时，可致严重咯血。

（4）呼吸困难：喉黏膜出血、水肿、黏膜下血肿或喉软骨断裂均可造成喉阻塞，双侧喉返神经损伤、气胸或纵隔气肿均可引起吸气性呼吸困难（dyspnea）。血液流入下呼吸道，轻者引起呼吸喘鸣（stridor），重者可引起窒息（asphyxia）。

（5）吞咽困难：可因吞咽时疼痛加剧，或因伤及咽部黏膜而发生吞咽困难。

（6）颈部皮下气肿：咳嗽时空气可通过喉软骨骨折、黏软骨膜破裂处进入喉部周围组织，出现颈部皮下气肿，如裂隙呈瓣膜状，气肿可扩展到颈下、面颊部、胸、腰。气肿累及纵隔时出现严重呼吸困难。

（7）休克：严重喉挫伤可导致外伤性或出血性休克（shock）。

2．检查

（1）颈部肿胀变形，皮肤可出现片状、条索状瘀斑。喉部触痛明显，可触及喉部软骨碎片摩擦音，有气肿者可扪及捻发音（crepitus）。

（2）间接喉镜或喉纤维内镜检查常见喉黏膜水肿、血肿、撕裂、出血，喉软骨裸露及假性通道，声门狭窄变形，声带活动受限或固定。

（3）颈部正侧位片、断层片可显示喉软骨骨折部位及气管损伤情况。胸部 X 线片可显示是否有气胸及纵隔气肿。颈部 CT 可显示舌骨、喉软骨骨折、移位和变形。颈部 MRI 对喉部软组织和血管损伤有重要价值。

【诊断】 根据外伤史、临床症状及检查所见多可确诊。喉纤维内镜检查、喉部侧位及体层 X 线片、CT 和 MRI 有助确诊。

【治疗】

1．一般外科挫伤治疗 适用于仅有软组织损伤的闭合性喉部外伤。让患者安静休息，禁声，进软食，减少吞咽和颈部转动。疼痛时可给予止痛药，喉黏膜充血、水肿者可予抗生素和糖皮质激素。

2．气管切开术 明显呼吸困难者应行气管切开术。危急情况下可行喉内插管术或先行环甲膜切开术后尽快施行气管切开术。

3．直接喉镜下喉软骨固定术（图 4-7-1-1） 适用于较重喉部挫伤、有喉软骨骨折和轻度移位的患者。先行气管切开术，然后在直接喉镜或支撑喉镜下复位喉软骨，放入喉模，固定。

4．喉裂开喉软骨复位术（图 4-7-1-2） 适用于黏膜撕裂范围大、喉挫伤严重、喉软骨破碎移位及直接喉镜下复位失败者。先行气管切开术，再行喉裂开术，将破裂的软骨尽量保留、复位，修复喉内缺损的黏膜。如果一侧杓状软骨完全撕脱移位，软骨暴露部分可予以切除。部分杓状软骨撕裂可行复位并用黏膜修复。喉软骨骨折行复位、固定，喉腔内放置扩张模，防止狭窄，也可放置 T 形管扩张喉腔。

5．鼻饲饮食 伤后 10 天内应经胃管给予鼻饲饮食，以减少喉部活动，减轻喉痛及呛咳，利于愈合。

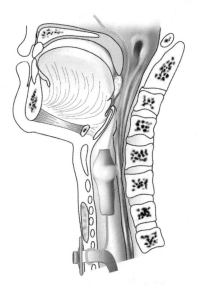

图 4-7-1-1　直接喉镜下喉模植入喉软骨固定术

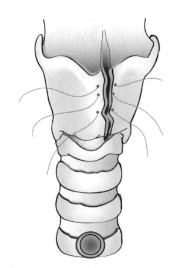

图 4-7-1-2　喉裂开喉软骨复位固定术

第二节　开放性喉部外伤

开放性喉部外伤（open trauma of the larynx）指喉部皮肤和软组织破裂，与外界相通的喉外伤。可伤及喉软骨、软骨间筋膜，穿通喉内等。开放性喉外伤易累及颈动脉和颈内静脉，致大出血。

【病因】

1．战时火器伤，包括枪、炮、弹片伤，刺刀、匕首、砍刀等锐器伤。

2．交通事故，破碎的玻璃及铁器等撞伤，摩托车高速行驶时，可被横行铁丝拉伤。

3．工矿爆破或工矿事故时被碎片或爆裂物击伤。

4．刎颈者用锐器自伤。

5．其他意外伤。

【临床表现】

1．症状

（1）出血：因颈部血运丰富，出血常较剧烈，易发生失血性休克。出血多来自喉部动脉、甲状腺动脉或甲状腺组织。若伤及颈动脉、颈内静脉，多来不及救治而死亡。

（2）皮下气肿：呼吸时空气可通过颈部伤口及喉内损伤的黏膜进入颈部软组织产生皮下气肿，因咽喉和气管受到出血或其他刺激而产生剧烈咳嗽可加重皮下气肿，可扩展至面部及胸腹部，还可进入纵隔，形成纵隔气肿。

（3）呼吸困难：引起呼吸困难的原因：①软骨骨折移位，喉黏膜下出血、肿胀引起喉狭窄、梗阻；②出血流入气管、支气管致血液潴留或形成凝血块，阻塞气道；③纵隔气肿或气胸造成呼吸困难。出血、呼吸困难及休克是开放性喉外伤的3个危象。

（4）声嘶：喉黏膜损伤、声带损伤、环杓关节脱位或喉返神经损伤均可引起声嘶。

（5）吞咽困难：因喉痛或咽部黏膜损伤致吞咽疼痛，使吞咽困难。若伤口穿通咽部、梨状窝或颈部食管，则有唾液或食物自伤口流出，造成吞咽障碍。

2．检查

（1）首先检查患者的呼吸、脉搏、血压、意识等全身情况。其次注意观察伤口的部位、大小、形态及深浅。如果仅伤及咽喉外软组织，与一般颈部表浅外伤相同。如伤及咽喉内部则症状多较重，可看到裸露的血管及神经，对伤口的血凝块及异物不可轻易取出，以免发生大出血。伤口与咽喉腔贯通者可见唾液从伤口流出。

（2）辅助检查：见本章第一节。

【治疗】

1．急救措施

（1）控制出血：防治失血性休克，结扎出血血管。如果找不到出血血管，可用纱布填塞止血。已贯穿喉腔的伤口，不可加压包扎，以防发生喉水肿或加重脑水肿及脑缺氧。出血剧烈者，可用手指压迫止血，并探查颈部血管，如动脉有裂口可行缝合术或血管吻合术；如颈内静脉破裂，可于近心端将其结扎。颈总或颈内动脉结扎术仅万不得已时采用。失血性休克者，应快速输入全血、代血浆、平衡盐溶液和葡萄糖液，纠正休克。

（2）呼吸困难的处理：应先将咽喉部血液、唾液吸出，取出异物，给予吸氧。紧急情况下可将气管插管或气管套管由伤口处插入，插管或套管应打足气囊，以防血液流入气道。情况允许时，应先行气管切开术。

（3）全身应用抗生素、糖皮质激素、止血药物，注射破伤风抗毒素。

2．手术治疗

（1）咽喉浅表伤：伤后时间短、无污染者，用苯扎溴铵、过氧化氢和生理盐水反复清洗伤口、清创，逐层缝合。污染者，彻底清创后延期缝合。

（2）咽喉切伤及贯通伤：应尽量保留受损的喉软骨，并用黏膜覆盖裸露的软骨，按解剖关系逐层缝合。如有咽或食管瘘，将其周边黏膜严密缝合。喉腔内置喉模并固定，防止喉狭窄。

3．营养支持治疗　关闭伤口前，明视下插入鼻饲管。必要时，行颈部食管造瘘术或胃造瘘术，以保证营养供给，并减少吞咽动作，利于伤口愈合。

第三节　喉烫伤与烧灼伤

喉、气管、支气管黏膜受到强物理因素刺激或接触化学物质后，引起局部充血、水肿以至组织坏死等病变，称为喉部与呼吸道烧伤（burn of larynx and respiratory tract）。包括物理因素引起的烧伤、烫伤，放射损伤，化学物质腐蚀伤。

【病因】

1．咽、喉与气管直接吸入或喷入高温液体、蒸汽或化学气体。

2．火灾时吸入火焰、烟尘及氧化不全的刺激物等。

3．误吞或误吸化学腐蚀剂，如强酸、强碱与酚类等。

4．战时遭受化学武器袭击，如芥子气、氯气等。

5．放射线损伤，包括深度 X 线、^{60}Co 或直线加速器以及核武器辐射等损伤。

【发病机制与病理】　当上呼吸道受热力损害时，声门可反射性关闭，保护支气管及肺。蒸汽损害在声门反射未出现前即进入下呼吸道时，下呼吸道受损害较重。表现为上下呼吸道黏膜充血、水肿及坏死，可累及黏膜下层、软骨，引起肺不张、肺部感染，甚至窒息。放射性损伤早期表现为炎症反应，数月后可发生纤维化、放射性软骨炎、软骨坏死。

【临床表现】

1．轻度　有声音嘶哑、喉痛、唾液增多、咽干、咳嗽多痰、吞咽困难等。检查可见上呼吸道黏膜充血、肿胀、水疱、溃疡及假膜等。可合并食管、胃黏膜烧灼伤及全身中毒症状。

2．中度　除上述症状外，有吸气性呼吸困难或窒息，检查除轻度烧灼伤所见外，可有喉黏膜水肿和糜烂。常伴有下呼吸道黏膜烧伤，易遗留喉瘢痕狭窄。

3．重度　除有上述症状外，可有支气管甚至肺泡损伤。下呼吸道黏膜水肿、糜烂及溃疡，患者呼吸急促，咳嗽剧烈，可并发肺炎或膜性喉气管炎，可咳出脓血痰或坏死脱落的气管黏膜。误吞腐蚀剂者可致喉、气管、食管瘘。若烧伤范围广泛，可导致严重的阻塞性肺不张、支气管肺炎、肺水肿，进而出现呼吸衰竭。

【治疗】

1．急救措施

（1）早期处理：热液烫伤，可口含冰块或冷开水漱口、颈部冷敷。强酸、强碱烧伤采用中和疗法，强酸烧伤予牛奶、蛋清或 2%～5% 的碳酸氢钠溶液；强碱烧伤予食醋或 1% 盐酸等涂布伤处或吞服，用中和药物雾化吸入。

（2）全身治疗：维持水、电解质平衡，吸氧；纠正休克，保护心功能；全身应用抗生素预防感染，用糖皮质激素防治呼吸道黏膜水肿。

2．保持呼吸道通畅

（1）上呼吸道阻塞、分泌物多不易咳出者，为防止窒息，可行气管内插管或气管切开术。

（2）解痉药物解除支气管痉挛。

（3）雾化吸入，气管内滴入生理盐水或抗生素溶液，防止干痂阻塞气道。

3．放置胃管　鼻饲饮食，改善营养。强酸、强碱烧伤时，放置胃管可防止下咽和食管因瘢痕挛缩而封闭。

第四节　喉插管损伤

全身麻醉、危重患者抢救等行喉气管插管术，可能发生喉内损伤；长期带鼻饲管也可致环后区黏膜损伤。

【病因】

1．气管插管技术不熟练，操作粗暴，盲目插入；清醒插管时，表面麻醉不充分；经鼻盲插管时，均易造成喉腔内损伤。

2．选用插管太粗，管芯太长、太硬，气囊充气过多；插管过程中过多地搬动患者头部，压迫、摩擦而损伤喉腔内黏膜。

3．插管时间太长，喉部黏膜受压时间过长。

4．气囊压迫声门黏膜，造成损伤。

5．放置鼻饲胃管时间过长，鼻饲管长期摩擦环后区黏膜，引起损伤。

【临床表现】

1．溃疡和假膜 插管时擦伤黏膜，上皮剥脱并继发感染形成溃疡，纤维蛋白和白细胞沉积，形成假膜，多见于声带突处。鼻饲管损伤溃疡及假膜多见于环后区。表现为喉部疼痛、声嘶、咳嗽及痰中带血，喉镜检查可见局部溃疡和假膜。

2．声带肉芽肿 在溃疡及假膜基础上，炎症细胞和浆细胞浸润，大量成纤维细胞和血管内皮细胞增生而形成肉芽肿。喉镜检查可见声带突肉芽肿，表面光滑，色灰白或淡红，质地较息肉略硬（彩图4-5-6-1）。患者感喉内不适、声嘶，经久不愈。若肉芽肿过大，可阻塞声门，可致呼吸困难。

3．环杓关节脱位 患者拔管后即出现声嘶，说话无力，喉部疼痛。多为一侧脱位，杓状软骨可向前或向后移位，但以前外侧移位者多见。喉镜检查见一侧杓状软骨和杓状会厌襞充血、水肿，且突出于声门上，掩盖声门的后部。声带运动受限，发声时杓状软骨进一步向前移位，但声带不能完全闭合。

4．声带瘫痪 由于气囊压迫喉室部喉返神经前支所致，患者术后即出现声嘶，喉镜检查可见一侧声带旁正中位固定。

【治疗】

1．有溃疡及假膜形成者，应少讲话，不要做用力屏气动作，给予抗生素、糖皮质激素等雾化吸入。

2．肉芽肿形成者，若有蒂形成可于喉镜下摘除，无蒂者可在全身麻醉支撑喉镜下切除，基底部用硝酸银烧灼。声带突肉芽肿切除后易复发，近年采用激光切除，效果较好。

3．环杓关节脱位者，可在喉镜下行环杓关节复位术。复位术应及早进行，以免形成瘢痕后不易复位。

4．声带瘫痪者，可做音频物理疗法，并予神经营养药物，以促其恢复。

第五节 喉异物

喉异物（foreign bodies in larynx）是一种非常危险的疾病，多发生于学龄前儿童。声门裂为呼吸道狭窄处，异物极易致喉阻塞。

【病因】 喉部异物种类甚多，花生米、各种豆类等坚果最多见；其次是鱼骨、果核、骨片等；针、钉、金属物体、笔帽等也不少见。多因幼儿进食时突然大笑、哭闹、惊吓、跌倒等误将异物吸入；吸食果冻或吹小气球时也偶致喉部异物。

【临床表现】

1．症状 较大异物嵌顿于喉腔后，立即引起失声、呼吸困难、发绀现象，严重者可于数分钟内窒息死亡。喉部较小异物常有阵发性剧烈咳嗽、喉部疼痛、声嘶、喉喘鸣、吞咽痛、呼吸困难等症状。

2．检查 喉镜检查可看见声门上异物。声门下异物为声带所遮盖而不易发现。听诊可闻及吸气时喉鸣音。

【诊断】 依据异物吸入史、间接喉镜检查、喉前后位和侧位 X 线片、喉纤维内镜检查等多可确诊。

【治疗】

1．海姆利希手法（Heimlich maneuver） 紧急情况下使用，用右手掌或四指并拢在患者上腹部向内上方推压，迫使横膈上抬，瞬间增加胸腔及气管内压力，可促使嵌顿于喉部的异物排至口中。

2．间接喉镜或喉纤维内镜下取出术 适用于异物位于声门以上、能合作的患者，表面黏膜麻醉后，间接喉镜或喉纤维内镜下取出异物。

3．直接喉镜下取出术 成人、小儿均可采用，可给予全身麻醉，术前禁用镇静药，因其可抑制呼吸，使其通气不足而加重呼吸困难。对于较大的异物，气道严重阻塞，有呼吸困难的病例，估计难以迅速在直接喉镜下取出时，可先做气管切开术，待呼吸困难缓解后，施行全身麻醉，再于直接喉镜下取出。

4．喉异物取出术后为防止喉水肿、喉气管支气管炎，可给予抗生素、激素雾化吸入等治疗。

【预防】 教育幼儿进食时不要大声哭笑；不要将针、钉、硬币、笔帽等物含在口中；儿童食物中应避免混有鱼骨、碎骨等物；果冻类食物不宜吸食。

（韩东一）

第八章　喉部良性肿瘤

概　　述

　　喉乳头状瘤是喉部最常见的良性肿瘤，不仅容易复发而且有一定的恶变率。本章重点讲述喉乳头状瘤的病因、病理、临床表现、诊断及治疗原则。

第一节　概　　述

　　喉部良性肿瘤是指喉部良性真性肿瘤，如乳头状瘤、血管瘤、纤维瘤、神经纤维瘤、软骨瘤、神经鞘瘤等。在良性肿瘤中除乳头状瘤外，其他肿瘤并不常见。喉部良性肿瘤多源于上皮或结缔组织，由分化完整的细胞组成。一般很少发生恶变，也不会发生转移及浸润周围组织。肿瘤生长缓慢，如不完全切除，亦可复发。对由于炎症、损伤及代谢紊乱等原因引起具有肿瘤外形的病变，如声带息肉（喉息肉）、喉部囊肿、淀粉样变等，称为假性肿瘤（详见有关章节）。这些病变在形态和症状方面与真性肿瘤有很多相似之处，但在组织病理学上却有很大差别。真假肿瘤虽然在组织病理学上有本质的区别，但两者不仅有相似的外貌，还有内在的联系，甚至还可发生转变。例如：喉插管所致的肉芽增生可转变为肉芽肿，喉息肉可转变为纤维瘤，声带血肿机化可转变为纤维血管瘤。

　　喉部良性肿瘤的组织学分类：

◆ 上皮组织肿瘤：乳头状瘤、腺瘤等；

◆ 间叶组织肿瘤：血管瘤、纤维瘤、横纹肌瘤、平滑肌瘤、脂肪瘤、骨瘤、软骨瘤等；

◆ 淋巴造血组织肿瘤：淋巴瘤等；

◆ 神经组织肿瘤：神经纤维瘤、神经鞘瘤、角质细胞瘤等；

◆ 其他肿瘤：色素痣、畸胎瘤等。

一、喉血管瘤

　　【概述】　喉血管瘤（hemangioma of larynx）可发生于任何年龄，性别差异不大。喉血管瘤分毛细血管瘤和海绵状血管瘤两种类型，前者较多。毛细血管瘤是由成群的薄壁血管构成的，间以少量结缔组织。如结缔组织多时，则称为纤维血管瘤。海绵状血管瘤由窦状血管构成，柔如海绵，不带蒂而漫布于黏膜下。新生儿和小儿喉血管瘤常发生于声门下，成人常见于声门上区，声门区血管瘤少见。

　　【临床表现】

　　1. 症状　喉部血管瘤症状多为声嘶、咳嗽，偶见咯血，亦有无症状者。婴幼儿血管瘤有时甚大，可致喉阻塞、窒息。值得注意的是小儿声门下血管瘤，对生命威胁较大，有报告其死亡率可达50%。小儿声门下血管瘤的症状有喘鸣、犬吠样咳嗽、声嘶、咯血，约半数患者伴有头、颈部皮肤血管瘤。

　　2. 喉镜检查　毛细血管瘤多位于声带、喉室、室带与杓状会厌襞处。有蒂或无蒂，表面光滑，色红或略紫，大小不一；海绵状血管瘤暗红，表面高低不平，弥漫状，广泛者可延及颈部皮下，隐现青紫色。

　　【治疗】　如无症状，可暂不处理，定期观察；如有反复出血、肿瘤较小而局限者，可考虑电灼术或二氧化碳激光手术。声带上较小的血管瘤可用喉钳摘除。海绵状血管瘤可用平阳霉素做瘤内注射，每次 4～8mg，每 1～2 个月注射一次，肿瘤多在注射 1～3 次后消失。对有呼吸道梗阻症状的患儿，应行气管切开术，同时并用其他疗法。反复出血严重者，也应先做气管切开术，在喉裂开手术下切除肿瘤。

二、喉的纤维瘤、脂肪瘤、横纹肌瘤和平滑肌瘤

【概述】 除血管瘤外，喉其他良性间叶组织肿瘤包括纤维瘤、脂肪瘤（lipoma）、横纹肌瘤（rhabdomyoma）和平滑肌瘤（leiomyoma）等的临床表现、治疗原则大致相同。喉纤维瘤好发于成年男性，肿瘤呈圆形或类圆形，质硬，较小，镜下由交错排列的纤维细胞及纤维束组成，多发生于声带前中部。脂肪瘤质软，由成熟的脂肪细胞和纤维结缔组织组成，主要位于会厌、杓会厌皱襞等处。横纹肌瘤边界清晰，质软，有包膜，镜下由不规则排列的横纹肌细胞组成，多发生于声带。平滑肌瘤质硬，镜下呈交织的平滑肌纤维束，发生于声门上居多。

【临床表现】 症状视肿瘤发生部位及大小而定。原发于声带者有声音嘶哑，较大肿瘤可致喘鸣或呼吸困难。确诊均依靠病理。

【治疗】 以手术切除为主，小的肿瘤可在间接喉镜或支撑喉镜下摘除，较大肿瘤需行喉裂开术。完整切除后预后良好。

三、喉的神经纤维瘤、神经鞘瘤和化学感受器瘤

【概述】 喉的神经纤维瘤、神经鞘瘤和化学感受器瘤为神经源性肿瘤，原发于喉部者均少见，多位于杓会厌皱襞。喉神经纤维瘤界线清楚，无完整包膜，质实，镜下由增生的神经鞘膜细胞和成纤维细胞组成，约 10% 可发生恶变。喉神经鞘瘤呈圆形或结节状，质实，有完整包膜，可与周围神经粘连，镜检为束状或网状型。喉化学感受器瘤起自化学感受器副神经节，以颈动脉体瘤和颈静脉球体瘤最多，边界清楚，有包膜，镜下瘤体由上皮样细胞构成，胞浆丰富，周围有丰富血管。

【临床表现】 症状视肿瘤发生部位及大小而定，早期可出现声嘶、咽喉异物感，随瘤增大可出现呼吸困难和吞咽障碍。喉镜检查见肿瘤表面光滑，质韧。确诊依靠病理。

【治疗】 小的肿瘤可在支撑喉镜下摘除，较大肿瘤则需行喉裂开或咽侧切开术。

第二节　喉乳头状瘤

喉乳头状瘤（papilloma of larynx）是喉部最常见的良性肿瘤，约占喉部真性良性肿瘤的 70%。根据发病时间通常分为两型：①幼年型喉乳头状瘤（juvenile-onset laryngeal papilloma）：表现为多发性，一般在出生后 6 个月至 5 岁发病，极易复发，随年龄增长肿瘤有自限趋势；②成人型喉乳头状瘤（adult-onset laryngeal papilloma）：多为单发性，一般在 20 岁以后发病，平均年龄为 50 岁，5%～15% 有恶变倾向。乳头状瘤除了常累及喉部以外，还可侵犯呼吸道其他部位，统称复发性呼吸道乳头状瘤病（recurrent respiratory papillomatosis，RRP）。

【病因】 目前大多学者认为本病与人乳头状瘤病毒（human papilloma virus，HPV）感染有关，其中 HPV-6 和 HPV-11 是喉乳头状瘤的主要致病亚型，而 HPV-11 感染的病例更易复发，更具侵袭性。此两型也是生殖器尖锐湿疣的重要病原体。尖锐湿疣与本病关系密切，幼年型乳头状瘤与头胎生、阴道分娩及未成年母亲有关，研究表明，有 50%～68% 的幼年型患儿的母亲有阴道疣病史，而经剖宫产的婴儿其患 RRP 的危险性明显减少。成人型则更多地倾向于其性行为方式。病毒导致喉乳头状瘤的机制有两种学说：一是病毒潜伏感染激活学说，二是乳头状瘤细胞或病毒颗粒播散学说。临床上对喉乳头状瘤患者行气管切开术后会加速肿瘤的广泛浸润的现象支持后一种学说。幼年型喉乳头状瘤在青春期后有自然消退现象，提示本病与机体的内分泌、免疫及性激素水平有关。

【病理】 喉乳头状瘤好发于纤毛上皮和鳞状上皮移行的解剖部位，包括会厌喉面中央、喉室上

下缘、声带表面或下缘。气管切开术可以形成医源性的鳞状 -
纤毛柱状上皮，致使肿瘤向下气道播散。

典型病变呈粉红色，表现为乳头状突起的有蒂团块，
外部由复层扁平上皮聚集而成，中心有含丰富血管的结缔
组织，肿瘤不向黏膜下层浸润。镜检见上皮中有凹空细胞，
为病毒感染细胞的组织学特征。

【临床表现】　常见症状为进行性声音嘶哑，肿瘤较大
者甚至失声。随着病变的发展，可出现喉喘鸣和呼吸困难，
成人患者还有咽喉异物感、咳血性痰等。喉镜下见肿瘤呈
乳头状突起，基底宽窄不一，颜色灰白、淡红或暗红（图
4-8-2-1；彩图 4-8-2-1）。

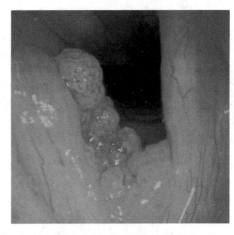

图 4-8-2-1　喉乳头状瘤

【诊断】　根据症状和检查，诊断多无困难，病理检查
可确诊。

【治疗】　本病迄今尚无根治及预防复发的有效办法，因存在反复复发和向下气道播散倾向而使
治疗棘手。无论是外科治疗还是内科治疗都只能致力于解除呼吸道梗阻和切除肿瘤，保持喉功能，
减少复发。目前，外科治疗是呼吸道乳头状瘤的主要治疗手段。外科治疗的原则是切除病变的同时
尽可能保留正常组织结构的形态和功能，避免造成声门狭窄、气管狭窄等并发症。

对于范围广泛病变的治疗目的是缩小瘤体，减少播散，通畅气道，改善发音质量和延长手术间
隔时间，必要时宁愿残留一些瘤组织，也不应冒险损伤正常组织导致瘢痕和粘连。

大多数学者认为气管切开是导致乳头状瘤组织向下气道播散的重要原因，故呼吸道乳头状瘤患
者应尽量避免行气管切开。但对于就诊时喉梗阻呈进行性加重或已达Ⅲ度以上者，则不可避免地需
紧急气管切开，去除病变后应尽快考虑拔管。

显微镜下支撑喉镜手术是目前最常用的治疗方法，可以在切除肿瘤的情况下较好地保护喉部正
常组织及功能。结合二氧化碳激光手术具有肿瘤切除准确、出血少、损伤小、瘢痕小、术后不易引
起喉水肿等优点，现广泛应用于呼吸道乳头状瘤的治疗中。短间隔、多次的二氧化碳激光治疗可减
少气管切开率，从而保证患者良好的发音和保护正常的声带解剖结构。但有报道指出应用二氧化碳
激光治疗时，其汽化肿瘤产生的碳化物中含有 HPV-DNA，这种病毒微粒滞留在手术室的空气中，寄
存在各种仪器设备的表面，仍有传染性，对患儿及手术组成员均具有潜在的危害性。

近期，应用喉显微切吸钻治疗复发性呼吸道乳头状瘤得到了国内外学者的高度评价。显微切吸
钻可切碎肿瘤并吸除碎块，不损伤喉组织，比二氧化碳激光治疗有更好的优越性，安全、省时、
廉价，且不需要庞大的设备和大空间的手术室；对喉梗阻的患儿可以急诊手术迅速切除肿瘤，从而
解除梗阻，减少气管切开；同时这种微型切割器无热损伤，术后瘢痕比二氧化碳激光治疗少，对治
疗前、后连合处及气管内的病变组织更有其优越性。

除手术治疗外，使用某些辅助性药物治疗也成为临床关注的热点，其中主要包括西多福韦、干
扰素 -α、3- 甲基吲哚 / 二吲哚甲烷、维 A 酸、HPV-6b L1 病毒样颗粒疫苗等。其中报道最多的是干
扰素 -α。干扰素具有抗病毒和抗肿瘤作用，减少 DNA 合成，通过对病变部位直接给药，其疗效得
到了一定的肯定。但一旦撤药，病情多有反复，仍需进一步研究。

第三节　内镜下喉良性肿瘤切除术

随着人与人之间的交流更加重要和广泛，对嗓音质量要求也越来越高。在此基础上，喉显微外
科技术的概念得以问世，并迅速被临床医师所接受，得以广泛推广。喉显微外科技术是在内镜下应
用喉显微器械处理喉部病变，使喉部病变得到有效的治疗，并最大限度地减少对喉发音功能的影响，

维持正常发音。其中，通过内镜可使手术画面经监视器放大，使操作视野更清晰，手术精确度明显提高。由于组织分辨清晰，不受狭小术野的束缚，从而避免了周围正常组织的损伤。并可同时供多人观看，便于术中讨论、学习，方便教学和病例资料的收集，也减少了微小病灶的遗漏。内镜与激光、消融及微型电动切割器等设备在喉良性肿瘤切除术中的联合应用是目前临床治疗的热点。下面主要介绍 3 种应用于喉良性肿瘤切除的内镜。

一、纤维内镜

自 1969 年导光纤维喉镜问世以来，在诊断鼻咽及喉部疾病中起到了重要作用。喉部良性小病变可在喉纤维内镜或电子喉镜下开展摘除手术。手术多于局部麻醉下进行，因镜体柔软、可弯曲、光亮度强，能经鼻腔插入进行手术，痛苦较小，手术适应范围较广，除对基底宽广的声带肿物手术比较困难外，其他皆可适用。对张口困难、颈椎病变、年老体弱者尤为适宜。另外，由于其费用少，无须住院，因而受到部分患者的欢迎。但由于是局部麻醉下手术，部分咽反射敏感患者，会因突发咳嗽或吞咽动作而误伤正常声带。

二、显微支撑喉镜

狭义的喉显微手术是指利用支撑喉镜暴露喉部组织结构，在显微镜及录像监视系统下对喉部病变施行的一种精细手术。自 1960 年 Scalo 首次将该技术应用于喉部疾病以来，由于其符合微创技术的发展方向，目前应用日趋广泛。显微支撑喉镜下手术需在全身麻醉下进行，适用于各种喉良性肿物的切除，对基底宽广的肿物尤为适用，但因术中要用直接喉镜暴露声门，凡有颈椎病变，如强直、脱位、结核、外伤等，张口受限或张口困难者皆不宜施行此术。此外，存在全身麻醉禁忌者，此种手术方法也受到限制。本手术常见并发症有牙损伤、咽部黏膜撕裂、舌下神经麻痹和术中心动过缓等，术中应小心操作，尽量避免发生并发症。

三、硬质内镜联合支撑喉镜

硬质内镜包括鼻内镜、气管内镜等，其联合支撑喉镜下手术需在全身麻醉下进行。硬质内镜可靠近声带，手术视野清晰，术中可根据需要更换不同角度镜，并能旋转镜面而窥清喉部各个部位（包括前连合、喉室等）。同时，硬质内镜体积小，可经声门裂伸入声门下进行检查或手术，从而避免了声门下病变的遗漏，也弥补了因显微支撑喉镜由于颈短、肥胖、喉体较高等原因无法暴露声带的不足，并减少了对牙齿、舌等组织的损伤。

硬质内镜联合喉显微切吸钻治疗气管内播散的乳头状瘤，视野清晰，可在吸除肿瘤的同时彻底切除气管壁黏膜上的微小肿瘤，避免对气管壁正常黏膜的损伤和术后瘢痕的形成，还可缩短手术时间，延长复发周期。

（王　军）

第九章 喉部恶性肿瘤

概 述

喉癌是耳鼻咽喉科最为常见的恶性肿瘤之一，在头颈部恶性肿瘤中其发病率仅次于鼻咽癌。手术是治疗喉癌的主要手段，并具有较好的疗效。本章除用较大的篇幅论述喉癌的临床表现、诊断及治疗原则外，较详尽地介绍了喉癌的手术方法。同时用适量篇幅讲解几种喉癌前病变的临床特点及转归，提倡喉癌前病变的早期干预治疗。

第一节 喉癌前病变

喉癌前病变（laryngeal premalignant lesions）是指一些具有恶变潜能的喉部疾患，主要包括慢性肥厚性喉炎、喉角化症和喉乳头状瘤（成人）等。正常鳞状上皮由增生逐步发展成为恶性肿瘤，要经过一个由量变到质变的过程。组织病理学改变的顺序为：正常上皮、单纯增生、异常增生、非典型增生、癌变（图4-9-1-1）。单纯增生和异常增生是喉黏膜上皮过度增生的表现，通常可逆。非典型增生属癌前病变，增生的上皮细胞具有基底层细胞形态，核染色质深染及轻度多形性，可以观察到部分不典型、散在的有丝分裂像，上皮下间隙充满了免疫活性细胞。

一、慢性肥厚性喉炎

慢性肥厚性喉炎主要症状为声音嘶哑，喉部发干。喉部表现为单侧或双侧声带和（或）室带肥厚，有的伴有充血，一般表面光滑，部分出现隆起或浅溃疡。主要病理变化为喉部黏膜上皮增生，细胞层数增多，表层细胞呈角化现象。黏膜表皮下结缔组织增生，形成乳头状突起，伸入表皮层，表皮层与结缔组织界线分明。文献报告慢性增生性喉炎癌变率为2.2% ~ 11.6%。

二、喉角化症

喉角化症主要症状是持续性声音嘶哑。病变可以发生于喉内不同部位，最多见于声带，黏膜表面呈白色斑块状隆起（临床又称为声带白斑），也可呈白色点状锥形突起（图4-9-1-2；彩图4-9-1-2）。主要病理变化为喉黏膜上皮增生，并有不全角化，黏膜下组织有轻度增生。文献报告喉角化症癌变率为6.9% ~ 39.7%。

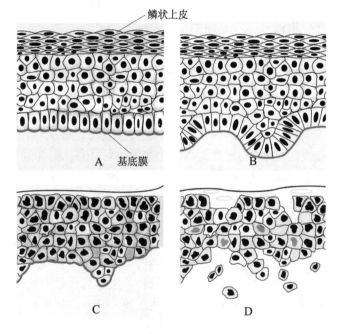

鳞状上皮

A 基底膜

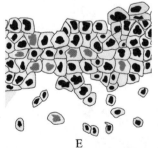

E

图 4-9-1-1 喉鳞状上皮不同阶段变化图

A.正常鳞状上皮，基底膜上方为非角化柱状细胞，分化正常，规则排列；B.过度增生，非角化扁平鳞状细胞，伴有正常细胞增生的鳞状上皮增厚，基底膜出现少许皱褶；C.原位癌（伴有重度非典型增生的角化症），表面无鳞状细胞，全层细胞发育不良，明显的细胞多形性。基底膜完整，没有被侵袭，中下 1/3 层分裂活跃；D.微浸润癌，非典型细胞突破基底膜，早期有限的浸润；E.侵袭性鳞癌，扩展突破基底膜，仍存在一些鳞状上皮的特点，这些保留的特点可用来作为分化程度的分级

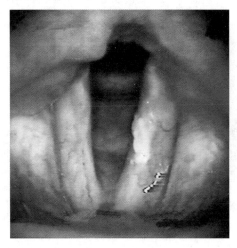

图 4-9-1-2 声带角化

三、成人喉乳头状瘤

成人喉乳头状瘤主要症状是声音嘶哑，肿瘤增大可出现呼吸困难，是喉部最常见的良性肿瘤，好发于一侧声带边缘或声带前连合。一般呈灰白、淡红或暗红色，表面不平呈乳头状或颗粒团状突起，有的带蒂，伴有上皮重度非典型性增生（图 4-9-1-2；彩图 4-9-1-2）。主要病理变化是多层鳞状上皮及其下的结缔组织向表面呈乳头状突起生长。文献报告成人喉乳头状瘤癌变率各家不一，为 15.9% ~ 36%。

四、喉癌前病变的早期干预治疗

癌症的发生是内源性和外源性多种致病因素共同参与的多阶段事件，需要几年甚至几十年的漫长时间。在此期间，由于机体免疫功能低下，周围环境中物理、化学和感染性致癌因素的长期协同作用导致原癌基因的活化和（或）抗癌基因的失活，使细胞分化的正常调节失控，而最终导致癌症的发生。

喉癌前病变早期干预治疗的目的是阻断癌前病变向癌转变。传统方法治疗喉癌前病变常采用喉裂开术切除病变组织。由于手术创伤大、并发症多、疗效欠佳，在权衡利弊时常常只能选择"警惕性等待"的策略。目前开展微创手术治疗喉癌前病变是干预性手术治疗的核心。

北京同仁医院 1992—2001 年间显微镜下应用支撑喉镜二氧化碳激光治疗喉癌前病变 352 例，一次手术治愈率 94%（331/352），局部复发或再发率 5.96%（21/352）。其中喉角化症 215 例，局部复发或再发率 3.72%（8/215）；成人喉乳头状瘤 97 例，局部复发或再发率 11.3%（11/97）；慢性肥厚性喉炎 40 例，局部复发或再发率 5%（2/40）。局部复发或再发的患者可继续采用二氧化碳激光治疗，仍然可以满意地控制病变。早期干预治疗的方法还包括减少致癌因素的刺激、免疫调节治疗、药物治疗促进非典型增生细胞向正常细胞转化等。

第二节 喉 癌

喉癌（carcinoma of larynx）是头颈部常见的恶性肿瘤，发病率仅次于鼻咽癌。世界上不同地区、不同民族、不同年龄以及两性之间，喉癌发病率存在差异。在我国，上海 1990 年统计男性喉癌发病率为 4.3/10 万，占全身恶性肿瘤的 1.45%；女性喉癌发病率为 0.3/10 万，占全身恶性肿瘤的 0.13%。台湾 1983 年统计男性喉癌发病率为 2.19/10 万，女性喉癌发病率为 0.2/10 万。喉癌发病年龄多在 40 岁以上，高发年龄为 60 ~ 70 岁。发病率城市高于农村，空气污染重的重工业城市高于污染轻的轻工业城市，辽宁省 1985 年统计，城市男性喉癌发病率为 3.31/10 万，女性为 1.45/10 万；农村男性喉癌发病率为 1.03/10 万，农村女性为 0.71/10 万。

【病因】 尚不明确，可能与下列因素有关：

1. 吸烟 吸烟者喉癌发病率高于不吸烟者。约 95% 的喉癌患者有吸烟史，发病率与吸烟持续时间和每日的数量等因素有一定相关性。研究认为烟草燃烧时，产生烟草焦油，其中有致癌物质苯芘。烟草可使呼吸道纤毛运动迟缓或停止，黏膜充血、水肿，上皮增厚和鳞状化生，成为致癌的基础。148 例尸检结果显示，大量吸烟组声带角化发生率是不吸烟组的 10 倍（44.4% 比 4.2%）。

2. 饮酒 长期大量饮酒增加了患声门上型喉癌的危险。当吸烟与饮酒共同存在时，可发生相加重叠致癌作用。

3. 空气污染 长期大量吸入生产性粉尘或废气，如石棉、芥子气、镍等，有致癌的可能。

4. 病毒感染 近来的分子生物学研究认为，HPV 的部分亚型 HPV-16、HPV-18 可能与喉癌的发生、发展有关。

5. 癌前病变　见本章第一节。

6. 性激素　女性喉癌发病率低，相同的分期治疗效果比男性好，其原因可能与激素 - 免疫有关，但确切关系有待进一步研究。

【病理】　鳞状细胞癌占全部喉癌的 95% ~ 99%，其他类型的喉癌极少见，包括腺癌、梭形细胞癌、基底细胞样鳞癌、神经内分泌癌、未分化癌等。在鳞状细胞癌中以分化较好（Ⅰ~Ⅱ级）者为主。

喉癌中以声门型居多，约占 60%，一般分化较好，转移较少。声门上型次之，约占 30%，但有些地区，如我国东北地区则以声门上型较多。声门上型一般分化较差，转移较多见，预后亦差。声门下型极少见，约占 6%。喉部继发性癌较少见，一般系直接从邻近器官如喉咽或甲状腺等的癌肿浸润而来，从远处转移的喉癌罕见。

【扩散转移】

1. 影响喉癌扩散转移的因素　由于喉的解剖特点，喉癌的生长扩散受到下列因素的制约：①喉癌发生于喉腔黏膜，外有喉软骨、弹性膜及韧带包裹，形成阻碍喉癌局部扩散的有形屏障；②喉的发生来源于两个胚基：声门上区来源于颊咽胚基，声门区、声门下区来源于器官腮胚基，胚胎发生的差异，可能在各区间形成阻碍肿瘤扩展的自然屏障；③喉内淋巴管和血管的走向使肿瘤扩展有一定的规律性。

2. 不同部位喉癌扩散转移特点　喉癌的局部生长扩散与肿瘤的原发部位和病期密切相关，病期越晚，侵犯范围越广，不同的发病部位，肿瘤的侵犯部位和范围也不同。

（1）声门型喉癌：声门型喉癌多发生于声带的游离缘，并沿着声带的水平向前侵犯前连合和对侧声带，继续发展可向下通过弹性膜至声门下侵犯甲状软骨下缘和环状软骨。向上侵犯喉室、室带，向后侵犯杓状软骨声带突和软骨体。向外可侵犯声门旁间隙、甲状软骨板，也可通过环甲膜至喉外侵犯甲状腺。

（2）声门上型喉癌：声门上区包括室带、会厌、杓会厌皱襞、杓间区等解剖亚区，声门上型喉癌可以发生在声门上的任何部位，发病部位不同，其生长扩散的形式和范围也不相同（图 4-9-2-1）。

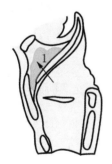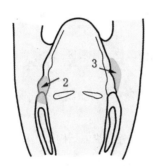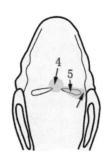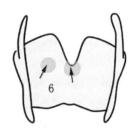

图 4-9-2-1　声门上型喉癌扩散转移示意图

1. 会厌前间隙；2. 杓状软骨部；3. 梨状窝；4. 前连合；5. 声门区；6. 甲状软骨

声门上型喉癌侵犯周边结构，以会厌前间隙受累最多见。侵犯会厌前间隙的途径除主要经会厌小孔外，还可以经会厌根部侵犯，侵犯会厌前间隙程度分为 3 个阶段：①会厌软骨小孔侵犯；②会厌软骨部分破坏；③会厌软骨广泛破坏。在会厌软骨部分和广泛侵犯的病例中，多由会厌根部开始。肿瘤可继续向上侵犯舌根部。声门上型喉癌向外可侵犯梨状窝，杓会厌皱襞外侧构成梨状窝的内侧壁，声门上型喉癌侵犯梨状窝内侧壁时，多先推压方形膜，形成临床上常见的梨状窝内侧壁膨隆，方形膜对肿瘤扩展具有一定的屏障作用，临床上很少见到梨状窝内侧壁受侵犯并发生破溃。临床上多以梨状窝内侧壁膨出程度来判断受侵的轻重。梨状窝膨出多为单侧性。声门上型喉癌可侵犯甲状软骨，但比例较低。

声门上型喉癌向声门区发展，可累及前连合、喉室、声带，继之侵犯声门下区。侵犯声门区的方式有 3 种类型：①沿黏膜表面侵犯；②由声带深层浸润；③以上两种浸润形式同时存在。声门上型喉癌向后可侵犯杓间区，临床上表现为声带固定，准确判断杓状软骨受侵犯的程度对正确选择治疗方法具有十分重要的意义。韩德民观察 100 例声门上型喉癌连续切片，结果局部侵犯部位：会厌前间隙 76 例，梨状窝 57 例，甲状软骨 9 例，前连合 12 例，声门区 48 例，杓间区 48 例（图 4-9-2-1）。

（3）声门下型：由于声门下型喉癌的发病率低，系统研究声门下型喉癌生长扩散的报告很少。声门下型喉癌可向上侵犯声带、喉室，向下直接侵犯气管，向前外可侵破环甲膜进一步侵犯甲状腺和喉外组织，原发一侧的声门下型癌较容易侵犯对侧声门下区。

3．淋巴转移　声门上型喉癌转移部位多见于颈内静脉淋巴结上组，声门下型喉癌多转移至喉前及气管旁淋巴结。

4．血行转移　可随血液循环向全身转移至肺、肝、骨、肾、垂体等。

[附] 喉癌的分区和分期

根据癌肿的生长范围和扩展程度，按美国癌症联合会（AJCC）2010 年（第 7 版）公布的 TNM 分类、分期修改方案如下：

【喉的分区】

1．声门上区　分两个亚区：①喉上部（包括边缘区）：上部（舌骨上）会厌（包括会厌尖、舌面和喉面），杓会厌襞，杓会厌襞喉面，杓状软骨；②声门上部（不包括喉上部）：下部（舌骨下）会厌喉面，室带，喉室。

2．声门区　声带，前连合，后连合。

3．声门下区。

【分级】

1．T 分级　T 为原发肿瘤：T_x 为原发肿瘤不能评估；T_0 为无原发肿瘤证据；T_{is} 为原位癌。

（1）声门上区

T_1　肿瘤局限在声门上的 1 个亚区，声带活动正常。

T_2　肿瘤侵犯声门上 1 个以上相邻亚区，侵犯声门区或声门上区以外（如舌根、会厌谷、梨状窝内侧壁的黏膜），无喉固定。

T_3　肿瘤局限在喉内，有声带固定和（或）侵犯下述任何部位：环后区、会厌前间隙、声门旁间隙和（或）甲状软骨内板。

T_{4a}　中等晚期局部疾病；肿瘤侵犯穿过甲状软骨和（或）侵犯喉外组织（如气管、包括深部舌外肌在内的颈部软组织、带状肌、甲状腺或食管）。

T_{4b}　非常晚期局部疾病；肿瘤侵犯椎前筋膜，包绕颈动脉或侵犯纵隔结构。

（2）声门区

T_1　肿瘤局限于声带（可侵犯前连合或后连合），声带活动正常。

T_{1a}　肿瘤局限在一侧声带。

T_{1b}　肿瘤侵犯双侧声带。

T_2　肿瘤侵犯至声门上和（或）声门下区，及（或）声带活动受限。

T_3　肿瘤局限在喉内，伴有声带固定，及（或）侵犯声门旁间隙和（或）甲状软骨内板。

T_{4a}　中等晚期局部疾病；肿瘤侵犯穿过甲状软骨和（或）侵犯喉外组织（如气管、包括深部舌外肌在内的颈部软组织、带状肌、甲状腺或食管）。

T_{4b}　非常晚期局部疾病；肿瘤侵犯椎前筋膜，包绕颈动脉或侵犯纵隔结构。

（3）声门下区

T_1　肿瘤局限在声门下区。

T_2　肿瘤侵犯至声带，声带活动正常或活动受限。

T_3　肿瘤局限在喉内，伴有声带固定。

T_{4a}　中等晚期局部疾病；肿瘤侵犯环状软骨或甲状软骨和（或）侵犯喉外组织（如气管、包括深部舌外肌在内的颈部软组织、带状肌、甲状腺或食管）。

T_{4b}　非常晚期局部疾病；肿瘤侵犯椎前间隙，包绕颈动脉或侵犯纵隔结构。

　　在喉癌分型的问题上，是否将"跨声门癌/贯声门癌（transglottic tumour）"作为喉癌的一个独立分型至今仍然是有争议的焦点问题。近三十年来，贯声门癌一词已被耳鼻咽喉头颈外科、放射科、病理科医生广泛应用，诸多学者将此型独立分出是因为该类型喉癌有其明确的发病部位和独特的生物学行为。贯声门癌的概念是由 McGavran 1961 年提出的，是指原发于喉室的癌肿，跨越两个解剖区域即声门上区和声门区，以广泛浸润声门旁间隙为特点，癌在黏膜下浸润扩展。不同于其他三型喉癌的临床特点和治疗方法，将该型列为第四型喉癌。但在 AJCC/UICC 制定及以后修订的 TNM 分类中，都将喉癌分为 3 型，从未提到贯声门癌，独立确定此型尚有一些问题需要进一步研究阐明。原因一是目前喉癌分型是根据喉的解剖部位制定的，贯声门癌原发于喉室，与声门、声门上、声门下的解剖分区无法并列；二是贯声门癌目前无 T_1 病变的报告，因贯声门癌要侵犯两个以上的解剖区域，也就不能有 T_1 病变，分期如何确定是个问题。另外，此型喉癌以侵犯声门旁间隙为特点，但与声门型和声门上型喉癌侵犯声门旁间隙难以区别。

　　值得提出的是将声门上型喉癌侵犯声门、声门下，或声门型喉癌侵犯声门上、下，以及晚期喉癌难以确定原发部位的病变都归属于贯声门癌是不够确切的。因此是否将贯声门癌作为一个独立分型尚需继续研究、加深认识、统一标准。

　　2. 区域淋巴结（N）分级*

N_x　区域淋巴结不能评估。

N_0　无区域淋巴结转移。

N_1　同侧单个淋巴结转移，最大直径≤3cm。

N_2　同侧单个淋巴结转移，3cm ＜最大直径≤6cm；或同侧多个淋巴结转移，最大直径≤6cm；或双侧或对侧淋巴结转移，最大直径≤6cm。

N_{2a}　同侧单个淋巴结转移，3cm ＜最大直径≤6cm。

N_{2b}　同侧多个淋巴结转移，最大直径≤6cm。

N_{2c}　双侧或对侧淋巴结转移，最大直径≤6cm。

N_3　转移淋巴结最大直径＞6cm。

*注释：Ⅶ区转移也被认为是区域淋巴结转移。

　　3. 远处转移（M）分级

M_0　无远处转移。

M_1　有远处转移。

【解剖分期/预后分组】

0 期　　　$T_{is}N_0M_0$

Ⅰ期　　　$T_1N_0M_0$

Ⅱ期　　　$T_2N_0M_0$

Ⅲ期　　　$T_3N_0M_0$，$T_1N_1M_0$，$T_2N_1M_0$，$T_3N_1M_0$

Ⅳ A 期　　$T_{4a}N_0M_0$，$T_{4a}N_1M_0$，$T_1N_2M_0$，$T_2N_2M_0$，$T_3N_2M_0$，$T_{4a}N_2M_0$

Ⅳ B 期　　$T_{4b}N_{任何}M_0$，$T_{任何}N_3M_0$

Ⅳ C 期　　$T_{任何}N_{任何}M_1$

【临床表现】

1. 症状　根据癌肿发生的部位，症状表现不一。

（1）声门上型：包括原发部位在会厌、室带、喉室、杓会厌襞、杓间区等处的喉癌。早期常无显著症状，仅有喉部不适感或异物感。以后癌肿表面溃烂时，可出现咽喉疼痛，放射至耳部，吞咽时疼痛加重。肿瘤侵蚀血管后痰中带血，常有臭味；向下侵及声带时才出现声嘶、呼吸困难等。由于该区淋巴管丰富，易向颈内静脉上组淋巴结转移。

（2）声门型：癌肿多发生于声带前、中部。早期症状为声嘶，随着肿物增大，声嘶逐渐加重，如进一步增大，则阻塞声门，引起呼吸困难。由于该区淋巴管较少，颈淋巴结转移率低。

（3）声门下型：即位于声带以下、环状软骨下缘以上部位的癌肿。因位置隐蔽，早期症状不明显，常规喉镜检查不易发现。肿瘤溃烂则有咳嗽及痰中带血，肿瘤向上侵及声带时，可出现声嘶。肿物增大，可阻塞声门下腔出现呼吸困难，亦可穿破环甲膜至颈前肌肉及甲状腺，也可侵犯食管前壁。该区癌肿常有气管前或气管旁淋巴结转移。

（4）贯声门癌：是尚在探讨的一种类型，国际抗癌协会（UICC）尚未确认。早期可无症状，当出现声嘶时，常已先有声带固定，而喉镜检查仍未能窥见肿瘤。癌肿向声门旁间隙扩展，侵及甲状软骨。

2．检查

（1）喉镜检查：见喉癌的形态有菜花型、溃疡型、结节型及包块型。检查时应特别注意会厌喉面、前连合、喉室及声门下区，观察声带运动是否受限或固定（图4-9-2-2，彩图4-9-2-2；图4-9-2-3，彩图4-9-2-3）。

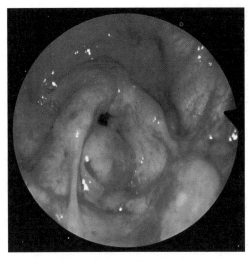
图 4-9-2-2　喉癌声门上型

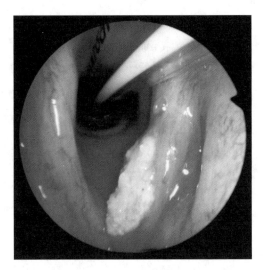
图 4-9-2-3　喉癌声门型

（2）触诊：仔细触摸颈部有无肿大淋巴结，喉体是否增大，颈前软组织和甲状腺有无肿块。

（3）辅助检查：喉部X线检查如侧位片、断层摄片，喉部CT及MRI检查等有助于了解癌肿的浸润范围。

【诊断】　根据症状、体征，经组织病理学证实为喉癌即可确诊。如临床高度怀疑喉癌，一次病理检查不能证实，应继续进行活检，以防漏诊。

【鉴别诊断】

1．喉结核　主要症状为喉部疼痛和声嘶。发音低弱，甚至失声。喉痛剧烈，常妨碍进食。喉镜检查见喉黏膜苍白、水肿，有浅溃疡，上覆黏脓性分泌物，偶见结核瘤呈肿块状。病变多发生于喉的后部。胸部X线检查多见进行性肺结核。喉部活检可作为鉴别时的重要依据。

2．喉乳头状瘤　病程较长，可单发或多发，肿瘤呈乳头状突起，病变限于黏膜表层，无声带运动障碍，喉部活检可确诊。

3．喉梅毒　患者声嘶而有力，喉痛轻。喉镜检查病变多见于喉前部，黏膜红肿，常有隆起的梅毒结节和深溃疡，破坏组织较重，愈合后瘢痕收缩、粘连，致喉畸形。血清学检查及喉部活检可确诊。

4．喉原发的非上皮性恶性肿瘤　包括间叶组织、神经组织和淋巴组织肿瘤，有血管肉瘤、恶性纤维组织细胞瘤、横纹肌肉瘤、软骨肉瘤、骨肉瘤、淋巴瘤等。该类肿瘤与喉癌症状相似，喉镜检查可见喉内肿块，喉黏膜常光滑，喉部活检可确诊。

【治疗】　包括手术、放射治疗、化学治疗及免疫治疗等。根据喉癌的范围及扩散情况，选择合适的治疗方案。

1．手术治疗　为治疗喉癌的主要手段。原则是在彻底切除癌肿的前提下尽可能保留或重建喉的功能，以提高患者的生存质量。根据病变范围选择手术切除的方式，主要分为喉部分切除术及喉全切除术，早期声门型和声门上型喉癌可选择喉显微二氧化碳激光手术。

2．放射治疗　是治疗喉癌的可选方法之一。单纯放射治疗适合于早期各部位喉癌、分化不良的癌、拒绝手术或不宜手术的患者。手术前放射治疗可有利于中晚期喉癌的局部控制。对于手术切缘阳性患者可进行术后放射治疗。

3．其他疗法　包括化学药物治疗与生物治疗。

4．颈淋巴结转移的处理　喉癌患者有颈淋巴结转移，应同时做颈淋巴结清扫术。由于声门上型喉癌颈淋巴结转移率发生较高（30% ~ 60%），对于声门上型喉癌 N_0 的患者也应行颈淋巴结清扫术。根据癌肿原发部位和颈淋巴结转移情况可行全颈清扫、区域性颈清扫术（包括上颈清扫术、肩胛锁骨肌上清扫术、侧颈清扫术、前颈清扫术和后侧颈清扫术）及扩大颈清扫术。

【预后】　喉癌患者的预后与患者全身情况、机体免疫状态、肿瘤分期和生物学特性、治疗方法选择及术后康复情况等诸多因素有关。早期喉癌外科治疗 5 年生存率可达到 80% 以上，中晚期喉癌 5 年生存率为 50% ~ 60%。

第三节　喉部肿瘤手术方法

一、喉癌激光手术

喉部激光手术与喉显微外科的发展密切相关，它将激光技术应用于喉显微外科手术，使两者的优越性相互叠加，并得以充分体现。用于喉部手术的激光种类有二氧化碳激光、氩激光、Nd：YAG激光、磷酸钛氧钾（KTP/532）激光、半导体激光、钬激光等。喉部激光手术最常用的是二氧化碳激光，配套设备包括支撑喉镜、手术显微镜和喉显微外科器械。

喉癌激光手术适应证：①声门型喉癌 T_1 ~ T_2 病变；②舌骨上会厌癌 T_1 ~ T_2 病变；③局限的杓会厌皱襞癌；④室带癌；⑤患者全身情况良好，能耐受全身麻醉手术和支撑喉镜操作。由于医院手术设备限制，医生技术的差异和对激光手术的认识不同，开展手术的深度和广度也不同，至今尚无统一的手术适应证范围。随着手术设备改进、手术技术的不断完善，手术适应证范围也相应扩大，已从最初只限于治疗早期声门型喉癌，发展到今天的中晚期声门型、声门上型喉癌的激光手术。诸多作者认为适应证的选择与患者的喉肿瘤在支撑喉镜的暴露状况密切相关，只有在支撑喉镜下完全暴露的肿瘤方可选用激光治疗，需要强调的是术前应准确地评估肿瘤的范围，尤其是深层浸润情况。

选择激光手术治疗喉癌多在全身麻醉下进行，麻醉插管选用内径 5.0 ~ 6.0mm 为宜。操作简单者手术也可在局部麻醉下完成。

喉癌激光手术的优点：①损伤小，无须颈部切口和气管切开；②出血少，术野清晰；③准确率高，功能保全好；④愈合快，瘢痕小，感染少；⑤手术时间短，患者痛苦小等。

二、喉部分切除术分类及手术适应证

（一）喉小部分切除术

1．声带切除术 适用于早期声带膜部癌，前未达前连合，后未及声带突，声带活动正常。术式可选择喉裂开术或支撑喉镜下显微镜二氧化碳激光手术，后者可避免气管切开（图 4-9-3-1）。

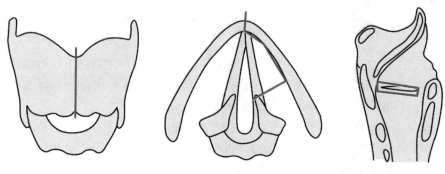

图 4-9-3-1 声带切除术范围

2．喉垂直侧前位部分切除术 适用于一侧早期声带膜部癌，向前接近或累及前连合，而声带活动正常者（图 4-9-3-2）。

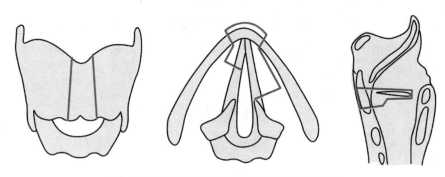

图 4-9-3-2 喉垂直侧前位部分切除术范围

3．喉垂直前位部分切除术 适用于前连合癌或前连合癌累及双侧声带前端者。

4．会厌切除术 适用于早期会厌癌，病变部位在会厌喉面上 1/3（图 4-9-3-3）。

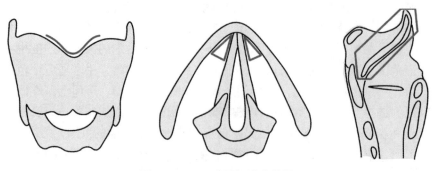

图 4-9-3-3 会厌切除术范围

（二）喉大部分切除术

1. 喉垂直部分切除术　适用于声门区癌累及一侧声带，向声门下扩展于声带前中部未超过1cm，声带活动受限者（图4-9-3-4）。

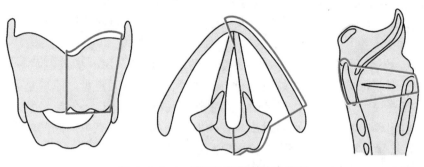

图 4-9-3-4　喉垂直部分切除术范围

2. 喉声门上水平部分切除术　适用于早期会厌癌或病变累及室带上缘或杓会厌皱襞者（图4-9-3-5）。

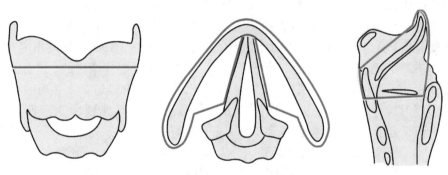

图 4-9-3-5　喉声门上水平部分切除术范围

（三）喉次全切除术

1. 喉垂直额侧次全切除术　适用于声门区癌累及一侧声带全长、前连合及对侧声带前1/3，向声门下扩展，前部不超过1.5cm，后部3～4mm，声带活动受限者。

2. 喉水平垂直部分切除术　适用于声门上型喉癌侵及一侧喉室、声带者。

3. 会厌气管吻合术、环咽吻合术　适用于喉癌患者不能做其他喉部分切除，切除时只保留会厌，切除后行会厌气管吻合。

4. 近全喉切除术　利用喉癌切除后保留的健侧喉及下咽黏膜修复形成气管-咽发音通道。

（四）喉全切除术

适用于不适宜行部分喉切除术的喉癌、部分喉切除术或放射治疗后复发者及下咽癌不能保留喉功能者。若癌肿已侵及喉咽、梨状窝和颈段食管，可选用胸大肌皮瓣或颈部皮瓣、游离空肠、胃或结肠来修复。

三、喉部分切除术术后的整复

关于喉部分切除术后喉腔缺损的整复问题，可采用多种材料和方法，除了有效地应用残存的喉组织和下咽黏膜外，还可利用甲状软骨膜、带状肌肌筋膜瓣（单蒂、双蒂）、颈部皮肤、会厌软骨、自体鼻中隔黏膜等，喉支架的再造采用自体甲状软骨翼板后部、舌骨肌瓣，以及人工材料如硅胶、钛钢等。

四、全喉切除术术后语音重建

1. **气管食管造瘘发音重建术**　手术是在气管和下咽或气管与食管之间形成一个通道，气流经此通道进入食管或下咽腔冲击黏膜而发音。再经过舌、腭、唇、齿等构音器官的共同作用而形成言语。

2. **气管咽吻合术**　喉全切除后，将气管残端与咽腔缝合，气流直接由气管通入咽腔而发出声音，但该术式术后并发症较多，主要是误咽及拔管率不够满意。目前采用此方法进行发音重建的相对较少。

3. **发音钮植入发音重建术**　发音钮是一个辅助发音装置，用硅橡胶制成。其结构包括 5 个部分：单向瓣膜、瓣膜保护圈、食管端固定盘、通气管、气管端固定盘。原理是通过植入发音钮，在气管和食管间建立一个气流通道，发音时，用手指堵住气管造瘘口，气流经发音钮进入咽腔，气流通过发音钮，引起单向瓣膜的振动而发出声音。发音钮的瓣膜具有单向阀门的作用，吞咽时可阻止唾液和食物流入气管，发音时可保证气流进入咽腔。

发音钮可在喉全切除术后植入，也可在手术中安装。发音钮植入的优点是手术操作简单，发出的声音音量大、音色好，类似人喉发音。因发音钮是由硅胶制成的，植入一段时间后会出现硅胶老化，需定期更换，一个发音钮的使用寿命为 1 ~ 2 年。

4. **咽食管发声**　咽食管发声是一种非手术的发音方法，其发音机制是把一定量空气摄入并存储于食管，借助胸内压力，如同打嗝，将空气从食管内排出，冲击食管上端或咽部的黏膜引起振动而发出声音。练习方法是在吸气时利用食管内负压，并通过舌向后方运动，将空气压入食管，然后练习腹肌收缩，使膈肌上升，胸膜腔内压增加，压缩食管，将空气由上口排出而发出声音。

这种发音方法需要经过一段时间的训练方能掌握，练习过程是循序渐进的，患者需要有自信心，坚持练习。最快者几天即可掌握要领，发出简单的语言，通常情况经过 2 ~ 3 周的训练，绝大多数患者都能学会。练习较好的患者可连续说出几句话，部分患者还可以唱歌，几乎听不出是无喉者讲话。该方法具有训练方便、无须任何设备和工具、音色较好等优点。

5. **人工喉**　人工喉即人工辅助发音装置，分为人工机械喉和人工电子喉。

人工机械喉的原理是将呼出的气流引出，冲击膜片振动而发音，这种声音从口腔传出，即可构成语音。简单的人工喉可以用一根橡皮管来代替，中间接一个膜片装置，一端接气管造瘘口，另一端经一侧口角插入口腔，稍加训练即可发出声音。

电子喉是用简单的电子装置振动发出持续的蜂鸣音，将此装置贴于患者的颏部或上颈部，使声音从口腔传出，即构成语言。使用电子喉只需简单的训练即可学会。人工喉的优点是声时长，吐字尚清晰。不足的是语言和人喉的发音有较大的差别，听起来有"怪音"之感。

［附］喉部分切除术及喉全切除术手术操作

【喉垂直部分切除术手术操作】

1. 气管切开。

2. 颈部皮肤横行切口，颈阔肌层下向上剥离皮瓣。

3. 向两侧分离舌骨下肌群，显露甲舌膜、甲状软骨板、环甲膜。

4. 正中切开并向两侧钝性分离甲状软骨外骨膜，正中或略偏健侧裂开甲状软骨，暴露喉腔。

5. 沿环状软骨上缘向后切开环甲膜和喉内黏膜至声带突，再由室带上缘向后剪开喉内黏膜，向下切开喉内黏膜并连通上下切口，切除相对应的甲状软骨板，至此整块切除患侧标本。

6. 止血，检查喉腔，观察标本，保证切缘安全。

7. 修复喉腔　可选择甲状软骨外骨膜、单蒂或双蒂带状肌瓣进行喉腔修复。

8. 左右半喉对缝，缝合皮肤切口。

【喉声门上水平部分切除术手术操作】

1. 气管切开。

2．颈部皮肤横行切口，颈阔肌层下向上剥离皮瓣。

3．切断附着于舌骨上下的肌肉，将舌骨下肌群向两侧分离，于两侧舌骨小角处剪断舌骨，显露甲舌膜、甲状软骨板。

4．沿甲状软骨上缘切开并向下钝性分离甲状软骨外骨膜，横行切开上 1/2 甲状软骨板。

5．由舌根或一侧梨状窝上缘进入咽腔，暴露会厌。

6．将会厌向前拉，沿双侧杓状软骨前向下剪开会厌襞、室带，于声带上缘向前剪开喉室黏膜至前连合上，连同上半甲状软骨板整块切除标本。

7．止血，检查喉腔，观察标本，保证切缘安全。

8．将甲状软骨外膜与声带残缘缝合，将杓区黏膜缝合，修复喉腔。

9．舌根与残喉拉拢缝合，舌骨上下肌群缝合，缝合皮肤切口。

【喉水平垂直部分切除术手术操作】

1．气管切开。

2．颈部皮肤横行切口，颈阔肌层下向上剥离皮瓣。

3．切断附着于舌骨的舌骨上肌群，将舌骨正中裂开，并连同舌骨下肌群向两侧分离，显露甲舌膜、甲状软骨板、环甲膜。

4．于甲状软骨上缘切开并向下钝性分离甲状软骨外骨膜，横行切开健侧上 1/2 甲状软骨板。

5．从舌根或一侧梨状窝上缘进入咽腔，暴露会厌。

6．会厌向前拉，沿健侧杓状软骨前向下剪开杓会厌襞、室带，于声带上缘向前剪开喉室黏膜至前连合上，垂直向下剪开前连合及甲状软骨板，沿环状软骨上缘向后切开环甲膜和喉内黏膜至声带突后方，在后连合正中切开喉侧黏膜至杓尖，沿杓会厌襞剪开，保留梨状窝黏膜，连同患侧喉侧壁整块切除标本。

7．止血，检查喉腔，观察标本，保证切缘安全。

8．修复喉腔　健侧用甲状软骨外膜与声带残缘缝合，患侧用梨状窝黏膜向前覆盖残喉上端，甲状软骨膜和带状肌形成喉前侧壁。

9．舌根与残喉拉拢缝合，舌骨上下肌群缝合，缝合皮肤切口。

【全喉切除术手术操作】

1．颈前横切口或中线垂直切口，颈阔肌层下向上剥离皮瓣。

2．切断舌骨上下肌群，将带状肌向两侧分开，暴露喉体。

3．切断并缝扎甲状腺峡部，将甲状腺与气管分开。

4．切断咽下缩肌，分离梨状窝黏软骨膜，剪断甲状软骨上角，结扎喉上血管。

5．自下而上先在环状软骨下方或第 1～2 气管环处离断气管，将喉向上翻转，于杓状软骨后上方进入咽腔，在明视下，沿杓会厌襞剪开两侧梨状窝黏膜至会厌，于会厌间隙剪开舌根黏膜，取下喉标本。

6．缝合咽腔，气管上端与胸骨上窝颈部皮肤缝合造瘘，缝合颈前肌肉、皮下组织及皮肤。

（黄志刚）

第十章 喉阻塞

概　述

喉阻塞为耳鼻咽喉头颈外科最为常见的急重症之一，病情变化迅速，严重者可危及生命，是本篇学习的重点。

喉部或邻近组织器官的病变致喉腔阻塞或狭窄，其生理功能发生障碍者称喉阻塞（laryngeal obstruction），亦称喉梗阻。小儿由于解剖和生理学上的特点，以及急性传染病发病率较高，故易发生喉阻塞。

【病因】

1．炎症　小儿急性喉炎、急性喉气管支气管炎、急性会厌炎、喉软骨膜炎、喉脓肿、喉白喉、咽后脓肿、脓性颌下炎等。

2．外伤　喉部挫伤、切割伤、火器伤、烧灼伤、喉插管伤等。

3．肿瘤　喉与喉咽肿瘤、甲状腺肿瘤等。

4．水肿　喉血管神经性水肿，药物过敏反应，麻醉插管，支气管镜检查，心、肾疾病引起的水肿等。

5．痉挛　喉异物或气管、支气管非嵌顿性异物，破伤风，佝偻病，水、电解质紊乱，刺激性气体或化学药品刺激均可发生，且呼吸道异物可致机械性阻塞。

6．畸形　先天性喉喘鸣、巨大喉蹼、喉软骨畸形、喉瘢痕性狭窄等。

7．声带麻痹　中枢神经系统或周围神经病变，如颅骨骨折、颅内出血、肿瘤及手术损伤等所致双侧声带外展瘫痪。

【临床表现】

1．症状

（1）吸气性呼吸困难：是喉阻塞的主要症状。当声门狭窄时，吸气期气流将声带斜面向下、向内推压，使已狭窄的声门更窄，以致造成吸气性呼吸困难（inspiratory dyspnea）（图4-10-0-1）。表现为吸气运动加强，时间延长，吸气深而慢，但通气量不增加。若无显著缺氧，则呼吸频率不变。呼气时气流向上外推开声带，声门较吸气时大，故呼气困难并不显著。

（2）吸气性喘鸣：吸入的气流通过狭窄的声门裂时形成气流旋涡，反击声带而产生吸气性喘鸣（inspiratory stridor）。喘鸣声的大小与阻塞程度呈正相关。

（3）吸气性软组织凹陷：因吸气困难，胸腹辅助呼吸肌代偿性加强运动，将胸部扩张，唯肺叶不能相应地膨胀，故胸腔内负压增加，使胸壁及其周围软组织，如胸骨上窝、锁骨上下窝、胸骨剑突下或上腹部、肋间隙，于吸气时向内凹陷（图4-10-0-2），此为四凹征。其程度随呼吸困难的程度而异，儿童的肌张力较弱，此凹陷尤为显著。

（4）声嘶：病变位于声带者，常有声音嘶哑，甚至失声。

（5）缺氧症状：早期面色青紫，口唇或指甲发绀，吸气时

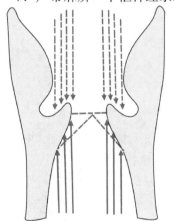

图4-10-0-1　吸气性呼吸困难示意图

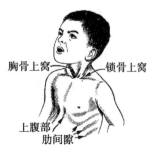

胸骨上窝　　锁骨上窝

上腹部
肋间隙

图4-10-0-2　吸气性软组织凹陷示意图

头后仰，鼻翼扇动，额部出冷汗，四肢发冷，脉快，血压升高，烦躁不安，不能入睡，拒食。晚期呼吸快而浅表，脉搏微弱而快或不规则，心律不齐，心力衰竭，最终昏迷，大、小便失禁，窒息而死亡。

2．检查 根据临床表现，喉阻塞导致的呼吸困难常分为4度：

Ⅰ度：安静时无呼吸困难，活动或哭闹时有轻度吸气性呼吸困难、吸气性喘鸣及四凹征。

Ⅱ度：安静时有轻度吸气性呼吸困难、吸气性喘鸣及四凹征，活动时加重，但无缺氧症状。

Ⅲ度：吸气性呼吸困难、吸气性喘鸣和四凹征明显，并出现早期缺氧症状。

Ⅳ度：呼吸极度困难，呈衰竭状，晚期缺氧症状明显。如不及时抢救，可因窒息致呼吸、心跳停止而死亡。

【诊断】 根据病史、症状和体征，可视病情分别进行喉阻塞症状诊断和病因诊断。呼吸困难严重者，应先进行症状诊断，积极解除呼吸困难后，再进行检查及病因诊断。应与支气管哮喘、气管支气管炎等引起的呼气性、混合性呼吸困难相鉴别。鉴别要点见表4-10-0-1。

表4-10-0-1 三种呼吸困难鉴别要点

病因及临床表现	吸气性呼吸困难	呼气性呼吸困难	混合性呼吸困难
病因	咽、喉、气管上段等处的阻塞性疾病，如咽后脓肿、喉炎、肿瘤、异物、白喉等	小支气管阻塞性疾病，如支气管哮喘、肺气肿等	气管中下段或上、下呼吸道同时患阻塞性疾病，如喉、气管、支气管炎，气管肿瘤等
呼吸深度与频率	吸气运动加强、延长，呼吸频率不变或减慢	呼气运动增强、延长，吸气运动略增强	吸气与呼气均增强
四凹征	吸气时明显	无	不明显，吸气性呼吸困难为主时出现
喘鸣	吸气期喉喘鸣	呼气期哮鸣	一般不伴发明显喘鸣
检查	咽、喉部有阻塞性病变，肺部有充气不足体征	肺部有充气过多体征	胸骨部听诊，可闻及呼吸期哮鸣声

【治疗】 急救原则：争分夺秒，因地制宜，迅速解除呼吸困难，以免造成窒息、心力衰竭和中枢神经系统损害。

喉阻塞根据其病因及呼吸困难的程度，分别采取药物或手术治疗：

Ⅰ度：明确病因并进行治疗。如由炎症引起者，使用足量抗生素和糖皮质激素。

Ⅱ度：由急性炎症引起者，用足量、有效抗生素和糖皮质激素，大多可避免气管切开。若为异物，应尽快取出。如为喉肿瘤、喉外伤、双侧声带麻痹等应考虑行气管切开术。

Ⅲ度：由炎症引起者，在严密观察下可积极使用药物治疗，并做好气管切开术的准备。若药物治疗未见好转、全身状况较差时，宜及早行气管切开术。如为肿瘤，应立即行气管切开术。

Ⅳ度：立即行气管切开术。若病情十分紧急时，可先行环甲膜切开术或气管插管术，再行气管切开术。

总之，根据病因，能立即消除病因者，如喉异物取出、咽后脓肿切开等，可先行病因治疗。而对危急患者，应先行气管切开术，待呼吸困难解除后，再根据病因给予相应治疗。

（黎万荣 殷泽登）

第十一章　喉气管狭窄

概　　述

喉气管狭窄临床中并不少见，随着汽车工业、交通的迅速发展，车祸造成外伤的不断增加，其发病率有所上升。另外，喉气管插管在辅助正压呼吸及全身麻醉中的广泛应用，插管造成的喉内部损伤及相继带来的喉气管狭窄的发生率也在增加。近年来，随着喉气管插管材料的改进和技术的提高，喉气管狭窄的发病率已有明显下降，但仍较为常见。本章重点讲解其病因、临床表现、诊断及治疗。

喉气管狭窄（laryngotracheal stenosis）是指因各种原因所致喉部及颈段气管瘢痕组织形成，使喉及气管腔狭窄甚至闭锁而影响通气和发音功能的一种病理状态。

【病因】

1. 喉闭合性外伤　急性期处理不及时或不恰当是导致喉气管狭窄的重要原因，车祸是闭合性喉外伤的常见原因，此外还有运动伤、拳击伤等。

2. 开放性喉外伤　切割伤、爆炸伤、贯通伤等。

3. 喉部手术　喉裂开、各种喉部分切除术后、高位气管切开术等，术中喉支架或喉内软组织破坏导致喉腔狭窄。

4. 喉气管插管损伤　由于插管时间过长或气囊压力过高造成的喉气管损伤。

5. 化学性与物理性损伤　如强酸、强碱、烧灼、放射线损伤等。

6. 特异性炎症　如狼疮、结核病、梅毒、麻风病、硬结病等。

7. 胃食管反流性疾病　亦可引起声门下及喉部狭窄。

8. 先天性疾病　喉发育不良、喉裂、下喉畸形等。

9. 原因不明　多为声门下区狭窄，或为弹力圆锥病变，或为纤维炎性病变等，原因不明。

【病理】　喉外伤，特别是伴有喉支架骨折时，不仅有喉软骨的塌陷还常常伴有喉内黏膜撕裂或缺失。喉气管插管或其他类型的喉内损伤时喉内黏膜也常伴有坏死、脱落。喉黏膜的受损常导致细菌感染并可并发软骨膜炎或软骨炎，导致软骨坏死，进一步破坏了软骨支架，更重要的是感染的发生会进一步导致炎性渗出、肉芽组织生长、纤维组织增生和瘢痕形成，并最后导致喉气管腔的狭窄或闭锁。

根据狭窄发生的部位不同，喉狭窄分为以下 3 种：

1. 声门上区狭窄　多见于喉部化学性烧伤及车祸造成喉部外伤的患者。喉部化学性烧伤多伴有咽部化学性烧伤，声门上区及咽部黏膜受腐蚀使黏膜坏死、脱落，在愈合过程中，会厌可与室带发生粘连；颈部外伤患者，声门上区受损时，会厌撕裂向后移位，如在外伤急性期处理不及时或处理不当，黏膜断缘与喉前庭、室带黏膜创面形成异常愈合或瘢痕组织增生，最终形成瘢痕狭窄。

2. 声门区狭窄　最常见的原因为直接喉镜或支撑喉镜下行双侧声带手术后，声门区前连合和声带前端的粘连狭窄。喉外伤后单纯声门区狭窄的患者十分少见，多伴有声门上、声门下或气管的狭窄。

3. 声门下区狭窄　一般包括气管狭窄，为喉狭窄中最常见的一种类型。环状软骨是喉气管中唯一的环形软骨，任何喉部外伤造成的环状软骨骨折，特别是伴有黏膜损伤、感染时，常并发声门下区的瘢痕狭窄，甚至闭锁。车祸、高位气管切开、喉气管插管是声门下区及气管狭窄较常见的原因。插管导致的喉气管狭窄可发生在 3 个部位，即声门下区、气管造口处（即第 2、3 气管环处）和气囊所在部位（在第5、6气管环处）。

严重的喉外伤，喉软骨可出现粉碎性骨折，外伤后一期未及时处理或处理不当，可遗留严重的喉狭窄。狭窄可包括声门上区、声门区和声门下区，严重者甚至可累及气管，使整个喉腔及数个气管环管腔出现狭窄甚至闭锁。临床上处理非常困难。

【临床表现】

1．症状

（1）呼吸困难：喉气管狭窄的程度不同，呼吸困难的程度、症状也不等。平静状态时轻，活动时加重。对已经行气管切开的患者，主要表现为不能堵管和拔管困难。

（2）声音嘶哑或发音困难：主要表现为声音嘶哑、发音无力或失声，有时可伴有进食呛咳。

（3）咳嗽、喘鸣：分泌物积存可引起阵发性咳嗽；出现明显的吸气性喘鸣，睡眠时加重。

2．检查

（1）颈部可见皮肤外伤痕迹或伤口；有时可见喉结平坦或消失。

（2）可闻及不同程度的声音嘶哑及发音低沉。

（3）患者可见不同程度的吸气性呼吸困难，或气管切开堵管困难。

（4）间接喉镜、喉纤维内镜可见：喉内有瘢痕组织，声门上区瘢痕粘连；声带活动正常、受限或固定，声门区形成蹼状粘连，声带或室带变形或会厌移位；声门下软组织粘连，仅有小的孔隙或完全不通。

（5）辅助检查：在呼吸状况稳定后进行影像学检查有助于明确评估狭窄位置、长度和狭窄的程度。喉及气管正侧位X线摄片、喉断层摄片及CT扫描对诊断和治疗均有重要帮助。

【诊断】 喉、气管狭窄的发生、发展，诊断并不困难。可依据以下几点：

1．病史和症状 明确的喉气管受伤史；长期慢性呼吸困难、声音嘶哑、失声、喘鸣等症状，或气管切开后堵管出现呼吸困难，因而不能拔管。

2．间接、直接或纤维喉镜检查 声门上区狭窄情况、声门区喉蹼或声门下狭窄上口的情况。

3．喉气管X线正侧位片、体层片 对狭窄的部位、范围和程度可以有初步了解。

4．喉气管CT、MRI 对了解狭窄部位、喉软骨支架情况以及与周围组织关系的评估有重要价值。

【治疗】 外伤是喉气管狭窄的主要原因，单纯的喉气管外伤较少见，多为全身复合性外伤的一部分。喉气管外伤的治疗，特别是急性期的治疗，应强调全身情况的处理和生命体征的观察，包括休克的治疗、失血的纠正、重要脏器外伤的治疗以及通畅呼吸道的建立等。在患者全身情况平稳后，明确喉外伤的部位、程度和范围，及时、准确地进行治疗是防止喉狭窄的关键。但由于复合性外伤的复杂性和外伤地点处理的局限性，喉气管外伤往往被忽略，贻误了治疗的时机。

喉气管狭窄的治疗十分复杂，需根据患者的年龄、病因，狭窄的部位、范围和程度，以及声带的活动情况等制订治疗方案。多数患者治疗前已行气管切开术，治疗的目的是在恢复通畅呼吸道的基础上，拔除气管套管，恢复正常的发音、呼吸功能。有些患者在治疗时需先行气管切开，在治疗过程中以气管切开维持呼吸。

1．单纯扩张术 适用于狭窄的早期及狭窄范围小、无喉支架缺损的病例。这是治疗喉狭窄最早的方法，即在直接喉镜或支撑喉镜下应用硬质橡胶探条或支气管镜反复进行扩张。因多数很难收到满意效果，临床现已基本淘汰。

2．激光治疗 是近年来发展起来的新技术。即在支撑喉镜显微镜的辅助下，用二氧化碳、半导体等类型的激光切除喉腔狭窄的病变，包括新生的肉芽组织、瘢痕组织、粘连带或固定的杓状软骨，以达到扩大喉腔、改善呼吸作用的目的。该术式简单、易行、痛苦小，术后患者恢复快。但仅限于无喉支架塌陷或塌陷较轻或软骨缺如较小的患者。

3．喉气管成形术 此类手术是在喉裂开的基础上，根据喉气管内狭窄部位裂开声门、环状软骨或气管，切除喉气管腔内瘢痕组织，尽量保留腔内黏膜，行对位或"Z"字缝合；同期修复喉软骨支架以扩大喉气管腔。对喉气管软骨缺损严重的病例，应采用其他组织扩大喉腔。如会厌下移、带肌蒂的舌骨、鼻中隔软骨、胸锁乳突肌锁骨衣与喉甲状软骨、环状软骨或气管软骨缺损对位缝合固定，对缺损严重或缺损超过气管环 1/2 以上的患者，喉腔或气管腔内以扩张膜或 T 形管进行扩张，以防止术后喉气管的再度狭窄。扩张膜或 T 形管一般放置 3 个月至半年。

4. 狭窄段切除端端吻合术　适用于颈段气管狭窄的患者，将狭窄的气管段于气管环游离后切除，行端端吻合。但仅限于气管狭窄不超过 5cm 的患者，气管软化或周围组织被纤维组织包绕、术中难以松解游离者不适用。该术式包括气管与环状软骨吻合术、气管与甲状软骨吻合术。

5. 生物材料喉气管重建　新型生物医用材料包括：羟基磷灰石、组织工程学重建的喉气管支架等，尚处于实验研究阶段或临床应用的初级阶段。

（于振坤）

第十二章　气管插管术与气管切开术

概　述

本手术是耳鼻咽喉头颈外科最为常用的急救手术之一。本章重点讲解气管插管术与气管切开术的手术适应证、手术方法及术后并发症。

第一节　气管插管术

气管插管术（trachea intubation）为紧急解除上呼吸道阻塞、抽吸下呼吸道分泌物和进行辅助呼吸的有效急救方法，一般常用于患者静脉全身麻醉时管理呼吸道，以保证患者安全。

一、适应证与禁忌证

1．适应证

（1）急性上呼吸道阻塞：如新生儿呼吸困难、急性感染性喉阻塞、颈部肿块压迫喉气管等。

（2）紧急气管切开术：预先置入气管插管，以解除呼吸困难，为气管切开术争取时间及减少并发症。

（3）下呼吸道分泌物潴留：如各种呼吸系统疾病（如老年性慢性支气管炎或慢性阻塞性肺疾病、肺部严重感染、呼吸道烧伤或重度胸部外伤等）、循环系统疾病（如风湿性心脏病、肺源性心脏病及心力衰竭等）、神经系统疾病（如脑炎、脑水肿、脑血管意外、严重脑外伤、多发性神经根炎等）、破伤风等。

（4）辅助正压呼吸：各种原因所致的呼吸衰竭，需进行人工呼吸者。

（5）各种手术需实施静脉全身麻醉者。

2．禁忌证

（1）伴有出血性血液病（血友病、血小板减少性紫癜等）、主动脉瘤压迫气管者，应视为相对禁忌证。

（2）鼻道不通畅、鼻咽部纤维血管瘤、鼻息肉或有反复鼻出血者，禁忌经鼻气管内插管。

二、器械

1．喉镜　由喉镜片、喉镜柄和光源组成，临床上习惯根据喉镜压舌板的外形，分别命名喉镜为直型喉镜或弯型喉镜（麻醉喉镜）（图 4-12-1-1）。耳鼻咽喉头颈外科常用直型喉镜，麻醉科常用弯型喉镜。

2．气管导管　由硅胶聚乙烯、聚氯乙烯或橡胶、氯丁橡胶等制成，导管类型较多，分小儿型和成人型、带套囊和不带套囊（图 4-12-1-2）。临床使用时，对气管导管的口径和长度，应根据插管途径，患者年龄、性别和身材等因素进行选择（表 4-12-1-1）。

3．其他　套管衔接管、导管芯、插管钳、牙垫、枪式喷雾器、润滑剂等。

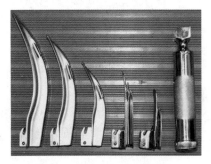

图 4-12-1-1　各型喉镜

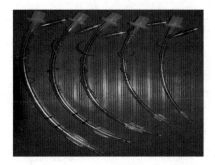

图 4-12-1-2　各型气管导管

表4-12-1-1　各型号气管导管平均数据

年龄	导管内径ID（mm）	F编号	导管长度（mm）（气管导管从唇至气管中段距离）*
早产儿	2.5～3.0	10～12	10
足月儿	3.0～3.5	12～14	11
1～6个月	3.5～4.0	16	11
6～12个月	4.0	18	12
2岁	4.5	20	13
4岁	5.0	22	14
6岁	5.5	24	15～16
8岁	6.0	26	16～17
10岁	6.5	28	17～18
12岁	7.0	30	18～20
14岁以上	7.5～10	32～42	20～26

* 经鼻插管者加2～3cm（亦有专用经鼻插管）

三、方法

1．体位　患者仰卧，头后仰（不能过仰），并给予适当的约束。

2．麻醉　插管前一般用1%丁卡因喷雾鼻腔、口腔、喉咽部和喉部黏膜表面麻醉，紧急情况或小儿可不用麻醉。

3．经鼻插管　选用合适的导管，将涂抹润滑剂的导管经鼻腔进入鼻咽、口咽、喉插入气管。如遇到困难，可加用喉镜在明视下，用插管钳将导管经声门插入。本方法易固定，不妨碍吞咽，但操作难度较大。

4．经口插管　用纱布垫在上切牙处，术者左手持喉镜挑起舌根并保持正中位，逐步看见悬雍垂、咽后壁、会厌游离缘和杓状软骨，暴露声门中后部分，右手持管轻巧地经喉插入气管。确定已插入气管后，气囊充气，接通呼吸机，用听诊器检查双肺呼吸音，并调整好导管插入的适宜深度，将导管和牙垫固定于颊部，防止脱出。本方法操作简单，但妨碍吞咽，不易固定。

5．喉纤维内镜或支气管镜引导插管　对某些插管困难的特殊病例，如张口困难、颈椎疾病或外伤等，可以在喉纤维内镜或支气管镜引导下经鼻或口插管。

6．经气管造口插管　适用于某些特殊情况下经气管切开造口插管。

四、并发症

1．损伤或出血　插管时动作粗暴所致，有上切牙松动、鼻腔出血、梨状窝黏膜撕裂出血、损伤性肉芽肿、环杓关节脱位、喉黏膜损伤出血（严重者可致喉狭窄）等。

2．喉或声门下水肿　麻醉后若出现此情况，则应立即处理。

3．声带麻痹　发生机制不明。

为减少并发症，术者应具有熟练的插管技术；在不影响呼吸的前提下，尽量选用管径较小的导管；导管保留的时间不宜超过 48 小时；带有套囊的导管，不宜充气过多，且应定时释放气囊内气体，避免发生局部压迫性缺血、坏死。

第二节　气管切开术

气管切开术（tracheotomy）是一种在颈段气管前壁切开、造口插入气管套管，使患者直接经套管呼吸的一种急救或预防性手术，具有解除喉阻塞、吸出下呼吸道分泌物和给氧、预防手术后呼吸道阻塞的治疗作用。

一、应用解剖学

1．环状软骨水平线以下与双侧胸锁乳突肌前缘、胸骨上窝构成的倒置三角区，即气管切开术的操作区，称安全三角区，可避免伤及颈部重要血管、神经。

2．颈段气管位于颈部正中，上接环状软骨下缘，下至颈静脉切迹平面，有 7～8 个"C"形软骨环，软骨环的缺口向后，构成气管后壁，与食管前壁相接。咳嗽时，气管后壁常向前突入管腔，术中切开气管时，切入不宜过深，以免伤及气管后壁和食管。

3．气管上段位置距皮肤较浅，下段较深，头后仰时，气管自胸腔提向颈部，使颈段气管变长，位置变浅，手术时较易暴露气管。

4．气管前面覆有皮肤、皮下组织及筋膜，两侧胸骨舌骨肌及胸骨甲状肌借颈深筋膜于颈前中线处相连形成白色筋膜线，术时沿此分离肌肉，可使手术限于中线，较易暴露气管。气管前方有颈前静脉及其吻合支，术时可拉向两侧或结扎。

5．甲状腺峡部一般位于第 2～4 气管环前，为气管前筋膜所包绕，手术时可将其向上牵拉，偶需切断、缝扎。

6．第 7～8 气管环前方与甲状腺下动、静脉或无名动、静脉邻近，损伤后可引起严重的大出血，故切开气管的位置不应低于第 5 环。

7．两侧肺尖的胸膜顶可随呼吸向颈根部膨出而高出第 1 肋骨，小儿尤为常见，术时分离不宜过于向下，以免损伤胸膜，并发气胸。

二、适应证

1．喉阻塞　如喉部炎症、外伤、肿瘤、异物等或喉旁组织病变引起的喉阻塞或呼吸道狭窄，病因不能迅速解除时应及时行气管切开术。

2．下呼吸道分泌物潴留阻塞　如昏迷、颅脑病变、神经麻痹、胸部外伤或胸腹部手术后，吞咽与咳嗽反射减弱或消失，致使分泌物潴留，行气管切开术可吸出分泌物，维持下呼吸道的通畅。

3．某些头颈部手术的前置手术　如颌面部、口腔、鼻咽、口咽、喉或颈部大手术，为保持术中、术后呼吸道通畅，可先行预防性气管切开术，全身麻醉手术患者可经此插管麻醉。

4．辅助呼吸　各种原因造成的呼吸功能减退，如慢性支气管炎、肺气肿、肺源性心脏病等致呼吸功能不全时，行气管切开术，予以人工辅助呼吸，可改善气体交换。

5．经气管切开途径取出气管异物　偶可从气管切开处插入支气管镜进行检查或支气管异物取出术。

三、术前准备

1．备好气管切开包　包括手术刀、切口拉钩、甲状腺拉钩、止血钳、剪刀、镊子、吸引器、注射器、针线、敷料等。

2．选择适宜型号的气管套管（带套囊或不带套囊）（图 4-12-2-1）可根据年龄、性别和需要选用（表 4-12-2-1）。一般成人用 8～10mm 内径套管，7mm 以下用于儿童。

3．备好照明灯具、氧气、气管导管、喉镜及抢救药品等。

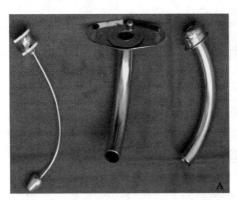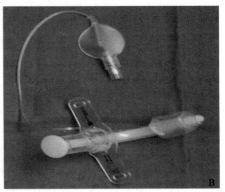

图 4-12-2-1　不带套囊的气管套管（A）和带套囊的气管套管（B）

表4-12-2-1　各型气管套管选用表

号别	00	0	1	2	3	4	5	6
直径（mm）	4.0	4.5	5.5	6.0	7.0	8.0	9.0	10
长度（mm）	40	45	55	60	65	70	75	80
适用年龄	1～5个月	1岁	2岁	3～5岁	6～12岁	13～18岁	成年女子	成年男子

四、手术方法

1．体位　一般取仰卧位，垫肩，头后仰，由助手固定，保持正中位。如垫肩呼吸困难加重，可先取平卧位，待暴露气管后，再垫肩切开气管（图 4-12-2-2）。如呼吸困难严重不能仰卧者，可取半卧位或坐位进行手术。

2．消毒与麻醉　按外科手术方法消毒。麻醉一般采用局部麻醉，通常用 1% 普鲁卡因（注意过敏者）或 1% 利多卡因做颈前中线皮下及筋膜下浸润麻醉。紧急情况（病情危急或昏迷）可不予麻醉。

3．切口　有纵、横两种。纵切口：从环状软骨下缘至胸骨上窝上一横指处，沿颈正中线纵行切开皮肤、皮下组织，并分离、结扎血管，暴露颈前正中白线。横切口：在环状软骨下约 3cm 处，沿颈前皮肤横纹做 4～5cm 切口，切开皮肤、皮下及颈阔肌后，向上、下分离。

4．分离颈前带状肌　用小圆刀沿颈前白线锐性切开或以止血钳纵行钝分离，结扎切断颈前横行静脉。用甲状腺拉钩将胸骨舌骨肌、胸骨甲状肌从中线均匀拉向两边，防止偏斜。

5．暴露气管　用左手示指触摸气管前壁，遇甲状腺峡部时，可沿其下缘稍行分离，向上牵拉暴露气管或将其切断、缝扎。

6．切开气管　充分暴露气管前壁，但不宜过多分离气管前筋膜和向气管两侧分离，避免发生气肿。明确气管可先用空针刺入气管回抽空气证实，并可向气管腔内注射 1% 丁卡因 1～2ml。在第 3～4 气管环范围内，用尖刀刀尖向上挑开 1～2 个气管环软骨，也可以造瘘。注意勿损伤气管后壁和食管。

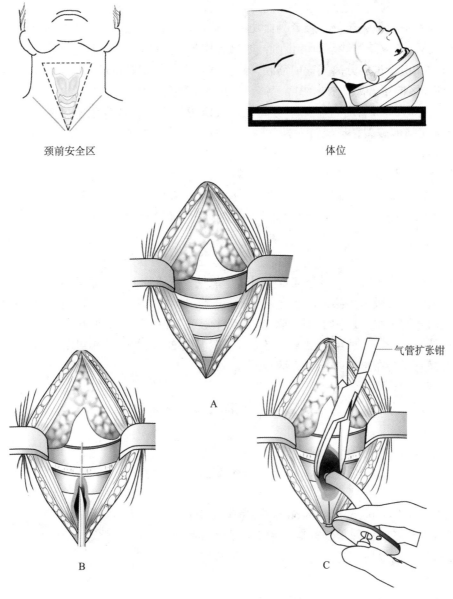

颈前安全区　　　　　　　　　　　　　体位

图 4-12-2-2　气管切开术步骤

A.暴露气管；B.切开气管；C.插入气管套管

气管扩张钳

　　7．插入气管套管　未造瘘者可用气管扩张钳或止血钳撑开气管切口，插入适合的带有管芯的气管套管，迅速抽出管芯，即有分泌物咳出，吸出分泌物，并置入套管内管。如无分泌物咳出，可用少许棉絮置于管口，视其是否随呼吸飘动，如无飘动，则套管不在气管内，应拔出套管，重新插入。

　　8．固定气管套管　将两侧系带缚于颈部，其松紧要适当，以免套管脱出。

　　9．缝合切口　检查术野，充分止血，纵行切口仅缝合套管上方的切口 1～2 针，套管下方的切口不予缝合，以免发生气肿。在气管套管周围及系带之间放置有口纱布垫。

五、术后并发症

　　1．皮下气肿　最常见，其发生原因主要有：①气管前软组织分离过多；②气管切口过长及皮肤切口缝合过紧；③切开气管或插入套管时发生剧烈咳嗽；④气管套管半脱管。轻者仅限于颈部切口附近，一般不需要特殊处理，数日后可逐渐自行吸收。重者蔓延至颌、面、胸、背、腹部等处，应及时拆除切口缝线，以利气体逸出，必要时请胸外科协助诊治。

2．出血　因术中处理欠充分、患者凝血功能障碍等所致。少量渗血可以压迫或在切口周围填压明胶海绵、凡士林纱条或碘仿纱条即可止血；如出血较多，需打开伤口结扎止血。

3．纵隔气肿　由于过多分离气管前筋膜，致使气体自气管切开口逸出进入纵隔形成。应于胸骨上方，沿气管前下区向下分离，放出纵隔气体，严重者请胸外科协助诊治。

4．气胸　手术暴露气管时过于向下分离，伤及胸膜顶引起；或呼吸极度困难，胸膜腔内负压过高，剧烈咳嗽使肺泡破裂，形成自发性气胸。气胸明显时应抽除积气，或于锁骨中线第 2 肋间处做胸腔闭式引流术。

5．拔管困难　气管造口肉芽组织形成，切除气管环位置过高伤及环状软骨，过多切除气管环造成前壁塌陷，多次进行气管切开导致瘢痕狭窄，原发疾病未彻底治愈，套管型号偏大，依赖性心理等，造成拔管困难。此时应行必要的辅助检查，查明原因予以治疗。

六、术后护理

1．体位取半卧位或平卧位，床旁准备吸引器、氧气、气管切开包、插灯等。

2．定时经气管套管吸出分泌物，进行雾化吸入、滴入药物（抗生素、化痰药及黏液促排剂等），每 4 ～ 6h 清洗内套管一次。1 周内气管前软组织尚未形成窦道，不宜更换套管。

3．室内保持空气清洁、适当的温度和湿度（一般温度 20 ～ 22℃、相对湿度 60% 左右为宜）。

4．每日更换有口纱布垫，防止伤口感染。

5．防止气管外套管脱出。

6．在呼吸道阻塞解除后，可在拔管前实行堵管观察。若连续 24 ～ 48h 确无呼吸困难，可以拔除气管套管。

第三节　环甲膜切开术

环甲膜切开术（cricothyroid laryngotomy）为病情危重、需紧急抢救的喉阻塞者的一种紧急抢救手术。一般经此手术待呼吸困难缓解后，应尽快行常规气管切开术。其操作要点为：

1．用左手拇指和中指固定甲状软骨及环状软骨，于环状软骨与甲状软骨之间做一个长 3 ～ 4cm 的横切口（图4-12-3-1），分离软组织达环甲膜间隙及环甲膜后，用小尖刀横行切开环甲膜 1cm，以止血钳撑开切口，放入硅胶或塑料套管并固定，一般可放置 24h。手术避免用金属插管，避免切伤环状软骨，以防造成环状软骨损伤、狭窄。

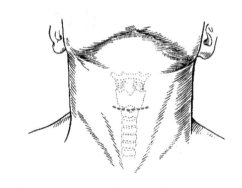

图 4-12-3-1　环甲膜切开术切口示意图

2．危急情况下，可用粗大的静脉穿刺针进行环甲膜穿刺，或使用特制的环甲膜切开器。

（黎万荣　殷泽登）

第十三章　临床嗓音医学与言语病理学

概　述

　　言语交流是人类活动的基础，人的发音器官具有复杂的功能，主要是发音和言语。嗓音医学与言语病理学(voice medicine and speech pathology)是一门研究发音和言语障碍的综合性学科，其目的在于如何恢复及提高发音和言语能力。

第一节　嗓音疾病

　　【发音器官的组成与生理功能】　人的发音器官具有复杂的功能，主要是发音和言语。整个发音系统包括动力器官、振动器官、共鸣器官和构音器官，同时还需要神经系统的控制协调。动力器官为呼吸器官，自肺呼出的气流是声带振动的动力。振动器官以声带为主体，发音时闭合的声带经呼出气流冲击、振动后发出最为原始的声音即基音。共鸣器官包括胸腔、咽腔、口腔及鼻和鼻窦等，其形状和大小的变化可形成独特的音色。构音器官包括口腔、舌、唇、齿、腭等，形成各种元音和辅音，并使言语清晰可辨。

　　【病因】　嗓音疾病多与用声过度和用声不当（喉肌功能过强或过弱）有关，全身状况异常可为诱因之一。器质性发音障碍可由炎症、外伤、肿瘤、神经肌肉系统异常或先天性发育异常所致；功能性发音障碍常与神经类型、心理状态、情绪等因素有关。

　　【临床表现】　主要表现为不同程度的声音嘶哑，可并发吞咽或呼吸困难。轻者，在日常讲话时症状不明显，但在发某一高音时出现双音或发音粗糙、断续。病情严重时，可完全失声。

　　1. 先天性发音障碍　出生后即出现，常伴有先天性喉喘鸣或呼吸困难。

　　2. 用声不当所致发音障碍　最为常见，常因发音或歌唱时方法不当，喉肌收缩过强，使声带和共鸣腔肌肉过度收缩，声门关闭过紧，共鸣腔变小。

　　3. 炎症性发音障碍　急性炎症发病急，轻者声音粗糙、发音费力，严重者喉部分泌物较多且黏稠，声门闭合不良，声音嘶哑明显，可出现失声，并伴有全身不适的症状。慢性炎症缓慢发病，初为间断性，用声过度后声嘶加重，后逐渐发展成为持续性声音嘶哑。

　　由于特有的反流性咽喉炎所引起的发音障碍，除声音嘶哑外还常伴有咽部异物感、反复清喉动作及咽痛等症状，喉部检查可见咽喉部黏膜充血，杓间区黏膜增厚、水肿，假性声带沟或声带突接触性肉芽肿等。

　　4. 肿瘤引起的发音障碍　良性肿瘤的声音嘶哑发展缓慢，恶性肿瘤的声音嘶哑可在短期内进行性加重，最后完全失声，同时可伴有呼吸困难、吞咽困难及相邻器官累及的征象。

　　5. 外伤性发音障碍　各种外伤、异物、手术等原因使喉部软骨、软组织、关节损伤或移位，引起声音嘶哑，多有明确的外伤或手术史。

　　6. 运动性发音障碍　由于中枢神经系统、周围神经系统或肌肉疾患引起的声带麻痹，均可出现不同程度的声音嘶哑。症状的严重程度多取决于麻痹声带的位置及喉功能的代偿程度。喉上神经麻痹者声音低而粗糙，不能发高音；双侧喉上神经麻痹者可伴有吞咽时食物或唾液误吸入呼吸道引起呛咳；单侧喉返神经麻痹表现为不同程度的声门关闭不全，发音易疲劳、嘶哑，气息声明显，伴有误吸，但经对侧代偿后也可无症状；双侧喉返神经麻痹可伴有不同程度的呼吸困难。痉挛性发音障碍作为一种中枢运动神经系统病变，影响神经 - 肌肉接头处神经递质的释放，发音时喉部肌肉非随意的运动，导致发音痉挛、中断。其他如重症肌无力等疾病，累及咽喉部肌肉时也会出现相应的发音嘶哑、易疲劳及吞咽障碍等症状。

7. 功能性发音障碍 喉结构正常，多见于女性。突发声音嘶哑，自耳语至完全失声程度不同，但咳嗽、哭笑声正常。声嘶恢复快，可再发，常发生于精神创伤或情绪激动后。喉镜检查见双声带色泽、形态正常，发音时不向中线靠拢，很少振动，但咳嗽或哭笑时，声带运动正常。

8. 其他 室带肥厚或室带功能亢进为发音障碍的原因之一，常为代偿性。声带运动障碍或手术切除声带后，可致室带代偿性肥厚。喉部炎症也可使室带充血、肥厚。

【诊断】 人类嗓音及言语的产生过程非常复杂，如何运用各种现代化的技术手段和评估检查方法对嗓音疾病进行早期、专业化诊断成为亟待解决的问题。

有效的病史获取与体格检查是嗓音疾病诊断的基础，体格检查必须包括全身体检和详细的耳鼻咽喉科检查，在此基础上还要进一步进行专业的嗓音功能评估。

1. 喉常规检查 主要包括喉的外部检查、间接喉镜、直接喉镜、喉纤维内镜和电子喉镜检查，以及必要的影像及化验室检查等。此外，还应对鼻腔、鼻窦、咽腔、口腔等共鸣及构音器官进行常规检查。

2. 嗓音功能专业评估 详见本篇第二章第七节。

【治疗】 嗓音治疗需要多学科共同参与才能完成，主要由耳鼻咽喉科医生、言语病理师组成。前者负责患者的整体治疗，而后者负责对发音质量进行主、客观评估，并提出相应的嗓音和言语矫正治疗辅助方案。治疗过程中还需要声乐教师、肿瘤学家、影像学家、病理学家、放射治疗学家、吞咽治疗学家、心理学家及家庭成员的共同参与。嗓音治疗范围包括各种类型嗓音疾病、无喉言语康复等。近年来各类吞咽障碍、咽喉反流性疾病等的诊断和治疗也纳入研究范围。

嗓音疾病的病因较复杂，目前治疗以综合治疗为主，包括保守治疗和外科治疗。

1. 保守治疗 对于嗓音的维护与改善至关重要，以发音休息、药物治疗、物理治疗，以及嗓音、言语矫治为主。

(1) 嗓音保健与嗓音-言语治疗：嗓音功能的保健与康复是专业临床工作者的基本任务。加强嗓音保健，引导、传授并教会患者正确运用发音技巧，避免环境、不良生活习惯的影响，可以明显降低嗓音亚健康状况的发病水平。与发音康复训练治疗相关的言语病理学（speech pathology），作为一个专业，在欧美于 20 世纪初发展起来，嗓音疾病患者在言语病理师（speech pathologist）的指导下，调整呼吸和发音，充分利用胸腔、喉腔、口咽腔、鼻腔及头颅的共鸣作用，并通过听觉反射不断循序渐进，纠正不良的发音习惯及方法，以求达到最佳发音效果，通过上述训练，可以使一部分患者的发音功能恢复正常，有些患者甚至可以避免手术治疗。

(2) 药物治疗：根据发音障碍患者症状及喉部病变特点可给予相应的抗生素、激素、中药及其他对症药物，并配合以局部雾化吸入和物理治疗。同时对于咽喉部反流性疾病还可以给予 H_2 受体阻滞药和质子泵抑制药控制咽喉部酸性物质反流，改善发音。肉毒素 A 局部注射还应用于痉挛性发音障碍、声带接触性肉芽肿及环咽肌痉挛等发音、吞咽障碍的治疗中。

(3) 物理治疗：作为一类辅助治疗包括低温冷冻治疗、微波治疗、射频等离子治疗等。

(4) 精神心理治疗：对于功能性发音障碍等在应用嗓音及言语矫治的同时配合心理治疗会获得良好的疗效。

2. 嗓音外科治疗 对于保守治疗无效者，可通过外科手段恢复、提高发音质量。近年来发展迅速的嗓音外科手术技术主要包括：嗓音显微外科技术、喉成形嗓音外科或喉框架手术及声带注射成形手术等。

(1) 嗓音显微外科技术（phonomicrosurgery）：是在显微镜或内镜引导下，应用显微器械或激光进行操作，最大限度保留声带基本组织结构及功能。主要适用范围包括：喉良性增生性病变、喉乳头状瘤、喉淀粉样变性、癌前病变及早期声门癌、喉狭窄、双声带麻痹、声带瘢痕、声带沟等。

（2）声带注射喉成形手术（injection laryngoplasty）：是指根据声带不同性质的缺陷，将自体或异体生物材料注射或填充至声带不同层次或声门旁间隙，使声带体积增加、游离缘内移，主要应用于单侧喉返神经麻痹健侧声带不能有效代偿、病理性声带沟及声带瘢痕、声带萎缩等引起明显发音及吞咽困难者，以改善声门闭合状况及恢复声带振动特性，恢复发音和吞咽功能。

（3）喉成形嗓音外科手术（laryngoplastic phonosurgery）或喉部框架手术（laryngeal framework surgery）主要是通过改造喉部构架以达到调整声带位置和（或）声带张力，改善或恢复嗓音功能。通过手术可以改善声门闭合不良，增加或减小声门裂隙，改善声带振动或改变发音音调。

（4）喉神经修复手术：主要用于治疗喉神经损伤，力求重建喉肌的神经再支配，恢复声带的运动功能。

（5）其他：与喉癌康复相关的保护与重建手术也是嗓音医学关注的课题，此外，喉全切除术后，言语能力的丧失，患者术后可通过食管发音、人工喉及各类喉发音重建等方法最终获得"新声"。

吞咽与言语交流过程多涉及相同器官（唇、舌、齿、喉等），不少情况下还会同时伴有吞咽整合功能的障碍。因此在嗓音疾病的诊断、治疗过程中，还需要同时处理所伴随的吞咽障碍，吞咽障碍外科治疗等也是当今研究的重点。喉移植等的研究也有待进一步深入。

第二节　言语障碍

言语形成的过程较为复杂。眼、耳等感觉器官接受环境中事物后，传递至大脑，经言语中枢、神经系统和唇、舌、腭、牙等言语器官的配合和协调，最终形成言语。形成正常言语需具备的基本条件是：①听觉、视觉功能良好。②完善的言语中枢。习惯用右手者，言语中枢在左侧大脑颞叶，惯用左手者，则在右侧颞叶。③与形成言语有关的各神经通路畅通。④小脑的协调功能良好。⑤声带、唇、舌、腭、牙等发音及构音器官正常。

【病因】　形成言语的各环节有病变时，均可引起言语障碍，其常见病因如下：

1．神经系统病变　如先天性大脑发育不全、颅脑损伤等可致学语迟缓等言语障碍；脑血栓、脑脓肿等症时，如病变累及大脑颞叶言语中枢时，可引起失语症；小脑病变使与形成言语有关的肌肉功能不协调，讲话费力，含糊不清。

2．听力障碍　是儿童言语障碍的常见原因之一。

3．言语器官结构异常　腭裂、唇裂等先天性畸形，可致构音障碍，言语不清。咬合不佳、切牙缺失、舌系带过短、舌体肥大、软腭运动障碍等，也是构成言语障碍的原因。

4．其他　如小儿与外界接触过少，能影响其正常的言语发育。对于小儿不正确的言语方法，不及时纠正，可使言语不清晰。

【临床表现】

1．学语迟缓　小儿言语发育的年龄可有个体差异，一般将2岁时仍不会任何言语者，列入学语迟缓。听力障碍为常见原因，或与大脑发育不全、智力低下、脑外伤等原因有关。病情轻者，表现为表达能力低于同龄儿童，或表现为所用词汇与其年龄不相适应。病情严重时，患儿不会讲话。

2．发音困难　多因中枢运动神经功能障碍或周围性肌肉病变，如脊髓空洞症、重症肌无力时，使舌、软腭等言语器官的肌肉发生痉挛、瘫痪或共济失调而致病。表现为讲话缓慢、费力、含糊不清，但无语句结构方面的缺陷。

3．言语困难　常发生于脑血管意外、颅脑外伤、脑炎后遗症等病症时，以言语表达能力缺陷或接受能力障碍为其临床特点。

4．失语症　是一种由大脑病变引起的言语功能障碍。脑脓肿、脑血栓、脑肿瘤等病变时，如侵犯大脑颞叶言语中枢，可引起失语症。

5．构音障碍　由于腭裂、舌体肥大、舌系带过短、咬合不佳等原因，致语音不清，吐字不准。

神经系统疾病、听力障碍、不良发音习惯等也可致病。轻者，仅某些字读不准，如舌齿音、卷舌音发音障碍，一般不影响言语可懂度；严重者，较多字音含糊不清，所讲的话，不易听懂。

6. 口吃　是言语节律异常，多发生于儿童言语发育时期。病因不明，可能与大脑对言语器官的支配不协调、不正确的模仿、遗传等因素有关。常表现为首字难发，语句中断或语词重复，说话不流畅。病情较重者，说话时伴有皱眉、面肌抽搐、摆动手臂等现象，讲话时情绪常较紧张。

【治疗】　应针对病因，采取相应的治疗措施。

1. 听力障碍致病者，应及时进行听力检查，根据病变原因及听力减退程度，积极治疗，提高听力，并加强言语训练。

2. 及时治疗矫治腭裂、唇裂等构音器官疾病，以便尽早进行言语训练。

3. 言语训练　对于学语迟缓、口吃、脑血管意外遗留的言语障碍，应加强言语训练。训练应有耐心，持之以恒，并应克服紧张情绪，树立信心，敢于与人交谈，增加实践机会。

4. 其他原发病的治疗　如脑脓肿、脑肿瘤引起的失语症等，应从治疗原发病着手。

第三节　艺术嗓音

艺术嗓音医学是嗓音医学中的独特一枝，它与声乐、戏曲、戏剧、语言、语音、心理、教育等学科有着广泛的联系。艺术嗓音在发音方面具有许多特征，如呼吸支持、起声、音域、声区、不同用声方式等。

1. 呼吸支持　即在艺术实践中的呼吸支持的运用调节。艺术嗓音的呼吸调节与正常言语不同，要求经口吸气时速度快、无声、吸气深、吸气量大；呼气时均匀、缓慢，并使胸廓仍保持扩张状态。

2. 起声　指喉从呼吸状态到发音状态的转化过程中，呼气与声带闭合间的关系，不同的场合应用不同的起声可加强艺术表现力。在不同的起声方式下，声带内收、气流的产生及发音振动的时相不同。①气息样起声：发音时呼出的气体早于声带闭合前通过声门，在声带振动前先漏出一部分气体；②软起声：在艺术实践中应用机会较多，声带由呼吸位转到发音位时，在声带关闭的瞬间，呼出气体亦同时到达声门，振动声带发音；③硬起声：在发音时声带先行关闭，呼出气体随后猛然将关闭的声门冲开。在话剧和诗朗诵中表达的命令、威胁等语气时往往应用硬起声。硬起声发音时肌肉紧张、声音尖锐、带有喉声音色，因此易患声带小结及喉炎，不宜经常应用。

3. 音域特征　为人声音调由高到低所及范围：①生理性音域：人声可发出的音域范围，随年龄而变化；②自然音域：不必经过专门训练自然唱出的声音范围；③歌唱音域：歌唱者在本专业所能支配的音的范围，歌唱音域通常小于生理音域；④言语音域：言语使用的音域范围，位于歌唱音域的底部；⑤人声总音域：将各个声部的声音汇集在一起，从男低音的最低音至花腔女高音的最高音的发音范围。

4. 声区　音域范围内，具有统一发音特征的一组音列。①假声（falsetto）：多用于艺术嗓音中，音色薄而高，泛音成分少。频率位于音域的顶段，为人类最高的发音频率。发音时声带被覆层和体层均拉紧、变薄，张力增加，仅声带边缘快速运动，声带主体不振动，黏膜波不明显。②胸声（chest voice）：音色丰满、洪亮，富有泛音成分。为正常的言语和歌唱声音，频率位于音域的底段，发音时声带被覆层松弛，声带体部变硬，声带边缘圆钝，呈整体运动，黏膜波明显。③混声（mixed voice）：音色介于以上两者之间，声带形态特征也介于两者之间，发生于演唱时胸声与假声的转换过程中。④哨声（whistle）：为一般花腔女高音的声音。音调高尖，极其缺乏泛音。仅声带边缘振动，声带前后部分靠拢，近中1/3部分形成椭圆形裂隙。⑤耳语声（whispered sound）：音调低并夹杂呼气声，噪声成分增加。发音时声带膜部闭合，软骨间部形成三角形的裂隙。气流冲击裂隙边缘，产生杂音，声带并不振动。⑥脉冲音域（pulse register）：人类发音频率范围内的最底段，较普通男性模式低一个八度，表现为发音时声带变短、厚，仅前部振动，声带紧密内收，声带边缘相对松弛，杓状软骨压向前内侧，使声带后部聚集在一起，后部裂隙明显减小。

5. 艺术嗓音发音类型　声乐艺术中根据音域、音色等声学特点的不同，分为各种不同类型，西洋传统声乐称其为声部，民族戏剧则称为分行。男声声部：①高音：抒情男高音，戏剧性男高音；②中音：高音的男中音，低音的男中音；③低音。女声声部：①高音：花腔女高音，抒情女高音，戏剧性女高音；②中音；③低音。戏剧的分行较为复杂，主要根据人物的性格、性别、扮相、身份、年龄等及音色和唱法来划分，大行上分为生、旦、净、末、丑，其中还有较细的小分行。唱法上可使用大嗓（真声）及小嗓（假声）。在嗓音职业病的检查时对于民族戏剧演员主要了解属于哪一剧种及担任何种角色。对于西洋歌剧主要了解属于哪一声部及音色特点等。一般高声部歌唱者容易患声带小结，中、低音部易患声带充血、息肉。

6. 共鸣器官特点　喉部产生的原音经过共鸣腔后增加泛音成分，产生悦耳的声音。共鸣主要分以下3种：①头腔共鸣：即高音共鸣，包括鼻腔、鼻咽、鼻窦，使声音明亮、丰满，富有金属性铿锵的色彩；②胸腔共鸣：为低音共鸣，包括气管、支气管及肺，使声音洪亮、浑厚、有力；③口腔共鸣：为中音共鸣，包括口腔、口咽腔及喉腔，使声音明亮、清晰，是歌唱共鸣的主要器官。声乐上要求歌唱时3种共鸣均起作用，但不同声部以某种共鸣为主。

【嗓音职业病的治疗】　根据艺术嗓音的特点，对于专业工作者应定期进行专科检查，以纠正不正确的发音习惯。患者往往有用声过度的历史，根据患者特点可安排绝对禁声，少量轻声讲话、一般程度讲话及一般歌唱等不同程度的发音休息；根据症状及喉部病变特点可给予相应的抗生素、激素、中药及其他对症药物，并配合以局部雾化吸入；在正确确定音域范围的基础上调节患者的起声和呼吸，并通过听觉反射不断循序渐进以达到最佳效果；配合以相应的物理治疗包括喉部肌肉按摩等。对于保守治疗无效者，可行嗓音显微外科手术，手术应尽量保留正常声带黏膜，防止瘢痕形成及黏膜过多撕脱。

（徐　文）

第五篇

气管与食管科学

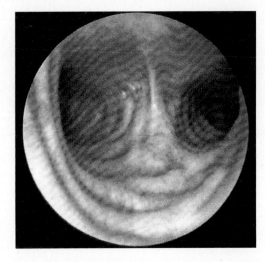

彩图 5-1-1-1 气管隆嵴与主支气管口

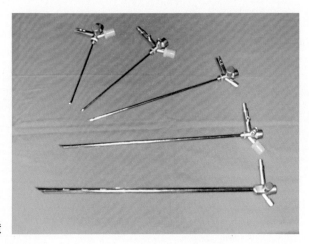

彩图 5-2-1-1 各种支气管镜

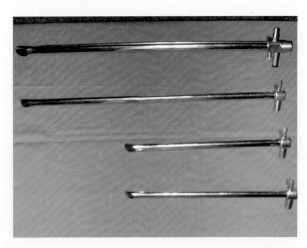

彩图 5-2-2-1 硬管食管镜

第一章　气管与食管科学基础

概　述

本章主要讲解气管、支气管腔内主要结构及其在体表的投影位置，食管的生理狭窄，食管壁的结构及毗邻关系，气管、食管的基本功能。掌握上述基础知识对正确认识气管、食管疾病，掌握其特殊检查方法及管腔内疾病的治疗具有重要的意义。

第一节　气管、支气管及食管应用解剖学

一、气管

气管（trachea）上接喉部，下接支气管及肺部，为呼吸系统的重要通道。

气管起自环状软骨下缘，止于第 4、5 胸椎水平的气管分叉处。成年男性气管平均长 12.89cm，女性为 11.26cm。气管左右径为 2.0～2.5cm、前后径为 1.5～2.0cm；如由上切牙至气管分叉处则长约 27cm。

气管由软骨和膜性组织构成。气管壁自内向外由黏膜层、黏膜下层、纤维软骨层和外层构成。黏膜层的假复层柱状纤毛上皮，含有很多杯状细胞；黏膜下层分泌浆液和黏液；外层为纤维和肌肉，有血管、淋巴管和神经。软骨呈环状又称软骨环，有 16～20 个，位于外层和黏膜下层之间，环有约占 1/3 的缺口，均位于气管的后部，此处有纤维和平滑肌组织构成，称为膜壁。环与环之间也有膜性组织相连。

气管的血液供应来自甲状腺下动脉并回流至甲状腺下静脉。淋巴引流至气管旁和气管前淋巴结。肌肉、黏膜的感觉和运动由喉返神经与迷走神经支配。

二、支气管

气管的下端分叉处称气管杈（bifurcation of trachea），于喉内镜下称气管隆嵴（carina of trachea），由此气管分为左、右主支气管（图 5-1-1-1；彩图 5-1-1-1）。两侧主支气管夹角约 70°。成人右主支气管长 2.5cm，直径为 1.4cm，在第 5 胸椎下端进入肺门，分为上、中、下 3 个肺叶支气管。左主支气管长 5cm，直径约 1.15cm，在主动脉弓下方，食管、胸淋巴管和下行主动脉的前面经过，约在第 6 胸椎处进入肺门，分为上、下两个肺叶支气管。

由于右主支气管与气管的垂直径夹角是 20°～25°，左主支气管是 40°～45°，右主支气管不仅短粗，而且较垂直，因而异物更易坠入右主支气管中。肺叶支气管的分支称为肺段支气管（segmental bronchi），每一肺段支气管及其所属的肺组织，称为支气管肺段（bronchopulmonary segments）（图 5-1-1-2）。

支气管的动脉主要来自主动脉胸部和肋间后动脉。肺静脉回流至支气管静脉，右侧支气管静脉汇入奇静脉，左侧汇入肋间静脉或副半奇静脉。支气管的神经支配为交感神经和副交感神经（迷走神经）。

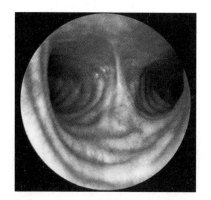

图 5-1-1-1　气管隆嵴与主支气管口

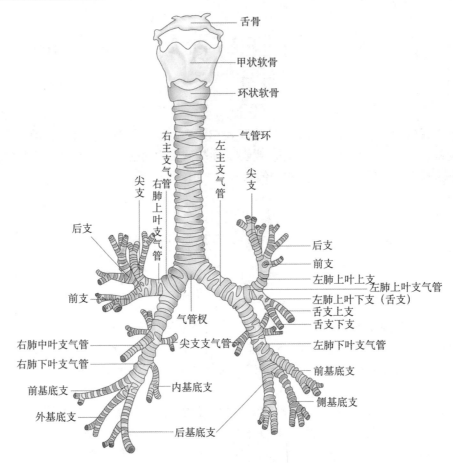

图 5-1-1-2 三级支气管示意图

三、食管

食管（oesophagus）为一个肌性的消化管道，起于环状软骨的下缘，止于第 10、11 胸椎水平的胃贲门（cardia）。成人约长 25cm。由于临床食管镜检查的需要，常以上切牙（incisor teeth）为起始处计算长度（表 5-1-1-1）。

表5-1-1-1 上切牙至食管各主要狭窄处的距离

	成年男性（cm）	成年女性（cm）
上切牙到食管入口处	15（14～16）	13.9（12～15）
上切牙到气管分叉处（主动脉弓）	26（23～29）	23.9（22～27）
上切牙到贲门处	40（36～50）	37.5（34～41）

（一）食管狭窄部

1. 食管入口处 为环咽肌长期保持收缩所致，食管异物多嵌于此；另外，食管上端的后壁、环咽肌的下缘和两侧的纵行肌纤维形成了较薄弱的三角形——环咽肌三角，食管内压性憩室以及食管镜的误伤也多于此处发生。

2. 食管中部处 相当于第 4、5 胸椎水平，一处在主动脉弓与食管的交叉处，为第二狭窄；另一处在第二狭窄下方 4～5cm 处，为左主支气管压迫食管壁所致，为第三狭窄。临床也常将两处狭窄统称为第三狭窄。

3. 膈食管裂孔处 约在第 10 胸椎水平，食管穿过横膈，膈肌的收缩使其狭窄（图 5-1-1-3）。

（二）食管分部

1. 颈部食管　由环状软骨到第 1 胸椎下缘水平，长 5 ～ 6cm，此处的食管被一层结缔组织包围，上与咽周围的结缔组织相连，下与纵隔的疏松结缔组织结合。

2. 胸部食管　由第 1 胸椎到横膈，长 16 ～ 18cm。上部有主动脉弓将食管的前部压迫导致狭窄，左主支气管在主动脉弓压迫处的下方也形成一个浅压迹。胸部食管的下部从第 5 胸椎至第 11 胸椎，在食管与胸椎之间约有 3cm 的间隙，其中容纳降主动脉、半奇静脉、胸导管、奇静脉、右肋间神经等。

3. 腹部食管　长 4 ～ 5cm，也在第 10 ～ 11 胸椎水平。此部食管位于腹腔深部，渐移行至胃贲门，两者的界限不十分清楚。

（三）食管走行

食管的走行受脊椎和横膈的影响，在颈下段和胸上段行至偏左后，渐向右下行，在第 4 胸椎水平行于中线处，到第 7 胸椎处又偏向左侧穿横膈入胃。

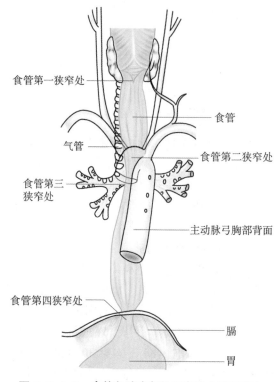

食管第一狭窄处
食管
气管
食管第二狭窄处
食管第三狭窄处
主动脉弓胸部背面
食管第四狭窄处
膈
胃

图 5-1-1-3　食管各狭窄部位示意图（后面观）

（四）食管壁构成及毗邻

食管是扁平的管状消化道器官，食管壁厚度为 3 ～ 4mm，由内到外分为黏膜、黏膜下、肌层和外膜层。肌层分为内侧的环行纤维层和外侧的纵行纤维层，两肌层之间有疏松的结缔组织。外膜层较内膜层薄弱，易被穿破。

食管内有两种腺体分泌。一种是黏膜下层的黏液腺，腺体卵圆形，直径约 1cm，总数一般不超过 200 个，2/3 位于食管上部。另一种是贲门腺，位于黏膜层，多在食管的两端，形态上与胃的贲门腺相似。腺体的分泌由迷走神经控制。

食管的周围有一些重要的组织：

1. 气管位于食管的前方，气管食管间沟内走行喉返神经，左主支气管直接越过食管，并在食管内可以看到压迹。

2. 在颈部的食管两侧有甲状腺和颈动脉鞘。

3. 主动脉由食管的左侧上行第 4 胸椎水平，形成主动脉弓绕行于气管杈的前方，并造成食管的第二狭窄处。

4. 奇静脉越过食管进入上腔静脉处，正位于肺门。

（五）食管的血管、神经及淋巴

食管的动脉供应非常丰富，其上段主要为甲状腺下动脉、锁骨下动脉和甲状颈干，下段多为支气管动脉、降主动脉、胸主动脉、腹主动脉的分支供应，动脉的分支互相吻合成网。

食管的静脉流入黏膜下的静脉丛：①颈部的注入甲状腺下静脉；②胸部的注入奇静脉；③在腹部，一部分注入奇静脉，最后注入上腔静脉；另一部分注入胃左静脉，属门静脉系。在门静脉高压时，食管下段的静脉因充盈而扩张，导致静脉丛破裂，严重出血时，可危及生命。

食管的淋巴引流：由各壁的毛细淋巴管网由内向外引流，食管上段淋巴引流至气管旁、颈深部和支气管旁淋巴结；下段的淋巴注入食管旁、后纵隔和贲门旁淋巴结。

食管的神经：食管交感神经来自上、下颈交感神经节，副交感神经来自迷走神经，支配食管上部的横纹肌。

第二节　气管与食管应用生理学

一、气管生理学

呼吸属自主性运动，可随意控制深浅和快慢。呼吸中枢位于延髓的下部、近迷走神经终点处的孤束核，深入网状结构中间，以传入和传出神经控制和调节呼吸。呼吸中枢的改变还受到高级中枢、迷走神经和其他冲动的影响。

气管可随头颈部的伸屈、呼吸、吞咽等动作而移动。气管软骨环的支撑作用可以在呼气动作时，随周围压力的降低而不塌陷。

（一）呼吸调节功能

气体由外界进入人体需要呼吸系统来完成，其经过的顺序为鼻部或咽部、喉部、气管、支气管、肺叶支气管、细支气管、肺泡管和肺泡。由鼻部到肺叶支气管为空气的通道，又称为气道；由细支气管到肺泡为气体进行交换的部位，又称为气体交换面。

气道中的空气因不与血液进行交换，也称为无效腔空气。成年男性的无效腔空气约占150ml。平静呼吸时肺泡内的气体为3000ml，其中500～700ml在局部流动，除去无效腔内空气，只有约350ml的空气进入肺泡，有效的气体交换量仅占70%，但在用力吸气时吸入的空气量不仅增至2000～3000ml，有效气体交换量也可达到90%，因此浅而快的呼吸时有效气体交换量不大。

正常的气体交换，动脉血氧分压为12kPa（90mmHg），二氧化碳分压为5.3kPa（40mmHg），血氧饱和度为96%。

吸气时，肺与支气管呈扩张状态，气体进入肺内，当气体量达到一定容积时刺激位于气管、支气管内平滑肌中的感受器，兴奋由迷走神经纤维传至延髓呼吸中枢，抑制吸气中枢使吸气停止，呼气开始。呼气时，气管、支气管缩小，感受器的刺激渐减弱，吸气中枢的抑制被解除而再度兴奋，呼吸周期重新开始。

（二）清洁功能

气管、支气管的黏膜上皮有分泌物，每日分泌100～200ml，其成分为95%的水、2%～3%的无机盐和黏蛋白、一些脂质等。除少量湿润吸入的空气外，大部分借纤毛的运动排出体外。分泌物对气管和支气管的内表面起着保护作用；局部的炎症会使分泌增加。分泌腺受迷走神经支配。有些药物可以影响到其分泌，如毛果芸香碱（类似副交感神经药）增加其分泌；阿托品及神经节阻滞药则抑制其分泌。

呼吸道的黏膜几乎均为纤毛柱状上皮，上有黏液层，纤毛以160～1500次/分的频率由黏液层向喉方向运动，将黏液及黏附后的细小粒状物和细菌随纤毛运动排出体外。依附的绝大部分异物以每分钟16cm的速度排出，分泌物的黏稠度与纤毛的活动有关。在缺氧或氧过多时均可导致纤毛的运动减慢或停止；干燥可使纤毛退化和破坏；高、低渗液，pH的改变也能影响纤毛的运动。

（三）免疫功能

呼吸道的分泌物中有各种免疫球蛋白，具有增强呼吸道防御能力的功能。主要有IgA、IgG、IgM、IgE。分泌型IgA是使呼吸道免受感染的主要免疫球蛋白，具有抑制细菌生长及中和毒素的作用；呼吸道分泌物中的IgG也具有防御功能；IgE、IgM是Ⅰ型变态反应的重要反应素抗体，过敏性体质的呼吸分泌物中含量增加。

呼吸道分泌物中的免疫球蛋白在婴幼儿出生4～6个月后形成，4～6岁后达正常水平。因此小儿容易发生呼吸道感染的炎症。

呼吸道分泌物中还具有溶菌酶、补体、乳铁蛋白和α_1-抗胰蛋白酶等非特异性可溶因子。溶菌酶能溶解、杀死病菌；补体有溶菌、杀菌、灭活病毒的作用；乳铁蛋白具有较强的抑菌作用；α_1- 抗胰蛋白酶能抑制多种酶的活性，减轻其炎症时对组织的破坏作用。

（四）防御性咳嗽反射

气管、支气管的内壁黏膜下具有丰富的传入神经末梢，主要来自迷走神经。外界吸入的各种机械性和化学性刺激，由神经末梢传入延髓，再经传出神经传至声门和呼吸肌，引起咳嗽反射。而咳嗽的过程，将呼吸道内的气体以极高的速度咳出，并排出呼吸道的内分泌物或异物，保持呼吸道的清洁与通畅。小儿的咳嗽反射能力较差，呼吸道的分泌物不易排出，因而易发生下呼吸道的分泌物潴留。

另外，肺、颈动脉体、颈动脉窦和主动脉弓等部位的冲动，通过迷走神经、舌咽神经、三叉神经和肋间神经等传入并控制呼吸。

二、食管生理学

食管为消化道的一部分，但仅为食物到胃的一个通道，并没有发生消化和吸收的过程。

食管的两端一般均处于闭合状态，但食管入口的开合依赖环咽肌的作用，贲门处则无真正的括约肌。食管入口的关闭是为了禁止空气进入胃内，贲门的闭合是为了使食物作短暂的停留，利于食物缓慢进入胃内。

吞咽运动大致分为 3 期：口咽部期、食管期和贲门胃期，开始于一种随意的动作，咀嚼后的食物由舌送入咽部的感受区（舌根、软腭和咽喉壁的黏膜上），感受到食物接触的神经传导冲动，反射性地引起一些不经意的动作完成，像舌向上、向后对着硬腭的动作，腭帆肌和腭咽肌联合关闭鼻咽部，会厌下降、喉前庭部闭合保护气道。在咽肌收缩的瞬间，内压突然升高，环咽肌开放，食团由会厌两侧经梨状窝进入食管。当吞咽开始后的 0.2 ～ 0.3s 环咽肌即开放，食团每秒行进 10 ～ 20cm，1.5 ～ 2.5s 后到达贲门附近。咽部的感受区的冲动，经由舌咽神经、上颌神经和喉上神经传入咽下运动中枢所在的第四脑室底。因此这些神经的损伤或被麻醉，可产生咽下功能的障碍。食管期，食管的蠕动是食管内平滑肌受自主神经的支配产生的动作，由咽部的神经发动，而由食管内部的反射完成。蠕动波分原发性和继发性。原发性的蠕动向食管下端进行，是推动食团入胃的主要力量；继发波与口咽期咽下反射无关，主要出现在食管上端，与食管内的膨胀有关。

当口腔和咽部的感觉末梢神经受到刺激或胃黏膜受到刺激时，会引起贲门肌肉张力的暂时抑制，但胃的突然膨胀可反射性地使贲门的肌张力增加。另外，正常食管很少出现逆行蠕动，一旦食管出现狭窄或阻塞，食物可因阻塞处向上的逆行蠕动从食管退入口咽中。横膈对食管的功能不会造成影响。

食管在生理上也是一个排泄引流管，口腔、鼻腔、喉和气管的分泌物经食管到胃，在胃内经过胃液的消化和杀菌过程后排出。

（刘　莎）

第二章 气管、支气管及食管的内镜检查法

概　述

自从 1907 年美国 Jackson 第一次较完整地发明和制造了硬管支气管镜,1964 年日本 Ikeda(池田)首次发明和制造了软管支气管镜以来,支气管镜检查法已经成为诊断和治疗呼吸道疾病最主要的方法之一。本章重点介绍硬管支气管镜及硬管食管镜检查的适应证、禁忌证、手术方法及注意事项。

第一节　支气管镜检查法

一、硬管支气管镜检查法

硬管支气管镜检查法的优点有:①视野较大;②易于清除分泌物和积血;③可夹取较大的活检组织;④便于腔内治疗和手术。其缺点是:①患者痛苦较大,常需全身麻醉;②安全性及可操作性不如软管镜;③有一定禁忌证。

(一)适应证

1. 气管、支气管异物。

2. 原因不明的支气管阻塞、咳嗽、咯血、反复发生的肺炎。

3. 可疑的气管、支气管结核。

4. 需明确病变范围和活组织检查的气管、支气管及肺部肿物。

5. 气管、支气管内用药和治疗。

6. 气管、支气管狭窄扩张。

7. 下呼吸道分泌物滞留需清除或需做分泌物涂片和培养者。

8. 气管切开术后长期不能堵管需明确病因者。

9. 疑有气管食管瘘者。

(二)禁忌证

1. 严重颈椎病、头颈后仰受限、张口困难以及体质明显衰弱者,可行纤维支气管镜检查。

2. 严重高血压和心脏病。

3. 主动脉弓瘤。

4. 活动性肺结核和急性呼吸道感染。

5. 近期曾大量咯血者。

(三)术前准备

术前应常规询问病史、体检和行必要的辅助检查,以便掌握患者的全面情况,排除禁忌证,签署手术同意书。

1. 器械准备　硬管支气管镜是一种金属的中空细长管镜,远端呈斜切面,可减少对气道的损伤。以往多用带有细长灯杆的灯泡照明,现多改用光纤导光,增加亮度和稳定性。硬管支气管镜主要有 Jackson 式、Negus 式、新型光纤式和附有 Hopkins 内镜式等几种。Negus 镜因其视野好,亮度高而较常用(图 5-2-1-1;彩图 5-2-1-1)。根据患者年龄选

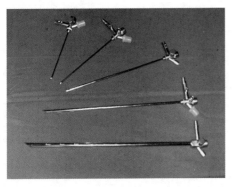

图 5-2-1-1　各种支气管镜

择不同大小的支气管镜（表 5-2-1-1）。

表5-2-1-1 各年龄适用的支气管镜

年龄	支气管镜内径（mm）	支气管镜长径（cm）
<3个月	3.0	20～25
4～6个月	3.0～3.5	25
7个月～2岁	3.5～4.0	25
3～5岁	4.0～4.5	25
6～12岁	5.0	30
13～17岁	5.0～7.0	30
成人	7.0～9.0	30～40

2．麻醉

（1）局部麻醉：适用于成人和大龄儿童。多选用 1% 丁卡因行咽喉部喷雾麻醉，连续 3 次，每次间隔3min。最后可在间接喉镜下以弯针头挑起会厌，将麻醉剂直接滴入喉和气管内。丁卡因总量成人不宜超过60mg（图 5-2-1-2）。

（2）全身麻醉：适用于儿童和病情复杂的成人。全身麻醉后患者全身松弛，痛苦小，有利于保持呼吸道通畅和手术顺利进行，符合安全麻醉的原则。

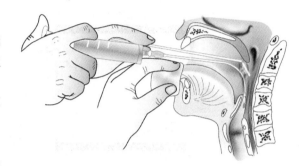

图 5-2-1-2 局部麻醉下喉内滴药

3．体位 多选择波义斯（Boyce）体位。受检者仰卧，头部伸出台面前缘，并抬高后仰，使头部高出台面 15cm 左右，助手协助固定，保持口、咽、喉、气管成一直线，当支气管镜进入气管后将头降低到手术台平面，进入左主支气管时头向右平移，进入右主支气管时头向左平移（图 5-2-1-3，图 5-2-1-4）。

（四）手术方法及步骤

1．直接插入法 适用于成人。术者右手持支气管镜镜柄，如执笔状，柄端向上，镜管前端斜面向下，左手持镜管前端，并分开上切牙和上唇，沿舌背中部导入支气管镜，经悬雍垂和舌根，暴露并挑起会厌，沿其喉面深入，显露声门后，于吸气相声门呈三角形扩大时，将镜体右转 90°，前端斜面向左，通过声门，进入气管（图 5-2-1-5 ～图 5-2-1-7）。

进入气管后，助手降低患者头部，继续深入达气管末端，可见气管隆嵴呈纵行嵴状，一般先进入健侧支气管检查，然后再查患侧，但取异物时相反。如病变不明，则先右后左，顺序检查。检查右主支气管时，先将受检者头部左移，使其支气管纵轴与镜管一致。进入右主支气管后，在其外上方，隆嵴稍下约 2cm 处，可见垂直嵴，嵴的外上方即右肺上叶支气管开口，但暴露不佳。继续深入至隆嵴下 3 ～ 5cm 处，可见前壁相当于时钟 11 至 1 点处有一个水平嵴，嵴的前上和后下分别为右肺中叶和下叶支气管开口。右侧支气管检查完毕后，将镜管退至隆嵴处，并使受检者头部右移，检查左侧。左主支气管较细，与气管所成角度也大，在隆嵴下方约 5cm 处，有一个斜嵴，其前上方为左肺上叶支气管开口，后方为左肺下叶支气管开口（参见彩图 5-1-1-1）。检查中应缓慢稳定地导入镜管，同时观察气管、支气管管腔和管壁黏膜，气管各软骨环呈白色，后壁较扁平，呈红色。支气管内软骨环不如气管明显，黏膜呈淡红色，可感受到心脏及大血管的搏动。检查中应注意管腔内有无异物，黏膜有无充血、溃疡、瘢痕、水肿、肉芽或新生物。如有分泌物应吸净，并可做脱落细胞检查和细菌培养。操作中，左手持镜固定，右手操作。

2．间接插入法 适用于儿童。先以直接喉镜暴露声门，再由喉镜内导入支气管镜，当通过声门到达第 3 ～ 4 气管环时，撤出直接喉镜。

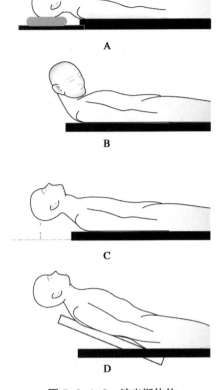

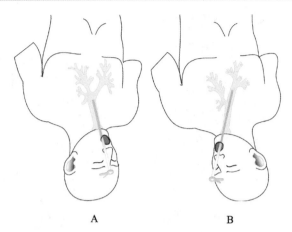

图 5-2-1-4　左、右主支气管检查体位
A.进入左主支气管；B.进入右主支气管

图 5-2-1-3　波义斯体位
A.肩胛骨中部平手术台头缘；B.将受检者头部前屈；
C.颈部位置不变，使受检查者头部在寰枕关节处向后伸；
D.错误的体位

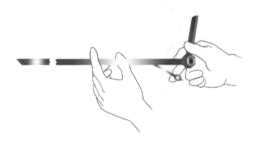

图 5-2-1-5　持支气管镜方法

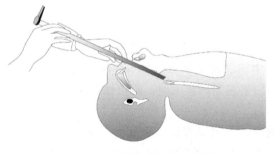

图 5-2-1-6　支气管镜检查示意图

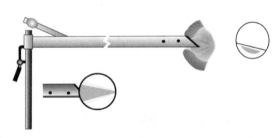

图 5-2-1-7　支气管镜进入声门示意图

（五）术中注意事项

1．术前应对手术器械、光源、吸引器、氧气和抢救物品做好充分准备，以备急用。

2．术中应严格按照体位要求，调整受检者头部，并始终以看清楚镜前管腔后再推镜深入为原则，以免造成管壁损伤。

3．勿以上切牙为支点撬压，避免上切牙受损和脱落。

（六）手术并发症

1．窒息　因喉部受刺激引起喉痉挛而窒息。此时应迅速将支气管镜插入声门，窒息即可缓解。婴幼儿术后喉水肿亦可引起窒息，因此要求镜管不要过粗，手术时间不要过长。

2．喉、气管、支气管损伤　主要因操作不熟练、动作粗暴、体位不当或术中受检者咳嗽、挣扎所致，可引起气管、支气管破裂出血、气肿和气胸等。若出现严重的纵隔气肿和气胸，可危及生命，应立即停止手术，吸氧，行胸腔闭式引流、纵隔切开、气管切开等抢救措施。

3. 切牙受损和脱落。

（七）术后处理

1. 术后禁食 2～4h。

2. 注意观察呼吸，防止喉水肿。术后可应用糖皮质激素。

3. 注意观察有无咯血，可应用止血药。

4. 抗生素、地塞米松雾化吸入。

二、纤维支气管镜检查法

纤维支气管镜是根据光从光密介质射入光疏介质，且入射角大于临界角时会出现光反射这一现象，由无数导光单晶硅丝按相同次序排列成束并配以附件、光源制成的。包括目镜、导光束、导像束、照明光缆、钳道、弯曲调节固定钮、焦距调节钮、外置照相机、监视器等。其镜体远端可前后弯曲向上达 160°，向下达 100°。可经鼻腔、口腔、颈前皮肤气管瘘或气管插管等途径，检查咽、喉、气管和支气管。

纤维支气管镜检查法的优点有：管径细、可弯曲、照明好、视野广，并且操作简单、较安全，受检者痛苦较轻，创伤也小。纤维支气管镜还具有灵活机动的特点，可在床边等处施行。其缺点是：镜道细，取异物、标本等不如硬管镜；由于是实心镜体，用于气道狭窄和儿童检查时，易阻塞气道，引起呼吸困难；制作复杂，维修保养费用较昂贵。

（一）适应证

除不能用于气管、支气管狭窄扩张，不能用于较大异物取出外，基本上同硬管支气管镜检查法，并可用于因体胖颈短、张口困难、颈椎病变不能行硬管镜检查者。

（二）禁忌证

1. 急性上呼吸道感染、活动性结核患者。

2. 严重心脏病、心肺功能极度不良者。

3. 2 周内有大咯血者。

4. 严重高血压病和主动脉弓瘤的患者。

（三）术前准备

与硬管支气管镜检查相同。

1. 麻醉　多用局部麻醉，方法同硬管支气管镜，经鼻腔检查时应同时麻醉、收缩鼻腔黏膜。

2. 体位　仰卧、坐位均可。

（四）手术方法及步骤

受检者取仰卧位时，术者站其头端（半卧位或坐位时分别站其右侧和前面），左手操镜，右手辅助镜体进退和转动，顺序观察鼻腔、咽喉和气管、支气管，先查健侧，后查患侧。如不能确定病变部位，应先查右侧。

（五）注意事项

当进入支气管或肺叶支气管时，若麻醉不充分，应从钳道滴入 1% 丁卡因以加强麻醉。

第二节　食管镜检查法

食管镜检查法（esophagoscopy）是利用食管镜对食管病变进行诊断和治疗的方法，与支气管镜一样，也分为硬管和软管两种类型。

一、硬管食管镜检查法

硬管食管镜常见的有两种，一种是 Jackson 式的圆形食管镜，另一种是镜管呈扁圆形，后者因其视野大，通过食管入口时不易造成损伤而更受欢迎。如同硬管支气管镜一样，硬管食管镜也有相同的优缺点（图 5-2-2-1；彩图 5-2-2-1）。

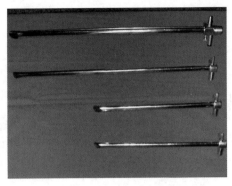

图 5-2-2-1 硬管食管镜

（一）适应证

1. 诊断并取出食管异物。
2. 诊断并治疗食管狭窄。
3. 辅助查明原因不明的吞咽困难、咯血等症状的病因。
4. 用于食管肿物的检查和活检。
5. 食管静脉曲张填塞止血或硬化剂注射。
6. 食管管腔内良性肿瘤的切除。

（二）禁忌证

1. 严重的颈椎病、张口困难。
2. 严重的心、脑血管疾病和高血压病。
3. 主动脉弓瘤。
4. 严重食管腐蚀伤的急性期。
5. 急性上呼吸道感染。
6. 严重的食管静脉曲张。
7. 呼吸困难明显者，可先行气管插管术或气管切开术。

（三）术前准备

详细询问病史、体格检查和必要的辅助检查，掌握患者的全面情况。

1. 食管异物合并感染、长时间未进食者，应补充体液，应用抗生素。
2. 签署手术同意书。
3. 术前 4h 禁食，术前半小时应用阿托品和镇静药。
4. 备好器械，包括选用合适的食管镜（表 5-2-2-1）、食管钳、光源、吸引器等。

表5-2-2-1 年龄与各种规格的食管镜

年龄或用途	食管镜内径（cm）	食管镜长度（cm）
2岁	0.6×1	18～20
3～5岁	0.7×1	20
6～10岁	0.8×1.1	20～25
11～15岁	0.9×1.3	20～25～35
成人	1×1.4	30～40～45
取食管上段较大异物	1.3×2	20～30

（四）麻醉

1. 局部麻醉 多用于成人和能合作的大龄儿童。以 1% 丁卡因喷布口咽和喉咽，并将喷于喉咽的丁卡因咽下以麻醉食管。

2. 全身麻醉 主要用于儿童和年老体弱者，复杂的食管异物也宜全身麻醉。

（五）手术方法及步骤

体位采用波义斯体位，但当食管镜进入中段食管后，应将头位逐渐放低，使食管镜与食管纵轴走向一致，进入食管下段时，患者头位常低于手术台台面 2～5cm。

术者左手持食管镜远端镜管，无名指固定于受检者上切牙上，保护上唇。中指分开下唇，示指和拇指捏住镜管，右手执笔状持食管镜镜柄，在左手引导下将镜管从右侧口角置入口内，并沿舌背右侧下行，以悬雍垂和咽后壁等为参照，看到会厌游离缘后，自其喉面下行，进入右侧梨状窝，然后将食管镜远端移向中线，向上提起，嘱受检者吞咽，即可见到呈放射状裂孔的食管入口，由此导入食管镜，此为经右侧梨状窝法，适合于男性老人受检者。也可用经中线法，自口腔正中置入食管镜，沿舌背正中依次经正中线通过悬雍垂和会厌，经杓状软骨后方中线进入环后间隙，向上抬起环状软骨板，进入食管入口，此法适用于年轻人或成年女性，初学者较易掌握。

一般自上切牙下行 16cm 处是食管入口，环咽肌在后壁隆起呈门槛状，通过时易引起副损伤，继续下行到距上切牙 23cm 处，是食管第二狭窄，即主动脉弓与食管的交叉处，有时可见搏动，距上切牙 27cm 处是左主支气管横过食管处（第三狭窄），36cm 处为膈食管裂孔处（第四狭窄）。

（六）注意事项

1. 食管镜下行过程中应始终与食管管腔保持一致，避免盲目暴力通过。检查中应注意观察食管的管壁，有无黏膜充血、肿胀、溃疡、狭窄、新生物等，退出镜管时再复查一遍。

2. 进入食管后，由于压迫气管后壁，可以引起呼吸困难。此种情况多发生于儿童或镜管过粗时，故应观察受检者的呼吸情况，必要时立即退出镜管，保持呼吸通畅。全身麻醉应用气管插管可以防止呼吸不畅。

（七）并发症

1. 食管穿孔　多因插入食管镜时，盲目暴力通过所致。一旦发生，应立即禁食，放置胃管，应用抗生素，如合并纵隔气肿、脓肿，应请胸外科协助治疗。

2. 出血　多为副损伤所致，轻者可自行止血，重者需电凝或手术，同时全身应用止血药。

3. 声嘶　少见，可因损伤环杓关节或压迫喉返神经所致。

二、纤维食管镜检查法

（一）适应证

1. 原因不明的吞咽困难、咯血。

2. 长期原因不明的咽喉部异物感。

3. 食管肿物需进一步明确病变性质。

4. 食管癌术后复查。

5. 颈椎病、张口困难、硬管食管镜检查困难者。

6. 食管异物易于取出者。

（二）禁忌证

1. 大而复杂的食管异物。

2. 主动脉弓瘤。

3. 严重心、脑血管疾病，体质过于虚弱者。

4. 食管静脉曲张，近两周内曾有大出血者。

（三）术前准备及麻醉

同硬管食管镜。

（四）手术方法及步骤

取左侧卧位，头部垫枕，双腿弯曲，上肢放于胸前。术者立于受检者对面，左手持镜，右手协助将镜管导入口腔，进入 15cm 左右，嘱受检者吞咽，顺势将镜管导入食管入口，然后吸净分泌物，清水冲洗，并充气使食管扩张，依次可以看到食管内各壁的情况和各个狭窄处的情况。

由于纤维食管镜照明好，视野广，前端可弯曲，不仅可以发现较早期的病变，还可以精确取材活检，并且随着病理检查技术的提高，纤维镜下取材过小的弊端已得到一些改善，纤维食管镜正在发挥着越来越重要的作用。

（王宁宇）

第三章 气管与支气管异物

概 述

气管与支气管异物为耳鼻咽喉头颈外科常见急重症之一，严重性取决于异物的性质和造成气道阻塞的程度，是本篇学习的重点。近年来本病发病率有明显的下降趋势。本章将重点介绍气管与支气管异物的病因、病理、临床表现、诊断、治疗及预防。

气管与支气管异物（foreign bodies in the trachea and bronchi）多见于 5 岁以下儿童，3 岁以下最多，偶见于老年人或成年人。

【病因】

1．小儿牙齿发育不完善，咀嚼功能和咽喉反射功能不健全，口内食物未经充分咀嚼而咽下，容易误吸，是气管与支气管异物最常见的原因。

2．小儿将小玩具等含在口中玩耍，在突然受到惊吓、哭闹时，不慎将口含物吸入。

3．重症或昏迷患者，由于吞咽反射功能减弱或消失，可将呕吐物、血液、食物、牙齿等误吸入气管。

4．精神病患者或故意致残者吸入异物。

常见的异物有外源性异物与内源性异物两类。外源性异物种类繁多，可分植物性、动物性、矿物性或化学制品等。植物性异物：瓜子、花生米、黄豆、栗子、橘子核、玉米粒等，约占全部呼吸道异物的 80%；动物性异物：骨片、鱼刺等；矿物性异物：别针、图钉、硬币、大头针、石子等。化学制品性异物：塑料笔帽、义齿、橡皮等。内源性异物则是指患者机体自身所产生之物，如血液、脓液、呕吐物、假膜等。

异物停留的部位依异物的性质、大小、形态和气流情况不同，较大的异物多停在喉或气管内，较小异物多进入两侧支气管内；除少数异物嵌顿于声门外，大多数异物位于气管与支气管内，因为右主支气管同气管纵轴所成角度较小，且管腔也大于左主支气管，所以右主支气管异物较左主支气管多见。

【病理】 气管和支气管异物引起的病理变化主要有气道阻塞和炎症反应。

1．气道阻塞 根据异物大小、形态、阻塞部位及阻塞的程度可引起不同程度的病变。

（1）部分性阻塞：当较小异物存留在支气管内时，产生部分性阻塞。吸气时进入患侧肺内的空气较正常侧少，纵隔向患侧移位；呼气时气道变窄，气体排出受阻，纵隔向健侧移位（病理性纵隔摆动），结果相应的远端肺叶产生肺气肿（图 5-3-0-1）。

（2）完全性阻塞：较大的或停留时间较长的支气管异物可引起该支气管黏膜水肿、分泌物增多和肉芽组织形成，使支气管腔完全阻塞，空气不能进出肺内，远端肺叶内气体逐渐被吸收，形成肺不张（图 5-3-0-2）。

2．炎症反应 异物停留部位的呼吸道，由于异物机械性或化学性刺激，可引起呼吸道黏膜炎症反应，如充血、肿胀，分泌物增多，可伴有发热、白细胞增多等全身反应，上述反应多见于植物性异物。如异物较长时间停留在支气管内，则其周围可产生肉芽组织增生，引起管腔部分狭窄或完全阻塞，可使阻塞部分以下支气管并发阻塞性肺炎或肺脓肿。

【临床表现】 视异物的大小和停留部位的不同可产生不同的临床表现。

1．如异物较大，嵌顿于喉头，可使患者立即窒息死亡。较小、尖锐的异物嵌顿于喉头者，可引起声音嘶哑、吸气性呼吸困难和喉鸣。

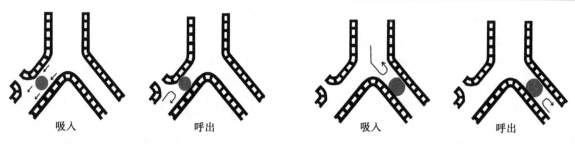

图 5-3-0-1 气道异物部分性阻塞（引起肺气肿）　　　图 5-3-0-2 气道异物完全性阻塞（引起肺不张）

2．异物进入气管后，因气管黏膜受刺激而引起剧烈咳嗽、反射性喉痉挛，继之出现憋气、面色青紫等。较大异物可出现窒息；较小异物若黏附于气管壁，症状可暂时减轻或缓解，听诊可无明显异常；若异物在气管内随气流上下活动，可引起阵发性咳嗽；若异物随气流向上撞击声门，在咳嗽和呼气末期可闻及拍击声，用听诊器在颈部气管前听诊，可听到异物撞击声门所发出的拍击声，颈部可触到撞击感；当异物阻塞部分气管时，气流通过狭窄的气道可产生喘鸣音。

3．异物进入一侧支气管后，停留于内，患儿咳嗽、呼吸困难及喘鸣症状可减轻。若为植物性异物，因刺激性较大，常引起咳嗽、痰多、喘鸣及发热等症状。一侧支气管异物，多无明显呼吸困难；双侧支气管异物，可出现明显呼吸困难。因异物堵塞支气管和并发炎症，可产生肺气肿或肺不张等，肺部听诊时，病侧呼吸音减弱或消失。异物存留时间较长者，炎症加剧，可并发支气管炎、肺炎甚至肺脓肿。

【诊断】　异物吸入史是诊断的重要依据，详细询问病史，结合典型症状、体征及 X 线检查，诊断多无困难。

1．病史　详细询问病史对诊断具有重要意义，如异物吸入史，或突发阵发性呛咳、憋气、发绀或声嘶等；详细了解异物种类、大小、形态等。对无其他病史而突然发生呼吸困难的患儿，虽异物史不明确，亦不能轻易排除有气道异物的可能性。

2．体征　可出现一侧肺呼吸音减弱或消失、哮鸣音、吸气性呼吸困难等，全身检查应注意有无发热、呼吸困难及心力衰竭情况。活动性气管异物颈部可触到撞击感，在咳嗽或呼气末期颈部气管前听诊可闻及异物撞击声门所发出的拍击声。支气管异物可有肺炎、肺不张、肺气肿甚至肺脓肿的体征，但早期有时体征不明显，应仔细进行检查。

3．X 线检查　金属异物或密度高的其他不透光异物，胸透或拍片可以确定异物位置、大小及形状。可透光异物不能显示，早期肺部透视也可基本正常，若出现以下间接征象对于推断有无可透光异物及其位置有重要参考意义：①纵隔摆动：异物引起一侧支气管部分阻塞时，呼气、吸气时两侧胸腔压力失去平衡，使纵隔向两侧摆动。如异物固定，形成呼气性活瓣，则呼气时气管变窄，空气排出受阻，使患侧肺内压力大于健侧，纵隔向健侧移位，常伴有患侧肺气肿；若为活动性异物，异物随吸气下移，形成吸气性活瓣，吸气时空气进入受阻，患侧肺含气量较健侧少，深吸气时纵隔向患侧移动。②肺气肿：肺透明度增高，横膈下移。③肺不张：病变肺叶或肺段密度增高，体积缩小，横膈上抬，心脏和纵隔向患侧移位，但呼吸时位置不变。④肺部感染：表现为局部密度不均匀的片絮状模糊阴影。

4．CT 和 MRI 检查　对某些诊断困难的病例可有助于确定异物有无及其部位。

5．支气管镜检查　临床上对怀疑气道异物而不能确诊的，应进行支气管镜检查。常用的支气管镜分硬管支气管镜和纤维支气管镜。纤维支气管镜细、软、前端可调节方向，气管与支气管异物诊断率高，其缺点是对较大异物不易取出。硬管支气管镜取异物是治疗气管与支气管异物的主要方法。

【治疗】　呼吸道异物随时有危及生命的可能，取出异物是最有效的治疗方法，应及时诊断，尽早取出异物，以防止窒息及其他并发症的发生。如患者有明显呼吸困难，应立即进行手术，伴有高热、心力衰竭等情况时，应给予适当处理，必要时在心电监护下，及时取出异物。根据异物性质、时间长短、患者年龄以及有无并发症等采用不同的手术方法。

1．经直接喉镜（或前连合镜）异物取出术　适用于气管内活动的异物。成人可用黏膜表面麻醉，婴幼儿则无须麻醉。用直接喉镜（或前连合镜）挑起会厌，暴露声门，用异物钳直接钳取异物，或张开异物钳在声门下等待，当患者呼气或咳嗽时，将随气流上冲的异物夹住并取出。对于瓜子等较扁平的异物，出声门时应将夹有异物的钳口转位，使异物的最大横径与声门裂平行，以防异物通过声门时被声带阻挡而脱落。

2．经支气管镜异物取出术　直接喉镜下不能取出的气管异物及绝大多数支气管异物需经支气管镜取出异物。最好在全身麻醉下进行，成人多采用直接插入法插入支气管镜，小儿一般经直接喉镜导入支气管镜。支气管镜通过声门后，边检查边进镜，过气管隆嵴后，先检查可疑异物存留侧，后检查健侧。如无法事先确定异物存留侧，遵循先右后左的原则。进入气管、支气管发现异物后，应先仔细吸出分泌物，看清异物的位置和方向，明确异物和支气管壁间的关系，用适当的异物钳夹住异物并缓慢后退经声门取出。较大异物不能经支气管镜取出者，应将异物靠近支气管镜前端，与支气管镜一同取出。较大而硬、难以通过声门的异物，可行气管切开，自气管切开口处取出（支气管镜选用参考标准参见本篇第二章第一节支气管镜检查法）。

3．纤维支气管镜异物取出术　纤维支气管镜应用于临床已有几十年的历史，已成为支气管异物取出的又一重要工具。使用纤维支气管镜取异物，可弥补硬质支气管镜对较深部位异物不能取出的的不足。和硬质支气管镜相比，它具有以下优点：①照明亮度高，手术野清晰，可视范围大；②操作简便，安全性高，镜体软、可弯曲，患者痛苦少，适用于年老体弱、颈椎病、驼背畸形等颈部不能过伸的患者；③可进入段支气管以下区域，能看清微小病变，并可将图像显示在电视屏幕上，可使所有参与手术者同时观察到支气管内的情况，便于进行各种复杂操作和诊断。近年来，继硬质支气管镜和纤维支气管镜之后又出现了第三代电子支气管镜系统，尽管其导光系统仍为光导纤维，但其视物系统则以微型摄像机替代了光导纤维，因此其在保持良好可曲性的同时，观察视野更加扩大，图像更为清晰。

4．开胸异物取出术　支气管镜下确实难以取出的、较大并嵌顿的支气管异物，必要时需行开胸术取出。对于长期存留的肺段异物，难以经腔镜取出者，可请胸科会诊，必要时行肺段切除术。

5．术后处理　术后应密切观察病情，酌情给予抗生素和糖皮质激素类药物，以控制感染并防止喉水肿发生。如有严重的喉部水肿症状，应考虑做气管切开术。

【预防】　呼吸道异物是儿童常见的危急病症之一，也是传统专科三大危急重症（喉梗阻、呼吸道异物、耳源性颅内并发症）之一，大多数与监护人的疏忽有关，是完全可以预防的疾病，因此应广泛地向小儿家长及保育员进行宣传和教育。5 岁以下的孩子不应给花生、瓜子、豆类及其他带核的食物，小玩具不要让小儿口含，也不要在进食时蹦跳、打闹，以免跌倒时将食物吸入；进食时，不可惊吓、逗乐或责骂，以免深吸气时将异物误吸入气道；幼儿可能吸入或吞下的物品，均不应作为玩具，并应远离幼儿存放。

（王宁宇）

第四章　食管异物

概　述

食管异物是耳鼻咽喉头颈外科常见的急症之一。本病确诊后，应及时手术取出异物，若不及时取出延误治疗可引起食管穿孔、食管周围炎、纵隔炎、气管食管瘘，甚至致命性大出血。本章重点介绍食管异物的病因、病理、临床表现、诊断、并发症、治疗及预防。

食管异物（foreign bodies in esophagus）多由饮食不慎，误咽异物引起，异物最常见于食管入口处，可有吞咽困难、吞咽疼痛及呼吸道症状等临床表现。

【病因】　食管异物的发生与年龄、性别、饮食习惯、精神状态及食管各类疾病等诸多因素有关，多见于老人和儿童，食管异物的常见病因如下：

1. 进食匆忙或注意力不集中，食物未经仔细咀嚼而咽下。

2. 老年人牙齿脱落或使用义齿，咀嚼功能差，口内感觉欠灵敏，食管口较松弛等。

3. 小儿磨牙发育不全，食物未经充分咀嚼或有口含小玩物的不良习惯，是小儿发生食管异物的常见病因。

4. 轻生者、精神失常者或神志不清者吞入异物。

5. 食管本身的疾病如食管狭窄或食管癌时引起管腔变细，也是发生食管异物的原因之一。

食管异物种类繁多，可分为动物类、植物类、金属类及化学合成类4类，动物类以鱼骨、鱼刺、牛骨、羊骨、猪骨、鸡骨等多见，植物类以枣核多见，金属类及化学合成类以硬币、钉、针、发夹、义齿、塑料瓶盖等多见。

食管异物停留部位最常见于食管入口，其次为食管中段第二狭窄处，发生于食管下段者较少见。

【病理】　多数食管异物可使食管局部黏膜发生水肿和炎症反应，其程度和范围视异物的性状、有无刺激性及存留时间长短而异。异物光滑、无刺激性而又未发生食管完全梗阻者，可在食管内停留较长时间而仅有局部黏膜轻度肿胀和炎症。尖锐异物易损伤食管黏膜使炎症扩散，发生溃疡或穿孔，进而形成食管周围炎、纵隔炎或脓肿等。少数病例破溃到气管，形成食管气管瘘；严重者造成脓胸，或破溃至主动脉弓引起大出血而死亡。

【临床表现】　其程度与异物性质、大小、形状、停留部位、停留时间长短及有无继发感染等因素有关。

1. 吞咽困难　异物较小或扁平异物，虽有吞咽困难，但仍能进半流食；若异物较大，完全堵塞食管，患者吞咽困难加重，完全不能进食，常伴有流涎症状。

2. 疼痛　扁圆形的异物引起的疼痛症状轻微，而带尖锐棱角的异物引起的疼痛症状则明显。食管上端的异物，疼痛部位多位于颈根部或胸骨上窝处，患者于吞咽时可指出疼痛部位；胸段食管异物的患者，常诉胸骨后或背部疼痛。

3. 呼吸道症状　较大的食管异物可以压迫气管后壁或喉部，引起呼吸困难，在儿童尤为明显。若食管壁被异物刺破，则可引起皮下气肿或纵隔气肿，加重呼吸困难。

4. 异物长时间滞留在食管内，由于吞咽疼痛和吞咽困难，可继发脱水、营养不良、酸中毒、水和电解质失衡、虚脱，甚至休克。

5. 食管若被穿破引起继发感染，则可导致食管周围炎或食管周围脓肿，多发生在颈深部或纵隔。颈深部脓肿破溃后可形成咽瘘，发生在胸段则形成气管食管瘘。若因糜烂发生主动脉破溃，可造成致命性大出血。

【诊断】

1．病史 根据患者明确的异物史，并有吞咽困难、疼痛或其他症状，可初步确立诊断。详细了解异物性质、大小、形状、停留部位、停留时间长短及出现的症状，对进一步检查和治疗非常重要。

2．食管异物以位于食管上段者多见，患侧颈部常有压痛，间接喉镜检查，可发现梨状窝积液。

3．X线检查 对金属不透光异物或大块致密骨质可以确诊，并可经X线拍片定位。对于枣核、鱼刺、肉骨等在X线下不显影的异物，应行食管钡剂造影检查，以确定异物是否存在及所在部位。疑有食管穿孔时，禁用食管钡剂造影检查，应改用碘油造影检查。

4．食管镜检查 对于少数异物病史明确，但X线检查不能确诊，药物治疗后症状改善不明显者，可行食管镜检查，以明确诊断。

【并发症】

1．损伤性食管炎或食管穿孔 尖锐或粗糙等不规则的异物可直接造成黏膜损伤，加上唾液及食物存留有利于细菌生长、繁殖，使食管壁发生感染、坏死和溃疡。异物刺破食管壁可引起食管穿孔。

2．颈部皮下气肿或纵隔气肿 食管穿孔后，空气进入颈部皮下组织或纵隔内形成气肿，如处理及时无明显感染时，可逐渐自行吸收。

3．食管周围炎及颈间隙感染或纵隔炎 食管穿孔后炎症向外扩散，可并发食管周围炎，感染较重、形成积脓时形成食管周围脓肿。穿孔位于颈段食管时，感染经颈筋膜间隙扩散形成咽后脓肿或咽旁脓肿；胸段食管穿孔后，感染累及纵隔者可引起纵隔炎甚至纵隔脓肿，患者多有高热等全身中毒症状。

4．大出血 食管中段异物嵌顿，未及时取出而致管壁穿破者，可直接刺破主动脉弓或锁骨下动脉等大血管，引起致命性大出血。表现为大量呕血或便血，治疗较困难，应重视预防。

5．气管食管瘘 由于异物嵌顿，压迫食管致管壁坏死，并累及气管、支气管时，可形成气管食管瘘，导致肺部反复感染。

【治疗】 食管异物确诊后，应尽早手术取出异物，防止并发症发生。这是治疗食管异物的基本原则。若异物存留时间长，局部有感染时，应先使用足量抗生素和支持疗法再进行手术。

1．手术取出异物。其方法有：

（1）硬质食管镜取异物：是最常用的方法。根据异物部位及其形状、大小，选择长短、粗细合适的食管镜及适当的异物钳。估计异物较易取出时，可采用局部麻醉；儿童、老年人或因其他原因估计异物取出有困难者，可采用全身麻醉。在食管镜下窥见异物时，应查清异物与食管壁的关系。如异物尖端刺入食管壁时，应先使其退出管壁，再将异物转位，尽力将其长轴与食管纵轴平行后取出。嵌顿异物不可强行外拉，以免加重管壁损伤和发生致命并发症。

（2）纤维食管镜或胃镜取异物：上消化道内镜的发展经历了硬式内镜、纤维内镜和电子内镜的历史。既往食管异物多采用硬质食管镜取异物，近年来，随着内镜技术的日益发展，国内外相继开展了用冷光源纤维食管镜或电子胃镜取食管异物，并取得了较好的疗效。该镜优点为：①镜体软、细，患者创伤少、痛苦小，术后恢复快，有利于降低医疗成本；②清晰度高，便于图像保存和运输、远程会诊和教学；③镜体可弯曲，患者可变动体位，便于异物取出；④便于发现因食管异物引起的并发症，如食管穿孔、局部感染、皮下气肿、气胸及出血等。该方法仅适用于某些较小异物，硬质食管镜取异物目前仍为治疗食管异物的主要手段。

（3）颈侧切开或开胸术取异物：巨大嵌顿异物或带有金属钩异物，用以上方法难以取出时，可考虑应用颈侧切开或开胸术取异物。

2．根据病情给予支持、对症疗法 局部有感染者，应使用足量抗生素。术中有食管黏膜损伤时，术后应禁食1~2天，给静脉补液及全身支持疗法；疑有食管穿孔者，应行鼻饲饮食。

3．并发症的处理 异物合并颈段食管周围脓肿或颈间隙脓肿时，应考虑施行颈侧切开术，充分引流脓液；合并有纵隔病变、气管食管瘘等胸科病变，或异物嵌顿甚紧、食管镜下难以取出时，宜请胸外科协助处理。

【预防】

1．进食时要细嚼慢咽，不宜过于匆忙，牙齿脱落较多或用义齿托的老人应该尤其注意。

2．损坏的义齿要及时修复，以免进食时松动、脱落，误吞成为异物；全身麻醉或昏迷患者，应将活动的义齿取出。

3．教育小儿改正口含小玩物的不良习惯，以防不慎咽下。

4．误吞异物后，切忌自行吞服饭团、馒头、韭菜等食物，以免加重损伤、增加手术困难。尽早明确诊断，及时取除异物，对防止并发症的发生有重要意义。

（王宁宇）

第五章　食管腐蚀伤

概　　述

食管腐蚀伤是食管外伤中最常见的一种。本章重点讲解其病理、临床表现及急救原则。

误服或吞服腐蚀性物质造成的食管损害称食管腐蚀伤（caustic injuries of esophagus）。腐蚀剂多为硫酸、盐酸、硝酸等强酸，或氢氧化钠（烧碱、石灰水）、氢氧化钾等强碱。此外，醛类（福尔马林）、酚类（石炭酸、来苏儿）、卤素类（碘酒等）亦可引起食管腐蚀伤。食管腐蚀伤轻者造成食管瘢痕狭窄，重者危及生命。此病多见于5岁以下儿童，发生于20岁以上者仅占10%。

【病理】　腐蚀剂造成的食管损害，与其化学性质、剂量、浓度和在食管内的滞留时间有关，一般在数小时内即可引起严重水肿，24h内达到高峰，3日后开始消肿，5日后腐蚀性破坏停止，因此1周内是伤后食管最为软弱的时期，此后的3～4周主要是炎症后的纤维性变化时期，肉芽创面愈合，形成瘢痕狭窄。

食管腐蚀伤中，口腔和咽腔受损较轻，食管受损较重，其中上、中、下段受损程度依次加重。碱性腐蚀剂使脂肪皂化、凝固、蛋白质溶解，组织发生液化性坏死，病变易向深层和邻近组织发展，所以破坏性较强。而酸性腐蚀剂引起的病理改变主要是水分吸收、蛋白凝固，呈现干性凝固性坏死状态，穿透性稍弱，病变多局限于与强酸接触较久的部位。

食管腐蚀伤分3度：

Ⅰ度：病变仅累及黏膜层，局部充血、肿胀，上皮腐损脱落，创面愈合后无瘢痕形成，无食管狭窄。

Ⅱ度：病变累及食管壁各层，引起渗出、溃疡、假膜、肉芽组织形成，肌层受损，愈合后瘢痕形成，食管狭窄。

Ⅲ度：病变不仅累及食管壁全层，还波及食管周围组织，甚至并发食管穿孔，穿破入胸膜腔或腹膜腔。

【临床表现】　食管腐蚀伤的临床表现可分为3期。

1. 急性期　1～2周。

（1）全身症状：重症患者常在2～3天内出现严重的全身中毒症状，如发热、昏睡、休克等，强酸因不能被胃酸中和，中毒症状更重。

（2）局部症状

①疼痛：服毒后立即出现口腔、咽腔和胸骨后、背部剧痛。上腹疼痛者，表明胃亦有损伤。

②吞咽困难：因吞咽疼痛所致，最初数日最重，伴唾液增多、外溢。

③恶心、呕吐：系膈肌与胃受刺激之故，全身中毒亦可引起恶心、呕吐。

④如病变累及喉部或食管入口受损严重，可因黏膜水肿引起声嘶和喉阻塞。

2. 缓解期　发病1～2周后，急性炎症消退，创面转向愈合阶段，疼痛减轻，吞咽困难缓解，饮食逐渐恢复正常，Ⅰ度腐蚀伤者由此趋于痊愈，Ⅱ、Ⅲ度腐蚀伤者此期持续数周至数月。

3. 狭窄期　食管腐蚀伤后瘢痕性狭窄的发生率约为50%，多见于严重受伤和未予适当治疗的患者。起病于3～4周之后，继缓解期吞咽好转之后，由于瘢痕收缩、食管狭窄，再度出现渐进性吞咽困难。如狭窄部位以上食管发生扩张，进食后食物潴留，还会出现呕吐。

【检查】

1. 口、咽、喉部检查　病变初期，受腐蚀处黏膜充血、肿胀，继而上皮脱落，假膜形成，严重者可见糜烂、肉芽生长。会厌舌面、披裂处可出现明显水肿和呼吸困难。

2. 食管镜检查　虽有学者主张在服毒后 24 ~ 48h 内试行早期食管镜检查，但为了避免加重损伤，甚至造成穿孔，应于伤后 2 周左右做第一次检查，以了解食管内病变范围、性质、程度，制定下一步治疗方针。而纤维食管镜相对更加安全。

3. X线检查　急性期可行胸腹平片或 CT 检查，了解有无纵隔增宽、纵隔气肿、气胸、腹腔积气等，可初步确定有无食管穿孔。待急性期过后，可在伤后第 7 ~ 10 天进行第一次 X 线钡餐拍片，如结果阴性，在 3 个月内还应定期复查拍片。

【治疗】

1. 急性期

（1）急救处理

①应用中和剂：中和剂在伤后数小时内应用最好，碱性灼伤应用食醋、稀醋酸、橘子汁等中和。酸性灼伤可用肥皂水、氢氧化铝凝胶、氧化镁乳剂等中和，但禁用小苏打（碳酸氢钠）和碳酸钙中和酸性腐蚀剂，以免产生大量二氧化碳气体，造成胃胀、穿孔。中和疗法之后，可以服用牛奶、蛋清和植物油等，以保护创面。

②合并喉损伤和喉阻塞：应行气管切开术。

③应用抗生素：早期应用足量、广谱抗生素。

④应用糖皮质激素：早期应用可以抗休克、抗水肿和抑制肉芽和结缔组织增生。如怀疑有食管穿孔，禁用糖皮质类激素。

⑤应用解痉药物：可以缓解疼痛，减缓瘢痕形成。

（2）支持疗法：应早期开放静脉通道，补充液体、营养制剂或成分输血，必要时予以鼻饲。

2. 瘢痕期　对于后遗食管瘢痕狭窄的患者，多采用以下措施：

（1）食管镜下探条扩张术：适合于病变范围较局限的单发环形狭窄，因在食管镜直视下操作，较为安全。选择合适的扩张探条，每周一次，逐渐更换粗探条，连续半年，直至能够维持进食的宽度。

（2）吞线扩张术：包括适合于单纯性狭窄的顺行扩张术和适合于狭窄较重的逆行扩张术。首先在狭窄未完全形成时，嘱患者吞下一根线端系铅丸的丝线，在 2 ~ 6 天后借助 X 线透视，确定铅丸已达肠内，此时拉紧口外线端，铅丸端已固定不能拉出，口外线端固定于颊部，吞线完成。

①顺行性盲目扩张术：适用于较为单纯的瘢痕性狭窄，优点是可以避免行胃造瘘术，也不用在食管镜下进行。方法是将口外线端自中空长管状扩张探条穿出，并顺线将探条送入食管，扩张狭窄部位，从细到粗，逐渐更换探条。

②逆行扩张术：适用于较重的狭窄和应用顺行扩张术失败者。较顺行扩张法安全，效果更好。缺点是需要行胃造瘘术。先从造瘘口将吞下的丝线拉出，将此线的上下两端分别与梭形扩张子的两端相接，使线与扩张子共同组成一个封闭环，扩张时自口腔向上拉线，使扩张子从胃造瘘处逆行向上扩张食管狭窄处。循环进行，每周 2 ~ 3 次，由细到粗，逐渐更换扩张子。

（3）手术治疗：对于狭窄严重而复杂、扩张术失败者，可行空肠或结肠代食管手术。

（王宁宇）

第六篇
颈 部 疾 病

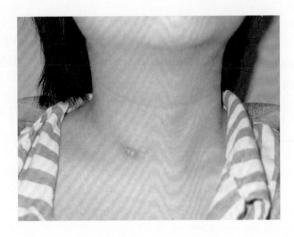

彩图 6-2-2-1　腮裂瘘管

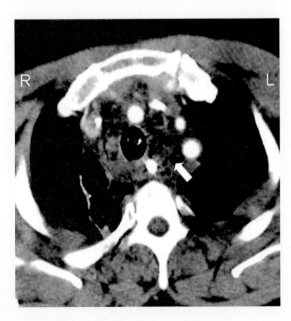

彩图 6-3-1-1　CT 示颈深部血管间隙感染导致
的纵隔脓肿形成

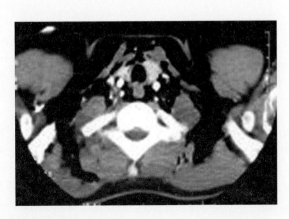

彩图 6-5-2-1　CT 示气管损伤所致的颈部皮下气肿

第一章 颈部应用解剖学

概 述

本章主要讲解颈部的血管、神经、淋巴分布及走行，颈部的筋膜及颈部分区。掌握颈部解剖结构对正确认识颈部疾病，尤其是颈部外伤的处理及颈部手术具有重要意义。

颈部连接头部与躯干，颈前部正中有气管、食管，两侧有重要的大血管、神经及淋巴组织，各器官周围被多层筋膜包绕，其筋膜间有疏松结缔组织构成筋膜间隙。颈椎支撑头部，以其为支柱，配合颈部各组肌肉协同参与使头部完成旋转、前屈和后仰等复杂动作，并参与呼吸、吞咽、发音等动作。颈部肌肉对颈部血管、喉、气管、食管等重要器官提供保护。

第一节 颈部分区

颈部位于头部、胸部和上肢之间，其上界为下颌骨下缘、下颌角、乳突尖、上项线和枕外隆凸的连线；下界为胸骨上切迹、胸锁关节、锁骨和肩峰至第 7 颈椎棘突的连线。以颈部两侧的斜方肌前缘为界，其前方为固有颈部，后方为项部。颈部分为颈前区、胸锁乳突肌区、颈外侧区（颈后三角）（图 6-1-1-1）。

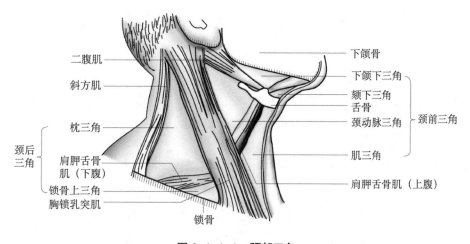

图 6-1-1-1 颈部三角

一、颈前区

颈前区（anterior region of neck）亦称颈前三角（anterior triangle of neck），上界为下颌骨下缘，后界为胸锁乳突肌前缘，前界为颈正中线。颈前区以舌骨为界，分为舌骨上区和舌骨下区。

1. 舌骨上区

（1）颏下三角（submental triangle）：为舌骨上区的中间部分，上界为下颌骨联合部，下界为舌骨，两侧为二腹肌前腹。

（2）下颌下三角（submandibular triangle）：位于舌骨上区的两侧，左右各一。上界为下颌骨下缘，前界为二腹肌前腹，后界为二腹肌后腹，内有下颌下腺、面动脉、舌下神经等重要解剖结构。

2．舌骨下区

（1）颈动脉三角（carotid triangle）：上界为二腹肌后腹，下界为肩胛舌骨肌上腹，后界为胸锁乳突肌前缘，为舌骨下区的上份。颈总动脉在此分为颈内和颈外动脉。

（2）肌三角（muscular triangle）：上界为肩胛舌骨肌上腹，前界为颈正中线，后界为胸锁乳突肌前缘，区内包含喉、颈段气管、颈段食管、甲状腺、甲状旁腺等重要器官。

二、胸锁乳突肌区

胸锁乳突肌区（sternocleidomastoid region）为胸锁乳突肌本身所占据的区域。

三、颈外侧区

颈外侧区（lateral region of neck）也称颈后三角（posterior cervical triangle），前界为胸锁乳突肌后缘，后界为斜方肌前缘，下界为锁骨上缘。肩胛舌骨肌下腹将此三角分为枕三角和锁骨上三角。

1．枕三角（occipital triangle）　前界为胸锁乳突肌后缘，后界为斜方肌前缘，下界为肩胛舌骨肌下腹，内有副神经通过。

2．锁骨上三角（supraclavicular triangle）　上界为肩胛舌骨肌下腹，下界为锁骨，前界为胸锁乳突肌后缘，内有锁骨下动脉、臂丛神经、胸导管和胸膜顶等。

第二节　颈筋膜及其间隙

一、颈浅筋膜

颈浅筋膜（superficial cervical fascia）为一薄层筋膜，是全身浅筋膜的一部分，包绕颈阔肌的部分形成颈阔肌肌鞘（图6-1-2-1）。

二、颈深筋膜

颈深筋膜（deep cervical fascia），按其深浅层次可分为浅层、中层和深层（图6-1-2-1）。

1．颈深筋膜浅层（superficial layer of deep cervical fascia）　上部起自下颌骨和颧弓，下界为

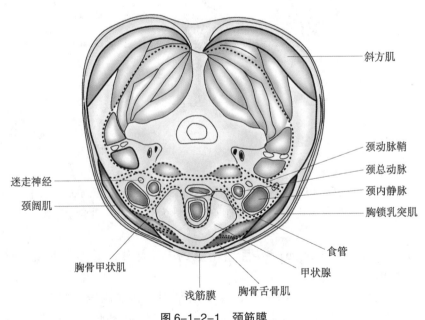

斜方肌

颈动脉鞘

颈总动脉

颈内静脉

胸锁乳突肌

食管

甲状腺

迷走神经

颈阔肌

胸骨甲状肌

浅筋膜　胸骨舌骨肌

图6-1-2-1　颈筋膜

锁骨、肩峰及肩胛冈，前界为舌骨，后界为乳突、上项线及颈椎棘突。呈封套样包绕斜方肌、胸锁乳突肌、带状肌、颌下腺、腮腺和咀嚼肌。颈深筋膜浅层形成上部的咀嚼肌间隙，后方的茎突下颌韧带分成两层后形成前下方的胸骨上间隙。

2．颈深筋膜中层（middle layer of deep cervical fascia）　亦称颈内筋膜（endocervical fascia），可分为脏层和壁层。脏层包绕所有颈部器官，如咽喉、气管、食管、甲状腺、甲状旁腺、颊肌以及咽缩肌及颈部带状肌。壁层上连舌骨，下延为心包纤维膜，在外侧形成颈部血管神经鞘。颈深筋膜中层构成气管前筋膜，它被覆于气管及颊咽筋膜上。

3．颈深筋膜深层（deep layer of deep cervical fascia）　又称椎前筋膜（prevertebral fascia），上自颅底，下达胸部，包绕脊柱旁诸肌和颈椎。该筋膜分为两层：椎前层位于椎体前，从颅底下延达尾骨，侧方附着于颈椎横突；翼层位于颈深筋膜椎前层和中层筋膜的脏层之间，从颅底下达纵隔。

4．颈动脉鞘筋膜（carotid sheath fascia）　此层筋膜上自颅底，下到胸腔，包绕颈总动脉、颈内静脉和迷走神经。颈动脉鞘是由颈部3层筋膜共同构成的一个管状纤维鞘。

三、颈部筋膜间隙

颈部筋膜间隙（cervical fascial spaces）是由颈筋膜将颈部分割成许多潜在的蜂窝组织间隙，即颈间隙（neck spaces）。

1．下颌下间隙（submandibular space）　上界为口底黏膜，下界为二腹肌，前界为下颌舌骨肌和二腹肌前腹，后界为二腹肌后腹和茎突下颌韧带，内侧为舌骨舌肌和下颌舌骨肌，侧方为皮肤、颈阔肌和下颌骨。该间隙被下颌舌骨肌分为舌下间隙和颌下间隙，两间隙可互相交通。

2．咽旁间隙（parapharyngeal space，lateral pharyngeal space）　该间隙呈锥形，位于椎前筋膜与颊咽筋膜之间，上自颅底，下至舌骨，前界为翼突下颌缝，后为椎前筋膜，内侧为上咽缩肌，侧方为腮腺、下颌骨及蝶骨翼。茎突将此间隙又分为茎突前隙（肌隙）和茎突后隙（神经血管隙）。前隙内有颌内动脉和下牙槽神经、舌神经、耳颞神经通过。后隙内有颈动脉、颈内静脉、颈交感链及第Ⅸ、Ⅹ、Ⅺ、Ⅻ脑神经通过。

3．咽后间隙（retropharyngeal space）　位于椎前筋膜与颊咽筋膜之间，上自颅底，下至上纵隔。在气管分叉处（相当于第4胸椎）颈深筋膜中层与颈深筋膜翼层相互融合。其前方为咽和食管，后方为翼筋膜，侧方为颈血管鞘。该间隙在中线处被咽缝分为左右两侧，但互不相通。

4．椎前间隙（prevertebral space）　位于椎体与椎前筋膜之间，上自颅底，下至尾骨，前为椎前筋膜，后为椎体，侧方为颈椎横突。

5．扁桃体周围间隙（peritonsillar space）　为潜在的疏松结缔组织间隙，内侧为扁桃体被膜，外侧为咽上缩肌。

6．颈动脉鞘间隙（carotid sheath pace）　前界为胸锁乳突肌前缘，后界为椎前间隙，内侧为内脏间隙，外侧为胸锁乳突肌。

7．内脏间隙（visceral space）　上自舌骨，下达纵隔，前方为颈深筋膜浅层，后方为咽后间隙和椎前间隙，侧方为咽旁间隙和颈血管筋膜。其内有咽、食管、喉、气管及甲状腺。

其他如咬肌间隙、翼上颌间隙，乳突间隙、腮腺间隙等不一一详述。

第三节　颈部肌肉、血管与神经

一、颈部肌肉

1．颈浅肌群

（1）颈阔肌（platysma）：位于颈浅筋膜中，薄而宽阔，起自胸大肌和三角肌表面浅筋膜，向上止于口角等处，收缩时紧张皮肤拉口角向下。

（2）胸锁乳突肌（sternocleidomastoid muscle）：该肌位于颈部两侧，下端自胸骨柄及锁骨上缘内1/3 处，斜向后上止于乳突外侧面。受副神经及颈丛第 2、3 支支配。此肌一侧收缩使头向同侧倾斜，面转向对侧并上仰，两侧收缩使头后仰。于体表可见其轮廓，为颈部外科重要的体表标志。

2．舌骨上下肌群

（1）舌骨上肌群：位于舌骨与下颌骨和颅底的颞骨之间，共有 4 对肌肉，即二腹肌（digastric muscles）、下颌舌骨肌（mylohyoid muscles）、茎突舌骨肌（stylohyoid muscles）、颏舌骨肌（geniohyoid muscles）。舌骨上肌群的作用主要是上提舌骨协助吞咽；舌骨固定时拉下颌骨向下。

（2）舌骨下肌群：位于颈前部舌骨下方的正中线两侧，共 4 对，分浅深两层。浅层有胸骨舌骨肌（sternohyoid muscles）、肩胛舌骨肌（omohyoid muscles）；深层有胸骨甲状肌（sternothyroid muscles）和甲状舌骨肌（thyrohyoid muscles）。各肌起止点与其名称相一致，其中肩胛舌骨肌分为上、下腹。舌骨下肌群的作用为下降舌骨和喉。

3．颈深肌群　位于脊柱两侧和前方，主要有前斜角肌（anterior scalene muscle）和中斜角肌（middle scalene muscle），两肌均起自颈椎横突，分别止于第 1 肋骨上面的前斜角肌结节和锁骨下动脉沟的后方。前、中斜角肌与第 1 肋之间形成一个三角形间隙，称为斜角肌间隙（scalene muscle space）。内有锁骨下动脉和臂丛通过。当颈椎固定时前中斜角肌可上提肋骨以帮助呼吸，胸廓固定时可以屈颈（图 6-1-3-1）。

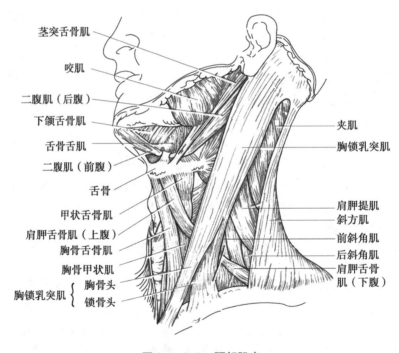

图 6-1-3-1　颈部肌肉

二、颈部血管

1．动脉

（1）颈总动脉（common carotid artery）：左右各一，左侧起自主动脉弓，右侧起自无名动脉（头臂干，brachiocephalic artery）。在甲状软骨上缘水平分为颈内和颈外动脉。颈总动脉外侧为颈内静脉，两者之间后方有迷走神经，三者共同包裹于颈动脉鞘（carotid sheath）内。在颈总动脉末端和颈内动脉起始处，管壁的膨大部分为颈动脉窦（carotid sinus），壁内有压力感受器，受刺激后可反射性地减低心率和降低血压。在颈内、外动脉分叉处的后方，有一个红棕色扁圆形小体，为颈动脉小球（carotid glomus），又称为颈动脉体，为化学感受器，当血液化学成分有变化时，感受刺激后可产生反射性呼吸调节作用。

（2）颈内动脉（internal carotid artery）：起于颈总动脉分叉部，初始位于颈外动脉后外侧，沿咽侧壁垂直上升达颅底，经颈内动脉管入颅，在颈部无分支。

（3）颈外动脉（external carotid artery）：起于颈总动脉分叉部，至下颌颈高度分为颞浅动脉和上颌动脉两个终支。全程自下向上分出甲状腺上动脉、咽升动脉、舌动脉、面动脉、枕动脉、耳后动脉、颞浅动脉及上颌动脉共8个分支，是头颈部结构的重要血供来源。

2．静脉

（1）颈内静脉（internal jugular vein）：起于颈静脉孔，为乙状窦的延续，在颈动脉鞘内与颈总动脉、迷走神经伴行，向下走行到胸廓入口，其末端与锁骨下静脉汇合形成头臂静脉。该静脉为颈部最粗大的静脉干，收集脑、脑膜及视器等处的静脉血。在颈部汇入其中的主要分支有面静脉、舌静脉、甲状腺上静脉、甲状腺中静脉等。

（2）颈外静脉（external jugular vein）：为颈部最粗大的浅静脉，由下颌后静脉和耳后静脉在腮腺尾部汇合，沿胸锁乳突肌浅面下行，在前斜角肌前方汇入锁骨下静脉（图6-1-3-2）。

（3）颈前静脉（anterior jugular vein）：引流颈前部血管，起自颌下区，注入颈外或锁骨下静脉。

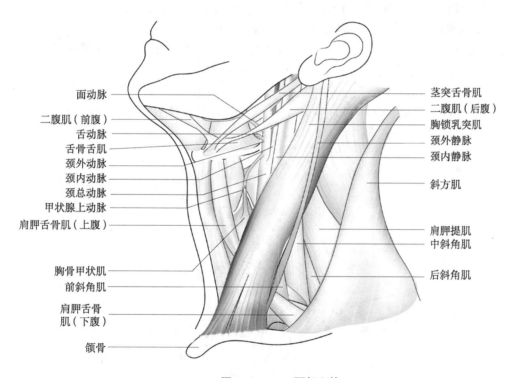

图 6-1-3-2　颈部血管

三、颈部神经

1．脑神经

（1）舌咽神经（glossopharyngeal nerve）：经颅底颈静脉孔的中心部随Ⅹ、Ⅺ、Ⅻ脑神经一起出颅，在颈静脉孔下方它位于迷走神经和副神经前外侧，然后在颈内、颈外动脉之间下行达茎突咽肌。分支有扁桃体支、咽支、舌支等。

（2）迷走神经（vagus nerve）：该神经包裹于颈动脉鞘内，在颈内静脉和颈总动脉后下方下行，在颈根部进入胸腔。它在颈部分出脑膜支、耳支和咽支。

①喉上神经：该神经在舌骨水平发自迷走神经，在颈内、颈外动脉深面下行至喉。它分为两支：内支司喉的感觉；外支支配喉的环甲肌。

②喉返神经：右侧喉返神经在锁骨下动脉前方发自迷走神经，在该动脉下后方形成袢，然后沿气管食管沟上行入喉。左侧喉返神经发生于迷走神经横跨主动脉弓处，然后顺气管食管沟上行入喉。

（3）副神经（accessory nerve）：该神经出颅后，在乳突尖下 3 ~ 4cm 处进入胸锁乳突肌，经该肌中段后缘穿越颈后三角至斜方肌。支配胸锁乳突肌和斜方肌，损伤后可导致耸肩、上肢抬举功能障碍。

（4）舌下神经（hypoglossal nerve）：神经横跨颈动脉分叉上方，在颈外动脉浅面发出降支，并与颈总动脉伴行。

2．颈交感干（cervical sympathetic trunk） 有 3 个神经节，即颈上神经节（superior cervical ganglion）、颈中神经节（middle cervical ganglion）和颈下神经节（inferior cervical ganglion）。

（1）颈上神经节：位于颈鞘后，相当于第 2 ~ 3 颈椎的水平，通常在头长肌的表面。自此节发出分支支配颈内、颈外、颈总动脉。

（2）颈中神经节：位于第 6 颈椎高度。

（3）颈下神经节：位于颈椎根部第 7 颈椎横突与第 1 肋骨之间的平面，恰在椎动脉后方。

3．颈丛（cervical plexus） 神经由第 1 ~ 4 颈神经的前支构成，位于胸锁乳突肌、颈内静脉深面，中斜角肌和肩胛提肌的浅面。该神经分为浅、深两层。

（1）浅支：耳大神经、枕小神经、颈皮神经、锁骨上神经。

（2）深支：膈神经来自第 3 ~ 5 颈神经，沿前斜角肌浅面、颈深筋膜的椎前筋膜深面下行，在锁骨下静脉深面和锁骨下动脉浅面进入胸部。其他分支有颈横神经等。

4．臂丛（brachial plexus） 神经由第 5 ~ 8 颈神经的前支和第 1 胸神经的前支组成，由前、中斜角肌之间穿出。在颈深筋膜的椎前筋膜深面走行，其前方有锁骨下动脉、颈横动脉、颈外静脉等覆盖（图 6-1-3-3）。

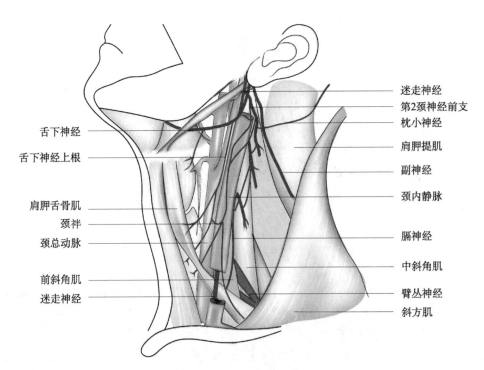

图 6-1-3-3　颈部神经

第四节　颈部淋巴组织

颈部淋巴系统很广泛，它由很多淋巴管相互贯通连接成网，再引流到淋巴结，收纳头颈及部分胸和上肢淋巴。依据淋巴结所在层次不同分为颈浅和颈深淋巴结；依据其所在位置不同分为颈上部淋巴结、颈前区和颈外侧区淋巴结（图 6-1-4-1）。

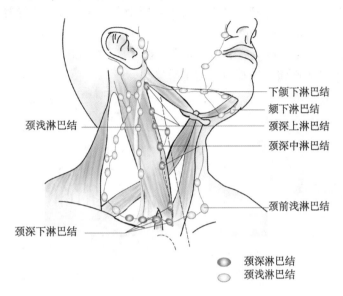

图 6-1-4-1　颈部淋巴

一、颈上部淋巴结

颈上部淋巴结位于头与颈交界部，呈环形排列，收纳头面部淋巴回流，其输出管均注入颈外浅和颈外深组淋巴结。

1．枕淋巴结（occipital lymph nodes）　位于枕部皮下，收纳枕、项部淋巴。

2．乳突淋巴结（mastoid lymph nodes）　位于耳廓后方、胸锁乳突肌止点的表面，收纳颅顶后部及耳廓后部淋巴。

3．腮腺淋巴结（parotic lymph nodes）　位于腮腺表面及其实质内，收纳颅顶前部、耳廓前外面、外耳道、腮腺的淋巴。

4．下颌下淋巴结（submandibular lymph nodes）　位于下颌下腺附近，收纳面部、口腔、腭扁桃体淋巴。

二、颈前区淋巴结

颈前区淋巴结（anterior cervical lymph nodes）位于颈前正中部，有浅深两组，浅组收纳舌骨下区浅淋巴，注入颈深下淋巴结或锁骨上淋巴结。深组位于喉、甲状腺、气管前方，收集上述器官的淋巴，注入颈深下淋巴结。

三、颈外侧区淋巴结

1．颈外侧浅淋巴结（superficial cervical lymph nodes）　位于胸锁乳突肌浅面，沿颈外静脉排列。收纳枕部、乳突、耳部和腮腺淋巴，其输出管注入颈外侧深淋巴结。

2．颈外侧深淋巴结（deep cervical lymph nodes）　淋巴结数目众多，上自颅底，下至锁骨，在胸锁乳突肌深面围绕颈内静脉、副神经和颈横动脉分布。以其部位可分为 3 组：

(1) 副神经淋巴结（accessory nerve lymph nodes）：沿副神经走行分布，收纳枕部、耳后等淋巴，注入颈深上淋巴结和锁骨上淋巴结。

(2) 颈内静脉淋巴结（internal jugular vein lymph nodes）：由肩胛舌骨肌与颈内静脉交叉处划分为两部分，上部分为颈深上淋巴结（upper deep cervical lymph nodes），下部分为颈深下淋巴结（lower deep cervical lymph nodes）。

颈外侧深淋巴结直接或间接接受头、颈各部淋巴结输出管，还直接收纳舌、喉、食管、颈部气管、甲状腺、胸壁上部和乳房上部的淋巴管，其输出管汇合成干，左侧的注入胸导管（thoracic duct），右侧的注入右淋巴导管（right lymphatic ducts）。

胸导管有时可高出锁骨上缘 5cm 注入颈内静脉、锁骨下静脉或两者汇合处，因此在行颈根部手术时需特别小心以免伤及，否则将产生难以控制的乳糜瘘。

（贾深汕）

第二章 颈部先天性疾病

概 述

甲状舌管囊肿、瘘管及鳃裂囊肿、瘘管是颈部常见先天性疾病，多发生于儿童和青少年，成人亦可罹患，但较少。主要表现为颈部肿块，生长缓慢，无特殊症状。本章重点讲解上述两种疾病的临床表现、诊断及治疗原则，同时介绍了囊性水瘤的临床特点。

颈部先天性疾病多发生于儿童和青少年，成人亦可罹患，但较少。主要表现为颈部缓慢生长的肿块，无特殊症状。若继发感染，可破溃并形成经久不愈的瘘。

第一节 甲状舌管囊肿与瘘管

甲状舌管囊肿（thyroglossal duct cyst）约占颈部先天性异常的70%，男性多于女性，男女发病比例约为 2 : 1，半数以上不足 20 岁，发生于 60 岁以上者占 0.6% ~ 5%。该病极少数发生癌变，即甲状舌管癌（thyroglossal duct carcinoma）。

【病因】 在胚胎发育过程中，甲状腺是由口底向颈部伸展的甲状腺舌管的下端发生的。以后甲状腺舌管自行退化闭锁，其上端残留为舌盲孔。若甲状腺舌管退化不全或未完全闭锁，则在颈前区中线上形成先天性囊肿，即甲状舌管囊肿。若囊肿继发感染而发生破溃，或被误诊为脓肿而切开，则可形成瘘，即甲状舌管瘘（thyroglossal fistula）。仅有单个孔的为不完全性瘘管，如有内外两个孔则为完全性瘘管。

【临床表现】 自舌盲孔至胸骨切迹间沿颈前中线均可发生，但多在舌骨下方与甲状软骨之间。肿块呈囊性，一般直径为 1 ~ 2cm，亦有更大者。多呈圆形，表面光滑，界线清楚，无压痛，无压缩性，与舌骨紧密附着，随吞咽或伸缩舌而上下移动，但推之不能上下或左右移动。囊肿可多年无临床症状，不易引起患儿和家长注意。一旦继发感染，则出现局部红、肿、热、痛的炎症表现，并可发生全身感染症状。囊肿感染后可自行破溃，亦可被误诊为脓肿而切开，此后便形成时愈时发、经久不愈的瘘管，经常有稀薄、淡黄色黏液样液体自瘘口溢出。

【诊断】 患者颈中线舌骨上、下方肿块均应考虑本病。应详细询问病史、体检，行甲状腺扫描、肿物超声波检查，细针穿刺可抽出清亮黏液，病理检查可见大量脱落上皮细胞。此病应与颈部皮脂腺囊肿、皮样囊肿、颏下淋巴结炎、鳃源性囊肿、异位甲状腺相鉴别。甲状腺瘘管应与颈淋巴结瘘、鳃源性颈部瘘管相鉴别。

【治疗】 手术切除是唯一能彻底根治该病的方法。手术时可先注入亚甲蓝，使囊肿和瘘管染色，便于追踪切除。术中必须将舌骨体切除一段并向上分离至舌盲孔，再将其贯穿结扎，方能将囊肿和瘘管完全切除，否则极易复发。有人主张如果甲状舌管囊肿在舌骨上方则应将管周围正常组织呈筒状切除方保无虞。

第二节 鳃裂囊肿与瘘管

鳃裂囊肿与瘘管（branchial cyst and fistula）发生于颈侧部，多为单侧发生，最早由 Heuzinger（1865 年）提出此名。此病多见于 10 ~ 30 岁，男女性发病率差异不大。

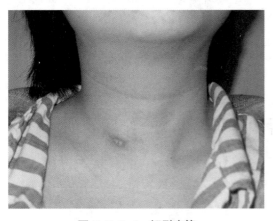

图6-2-2-1　鳃裂瘘管

【病因】 胚胎发育第4周时前肠两侧各出现5对鳃裂和6对鳃弓，在形成头颈部各种组织器官后自行融合消失，但发育不全者则未能融合或出现闭锁不全，形成囊肿或瘘。

【临床表现】 鳃裂囊肿和瘘可出现于外耳道下方、沿胸锁乳突肌前缘至胸骨锁骨端的任何部位上，但多位于颈前三角区。主要表现为颈部肿块并逐渐增大，肿块呈囊性，无痛，边缘清楚，触之质地柔软似面团样感觉。肿物增大时可出现咽喉压迫感、牵拉感或呼吸困难，亦可有迷走神经受压迫症状，表现为面色苍白、心悸、咳嗽、呕吐等。常有分泌物自咽部或颈部瘘口溢出（瘘管外口）（图6-2-2-1；彩图6-2-2-1）。继发感染者可表现为上呼吸道感染症状，常表现为炎性肿块，伴疼痛、触痛、吞咽痛、局部或全身体温升高，抗生素治疗后炎性症状可暂时消退。上述症状仍可反复出现。

【诊断】 详细询问病史，仔细进行临床检查，诊断多无困难。

腮腺下的囊肿应考虑为第一鳃裂来源；颈动脉分叉处多为第二鳃裂性；囊壁见有胸腺组织者则考虑为第三鳃裂性；第四鳃裂性者可于直接喉镜下在梨状窝顶发现内口，而外口多位于颈下部胸锁乳突肌前缘。

碘油造影、超声波、同位素及血管造影辅助检查有助于确诊。CT、MRI可确定病变位置及范围，并提示有无感染及恶性变。颈部X线照片及吞钡摄影对照研究对确定瘘管走行有裨益。肿物穿刺可抽吸出透明或混浊的液体，显微镜检查见到胆固醇结晶即可确诊。

该病应与颈淋巴结结核、囊性水瘤、皮样囊肿、颈动脉体瘤、转移瘤液化坏死、甲状舌管囊肿等相鉴别。细针穿刺病理学检查有助于诊断与鉴别诊断。

【治疗】 手术切除，务求彻底切除囊肿及瘘管，以免复发。术中注意保护囊肿及瘘管周围的神经、血管等重要解剖结构，必要时解剖面神经。

第三节　囊性水瘤

囊性水瘤（cyst hygroma）来源于胚胎性淋巴管发育异常。80%发生于颈后三角区。多发生于婴幼儿，90%发生于2岁以下。

【临床表现】 病变多位于颈部，质柔软，囊性，有波动感，分叶状，可透光，单囊或多囊，与皮肤无粘连，生长缓慢，可向纵隔、腋下发展，向上可累及口底、口咽、喉及气管，造成吞咽、呼吸困难。外伤或继发感染则囊肿迅速增大。

【诊断】 根据临床特点易于诊断。透光试验阳性。必要时细针穿刺可吸出草黄色水样液体，显微镜下可见大量淋巴细胞，偶见红细胞。囊壁由纤维组织和内皮细胞构成，内含淋巴细胞和淋巴滤泡。

【治疗】 手术切除为首选方法。因该瘤与周围正常组织分界不清，常包绕颈动脉、交感神经、迷走神经、舌下神经等。术中应仔细操作，尽量保护其囊壁的完整性，一旦囊肿破裂，其内容物流出后则很难将囊壁彻底切除。应避免损伤重要神经和血管，若肿瘤扩展广泛，可分期切除。

平阳霉素局部注射每次8mg（成人），儿童可酌情减量，每周4～5次，可取得良好疗效。

（贾深汕）

第三章 颈深部感染性疾病

概　述

颈深部感染（deep neck infection）指上自颅底下至锁骨上水平之间的各颈深部间隙感染，包括咽旁间隙、咽后间隙、扁桃体周围间隙、下颌下间隙、腮腺间隙、颈动脉鞘间隙等区域的感染。由于分隔颈部各间隙的筋膜缺乏解剖屏障，所以感染易在各间隙间相互扩展。

颈深部感染多发生于牙源性感染或拔牙后、外伤或手术后、扁桃体周围脓肿，此外咽喉感染及异物也可引起，部分患者无明显诱因。感染灶原发于口腔、口咽部者，多为厌氧菌和需氧菌或兼性厌氧菌的混合性感染，以厌氧菌感染为主；原发于颈部感染者多为葡萄球菌、链球菌合并厌氧菌的感染。上述细菌引起颈深部广泛的化脓性感染或蜂窝织炎，由于解剖位置特殊，感染组织大片坏死，全身中毒症状和局部症状重，处理不及时可出现一系列严重的并发症甚至死亡，故临床对颈深部感染必须加以重视并积极处理。

第一节　颈部血管间隙感染

颈部血管间隙感染（vascular space infection of neck）是颈动脉鞘周围间隙的感染，上起自颅底，下可达纵隔。多由咽旁间隙、下颌下间隙感染蔓延而至，偶可由颈内静脉脓毒性血栓形成扩展所引起。

【临床表现与诊断】　早期主要有发热及局部红肿和压痛，继之颈部肿痛明显，出现寒战、高热、心动过速、呼吸困难和吞咽困难等；后期感染可沿颈动脉鞘及咽后间隙扩散进入纵隔引起纵隔炎，破溃入胸腔引起脓胸，并可引起败血症、心包炎，弥散性血管内凝血（DIC）、中毒性休克和多系统器官功能衰竭等。

B超、CT、MRI 等影像学检查可发现感染灶与颈动脉鞘关系密切，甚至血管裸露于感染灶内，可见颈内静脉感染性栓塞以及血管间隙感染导致的喉和气管移位、甲状腺感染、纵隔感染等并发症（图6-3-1-1；彩图6-3-1-1）。术前穿刺抽脓液做需氧菌、厌氧菌及真菌培养和药敏试验，体温超过 39℃

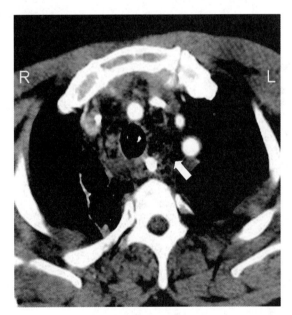

图 6-3-1-1　CT 示颈深部血管间隙感染导致的纵隔脓肿形成

者应做血培养，上述检测结果有利于针对性调整抗菌药物，由于颈部血管间隙感染灶位置深在，无明显波动感的肿块，穿刺应谨慎。

【治疗】　颈血管间隙感染可导致血栓栓塞、假性血管瘤形成和破裂，更严重者可侵犯颈内动脉，引起危及生命的大出血。为防止发生严重并发症，应在积极全身支持治疗、联合抗生素治疗的同时，尽早进行颈侧切开引流并行颈部大血管探查术。术前为防止喉头水肿或脓肿压迫气管而致呼吸困难，需在引流术前行气管切开术；伴有胸腔内化脓性感染者需同时行胸腔闭式引流术。颈内静脉已有血栓形成者，需行颈内静脉结扎术。

第二节　气管前间隙感染

气管前间隙感染（pretracheal space infection），多为喉、气管、下咽、食管前壁外伤穿孔所致，检查时器械损伤、异物损伤，亦可引起本病。

【临床表现与诊断】 临床常首先表现为声嘶或低音，继之可由于局部压迫而出现呼吸困难、吞咽困难，进流质呛咳或食管反流。触诊喉及舌骨侧部变硬，或可触及捻发音。喉镜检查可见喉与下咽明显充血、水肿。病变向下发展可引起纵隔炎。颈侧位 X 线片可表现为咽喉组织增厚，颈部软组织中可见气体。CT 检查有助于确定病因，判断感染扩展情况。

【治疗】 一旦确诊为气管前间隙感染，应立即给予广谱抗生素。脓肿已局限者，经颈侧径路切开排脓：于脓肿突出部位沿胸锁乳突肌前缘做斜切口，将胸锁乳突肌和颈动脉鞘向后牵开，喉、气管及食管向内侧牵拉，切开脓肿，排脓后留置引流，针对原发病因做相应处理。

（隋　军　孙传政）

第四章 颈部肿瘤

概　述

在颈部良性肿瘤一节中重点介绍神经鞘瘤与颈动脉副神经节瘤的病理、临床表现、诊断要点及治疗。颈部原发性恶性肿瘤大多源于甲状腺、涎腺及颈部最常见的恶性肿瘤——颈淋巴结转移癌，而来自颈部皮肤、皮肤附件、颈部肌肉、纤维结缔组织者均较少。来自颈部良性瘤如甲状舌管囊肿、鳃裂囊肿、颈动脉体瘤、神经鞘瘤等恶变者则更为罕见。而颈淋巴结清扫术，是头颈肿瘤外科的基本手术之一。随着头颈肿瘤外科技术的进展，在不影响肿瘤根治效果的前提下，为提高患者的生存质量，对此术式进行了一些改良，取得了良好的效果，目前在临床上得到了广泛应用。

第一节　颈部良性肿瘤

颈部良性肿瘤种类甚多，本节仅重点介绍神经鞘瘤、颈动脉体瘤、常见的甲状腺良性肿瘤和腮腺良性肿瘤。

一、颈部神经鞘瘤

神经鞘瘤（neurilemmoma）又称施万细胞瘤（Schwannoma），是发生于神经鞘膜的施万细胞的良性肿瘤。颈部是神经鞘瘤的好发部位之一，占全身神经鞘瘤的 10% ~ 20%，可发生于颈丛神经、迷走神经、交感神经和臂丛神经。

【病理】　典型的神经鞘瘤多为单发，有完整包膜，受累的神经常在肿瘤表面与肿瘤紧贴，并被推挤移位，变细。瘤体为实质性，较大时可发生中心出血、坏死、囊性变。

【临床表现】　颈部神经鞘瘤常以颈部无痛性肿块就诊，肿块可发生于颈部任何部位。肿块多为单发，呈圆形或椭圆形，亦有呈哑铃形者，质韧，无压痛，边界清楚，与周围组织无粘连。根据肿瘤的部位和大小不同，可产生不同程度的相应神经受累的症状。

【诊断】　典型者表现为颈部缓慢生长的无痛性肿块，部分患者可伴有受累神经功能障碍的症状和颈动脉向前内移位等表现。B 超、CT 及 MRI 有助于了解肿瘤的部位、大小、实性或囊性，边界是否清楚，以及肿瘤与颈部大血管的关系等。对可疑恶性病变者可行细针穿刺细胞学检查，一般不主张行术前切除活检。本病需与颈动脉体瘤、腮腺混合瘤、颈淋巴结转移癌、颈淋巴结结核等相鉴别。

【治疗】　有效的治疗是手术切除。术中充分显露肿瘤及神经干，仔细分离并将肿瘤完整切除，尽量避免损伤神经干。

二、颈动脉体瘤

颈动脉体瘤（carotid body tumor）亦称颈动脉体副神经节瘤（carotid paraganglioma）、颈动脉体化学感受器瘤（carotid chemodectoma），是颈部比较少见的肿瘤。可发生于任何年龄，但以 30 ~ 50 岁多见，无明显性别差异。生长缓慢，很少发生恶变。

【病因】　原因尚不清楚，可能与长期慢性缺氧有关。本病属常染色体显性遗传病，10% 以上的患者有明显的家族遗传性，易出现双侧病变。

【病理】　颈动脉体瘤呈圆形或椭圆形，位于颈动脉分叉部，呈红褐色，表面光滑，质地中等，有丰富的滋养血管，与颈动脉血管壁粘连紧密。

【临床表现】　颈动脉体瘤生长缓慢，多以颈部肿块就诊，早期可无任何症状，肿瘤增大可有胀痛感。当肿瘤增大至累及第Ⅸ～Ⅻ对脑神经和交感神经时，出现声音嘶哑、进食呛咳、舌肌瘫痪、霍纳综合征等。肿瘤突入咽侧壁可引起咽异物感，吞咽不畅。

检查可见肿瘤多位于下颌角下方、胸锁乳突肌前缘的后内侧，恰在颈动脉分叉处。肿瘤呈圆形或椭圆形，质韧，少数较软，表面光滑，边界清楚。因肿瘤与颈动脉紧密粘连，故肿瘤可左右推动而不能上下推动。在肿物表面可触及动脉搏动，听诊可闻及血管杂音。

【诊断】

1．病史　生长缓慢的无痛性肿块。

2．检查　发现下颌角下方颈动脉分叉处有实质性肿块，伴有或不伴有搏动、震颤或杂音。

3．B超与彩色多普勒检查　可显示肿瘤血供丰富，颈内、外动脉间距增宽。

4．CT与MRI　可显示肿瘤与血管的关系，有助于了解肿瘤是否包绕颈总、颈内及颈外动脉，以及包绕的长度和范围等情况。

5．DSA　可显示颈动脉分叉处血管丰富的肿物及颈内、外动脉间距增宽，了解病变范围。

【鉴别诊断】　应与颈动脉瘤、神经鞘瘤、腮腺混合瘤、鳃裂囊肿、颈淋巴结结核等相鉴别。

【治疗】

1．外科治疗　手术切除是其主要的治疗方法。由于颈动脉体瘤与颈动脉紧密粘连，手术操作时会涉及供应颅内血流的颈内动脉，因此术前应正确评估手术风险及困难，做好充分的术前准备，以防止并发症的发生。除了根据肿瘤的大小，需备血400～2000ml外，术前应作好颈总动脉结扎耐受性的评估。

2．放射治疗　疗效不确切，全身状况差或其他原因无法承受手术者试用。

三、甲状腺腺瘤

甲状腺腺瘤（thyroid adenoma）是甲状腺最常见的外科疾病之一，约占甲状腺疾病的2/3，好发于20～40岁的青壮年，女性多见。

【病理分类】　肿块多为单发，按组织学形态可分为：滤泡性腺瘤、乳头状腺瘤、不典型腺瘤、胚胎型腺瘤、胎儿型腺瘤和嗜酸性细胞腺瘤。

【临床表现】　多数无自觉症状，有时瘤体因内出血（特别是囊腺瘤），可突然急剧增大，局部疼痛，过大的瘤体可以产生周围压迫症状。有些腺瘤可发展为功能自主性甲状腺瘤，引起甲状腺功能亢进症状，有些可以发生恶变（约10%）。

临床检查可在甲状腺部位触及单个肿物，边界清楚，表面光滑，质地中等或柔软，随吞咽上下移动。

【诊断】　诊断主要根据临床检查，B超或CT扫描可发现腺体内有单个肿物，确诊主要依靠病理检查。

【治疗】　以手术治疗为主。术中应常规做冰冻切片，如为良性，常用的术式有：①单侧腺叶切除术；②腺叶次全或部分切除术。

四、腮腺多形性腺瘤

多形性腺瘤（pleomorphic adenoma）也称为混合瘤（mixed tumor），是涎腺肿瘤中最常见的一种，约占50%。

【临床表现】　腮腺混合瘤以发生在面神经浅侧者居多，占90%以上。绝大多数患者在无意中发现耳垂前下或后下方无痛性肿块，生长缓慢。肿块多呈结节状，硬度不一，活动。约10%的肿瘤发生在腮腺深叶，由于位置隐蔽，常不易被发现。当达到一定体积时，肿瘤可向咽侧壁、软腭隆起，可见患侧扁桃体后上方软腭膨出，有时可在下颌骨升支后缘内侧触及肿块。

【诊断】

1．B超对于区分肿块为囊性或实质性，炎性或肿瘤，以及肿瘤的良恶性有参考价值。

2．CT及MRI能较准确地显示出肿物的大小、形态及与周围组织的关系。

3．一般不主张做术前切取活检，肿块细针穿刺行细胞学检查有助于在术前明确肿瘤的性质。

【治疗】　腮腺混合瘤外科治疗的原则是在保护好面神经的基础上，完整彻底地切除肿瘤。具体手术方式不完全一致，多主张在保留面神经的情况下，做腮腺浅叶合并肿瘤切除或腮腺部分切除术。

第二节　颈部恶性肿瘤

颈部恶性肿瘤涉及多种肿瘤，本节重点介绍颈部转移癌、甲状腺癌和腮腺恶性肿瘤。

一、颈部转移癌

颈部淋巴结转移癌是最常见的颈部恶性肿瘤，多见于40岁以上的患者，绝大多数来自于头颈部的原发灶，少数来自于胸、腹、盆腔及其他器官的原发癌，另有极少数原发灶不明。

【临床表现】　颈部无痛性包块，起初较小，质较硬，可活动。继之淋巴结数目增多、变大，相互粘连融合成团，与周围组织粘连固定。局部可有胀痛、压迫感。如继续发展，肿块可累及皮肤，发生溃破、出血等。

【诊断】　凡近期出现的颈部无痛性包块，持续增长且无急性或慢性炎症的表现，经抗炎治疗2周无效，应考虑为转移癌。诊断步骤如下：

1．详细询问病史，以便发现相应原发灶的线索。

2．详细检查淋巴结的部位、大小、质地和活动度。仔细检查鼻咽、扁桃体、舌根、喉、口咽、下咽、甲状腺和唾液腺等部位。

3．其他辅助检查，如B超、CT、MRI、PET-CT等均可提供重要的信息。

4．内镜检查，如喉纤维内镜、纤维支气管镜、食管镜、鼻内镜、胃镜和结肠镜等。如发现可疑病变，应取活检做病理检查。

5．细针穿刺细胞学检查，准确率可达70%～90%。细胞学检查不能确诊者，再行切取活检，可明确淋巴结的性质，并提供原发灶的可能部位。

颈部转移癌应注意与颈部淋巴结结核相鉴别，后者多有肺结核病史，有全身结核中毒的症状，可行穿刺或切取活检明确诊断。

【治疗】　头颈部癌发生的颈淋巴结转移，应按照有关肿瘤的治疗原则进行治疗。来自头颈部以外器官癌的颈部转移皆为晚期，一般不适于行较大的根治性手术，可进行姑息性放射治疗或化学治疗。

1．手术治疗　手术治疗指各种类型的颈淋巴结清扫术，其适应证为：① 原发灶已被根治或估计可以根治，颈淋巴结清扫术可与原发癌的切除同时或分期进行。② 对放射线不敏感或经放射治疗后肿块仍未退缩者。③ 无远处转移。④ 一般情况较好、能耐受手术者。⑤ 对原发部位不明的颈部转移癌，经过全面仔细的检查仍未发现原发灶者，可先行颈淋巴结清扫术。

2．放射治疗或化学治疗　对来自鼻咽部或扁桃体的转移癌，一般应首选放射治疗或放射治疗、化学治疗同步进行；也可用于无法手术切除及分化差的转移癌的治疗。

二、甲状腺癌

甲状腺癌（cancer of thyroid）占全身恶性肿瘤的1%～1.5%，近年来发病率有增高趋势。

【病理分类与临床表现】　甲状腺癌常见的病理分类有4种：乳头状腺癌、滤泡状腺癌、髓样癌和未分化癌，其中以乳头状腺癌和滤泡状腺癌多见，这两种病理类型分化较好又称为分化型甲状腺癌。

1．乳头状腺癌（papillary adenocarcinoma）　是甲状腺癌中最常见的类型，占 70% ~ 80%，女性多于男性，30 ~ 40 岁多见，肿瘤大小不一，多为单发，少数为多灶性，质硬，大部分没有包膜，边界不清。

甲状腺乳头状腺癌多表现为无症状的甲状腺单发结节，早期即可发生颈淋巴结转移。随着肿瘤增大，侵犯周围组织可出现声嘶、吞咽困难和呼吸困难等症状。

2．滤泡状腺癌（follicular adenocarcinoma）　约占甲状腺癌的 20%，多见于中年人，平均年龄 45 ~ 50 岁，女性多见。肿瘤多为单发，质软，如橡皮状，肿瘤有完整的包膜，切面呈红褐色，以血行转移为主。

3．髓样癌（medullary carcinoma）　占甲状腺癌的 6% ~ 8%，起源于甲状腺滤泡旁 C 细胞。髓样癌可分为家族型和散发型两种：前者约占 16%，有明显家族史，并伴有多发性内分泌肿瘤综合征；后者约占 84%，不伴多发性内分泌肿瘤综合征。各年龄段都可发生，女性略多于男性。

髓样癌多为单发无痛性甲状腺肿块，家族型者多为双侧。结节质硬而固定，可有轻度压痛，多无包膜。免疫组化检查可显示肿瘤中降钙素染色阳性。以淋巴结转移为主，亦可血行转移到肺、肝或骨。

4．未分化癌（undifferentiated carcinoma）　占甲状腺癌的 3% ~ 5%，多见于老年患者。肿块质硬，无包膜，边界不清，固定，局部可有压痛。

甲状腺未分化癌恶性程度高，生长迅速，常很快弥漫累及整个甲状腺及侵犯周围组织，引起声嘶、吞咽困难和呼吸困难，可有颈淋巴结转移和血行转移。

【诊断】　甲状腺癌的诊断除了临床表现外，主要根据 B 超、细针穿刺细胞学检查、CT 和 MRI 等。

甲状腺癌早期表现为无任何症状的甲状腺结节，判断良恶性比较困难，出现以下情况要考虑到甲状腺癌的可能性：

1．甲状腺单发结节，尤其是儿童或 40 岁以上的男性患者。

2．伴有声嘶、呼吸困难、吞咽困难者。

3．伴有颈部淋巴结肿大者。

4．甲状腺肿块质硬，固定，表面不平，不随吞咽上下活动。

5．甲状腺肿块伴长期腹泻、面部潮红等，常是髓样癌的特征。

6．同位素扫描为冷结节，B 超示甲状腺实质性肿块伴有点状钙化者。

【治疗】　手术切除是目前治疗甲状腺癌最为有效的方法。由于分化型甲状腺癌恶性程度低，发展缓慢，因此对其外科治疗术式的选择仍有分歧。一般认为最小切除范围为患侧腺叶切除加峡部切除。如已经发现颈部淋巴结肿大，则同时行颈淋巴结清扫术。如未发现颈部淋巴结肿大，可行Ⅵ区淋巴结清扫术。

髓样癌的手术原则与分化型甲状腺癌相同。

对未分化癌，早期应争取手术切除，晚期无法手术切除者，可采用放射治疗、化学治疗等，预后极差。

三、腮腺恶性肿瘤

腮腺恶性肿瘤以黏液表皮样癌、腺样囊性癌、恶性混合瘤和腺泡细胞癌等多见，而其他恶性肿瘤较为少见。

【病理分类】

1．黏液表皮样癌（mucoepidermoid carcinoma）　是最常见的涎腺恶性肿瘤，90% 发生于腮腺，好发于 40～50 岁，女性多见。黏液表皮样癌恶性程度不一，低度恶性者病程较长，生长较局限；中度及高度恶性者呈浸润性生长，病程较短。

2．腺样囊性癌（adenoid cystic carcinoma） 又称为圆柱瘤（cylindroma），是仅次于黏液表皮样癌的腮腺常见恶性肿瘤。本病生长缓慢而局部侵袭性强，易侵犯神经，术后复发率高。患者以 30～50 岁居多，无性别差异。

3．恶性混合瘤（malignant mixed tumor） 大多为长期存在的良性混合瘤基础上发生恶变，少数为原发恶性混合瘤，以 50 岁左右的男性患者多见。

4．腺泡细胞癌（acinar cell carcinoma） 腺泡细胞癌是一种低度恶性的肿瘤，临床上较少见，患者多为 30～50 岁的中年人。肿瘤生长缓慢，可达数年，局部破坏性较小，但可局部复发或多次复发。颈淋巴结转移率也可达 15%，晚期可出现肺、骨等部位远处转移。

【临床表现】 腮腺恶性肿瘤主要表现为腮腺区肿块，一般病程较短，生长较快，局部常有疼痛或麻木感，常浸润周围组织或与深层组织发生粘连，触诊肿瘤活动度差，质地较硬，如肿瘤侵犯面神经，则出现面神经麻痹。

【诊断】

1．B 超对于区分肿块为囊性或实质性以及肿瘤良恶性有参考价值。

2．CT 及 MRI 能较准确地显示出肿物的大小、形态及与周围组织的关系，特别对发生于腮腺深叶及咽旁的肿瘤的检查有独到的优点。

3．为了防止肿瘤包膜破裂而造成种植性播散，一般不主张做术前切取活检，而做肿块细针穿刺细胞学检查以明确肿瘤性质。

【治疗】

1．腮腺恶性肿瘤术前已有面神经麻痹者，应将受累的面神经分支或总干连同肿瘤一并切除，未受累的面神经分支应予以保留。

2．术前无面神经麻痹者，如术中面神经可与肿瘤分离，应尽可能在不影响彻底切除肿瘤的情况下保留面神经，必要时术后辅以放射治疗。

第三节　颈部肿块的鉴别诊断

一、颈部肿块的分类

颈部肿块通常分为炎症性病变、先天性疾病和肿瘤三大类，常见疾病如下：

1．炎症性疾病 包括非特异性感染和特异性感染。

（1）非特异性感染：①急、慢性淋巴结炎；②颈部间隙感染；③涎腺炎性肿块等。

（2）特异性感染：比较常见的是结核性颈淋巴结炎。

2．先天性疾病 ①甲状舌管囊肿；②鳃裂囊肿；③淋巴管瘤；④皮样囊肿等。

3．肿瘤

（1）良性肿瘤：①甲状腺良性肿块，如结节性甲状腺肿和甲状腺腺瘤等；②神经鞘瘤；③神经纤维瘤；④颈动脉体瘤；⑤血管瘤；⑥腮腺良性肿瘤；⑦脂肪瘤等。

（2）恶性肿瘤：①淋巴结转移癌；②恶性淋巴瘤；③腮腺恶性肿瘤；④甲状腺癌；⑤其他软组织恶性肿瘤等。

二、颈部肿块的诊断

1．病史 就患者的年龄而言，儿童以先天性囊肿和血管瘤居多。40～50 岁以上的男性则恶性肿瘤的机会较多。病程的长短可作为诊断的参考依据：病程为数天者，多为炎症性疾病；病程为数月者，多为恶性肿瘤；病程为数年者，多为良性肿瘤或先天性病变。

2．体格检查 应注意颈部肿块的位置、大小、质地，有无搏动、压痛以及活动度等。恶性肿瘤一般质地较硬，无压痛，晚期活动度差。

3．影像学诊断 B超、CT、MRI和PET-CT是颈部肿块常用而有效的影像学检查方法。B超检查无创、经济且可行超声引导下的穿刺，但其敏感性与特异性受操作者影响较大。CT、MRI具有无创、相对较经济、直观易读、多层面观察的优点。PET-CT对颈部肿块的诊断敏感性和特异性均较高，但有一定的假阴性和假阳性率。

4．细针穿刺细胞学检查 操作简单、安全、创伤小，诊断准确率较高，但受穿刺的部位及阅片的细胞学医师的经验和水平影响。

5．切取或切除活检 颈部淋巴结切取或切除活检可能对头颈癌患者的治疗带来不利影响，因此应首先检查原发灶并取活检，只有仔细检查仍不能查出原发灶的情况下才行颈部切除活检。

第四节 颈淋巴结清扫术

颈淋巴结清扫术（neck dissection）是头颈部恶性肿瘤颈淋巴结转移后有效的治疗方法，能提高头颈部癌患者的生存率和临床治愈率。

一、颈淋巴结应用解剖学与分区

1．颈部淋巴系统 颈部淋巴结可分为浅层与深层两组。通常浅层淋巴结少有肿瘤转移，一旦出现则提示为肿瘤晚期且失去手术机会。淋巴系统原发性及转移性肿瘤多见于深层淋巴结，位于颈深筋膜浅层与深层筋膜之间，椎前筋膜后无淋巴结。

2．颈部淋巴结的分区 根据美国耳鼻咽喉头颈外科基金学会1991年制定的"颈部淋巴结分区划分法"即Level法，将颈部淋巴结划分规定如下：

Ⅰ区：包括颏下区及下颌下区淋巴结。

Ⅱ区：为颈内静脉淋巴结上组，即二腹肌下，相当于颅底至舌骨水平，前界为胸骨舌骨肌侧缘，后界为胸锁乳突肌后缘。

Ⅲ区：为颈内静脉淋巴结中组，从舌骨水平到肩胛舌骨肌与颈内静脉交叉处，前后界与Ⅱ区相同。

Ⅳ区：为颈内静脉淋巴结下组，从肩胛舌骨肌到锁骨上，前后界与Ⅱ区相同。

Ⅴ区：包括枕后三角区及锁骨上淋巴结，后界为斜方肌前缘，前界为胸锁乳突肌后缘，下界为锁骨。

Ⅵ区：为内脏周围或颈前区淋巴结，包括环甲膜淋巴结、气管及甲状腺周围淋巴结。这一区两侧为颈总动脉和颈内静脉，上界为舌骨，下界为胸骨上窝。

二、颈淋巴结（cN）转移的分级

cN_x：不能评估有无区域性淋巴结转移。

cN_0：临床检查没有发现颈淋巴结转移。

cN_1：同侧单个淋巴结转移，最大直径≤3cm。

cN_2：同侧单个淋巴结转移，最大直径>3cm，但≤6cm；或同侧多个淋巴结，最大直径≤6cm；或两侧或对侧淋巴结转移，最大直径≤6cm。

cN_{2a}：同侧单个淋巴结转移，最大直径>3cm，但≤6cm。

cN_{2b}：同侧多个淋巴结，最大直径≤6cm。

cN_{2c}：两侧或对侧淋巴结转移，最大直径≤6cm。

cN$_3$：转移淋巴结最大直径＞6cm。

三、颈淋巴结清扫术的分类

1．经典性颈清扫术或全颈清扫术（radical neck dissection，classical neck dissection）　清扫Ⅰ～Ⅴ区淋巴结，切除包括胸锁乳突肌、肩胛舌骨肌、颈内外静脉、颈横动脉、副神经、颈丛皮神经等，连同这一解剖区内的淋巴结。

2．改良性颈清扫术（modified neck dissection）　清扫Ⅰ～Ⅴ区淋巴结，但保留以下1个或1个以上的结构：胸锁乳突肌、颈内静脉或副神经。

3．择区性颈清扫术（selective neck dissection）　保留1个或1个以上分区的颈清扫术，包括肩胛舌骨上清扫术（Ⅰ～Ⅲ区）、侧颈清扫术（Ⅱ～Ⅳ区）、中央区颈清扫术（Ⅵ区）、后侧颈清扫术（Ⅱ～Ⅴ区＋枕淋巴结）。

4．扩大颈清扫术（extended neck dissection）　超过常规清扫范围，同时清扫其他区域淋巴结，切除被肿瘤侵犯的组织。

四、颈淋巴结转移的治疗原则

1．手术治疗　对cN$_0$患者应根据原发灶部位，可行第一站及其附近淋巴结清扫，即择区性颈清扫术。对cN$_1$患者，如果淋巴结直径在1cm左右，可行择区性颈清扫术。对cN$_1$（淋巴结直径1cm以上）、cN$_2$及cN$_3$的患者应采用改良性颈清扫术或全颈清扫术，患侧或双侧颈清扫术。

2．手术加放射治疗的综合治疗适用于以下情况：转移淋巴结直径大于3cm；转移淋巴结数目3个或3个以上，或累及2个以上分区淋巴结；转移淋巴结有被膜外侵犯或淋巴结与周围组织粘连。

（周　梁　张　明）

第五章 颈部创伤

概 述

颈部创伤分为颈部闭合性创伤和颈部开放性创伤。颈部创伤多为颈部与颅脑、眼、口腔、颈椎等的复合伤，早期表现为出血、呼吸困难、吞咽困难、发声困难等，继之出现局部感染、肺部感染及颅内感染等并发症，后期出现气管或食管的瘢痕狭窄，导致呼吸或吞咽功能障碍、神经功能障碍等后遗症。

第一节 颈部闭合性创伤

颈部闭合性创伤（closed neck trauma）可由勒缢、拳击、车祸、地震灾害及各种钝器撞击等所致，颈部皮肤无伤口，但可伤及颈部重要血管、神经、咽、喉、气管、食管和舌骨等。临床上多见喉钝挫伤、气管闭合性损伤、舌骨骨折、颈动脉或椎动脉的创伤性栓塞、神经功能障碍等，本节重点讨论气管、咽及食管的闭合性损伤。

一、气管闭合性损伤

气管闭合性损伤不多见，但气管一旦遭受挫伤将危及生命，或后期形成气管狭窄，影响呼吸功能。气管撕裂伤或离断如处理不及时，可由于呼吸道阻塞或胸腔重要器官功能衰竭，如气胸、心脏压塞等导致患者迅速死亡。

【临床表现与诊断】 气管损伤处有疼痛及压痛，合并食管损伤者感吞咽痛及呛咳；气管黏膜或软骨环撕裂，血液流入气管，常引起刺激性咳嗽，咳出带血泡沫痰；颜面、颈、上胸部及双上肢出现广泛皮下气肿，严重者波及全身；双肺呼吸音减弱；可由于伴有纵隔气肿、张力性气胸而出现呼吸困难、血氧饱和度显著降低。食管已撕破者，可并发气管食管瘘，重者可引起纵隔炎。颈部挫伤或胸部挤压伤后，咳带血泡沫痰，伴呼吸困难，应高度怀疑气管挫伤，应尽快行 X 线、CT 扫描或支气管镜检查，明确气管损伤部位和程度。

【治疗】 尽早探查气管及邻近重要血管、神经有无损伤；早期修复，恢复呼吸道通畅；后期气管狭窄轻者行扩张治疗，重者需行狭窄部切除及气管成形术。

二、咽与食管闭合性损伤

外力挤压咽腔或颈段食管，使其冲击于坚硬的颈椎骨上，可导致食管穿孔；高压气流冲入咽部和食管，或食管被强力牵拉，亦可引起咽、食管黏膜的穿孔或撕裂（图6-5-1-1）。

【临床表现与诊断】 临床表现为局部疼痛，吞咽时加重，拒绝进食或咽下唾液；呕吐物带血唾液或血液；食管穿孔者可出现皮下气肿或纵隔气肿；下咽部或食管穿孔，唾液与食物进入颈深筋膜间隙，处理不及时，可继发颈深筋膜间隙感染、纵隔感染；纵隔气肿或感染、气胸可致呼吸困难和发绀。X 线检查可见颈部软组织内有空气阴影；若有感染，

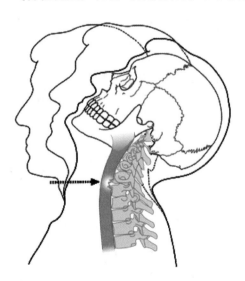

图 6-5-1-1 颈部过伸，颈椎骨赘导致的颈段食管穿孔

可发现咽后壁和纵隔增宽及气管移位等。食管造影可显示穿孔部位。内镜检查可了解损伤部位和范围。

【治疗】 禁食并嘱患者吐出唾液和口腔分泌物，注意口腔和咽部卫生；静脉营养支持，应用有效抗生素。咽部及食管黏膜较大范围撕裂者，应尽早一期缝合；如已有感染，应尽早切开，充分引流，二期缝合。纵隔气肿或感染而出现呼吸困难者，早期行气管切开术。

第二节 颈部开放性创伤

颈部开放性创伤（open neck trauma）主要发生于颈部呼吸道、消化道、大血管和重要神经，受伤后可发生大出血、呼吸困难、瘫痪和昏迷，甚至迅速死亡。最常见损伤部位依次是血管、喉和气管、食管，神经系统损伤相对少见。

【临床表现与诊断】 对颈部开放性创伤患者进行检查时，在监测患者生命体征的同时，应注意检查患者伤口的位置、大小、深浅和颈部重要结构有无复合性损伤。

1．喉、气管损伤 颈部伤口常有气泡逸出、声嘶或失声。喉软骨骨折移位时，喉前后径变短。患者自觉吞咽疼痛，咳嗽无力，不能转动头部，可有喉水肿、喉黏膜下血肿等体征。

2．咽、食管损伤 颈部外伤后出现颈部肿胀、疼痛、吞咽困难、发音困难等表现时，应考虑到咽、食管损伤的可能。颈部皮下气肿（图6-5-2-1；彩图6-5-2-1）、下胸部和腹部剧烈疼痛是食管破裂的三大症状。X线检查常见筋膜间隔有游离气体，口服造影剂后X线片可见造影剂溢出食管外。

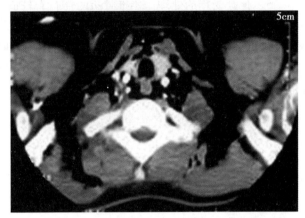

图 6-5-2-1 CT 示气管损伤所致的颈部皮下气肿

3．血管和神经损伤 动脉损伤多见于颈总动脉和颈外动脉，出血猛烈；颈部大静脉损伤也能引起大出血，但主要危险是空气栓塞。神经损伤多见于喉上神经、喉返神经、迷走神经、膈神经、臂丛神经和颈交感神经等，也可由于大出血导致脑灌注不足，出现中枢神经损伤症状。

4．甲状腺损伤 检查易见，腺体可能被剖开或被切去一部分，可在局部形成血肿。

5．胸膜顶损伤 呼吸道虽畅通，但患者有呼吸困难，检查可发现有气胸或血气胸。

6．颈椎损伤 轻者可无症状或有轻微颈痛，头颈保持固定位置，运动受限，颈椎可有压痛或畸形。颈椎损伤较重者，可出现高位截瘫或在损伤以下脊神经分布区感觉障碍。

在做出颈部开放性创伤的诊断时，要注意是否有复合性损伤存在。颈部软组织内有气体则说明有气道、消化道损伤存在；颈部X线片可显示颈椎是否骨折；胸部X线片或CT扫描能明确是否有气胸、血胸、纵隔气肿及肺损伤；动脉造影在排除颈血管损伤方面非常可靠；食管造影对于食管损伤、内镜检查对于气道损伤的诊断具有重要价值。

【急救处理】 应尽快解除气道梗阻，迅速止血，进行有效抗休克治疗。

1．解除呼吸道阻塞 立即清除气管外血肿和气道内阻塞物，必要时可行紧急气管切开术。

2．止血与抗休克 紧急情况下可用拇指直接压迫血管主干或用纱布直接填塞创口止血。在做好充分准备后入手术室探查止血，术中解剖出颈动脉、颈静脉、迷走神经，明确出血部位。若是颈总动脉或颈内动脉损伤出血，应行修补术或动脉切除端端吻合术，也可以用大隐静脉移植的方法重建血液循环；若是颈外动脉损伤或颈内、颈外静脉损伤可行结扎术止血，处理损伤的颈内静脉时，要预防空气栓塞。术中切忌盲目钳夹结扎血管，以免误扎颈内动脉而造成严重后果，同时注意勿损伤迷走神经。在清创止血过程中同时快速补液、输血，有效防治失血性休克。

3．清创和抗感染　彻底清创，去除异物及坏死组织，对位缝合，放置引流，可达一期愈合。早期给予抗生素及破伤风抗毒素，有效预防感染或并发症发生。

4．气管和食管创伤的处理

（1）气管损伤：尽可能在24h内一期重建气管腔结构，防止气管狭窄，必要时行低位气管切开以保证气道通畅。较小的气管损伤无须修复，可直接于气管壁缺损处行气管造瘘。气管环损伤不超过4个环，可行气管袖状切除加气管端端吻合术；若气管损伤达5～6个环，可用胸锁乳突肌锁骨骨膜瓣修复，胸锁乳突肌锁骨骨膜瓣可骨化，能保持气道的固有形状。

（2）食管损伤：立即禁食，找出损伤位置，扩创将食管伤口修齐，双侧内翻缝合，术后考虑空肠或胃造瘘。若损伤较小可给予鼻饲、足量抗生素及全身支持治疗，伤口可自行愈合。若出现气管食管贯通伤，严密依层缝合破损的气管、食管壁后，可分离带蒂的颈部肌瓣填入气管、食管伤口之间并缝合固定，可防止气管食管瘘发生。

5．神经受损的处理　颈椎骨折时需行脊柱固定、减压术。周围神经损伤可行一期吻合术或神经移植术。

颈部开放性创伤死亡率高，死亡原因多为上呼吸道梗阻、出血性休克和血气胸等。喉、气管、食管和重要神经处理不当，常会遗留后遗症。迅速解除呼吸困难，及时控制出血和有效抗休克治疗是颈部创伤急救成功的关键。

（隋　军　孙传政）

第七篇
颅底疾病

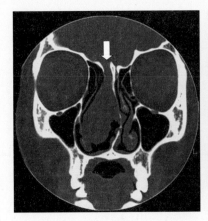

彩图 7-2-1-1　冠状位 CT 示
颅底缺损

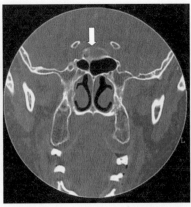

彩图 7-2-2-1　冠状位 CT 示
垂体腺瘤

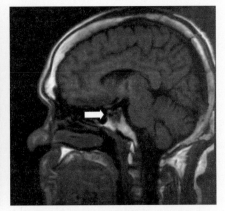

彩图 7-2-2-2　矢状位 MRI 示
垂体腺瘤

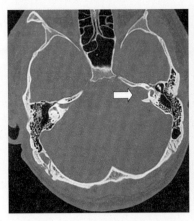

彩图 7-3-1-1　水平位 CT 示
听神经瘤

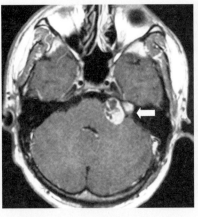

彩图 7-3-1-2　水平位 MRI 示
听神经瘤

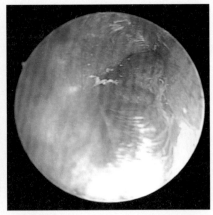

彩图 7-3-2-1　颈静脉球体瘤鼓膜

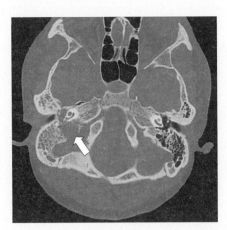

彩图 7-3-2-2　水平位 CT 示
颈静脉球体瘤

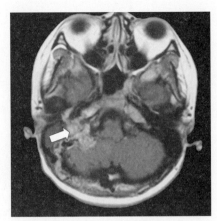

彩图 7-3-2-3　水平位 MRI 示
颈静脉球体瘤

第一章　颅底应用解剖学

概　述

　　本章重点介绍与颅底疾病诊断及手术入路有关的解剖学知识，包括颅前窝、颅中窝、颅后窝、侧颅底亚区、颞下窝、翼腭窝区及颅底隔室的解剖结构。

　　颅底由额骨、筛骨、蝶骨、岩骨及枕骨组成。其结构复杂，诸多的骨性孔道或裂隙为颅内外血管、神经进出的通路。颅底有内、外两个面，内面包含 3 个阶梯状的颅窝，按其位置分别称为颅前窝、颅中窝和颅后窝。外面包括一个中线区和两个侧区。

　　一、颅底内侧面

　　1. 颅前窝　颅前窝（anterior cranial fossa）由额骨眶板、筛骨水平板、蝶骨小翼与蝶骨体前部构成。其前界为额鳞部，与额窦仅以一板相隔。后界由蝶骨小翼后缘、前床突、视神经管口及交叉沟构成。两侧为额骨眶部，所形成的眶顶为颅前窝的薄弱区之一。大脑额叶、嗅神经、嗅球和嗅囊均位于颅前窝。视交叉、垂体及颞叶前端与其相邻。颅前窝骨质菲薄，容易发生颅底骨折（图7-1-0-1）。

　　2. 颅中窝　颅中窝（middle cranial fossa）由蝶骨体的上面和侧面、蝶骨大翼脑面、颞骨岩部前面及颞鳞部构成。位于颅底中部，较颅前窝深，容纳大脑半球的颞叶。其前界为蝶骨小翼后缘及视神经沟前缘，后界为颞骨岩部上缘的岩上窦沟，底部由蝶骨大翼、颞骨岩部及颞鳞下部共同组成。

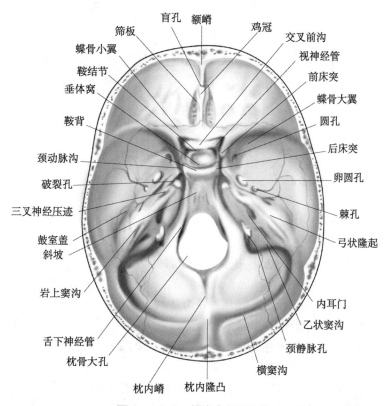

图 7-1-0-1　颅底内侧面结构

3．颅后窝　颅后窝（posterior cranial fossa）的底由蝶骨、颞骨和枕骨构成。前界为斜坡，由鞍背、蝶骨体及枕骨基底组成，前外侧为颞骨岩部上缘，后外侧由横窦沟围成。中央为枕骨大孔，孔的前外侧为舌下神经管内口，舌下神经、咽升动脉脑膜支等由此通过。两侧颅后窝主要容纳小脑半球。颞骨岩部的后面有内耳道口，面神经、听神经及迷路动、静脉由此出入内耳道。

二、颅底外侧面

颅底外侧面结构复杂，有许多重要的血管、神经通过。Kumar（1986）认为，在翼突内侧板与枕骨大孔外缘做一条假想连线，将对应于颅中、后窝的颅底外侧面分为一个中线区和两个侧区。中线区主要结构有岩尖、蝶骨体、蝶鞍、斜坡区、枕骨髁状突和舌下神经孔。侧区主要由蝶骨大翼与颞骨构成。临床上沿眶下裂与岩枕裂各做一条延长线，两线向内在鼻咽顶相交，形成一个近似90°的直角，两线向外分别指向颧骨后方与乳突后缘，两线之间的区域为侧颅底范围。侧颅底周围区域包括侧颅底亚区、颞下窝区、颅底隔室及翼腭窝区（图7-1-0-2）。

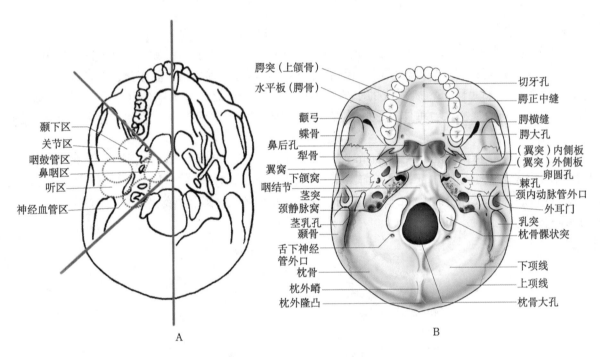

图 7-1-0-2　颅底外侧面结构
A.颅底分区；B.各区解剖结构

1．侧颅底亚区

（1）鼻咽区：即鼻咽顶部，外侧为咽隐窝，前至翼突内侧板，后抵枕骨大孔前缘。

（2）咽鼓管区：位于咽部外侧，前方为翼突茎基底部的舟状窝。

（3）神经血管区：居咽鼓管区后方，由颈内动脉管外口、颈静脉孔、茎乳孔及舌下神经孔共同构成，穿行于此区的神经血管包括颈内动脉、颈内静脉、面神经、舌咽神经及第Ⅹ、Ⅺ、Ⅻ脑神经。

（4）听区：即颞骨鼓部，前界为岩鼓裂，后界为茎突。

（5）关节区：以颞颌关节囊附着线为界，囊内为下颌骨髁状突。

（6）颞下区：在咽鼓管区和关节区之间。前界为眶下裂，内界为茎突，外侧缘为颞下嵴。区内有卵圆孔、棘孔。下方与颞下窝和咽旁间隙毗邻。

2．颞下窝区　位于颅中窝与颞骨岩部的下方、咽和下颌骨之间的区域。内界为翼突外侧板，外壁为颧弓与下颌支，内上为眶下裂、颅中窝。内含咀嚼肌群、颌内动脉、翼静脉丛、下颌神经等。

颞下窝经翼突上颌裂与翼腭窝交通，经眶下裂入眼眶，经圆孔和眶上裂达颅中窝。颞下窝为侧颅底外科的重要区域，是处理颈静脉孔、岩尖、鞍旁与斜坡等部位病变的重要进路之一。

3. 翼腭窝区　是指上颌骨体、蝶骨翼突和腭骨之间的小裂隙，深藏于颞下窝内侧，是许多神经、血管经过的重要通道。窝顶为蝶骨体下方，前界为上颌骨构成，后界为翼突与蝶骨大翼的前面，内侧为腭骨垂直部。翼腭窝内的重要结构包括蝶腭神经节、上颌神经及颌内动脉。翼腭窝与以下结构相交通：前上经眶下裂与眼眶相通；下方经翼腭管、腭大孔、腭小孔与鼻腔和口腔相通，外侧经翼上颌裂进入颞下窝。

4. 颅底隔室　颈咽腱膜起自茎突，止于咽壁后外角。腱膜含茎突咽肌，将侧颅底下方的咽旁间隙分为前后两部分：前部为茎前隔室，含腭帆提肌与腭帆张肌、腭升动脉、咽升动脉及下颌神经；后部为神经血管隔室，含颈内动脉、颈内静脉及其相邻的第Ⅸ～Ⅺ脑神经。

（李永新）

第二章　颅底疾病

概　述

本章重点介绍几种临床表现与耳鼻咽喉头颈外科相关、利用本学科手术入路进行治疗具有一定优势的常见颅底疾病的诊治要点，包括鼻与鼻腔脑膜脑膨出、垂体腺瘤等。

第一节　鼻与鼻腔脑膜脑膨出

鼻与鼻腔脑膜脑膨出（meningoencephalocele）是脑膜、脑组织及脑脊液通过前颅底裂隙膨出于颅外形成的先天性畸形。

【病因】

1. 胚胎时期颅面骨连接薄弱，脑组织生长过度，突入尚未融合的骨缝之外。

2. 胚胎时期神经管闭合不全发生颅裂，脑膜脑组织膨出颅外。

3. 分娩过程中胎儿颅压增高所致。

4. 良性高颅压。

【病理】

1. 按膨出内容物分为3类：

(1) 脑膜膨出：仅有脑膜和脑脊液膨出。

(2) 脑膜脑膨出：包括部分脑组织膨出。

(3) 脑室脑膨出：包括脑室前角膨出。

2. 按膨出部位分为两类：

(1) 囟门型：多位于筛骨鸡冠之前的盲孔，又分为鼻额型、鼻筛型和鼻眶型等。

(2) 颅底型：位于筛骨鸡冠之后，又分为蝶眶型、蝶颌型、鼻咽型、跨筛骨型、蝶筛型、蝶鼻咽型、鼻咽枕骨基底型等。

【临床表现】

1. 鼻外型（囟门型）　新生儿外鼻正中或略偏一侧可见圆形柔软肿物，皮肤菲薄，表面光滑，哭闹或压迫双侧颈内静脉时肿物增大，透光试验阳性，随年龄增长而变大，另外可以出现眼距加宽症等。

2. 鼻内型（颅底型）　鼻塞、哺乳困难，检查鼻腔或鼻咽部可见表面光滑的肿物，可伴脑脊液鼻漏。一些成年患者因清水样鼻漏就诊发现有脑膜脑膨出。

【诊断】

1. 根据上述临床表现应考虑本病。

2. 影像学检查　①X线：可见前颅底骨质缺损、筛骨鸡冠消失；②CT扫描或磁共振水成像：显示前颅底骨质缺损的轮廓和颅内外软组织交通（图7-2-1-1；彩图7-2-1-1）。

【鉴别诊断】

1. 鼻息肉　新生儿罕见鼻息肉，此外血管收缩药物可使息肉缩小。

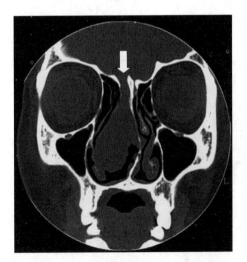

图 7-2-1-1　冠状位 CT 示颅底缺损

2．鼻部神经胶质瘤　肿物坚硬，无压缩性，不会随颅压增加而变大，无颅底骨质缺损。

3．鼻根部血管瘤　新生儿较常见，肿物扁平，不呈囊状，无眼距变宽等，根据 CT 等影像学检查易于鉴别。

【治疗】　一旦确诊，应尽早手术，将膨出脑组织回纳颅内，不能回纳者于蒂部切断，封闭颅骨裂孔。

1．适应证　2～3 岁脑膜脑膨出患儿最适合。

2．禁忌证

（1）大脑畸形，患儿不可能正常发育者。

（2）膨出部位皮肤感染者。

（3）伴有鼻炎、鼻窦炎者。

（4）伴有脑积水、脑畸形或颅内感染者。

3．手术前准备与麻醉

（1）影像学检查：CT、MRI 及 MRI 水成像等。

（2）治疗局部感染。

（3）全身麻醉：经口腔插管。

4．手术方法

（1）颅内法：适用于膨出较大者，又分为硬脑膜内和硬脑膜外两种术式，均采用经额入路，沿前颅底找到缺损部位，切断蒂部，缝合脑膜，修补缺损。颅内法修补可靠，但手术较为复杂，容易损伤脑组织。

（2）颅外法：对于鼻内型脑膜脑膨出可采用鼻内镜下经鼻切除膨出脑组织，重建和封闭颅底缺损，疗效确定，损伤小。

5．并发症

（1）脑水肿：脑组织牵拉受压所致，及早给予降颅压药物治疗。

（2）脑积水：可给予椎管引流或行脑室分流术。

（3）脑膜炎：脑脊液鼻漏造成颅内感染，给予大剂量能透过血 - 脑屏障的抗生素。

（4）脑膨出复发：未能有效封闭骨缺损，或未能有效缓解高颅压。

6．术后治疗及预后

（1）大剂量抗生素预防颅内感染和使用甘露醇脱水降颅压。

（2）局部加压包扎 7～10 天。

第二节　垂体腺瘤

垂体腺瘤是一种较常见的生长缓慢的颅内肿瘤，发病率约为 1/10 万，占颅内肿瘤的 8%～17%。多见于成年人，两性无明显差异。

【病理】　垂体腺瘤外观呈结节状，为灰白色鱼肉状，质软、脆、易碎，一般无包膜，与正常垂体分界不清。肿瘤多位于蝶鞍内，也可向蝶鞍上、蝶鞍旁、海绵窦和蝶窦内发展。

1．分类

（1）功能性垂体腺瘤（内分泌功能活跃）：生长激素细胞腺瘤（嗜酸细胞腺瘤）、催乳素细胞腺瘤（嫌色细胞腺瘤）、促肾上腺皮质激素细胞腺瘤（嗜碱细胞腺瘤）、促甲状腺激素细胞腺瘤、促卵泡素腺瘤等。

（2）非功能性垂体腺瘤（内分泌功能不活跃）：嗜酸性颗粒细胞瘤、滤泡性腺瘤等。

2．分级

（1）根据垂体腺瘤生长方式分为：

Ⅰ级：蝶鞍大小正常，肿瘤直径<10mm，为微腺瘤。

Ⅱ级：蝶鞍扩大，肿瘤直径>10mm，但鞍底骨质无破坏。

Ⅲ级：蝶鞍增大，鞍底骨质有局限性破坏。

Ⅳ级：鞍底骨质广泛破坏、消失，肿瘤充满整个蝶窦。

Ⅴ级：肿瘤在鞍区可为上述任何一型，但合并脑脊液或血性转移。

(2) 根据垂体腺瘤向鞍膈上方扩展情况分为：

0级：肿瘤仅在鞍膈下生长，无鞍膈上扩展。

A级：肿瘤侵及鞍上池，但未达第三脑室底。

B级：第三脑室底被肿瘤推移。

C级：第三脑室底明显受压变形，达脑室间孔。

D级：肿瘤由硬脑膜内侵至颅前窝（D₁）、颅中窝（D₂）、颅后窝（D₃）。

E级：肿瘤侵及海绵窦。

【临床表现】　垂体腺瘤可因分泌过量激素而产生内分泌症状，也可通过正常垂体组织、视路和蝶鞍旁结构受压出现相应症状。

1．局部压迫症状

(1) 视力障碍：肿瘤压迫视神经、视交叉和视束，导致双颞侧偏盲，后期出现视神经萎缩造成视力下降，甚至导致失明。

(2) 头痛：多位于额、眶、颞部，为肿瘤压迫硬脑膜和鞍膈所致。

(3) 脑神经症状：肿瘤压迫海绵窦导致第Ⅲ、Ⅳ、Ⅴ、Ⅵ脑神经受累。

(4) 鼻塞：肿瘤向下侵入蝶窦、鼻咽部乃至鼻腔造成鼻塞。

(5) 垂体卒中：肿瘤出血、梗死导致垂体功能丧失，水、电解质平衡紊乱，出现剧烈头痛、突然失明、昏迷甚至死亡。

2．内分泌异常症状

(1) 激素缺乏症状：促性腺激素分泌减少导致女性闭经、男性阳痿；促甲状腺激素分泌减少导致甲状腺功能减退；促肾上腺皮质激素分泌减少导致低血压、低血糖等。

(2) 激素增多症状：生长激素细胞腺瘤导致巨人症或肢端肥大症；催乳素瘤导致女性溢乳、闭经，男性性欲减退；促肾上腺皮质激素细胞腺瘤导致库欣综合征；促甲状腺激素细胞腺瘤导致甲状腺功能亢进。

3．辅助检查

(1) 视力、视野检查。

(2) 内分泌功能检查：检测使用促性腺激素释放激素前后促黄体素和促卵泡素的变化，检测使用胰岛素致低血糖前后生长激素和氢化可的松的变化，检测使用促甲状腺激素释放激素前后促甲状腺激素和催乳素的变化等。

(3) 影像学检查：①X线平片：蝶鞍和蝶窦正侧位观察有无蝶鞍球状扩大，鞍底变薄或被侵蚀，前、后床突破坏，蝶窦及鼻咽部有无软组织影等。②CT：显示蝶鞍扩大或有鞍底骨质破坏，垂体腺瘤多呈等密度或略高密度影（图7-2-2-1；彩图7-2-2-1）。③MRI：T₁加权像为等信号或短信号；T₂加权像为等信号或略长信号，增强扫描肿瘤明显增强，可充分显示肿瘤与颈内动脉和大脑前动脉、视神经、海绵窦的关系，并有助于鉴别垂体瘤和动脉瘤（图7-2-2-2；彩图7-2-2-2）。

(4) CT-A和DSA：观察肿瘤和颅底血管，特别是和颈内动脉的关系，排除可能伴生的动脉瘤。

【诊断】　出现不明原因的视功能障碍以及内分泌失调等情况，应考虑本病，需详细询问病史并进行全面的内分泌功能检查、影像学检查等以明确诊断。

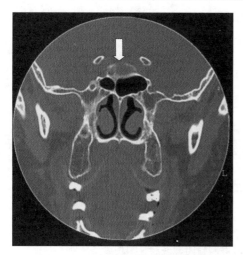

图 7-2-2-1　冠状位 CT 示垂体腺瘤

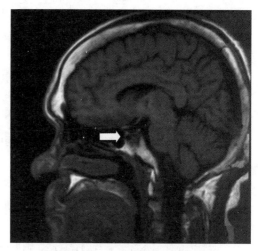

图 7-2-2-2　矢状位 MRI 示垂体腺瘤

【鉴别诊断】

1．球后视神经炎　可出现视力、视野变化，但起病急，伴有眼痛，无显著头痛、眼底改变、蝶鞍改变、内分泌症状等。

2．空蝶鞍　可有头痛、视功能改变和内分泌变化，垂体腺瘤可以伴空蝶鞍，需要 MRI（特别是 T_2 加权像）加以鉴别。

3．颅咽管瘤　影像学检查可见肿瘤有钙化影，活检可见鳞状上皮细胞。

4．蝶窦肿瘤　常有头痛、眼肌麻痹等，也可有垂体功能减退表现，MRI 可以提供有助于诊断信息。

【治疗】

1．手术治疗　首选手术治疗。手术途径分两大类：

（1）经颅入路：包括经额下入路、硬膜外入路、经翼点入路等，主要适用于肿瘤向蝶鞍上方发展伴有视力障碍者。

（2）经蝶窦入路：包括经鼻腔 - 鼻中隔 - 蝶窦入路、经筛窦 - 蝶窦入路、经唇下 - 鼻中隔 - 蝶窦入路、鼻内镜下经蝶窦入路等。

［附］鼻内镜下经蝶窦入路

该术式是在传统经蝶窦手术的基础上发展起来的，是鼻内镜外科技术在颅底外科应用延伸的成果之一，具有手术时间短、创伤小、术后恢复快等优点。

【适应证】

1．无明显鞍上扩展的Ⅰ、Ⅱ、Ⅲ、Ⅳ级或 0、A 级肿瘤，尤其是内分泌功能活跃的肿瘤。

2．明显向蝶窦侵犯的Ⅲ、Ⅳ级肿瘤。

3．向海绵窦侵蚀的 E 级腺瘤而无明显视力、视野改变者。

4．有明显鞍上扩展的 A、B 级肿瘤，影像学检查呈非哑铃状肿瘤。

【禁忌证】

1．鼻腔、鼻窦严重感染者。

2．肿瘤在鞍上与蝶窦内的肿块呈哑铃状，影像学检查示鞍膈口较小，鞍上瘤块不易在颅内加压时降至鞍内。

3．广泛的（C、D）肿瘤。

【手术前准备与麻醉】

1．视力、视野检查。

2．内分泌检查　生长激素、催乳素、促肾上腺皮质激素、促甲状腺激素。

3．影像学检查　蝶鞍部薄层 CT 及 MRI 确定垂体瘤大小、位置等。

4．器械选择　鼻内镜颅底手术专用器械。

5．药物准备　垂体功能显著低下者给予适量替代治疗。

6．全身麻醉　经口腔插管，控制性低血压。

【手术方法】

1．开放和进入蝶窦　根据肿瘤大小选择单鼻孔或双鼻孔去除蝶窦前壁，必要时切除部分鼻中隔后端，充分开放蝶窦，暴露鞍底。

2．打开鞍底　剥离黏膜后，电钻磨除鞍底骨质，暴露垂体硬脑膜。

3．双极电凝硬脑膜后，十字形切开，暴露肿瘤。

4．吸引器或垂体刮匙清除肿瘤。

5．明胶海绵填塞术腔。若有脑脊液漏，则可用颞肌筋膜或鼻腔黏膜封闭鞍底后，碘仿纱条填塞。

【并发症】

1．脑脊液鼻漏　术中撕破蛛网膜、蝶窦填塞不紧等造成。

2．化脓性脑膜炎　脑脊液漏继发颅内感染所致。

3．尿崩症　术中伤及垂体后叶或垂体柄，通常为一过性的。

4．海绵窦、颈内动脉与脑神经损伤。

5．视神经损伤与视力障碍。

【术后治疗与预后】

1．使用大剂量抗生素 7 ~ 10 天，酌情给予 25% 甘露醇。

2．术后 7 ~ 10 天逐步抽出填塞物。

3．对促肾上腺皮质激素肿瘤术后出现水及电解质紊乱，可给予替代治疗。

4．有尿崩症者，需给予垂体后叶激素治疗。

2．放射治疗　非首选，可适用于：

（1）中小肿瘤或轻度向鞍上扩展而无明显视力、视野改变者，可考虑单纯放射治疗。

（2）不宜手术或拒绝手术者，可单纯放射治疗。

（3）肿瘤较大，手术切除不彻底，术后配合放射治疗可降低肿瘤复发或延迟复发时间。

3．药物治疗

（1）溴隐亭：是一种半合成的麦角生物碱溴化物，具有持久刺激多巴胺受体的功能，能迅速抑制催乳素分泌和降低肢端肥大症患者血生长激素水平，且有缩小腺瘤的作用，故临床上广泛用来治疗催乳素腺瘤和生长激素腺瘤。

（2）赛庚啶：是 5- 羟色胺拮抗剂，可抑制促肾上腺皮质激素的分泌，对库欣综合征患者有效。

（周　兵）

第三章 侧颅底疾病

概　述

本章重点介绍两种临床表现与耳科相关、利用本学科手术入路进行治疗具有一定优势的常见侧颅底疾病的诊治要点，包括听神经瘤、颈静脉球体瘤。

第一节 听神经瘤

听神经瘤（acoustic neuroma）多起源于第Ⅷ对脑神经的前庭上神经鞘膜的施万细胞，占颅内肿瘤的 5%～10%，占小脑脑桥角肿瘤的 80%～90%。肿瘤多单发，生长缓慢，多见于成年女性。

【病理】 肿瘤呈圆形或椭圆形，包膜完整，色泽灰红，一般为实质性。显微镜下分为两型：Antoni A 型（致密纤维型）：梭形细胞以其长轴方向排列成旋涡状或栅栏状；Antoni B 型（疏松网状型）：肿瘤细胞密度低，组织结构疏松，提示退行性改变。

【临床表现】

1. 症状与体征

（1）耳聋：单侧缓慢进行性感音神经性聋，少数患者可表现为突聋。

（2）耳鸣：单侧、渐进性耳鸣。

（3）眩晕：短暂轻度旋转性眩晕或持续不稳定感。

（4）面部麻木：三叉神经受压导致面部感觉迟钝。

（5）面瘫：晚期出现周围性面瘫。

（6）误咽、声嘶：后组脑神经受压所致。

（7）共济失调：小脑受压所致。

2. 辅助检查

（1）纯音测听：单侧高频感音神经性聋。

（2）语言测听：言语分辨率下降。

（3）声反射试验：声反射衰变或消失。

（4）听觉脑干诱发电位（ABR）：Ⅰ～Ⅴ波间期延长超过 4ms，Ⅴ波潜伏期较正常侧延长 0.4ms 或Ⅰ波存在而Ⅴ波消失。

（5）眼震电图：位置性眼震和自发性倾倒。

（6）前庭功能：患侧外半规管呈部分或完全性麻痹。

（7）CT：可清晰地显示肿瘤造成的骨结构改变、内耳道扩大（图 7-3-1-1；彩图 7-3-1-1）。

（8）MRI：诊断听神经瘤最有价值，在 T_1 加权像神经鞘瘤的信号高于脑脊液，与脑组织相等；在 T_2 加权像神经鞘瘤的信号高于脑组织，与脑脊液相等；注射 Gd-DTPA 后，肿瘤信号增强（图 7-3-1-2；彩图 7-3-1-2）。

【诊断】

1. 临床表现　单侧进行性听力下降，不明原因耳鸣。

2. 听力学检查　ABR 显示Ⅰ～Ⅴ波间期延长超过 4ms。

3. 影像学检查　CT、MRI 扫描显示内耳道占位病变。

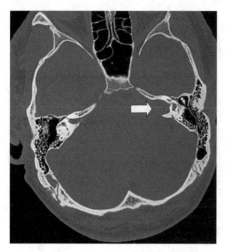

图 7-3-1-1　水平位 CT 示听神经瘤

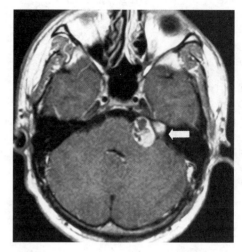

图 7-3-1-2　水平位 MRI 示听神经瘤

【鉴别诊断】

1．突发性耳聋　少数听神经瘤患者可表现为突聋，根据 CT、MRI 等影像学检查可以区别。

2．梅尼埃病　听神经瘤患者可能出现眩晕等，根据有无反复发作病史以及影像学检查加以区别。

【治疗】

1．手术治疗　听神经瘤的主要治疗手段是手术切除，现简介 3 种常用术式。

[附 1] 经颅中窝 - 内耳道入路

【适应证】

1．局限于内耳道，＜1.5cm 者。

2．面神经功能正常。

3．有实用听力者。

【禁忌证】　肿瘤体积较大、进入小脑脑桥角池者。

【手术前准备与麻醉】

1．神经功能检查　面神经、听神经功能等。

2．影像学检查　颞骨 CT、MRI 确定肿瘤大小。

3．器械选择　常规开颅器械。

4．全身麻醉　经口腔插管。

【手术方法】

1．耳屏前、颧弓上纵行切口，暴露颞骨。

2．颞骨鳞部制作 3cm × 4cm 骨窗。

3．分离颅中窝底硬脑膜，定位脑膜中动脉、岩浅大神经。

4．沿面神经磨开内耳道顶壁，暴露肿瘤。

5．切除肿瘤，保留面神经、内听动脉等。

6．封闭内耳道顶壁，关闭术腔。

【并发症】

1．面瘫　术中伤及面神经。

2．听力丧失　术中伤及听神经或内听动脉。

3．硬膜外血肿、小脑脑桥角血肿等。

4．脑脊液漏　内耳道封闭不全所致。

5．脑水肿　术中挤压颞叶。

【术后治疗与预后】

1．术后 24h 监护，密切观察生命体征。

2．避免患者过分用力。

3．使用抗生素预防感染。

[附 2] 经迷路入路

【适应证】

1．听神经瘤<3.0cm 者。

2．面神经功能正常。

3．无实用听力者。

【禁忌证】

1．巨大肿瘤伴有颅压增高。

2．中耳乳突炎。

3．有实用听力者。

4．硬化型乳突、乙状窦明显前移者。

【手术前准备与麻醉】

1．影像学检查　颞骨 CT 确定肿瘤大小。

2．耳科常规术前准备。

3．全身麻醉　经口插管。

【手术方法】

1．耳后弧形切口，暴露乳突骨皮质。

2．乳突轮廓化　前至外耳道后壁，后至乙状窦前壁，上至天盖。

3．磨除外、后、前半规管及前庭，暴露内耳道。

4．磨开内耳道，切开硬脑膜，暴露肿瘤。

5．分离肿瘤与面神经，切除肿瘤。

6．仔细止血，冲洗术野，封闭术腔。

【并发症】

1．脑脊液漏。

2．颅内血肿。

3．面神经麻痹。

4．术后感染。

[附 3] 经乙状窦后入路

【适应证】

1．肿瘤主体位于小脑脑桥角池者。

2．肿瘤体积较大者。

【手术前准备与麻醉】

1．颅压增高者预先降颅压。

2．全身麻醉　经口插管。

【手术方法】

1．耳后大"C"形切口，暴露枕鳞部。

2．颞枕部制作 3cm×4cm 骨窗，上至横窦下缘，前至乙状窦后缘。

3. 弧形切开硬脑膜，抬起小脑，进入小脑脑桥角池。

4. 磨除部分内耳道后壁，暴露肿瘤。

5. 分离面、听神经，切除肿瘤。

6. 冲洗术腔，缝合硬脑膜，关闭术腔。

【并发症】

1. 颅内出血。

2. 脑水肿。

3. 面神经麻痹。

4. 后组脑神经麻痹。

5. 耳鸣。

【术后治疗与预后】

1. 重症监护 2 ~ 3 天。

2. 预防术后高颅压反应。

2. 放射治疗 γ 刀可应用于听神经瘤治疗，使肿瘤中心坏死，被胶原组织替代。具有危险性小、安全可靠、省时简便等优点，肿瘤控制率及面、听神经损伤率与显微外科手术相仿。

第二节 颈静脉球体瘤

颈静脉球体瘤（glomus jugulare tumor）又称为非嗜铬性副神经节瘤、化学感受器瘤、鼓室体瘤等，源自肾上腺外的副神经节神经嵴细胞。肿瘤生长缓慢，好发于颈静脉球、中耳等处，多见于中年女性。

【病理】 肿瘤外观呈结节状，色泽深红，血管丰富，质脆易破，类似于血管性肉芽组织，无明显包膜。临床上分为颈静脉球体瘤和鼓室球体瘤两类：颈静脉球体瘤起自颈静脉球顶部的副神经节，鼓室球体瘤源自伴随着 Jacobson 神经或舌咽神经鼓室支的副神经节组织。

分型（Fisch）：

A 型：肿瘤局限于中耳腔。

B 型：肿瘤侵犯中耳和乳突，颈内动脉管未受累。

C 型：肿瘤侵犯迷路下区和岩锥，但尚未侵入颅内，按颈内动脉管受累范围，又分为 C_1 ~ C_3 型。C_1 型：肿瘤破坏颈静脉孔，颈内动脉管轻度扩大；C_2 型：肿瘤破坏颈内动脉管垂直段；C_3 型：肿瘤破坏颈内动脉管水平段。

D 型：肿瘤侵入颅内，根据颅内肿瘤的大小，又可分为 D_1 ~ D_3 型。D_1 型：侵入颅内肿瘤 < 2cm；D_2 型：侵入颅内肿瘤 > 2cm；D_3 型：侵入颅内肿瘤太大以至于无法手术。

【临床表现】

1. 症状

（1）耳聋：传导性或混合性耳聋，进行性加重。

（2）耳鸣：单侧搏动性耳鸣，与脉搏一致，压迫颈总动脉后耳鸣可消失。

（3）面瘫：晚期出现周围性面瘫。

（4）颈静脉孔综合征：第Ⅸ ~ Ⅺ脑神经麻痹。

2. 体征

（1）鼓膜深红或蓝色（图 7-3-2-1；彩图 7-3-2-1）。

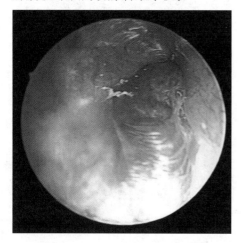

图 7-3-2-1 颈静脉球体瘤鼓膜

（2）Brown 征：鼓气耳镜可看到鼓室内肿物搏动。

（3）外耳道出血，可能发现息肉样肿物。

3．辅助检查

（1）CT：可确切地显示肿瘤的部位及其对骨结构的侵蚀，颈静脉孔扩大（图 7-3-2-2；彩图 7-3-2-2）。

（2）MRI：可清晰地显示肿瘤边界及与邻近结构的关系（图 7-3-2-3；彩图 7-3-2-3）。

（3）DSA：能显示肿瘤的供血动脉、肿瘤与大血管的关系。

（4）实验室检查：测定 24h 尿甲基肾上腺素和尿香草扁桃酸（VMA）水平，以及血液去甲肾上腺素和多巴胺、儿茶酚胺、血糖、胰岛素等。

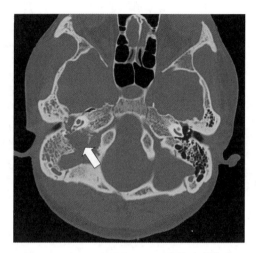
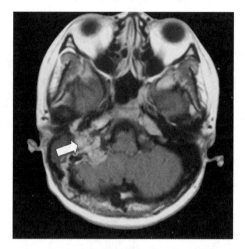

图 7-3-2-2　水平位 CT 示颈静脉球体瘤　　　　图 7-3-2-3　水平位 MRI 示颈静脉球体瘤

【诊断】　凡具有与脉搏一致的搏动性耳鸣、传导性耳聋病史，鼓膜深红或蓝色或外耳道发现息肉样肿物，均应考虑本病。

1．临床表现　单侧进行性传导性耳聋、搏动性耳鸣等。

2．影像学检查　CT 扫描可显示颈静脉孔区骨质破坏等。

3．DSA　能显示肿瘤与大血管的关系。

【鉴别诊断】

1．感音神经性耳聋　根据搏动性耳鸣及影像学等检查可以区别。

2．卡他性中耳炎　可以出现耳鸣、耳聋等，根据影像学检查及 DSA 等加以区别。

【治疗】

1．手术治疗

[附1] 颞下窝入路

【适应证】

1．C 型　肿瘤侵犯迷路下区和岩锥。

2．D_1 型　肿瘤侵入颅内<2cm。

【禁忌证】

1．A 型或 B 型不宜使用。

2．难以控制的严重高血压，心、肾及其他重要脏器功能障碍。

3．患侧颈内动脉明显受累且侧支循环差。

4．对侧迷走神经麻痹。

5．肿瘤巨大超过 4cm，侵压脑干等重要结构。

【手术前准备与麻醉】

1．影像学检查　CT、MRI确定肿瘤部位、大小、破坏范围等。

2．内分泌检查　是否合并嗜铬细胞瘤等。

3．血管造影及栓塞　减少术中出血。

4．全身麻醉　经口插管。

【手术方法】

1．耳后大"S"形切口，封闭外耳道。

2．显露颈部和颅底重要神经、大血管。

3．乳突轮廓化，暴露面神经。

4．前移面神经，结扎颈内静脉。

5．显露岩骨段颈内动脉，切除肿瘤。

6．缝合切口。

【并发症】

1．面神经及后组脑神经损伤：面瘫、声嘶、呛咳。

2．颈内动脉损伤：术中或术后大出血。

3．脑脊液漏：经切口漏液。

4．脑膜炎。

【术后治疗与预后】

1．在重症监护治疗病房中监护至病情平稳。

2．广谱抗生素预防感染。

3．颅内负压引流管宜早撤除。

4．发生后组脑神经麻痹者可延迟拔除气管插管，必要时行气管切开。

5．术前出现嗜铬细胞瘤综合征者，术后密切观察血压和心律变化。

2．放射治疗　颈静脉球体瘤对放射线不敏感，^{60}Co等治疗适用于难以手术根治或不能耐受手术者，但有可能引起颞骨坏死、脑坏死等并发症。

（夏　寅）

附录　全身疾病在耳鼻咽喉头颈部的表现

第一节　梅毒在耳鼻咽喉头颈部的表现

梅毒是由梅毒螺旋体引起的慢性传染病，病程缓慢，在发展过程中可以侵入人体的所有器官与组织。本病近年来在我国发病有增加趋势。

【感染途径】 梅毒患者是唯一的传染源。性接触传染占95%，主要通过性交由破损处传染。梅毒螺旋体大量存在于皮肤黏膜破损表面，也见于唾液、乳汁、精液、尿液中。由于梅毒螺旋体为厌氧性，在体外不易生存，且对干燥极为敏感，故通过各种器物的间接传染可能性极小。输血时如供血者为梅毒患者可传染于受血者。先天性梅毒是患有梅毒的孕妇通过胎盘血行而传染给胎儿的。一般在妊娠前4个月，由于滋养体的保护作用，梅毒螺旋体不能通过，故妊娠前4个月胎儿不被传染。以后滋养体萎缩，梅毒螺旋体即可通过胎盘进入胎儿体内传染给胎儿。

【病理】

1．一期梅毒　梅毒侵入人体后，经过2～3周潜伏期，即发生皮肤损害，典型表现为硬下疳，特点为边缘隆起、基底洁净的溃疡，质较硬。发生皮肤损害后，机体产生抗体，螺旋体大部分被杀死，硬下疳自然消失，进入无症状的潜伏期，此即一期潜伏梅毒。潜伏梅毒过去主要用血清试验来检测，现在应用基因诊断能快速、准确地检测出来。

2．二期梅毒　未被杀灭的螺旋体仍在机体内繁殖，6～8周后大量螺旋体进入血液循环，向全身播散，引起二期早发梅毒，皮肤黏膜、骨骼、眼等器官及神经系统受损。二期梅毒的螺旋体在许多组织中可以见到，如皮疹内、淋巴结、眼球的房水和脑脊液中。随着机体免疫应答反应的建立，产生大量的抗体，螺旋体又一次绝大部分被杀死，二期早发梅毒也自然消失，再次进入潜伏状态，此时称为二期潜伏梅毒。这时临床虽无症状，但残存的螺旋体可再次繁殖，当机体抵抗力下降时，再次进入血液循环，发生二期复发梅毒。在抗生素问世之前，可以经历一次或多次全身或局部的皮肤黏膜复发，且90%的复发是在发病后第一年中。以后随着机体免疫力的消长，病情活动与潜伏交替。当机体免疫力增强时，则使螺旋体变为颗粒形或球形；当免疫力下降时，螺旋体又侵犯体内一些部位而复发。如此不断反复，2年后有30%～40%的患者进入晚期梅毒。

3．晚期梅毒　在晚期梅毒中，出现典型的树胶样肿。如无任何症状，胸部心血管透视检查和脑脊液检查阴性，而仅有梅毒血清试验阳性，此时PCR检测也呈阳性，则称为晚期潜伏梅毒。晚期梅毒常常侵犯皮肤黏膜、骨骼、心血管、神经系统。也有部分患者梅毒血清滴度下降，最后转阴，PCR检测阴性，最终自然痊愈。

【临床表现】

1．鼻梅毒　一期鼻梅毒称为硬性下疳，极为少见，外鼻皮肤糜烂，覆有干痂或渗出物，颌下淋巴结肿大；二期鼻梅毒是全身发病的一部分，鼻黏膜充血，持续性闭塞，称为梅毒性鼻炎；三期鼻梅毒是树胶样梅毒瘤所致的软骨和骨质破坏，形成塌鼻和鼻中隔穿孔，梅毒瘤浸润消退后鼻黏膜萎缩。先天性鼻梅毒多发生于3岁至青春期，除有塌鼻外还可伴有Hutchinson三联征（迷路炎、间质性角膜炎和锯齿形牙）及感音性聋。

2．咽梅毒　一期咽梅毒少见，常为一侧扁桃体下疳，同侧颈淋巴结肿大坚硬；二期咽梅毒可见咽部充血，扁桃体肿大，影响进食，常伴有全身淋巴结肿大及弥漫性皮疹；三期咽梅毒病变由梅毒瘤浸润、软化，发生溃疡，最后形成瘢痕收缩，可出现硬腭穿孔，咽峡部或咽腔粘连、狭窄畸形。

3．喉梅毒　一期者极少见，可在会厌出现下疳；二期者类似喉炎，常伴有全身皮疹及咽部黏膜斑；三期者稍多见，梅毒瘤可波及会厌或甲状软骨，引起喉瘢痕性狭窄。

4．耳梅毒 一期耳梅毒为外耳下疳，二期耳梅毒极为少见，三期者多表现为面神经瘫痪、迷路炎、一侧突发性聋。早期先天性耳梅毒多因脑膜炎、神经炎、中耳炎、迷路炎等导致聋哑，一般在出生后 1～2 年发病。晚期先天性耳梅毒者常于 8～10 岁发病，主要为颞骨多发性梅毒瘤导致迷路炎而全聋。骨迷路破坏形成瘘管或环韧带软化使镫骨足板松动，均可出现鼓膜等中耳结构正常而瘘管试验阳性，称为 Hennebert 征，其特点为只有当向外耳道内施加负压时，方出现数次眼震。

【诊断】 详细询问性生活史或家族史。结合全身表现，疑为本病时，应进行实验室检查。镜下检查病变部位的分泌物有无梅毒螺旋体，血清学检测病原体抗体。

【治疗】

1．驱梅疗法 梅毒螺旋体对青霉素极为敏感，临床以青霉素治疗为首选，应足量、足疗程。对青霉素过敏者可采用砷铋剂联合等治疗。

2．对症治疗 清洗创面，保持局部清洁，对于瘢痕所致的畸形可行修补成形手术。

第二节 艾滋病在耳鼻咽喉头颈部的表现

艾滋病即获得性免疫缺陷综合征（acquired immunodeficiency syndrome，AIDS），是人类免疫缺陷病毒（human immunodeficiency virus，HIV）侵犯免疫系统，寄生于 $CD4^+T$ 淋巴细胞并在其中不断复制，导致免疫缺陷，并发一系列机会性感染及肿瘤，严重者可导致死亡的综合征。目前，艾滋病已成为严重威胁世界人民健康的公共卫生问题。1981 年，人类首次发现 HIV。目前，艾滋病已经从一种致死性疾病变为一种可控的慢性病。

【感染途径】 HIV 感染者和艾滋病患者是本病的唯一传染源。HIV 主要存在于感染者和患者的血液、精液、阴道分泌物、乳汁中。主要的传播途径有性传播、血液及血液制品传播以及母婴传播。与他人共用被感染者使用过的、未经消毒的注射工具，是一种非常重要的 HIV 传播途径。握手，拥抱，礼节性亲吻，同吃同饮，共用厕所和浴室，共用办公室、公共交通工具、娱乐设施等日常生活接触不会传播 HIV。高危人群包括男性同性恋者、静脉吸毒者、与 HIV 携带者经常有性接触者、经常输血及血液制品者以及 HIV 感染母亲所生婴儿。

【发病机制】 HIV 是反转录病毒科慢病毒属中的一种，为单链 RNA 病毒，具有能在宿主体内终生存在的特点。该病毒能结合人类 $CD4^+T$ 细胞，特别是和 $CD4^+T$ 辅助淋巴细胞相结合，还能与神经细胞表面的半乳糖神经酰胺结合。

当人体感染 HIV 后，HIV 吸附在 $CD4^+T$ 细胞表面的受体上，并表达糖蛋白 gp120，与 $CD4^+T$ 细胞表面的 CD4 受体结合后，在 gp41 透膜蛋白的协助下，HIV 的膜与细胞膜相融合，病毒进入细胞内，在病毒反转录酶的作用下反转录为 DNA，并整合到宿主细胞（$CD4^+T$ 细胞）的染色体中，使该细胞成为带 HIV 遗传信息的感染细胞。此时感染进入潜伏期，经过 2～10 年的潜伏性感染阶段，当受染细胞被激活，HIV 进入"活跃状态"，在宿主细胞内大量复制并排出细胞外，进入血液或体液，并又吸附在其他 $CD4^+T$ 细胞上。如此周而复始，随着 HIV 复制的不断增加，$CD4^+T$ 细胞的破坏也随之增多，$CD4^+T$ 细胞的数量下降，使机体免疫功能呈现抑制状态，导致免疫缺陷，失去对多种病原体的防御能力，从而引起多种机会感染。因此 $CD4^+T$ 细胞被 HIV 攻击后细胞功能被损害和大量破坏是 AIDS 患者免疫功能缺陷的原因。此外，HIV 也可感染单核细胞、巨噬细胞以及 B 淋巴细胞。

大多数 HIV 感染的成年人和青少年可长期无症状，但所有感染阶段均有病毒复制，故 HIV 感染者都有可能最终发展为 AIDS 患者。本病的发病机制仍有许多环节尚不清楚，目前学者们正在从不同层面上进行深入研究，以求最终攻克该病。

【临床表现】

1．急性期 通常发生在初次感染 HIV 后 2～6 周，主要表现如下。

（1）单核细胞增多症样综合征或流感样症状：发热、咽痛、盗汗、恶心、呕吐、腹泻、皮疹、关节痛、全身淋巴结肿大等症状。多数患者临床症状轻微，持续 1～3 周后缓解并进入无症状期。约有 1/3 患者可持续低热、消瘦、淋巴结肿大，此期在血液中可检出 HIV-RNA 和 P24 抗原，而 HIV 抗体则在感染后数周才出现。$CD4^+T$ 细胞计数一过性减少，$CD4^+/CD8^+$ 细胞数比值可倒置。

（2）急性脑膜脑炎症状：发生率较低，约为 10%。表现为脑膜炎症状，检查可呈脑膜刺激征阳性，腰椎穿刺脑脊液检查见单核细胞增多，蛋白质增加。持续 2～3 周后症状消失或慢性反复发作。

2．慢性期　可分为 3 个时期。

（1）潜伏期：又称为无症状感染期，可从急性期进入此期，或无明显的急性期症状而直接进入此期。此期持续时间可由数月至十多年。除血清中检测到 HIV 阳性外，可无任何自觉症状和临床体征。此期的长短与感染病毒的数量、型别、感染途径，机体免疫状况等多种因素有关。

（2）AIDS 相关综合征期：亦可称为 AIDS 前期，可持续 1 年至数年。主要表现为反复发热、盗汗、疲乏、腹泻、消瘦及体重减轻等。另外还可出现持续性全身性淋巴结肿大，其特点为除腹股沟以外有两个或两个以上部位的淋巴结肿大，持续时间 3 个月以上。还有反复发生的多形性皮疹、疱疹或软疣，伴瘙痒。骨髓造血功能障碍，出现贫血，白细胞和血小板减少，特发性血小板减少性紫癜，淋巴细胞和中性粒细胞减少。此期易发生感染或患传染病。$CD4^+T$ 细胞计数明显下降，多 $< 200/mm^3$，$CD4^+/CD8^+T$ 细胞比值 < 1.0，HIV 抗体阳性。

（3）艾滋病期：约有 25% 的 HIV 抗体阳性者发展至 AIDS 相关综合征期，10% 发展至艾滋病期。除 AIDS 前期的某些表现外，有以下表现：①机会性感染：在正常机体上原本不致病的病原体此时可感染 AIDS 患者而导致其发病。如肺孢子菌肺炎、真菌和病毒感染等。②恶性病变及少见的肿瘤：Kaposi 肉瘤、非霍奇金淋巴瘤、慢性淋巴细胞性白血病、口咽部肿瘤、其他脏器肿瘤等。③多器官、多系统组织和功能损害：可出现多脏器功能衰竭。

【耳鼻咽喉头颈部表现】　艾滋病患者有 40%～70% 出现耳鼻咽喉头颈部病变。

1．耳部病变　外耳可发生 Kaposi 肉瘤，为多发性出血性肉瘤，表现为红紫色斑块或结节。外耳的肺孢子菌感染为多核性囊肿，病检可发现原虫。耵聍中尚未发现病毒，但可从鼓室积液中分离出 HIV，中耳脓液中培养可见到真菌、原虫或病毒。HIV 易侵犯中枢神经系统或听神经，早期感音神经性听力减退较为常见。

2．鼻与鼻窦病变　鼻腔和鼻窦黏膜可因 Kaposi 肉瘤或阿米巴原虫等感染而引起黏膜肿胀，产生鼻塞、流脓涕或鼻出血等症状，鼻部的疱疹病毒感染可产生巨大疱疹性溃疡，自鼻前庭向外扩展至邻近的鼻翼等处。

3．口腔及咽喉病变　口腔和咽部的白念珠菌感染是最常见的上呼吸道病变，多见于舌的腹面，亦可发生于咽部或食管，引起咽痛和吞咽困难，病变表面多有假膜形成，除去假膜可见粗糙红斑样创面。艾滋病患者的扁桃体炎可由常见致病菌、肺炎支原体和沙眼衣原体等所引起。Kaposi 肉瘤常发生在腭部、颊黏膜、牙龈黏膜和咽后壁，为突起的紫红色结节。Kaposi 肉瘤和念珠菌感染发生于喉部时可导致声嘶、喉喘鸣和喉阻塞。

4．颈部病变　颈淋巴结病变是早期症状之一，常有颈淋巴结肿大。Kaposi 肉瘤可发生于头颈部的皮肤，当其侵犯淋巴结时，颈淋巴结可迅速增大。颈部肿块还应考虑非霍奇金淋巴瘤和分枝杆菌感染等。头颈部鳞状细胞癌在艾滋病患者亦较多见，其他还可有病毒等感染所致的腮腺肿大等。

【诊断】　根据病史、临床表现和实验室检查结果方能做出诊断。

1．详细询问病史，如有无不正常性接触史，有无吸毒史或接受输血或血液制品等。

2．出现不寻常的机会性感染如肺孢子菌肺炎或某些特殊性肿瘤如 Kaposi 肉瘤，此为重要诊断依据。长期低热、腹泻、消瘦以及全身性淋巴结肿大并有口、咽等念珠菌感染，似为艾滋病的前驱表现，应予以注意。

3．实验室检查

（1）免疫功能：CD4$^+$T 细胞＜ 200/mm^3，CD4$^+$/CD8$^+$T 细胞比值＜ 1.0。

（2）HIV 检测：检测 HIV 抗原和抗体。一般感染 2 个月即可查出 HIV 抗体。

【治疗】 目前尚无根治性方法，亦无可靠、有效的预防疫苗。主要针对 HIV 侵袭、免疫功能低下、机会性感染等进行治疗。

1．抗 HIV 治疗 高效抗反转录病毒治疗（highly active antiretroviral therapy，HAART）是治疗艾滋病的根本方法，而且需要终生服药。治疗目标为最大限度地抑制病毒的复制，保存和恢复免疫功能，降低病死率和 HIV 相关性疾病的发病率，提高患者的生活质量，减少艾滋病的传播。常见的 HIV 反转录抑制剂有齐多夫定、双脱氧胞苷、双脱氧肌苷以及双脱氧胸苷等。

2．增强免疫功能 干扰素、白细胞介素 -2、粒细胞 - 巨噬细胞集落刺激因子等免疫调节剂可用于早期的治疗，减少机会性感染的发生和提高白细胞数量。

3．机会性感染的治疗 机会性感染是本病致死的主要原因，因此要积极主动地治疗机会性感染。治疗原虫感染首选复方新诺明或喷他脒，抗病毒感染用阿昔洛韦或膦甲酸，如有真菌感染应积极应用抗真菌药。

4．其他治疗 包括全身支持疗法，如有恶性肿瘤则行抗肿瘤治疗，耳部、鼻腔和口腔的清洁处理等。

参考文献

[1] 迟放鲁. 面神经疾病. 上海：上海科学技术出版社，2007.

[2] 杜江，刘红刚，田澄. 头颈部骨化性纤维瘤与纤维结构不良的鉴别诊断. 中国耳鼻咽喉头颈外科，2008，15：64-66.

[3] 屠规益. 癌下咽癌现代理论与临床. 济南：山东科学技术出版社，2002.

[4] 黄选兆，汪吉宝. 实用耳鼻咽喉科学. 北京：人民卫生出版社，1998.

[5] 韩德民，陈兆林，王丽娟，等. 声门上癌向声门区发展的组织病理学研究. 中华耳鼻咽喉科杂志，1986，21：97-100.

[6] 黄志刚，韩德民，于振坤，等. CO_2激光手术治疗声门型喉癌疗效分析. 中华耳鼻咽喉科杂志，2002，37：161-163.

[7] 马力学. 颈侧瘘管和囊肿. 国外医学：耳鼻咽喉科分册，1998，22（5）：286-289.

[8] 冯文杰. 甲状舌管癌. 国外医学：耳鼻咽喉科分册，1995，19（1）：24-26.

[9] 刘帮华，汪吉宝，毕胜斌，等. 数字减影血管造影在耳鼻咽喉科应用的初步报告. 中华耳鼻咽喉科杂志，1994，29：158.

[10] 李树玲. 新编头颈肿瘤学. 北京：科学技术出版社，2002：1029-1035.

[11] 周定标，张纪. 颅底肿瘤手术学. 北京：人民军医出版社，1997：1-23.

[12] 樊忠，王天铎. 实用耳鼻咽喉科学. 济南：山东科学技术出版社，1997：253-256.

[13] GOODHILL V. Ear：Diseases，Deafness and Dizziness. New York：Harper & Row，1979.

[14] SENTURIA B H，MARCUS M D，LUCENTE T E. Diseases of the External ear. 2nd ed. New York：Grune & Stratton，1980.

[15] MARIN F N. Introduction to Audiology. 5th ed. London：Prentice Hall，1994.

[16] HALL J W Ⅲ. Diagnostic audiology and hearing aids //BALLENGER JJ，SNOW JB Jr.（ed）. Otorhinolaryngology Head and Neck Surgery. 15th ed. Baltimore：Lippincott Williams & Wilkins，1996：953-973.

[17] KATZ J. Handbook of Clinical Audiology. 5th ed. Baltimore：Lippincott Williams & Wilkins，2002.

[18] ROOD S，JOHNSON J，MYERS E，et al. Congenital masses of the head and neck. J Postgrad Med，1982，72：141-149.

[19] SOUCY P. Congenital cervical salvary fistula. Can J Surg，1985，28：130-131.

[20] WILD G. MISCHKE D，LOBECK H N，et al. The lateral cyst of the neck：Congenital or acquired? Acta Otolaryngol（Stockh），1987，103：546-550.

[21] MYERS E，CUNNINGHAM M. Inflammatory presentations of congenital head and neck masses. Pediatr Infect Dis J，1988，7：s162-s168.

[22] SONNINO R，SPIGLAND N，LABERGE J M，et al. Unusual patterns of congenital neck masses in children. J Pediatr Surg，1989，24：966-969.

[23] GLENNER G G，GRIMLEY P M. Tumors of the extra-adrenal paraganglion system（including chemoreceptors）// AFIP. Atlas of Tumor Pathology. 2nd Series，Fascicle 9. 1974.

[24] SHOCKLEY W W，PILLSBURY H C. The Neck Diagnosis and Surgery. St Louis：Mosby，1993：173-208.

[25] BRACKMANN D E，SHELTON C，ARRIAGA M A. Otologic Surgery. Philadelphia：Saunders，1994：579-667.

专业词汇中英文对照索引

Epworth 睡眠评分量表（Epworth sleepiness scale，ESS）
247

T&T 嗅觉计检查法（T&T olfactometer test） 128

B

瘢痕疙瘩（keloid） 101

半规管耳石症（canalithiasis） 67

半面畸形（hemifacial deformity） 43

半面痉挛（hemifacial spasm） 92

半月裂孔（semilunar hiatus） 110

爆震性聋（explosive deafness） 76

贝尔麻痹（Bell's palsy） 90

贲门（cardia） 344

鼻瓣区（nasal valve area） 117

鼻背（nasal dorsum） 107

鼻背中线皮样囊肿（nasal median dermoid cyst） 132

鼻测压计（rhinomanometer） 127

鼻出血（epistaxis） 174

鼻唇沟（nasolabial fold） 107

鼻底（basis nasi） 107

鼻窦囊肿（nasal sinus cyst） 166

鼻窦炎（sinusitis） 139

鼻窦异物（foreign body in nasal sinuses） 163

鼻窦真菌球（fungal ball of the paranasal sinuses，FB）
149

鼻腭神经（nasopalatine nerve） 112

鼻肺反射（nasopulmonary reflex） 120

鼻副软骨（accessory nasal cartilages） 107

鼻根（nasal root） 107

鼻骨（nasal bones） 107

鼻骨骨折（fracture of nasal bone） 158

鼻骨骨折复位术（reduction of fracture of nasal bone）
159

鼻颌面复合骨折（naso-maxillofacial fracture） 161

鼻尖（nasal apex） 107

鼻疖（nasal furuncle） 133

鼻睫反射（nasociliary reflex） 121

鼻颏位（nose-chin position） 129

鼻眶筛复合体（naso-orbital-ethmoidal complex） 161

鼻眶筛骨折（naso-orbital-ethmoidal fractures） 161

鼻梁（nasal bridge） 107

鼻内镜（nasal endoscope） 125

鼻内孔（nasal ostium internum） 109

鼻前庭（nasal vestibule） 109

鼻前庭囊肿（nasal vestibular cyst） 165

鼻前庭湿疹（eczema of nasal vestibule） 133

鼻前庭炎（nasal vestibulitis） 133

鼻腔恶性黑色素瘤（nasal malignant melanoma） 193

鼻腔恶性肿瘤（nasal malignant tumor） 192

鼻腔淋巴瘤（nasal lymphoma） 193

鼻腔异物（foreign body in nasal cavity） 163

鼻腔有效横截面积（nasal effective cross-sectional area，
NECA） 127

鼻腔中线肉芽肿（nasal malignant granuloma） 193

鼻石（rhinolith） 181

鼻小柱（columella nasi） 107

鼻心反射（nasocardiac reflex） 121

鼻咽癌（nasopharyngeal carcinoma） 258

鼻咽部（nasopharynx） 207

鼻咽血管纤维瘤（nasopharyngeal angiofibroma） 257

鼻翼（alae nasi） 107

鼻阈（nasal limen） 109

鼻中隔（nasal septum） 109

鼻中隔穿孔（perforation of the nasal septum） 180

鼻中隔穿孔修补术（repair of nasoseptal perforation）
181

鼻中隔黏膜片修补法（mucosal flap repair of septal
perforation） 181

鼻中隔脓肿（nasoseptal abscess） 179

鼻中隔偏曲（deviation of nasal septum） 177

鼻中隔血肿（nasoseptal hematoma） 179

鼻周期（nasal cycle） 117

鼻赘（rhinophyma） 134

鼻自净功能检查法（self-cleaning function test of nose）
127

闭合性喉部外伤（closed injury of larynx） 303

臂丛（brachial plexus） 370

编程助听器（programmable hearing aids） 80

扁桃体窝（tonsillar fossa）209

扁桃体周脓肿（peritonsillar abscess）235

扁桃体周围间隙（peritonsillar space）209

变态反应性鼻炎（allergic rhinitis）169

变应性真菌性鼻窦炎（allergic fungal sinusitis，AFS）149

变应原（allergen）169

波长（wave length）21

波动性渐进性耳聋（fluctuating and progressive hearing loss）65

剥离法（dissection method）230

C

残留抑制（residual inhibition）84

测听术（audiometry）30

常年性变应性鼻炎（perennial allergic rhinitis）169

常染色体显性遗传（autosomal dominant inheritance）79

迟发相反应（late-phase response）170

迟发性进行性聋（delayed-onset progressive hearing loss）79

持续气道正压通气（continuous positive airway pressure，CPAP）251

持续性变应性鼻炎（persistent allergic rhinitis）169

匙突（cochleariform process）10

传导性聋（conductive deafness）69

传导性听力损失（conductive hearing loss）33

喘鸣（stridor）303

窗前裂（fissula ante-fenestram）59

创伤性面神经麻痹（traumatic facial nerve palsy）91

锤骨（malleus）11

锤骨短突（short process of malleus）10

锤骨后襞（posterior malleolar fold）10

磁共振成像（magnetic resonance imaging，MRI）40

磁共振血管造影（magnetic resonance angiography，MRA）56

D

大疱性鼓膜炎（bullous myringitis）45

大翼软骨（greater alar cartilage）107

弹性声抗（elastic reactance）21

弹性圆锥（conus elasticus）270

导管吹张法（catheterization）39

导航系统（image-guidance system）129

导纳（admittance）34

镫骨（stapes）11

镫骨部分切除术（partial stapedectomy）61

镫骨撼动术（stapes mobilization）61

镫骨肌（stapedius muscle）12

镫骨肌声反射（acoustic stapedial reflex）35

镫骨全切除术（total stapedectomy）61

镫骨性耳硬化症（stapedial otosclerosis）59

镫骨足板钻孔活塞术（piston technique of stapes surgery）61

低通气（hypopnea）248

电刺激疗法（electrical stimulation therapy）85

电耳镜（otoscope）29

蝶窦（sphenoid sinus）115

蝶窦骨折（fracture of sphenoidal sinus）160

蝶腭动脉（sphenopalatine artery）111

蝶筛隐窝（sphenoethmoidal recess）110

耵聍栓塞（impacted cerumen）44

耵聍腺瘤（ceruminoma）102

动作电位（action potential，AP）36

豆状突（lenticular process）11

窦口鼻道复合体（ostiomeatal complex, OMC）110

对耳轮（antihelix）7

对耳轮脚（crux of antihelix）7

对耳屏（antitragus）7

多导睡眠图（polysomnogram，PSG）248

多发性硬化（multiple sclerosis）71

多形性腺瘤（pleomorphic adenoma）378

E

额窦（frontal sinus）114

额窦骨折（fracture of frontal sinus）159

额骨鼻部（nasal part of frontal bone）107

额外鼻孔（extra nasal pit）131

恶性黑色素瘤（malignant melanoma）102

恶性混合瘤（malignant mixed tumor）381

腭扁桃体（palatine tonsil）209

腭扁桃体被膜（palatine tonsillar capsule）209

腭大动脉（greater palatine artery）112

腭帆提肌（levator veli palatini muscle）209

腭帆张肌（tensor veli palatini muscle）209

腭舌肌（palatoglossus muscle）210

腭咽肌（palatopharyngeus muscle）210

儿童慢性鼻窦炎（chronic sinusitis in children） 147

耳垂（lobule） 7

耳带状疱疹（herpes zoster oticus） 90

耳毒性聋（ototoxic deafness） 73

耳甲（concha） 7

耳甲腔（cavum conchae） 7

耳甲艇（cymba conchae） 7

耳间衰减（interaural attenuation） 32

耳廓（auricle） 7

耳廓化脓性软骨膜炎（suppurative perichondritis of auricle） 44

耳廓假囊肿（pseudocyst of auricle） 44

耳廓外伤（auricle trauma） 94

耳轮（helix） 7

耳轮脚（crux of helix） 7

耳鸣（tinnitus） 83

耳鸣再训练疗法（tinnitus retraining therapy，TRT） 86

耳屏（tragus） 7

耳屏间切迹（intertragic notch） 7

耳前切迹（incisura anterior auris） 7

耳声发射（otoacoustic emission，OAE） 25

耳声损伤（acoustic trauma） 74

耳石膜（otolith membrane） 15

耳蜗（cochlea） 14

耳蜗电图（electrocochleography，ECochG） 36

耳蜗微音电位（cochlear microphonics，CM） 36

耳蜗炎（cochleitis） 73

耳硬化症（otosclerosis） 59

耳语声（whispered sound） 338

耳胀满感（aural fullness） 65

二腹肌（digastric muscles） 368

F

发作性眩晕（recurring attacks of vertigo） 65

樊尚咽峡炎（Vincent angina） 228

方形膜（quadrangular membrane） 270

非变应性鼻炎（nonallergic rhinitis） 137

非快动眼睡眠期（nonrapid eye movement，NREM） 244

非器官特异性自身免疫性内耳病（non-organ-specific autoimmune inner-ear disease） 78

非遗传性聋（non-hereditary deafness） 70

非综合征性遗传性聋（non-syndromic hereditary hearing loss） 79

肺段支气管（segmental bronchi） 343

分贝感觉级（dB sensation level，dB SL） 32

分泌性中耳炎（secretory otitis media） 46

辅助性 T 淋巴细胞（T helper lymphocyte） 170

复发性呼吸道乳头状瘤（recurrent respiratory papillomatosis，RRP） 310

复听（diplacusia） 65

副耳（accessory auricle） 41

副神经（accessory nerve） 370

副神经淋巴结（accessory nerve lymph nodes） 372

G

改良性颈清扫术（modified neck dissection） 383

盖莱试验（Gelle test，GT） 34

感染性聋（deafness due to infective disease） 70

感音神经性聋（sensorineural deafness） 69

感音神经性听力损失（sensorineural hearing loss） 33

高分辨率计算机化断层显像（high-resolution computed tomography，HRCT） 40

隔背软骨（septodorsal cartilage） 107

弓状下窝（subarcuate fossa） 20

弓状隆起（arcuate eminence） 19

功能性磁共振成像（functional magnetic resonance imaging，fMRI） 129

功能性聋（functional deafness） 69

共腔畸形（common cavity deformity） 42

钩突（uncinate process） 110

骨半规管（osseous semicircular canals） 14

骨导（bone conduction，BC） 22

骨化纤维瘤（ossifying fibroma，OF） 182

骨嵴（ridge） 177

骨瘤（osteoma） 184

骨迷路（osseous labyrinth） 13

骨蜗管（osseous cochlear duct） 14

鼓部（tympanic portion） 18

鼓窦（tympanic antrum） 13

鼓窦入口（aditus ad antrum） 11

鼓沟（tympanic sulcus） 18

鼓岬（promontory） 10

鼓阶（scala tympani） 14

鼓膜（tympanic membrane） 9

鼓膜炎（myringitis） 45

鼓膜张肌（tensor tympani muscle）　12

鼓气耳镜（Siegle's otoscope）　29

鼓乳裂（tympanomastoid fissure）　18

鼓室（tympanic cavity）　9

鼓室丛（tympanic plexus）　12

鼓室导抗测量（tympanometry）　34

鼓室盖（tegmen tympani）　11

鼓室上隐窝（epitympanic recess）　9

鼓室硬化症（tympanosclerosis）　58

鼓索神经（chorda tympani nerve）　12

固有鼻腔（nasal proper cavity）　109

光锥（cone of light）　10

H

海绵状血窦（cavernous sinusoids）　117

海姆利希手法（Heimlich maneuver）　307

含牙囊肿（dentigerous cyst）　167

横纹肌瘤（rhabdomyoma）　310

喉癌（carcinoma of larynx）　314

喉癌前病变（laryngeal premalignant lesions）　313

喉部外伤（injury of larynx）　303

喉部与呼吸道烧伤（burn of larynx and respiratory tract）　305

喉成形嗓音外科手术（laryngoplastic phonosurgery）　337

喉返神经（recurrent laryngeal nerve）　275

喉返神经麻痹（recurrent laryngeal nerve paralysis）　296

喉关节炎（laryngeal arthritis）　291

喉肌电图（laryngeal electromyography，LEMG）　281

喉痉挛（laryngeal spasm）　301

喉气管狭窄（laryngotracheal stenosis）　326

喉前庭（vestibule of larynx）　273

喉腔（laryngeal cavity）　273

喉乳头状瘤（papilloma of larynx）　310

喉上动脉（superior laryngeal artery）　275

喉上神经（superior laryngeal nerve）　275

喉室（ventricle of larynx）　274

喉下动脉（inferior laryngeal artery）　275

喉纤维内镜（fibrolaryngoscope）　279

喉血管瘤（hemangioma of larynx）　309

喉咽部（laryngopharynx）　207

喉异物（foreign bodies in larynx）　307

喉阻塞（laryngeal obstruction）　324

后鼻孔（posterior nasal apertures）　111

后鼻孔填塞（packing of posterior naris）　175

后连合（posterior commissure）　274

后天性聋（acquired deafness）　69

后组鼻窦（posterior nasal sinuses）　113

呼吸困难（dyspnea）　303

呼吸黏膜（respiratory mucosa）　116

呼吸努力相关微觉醒（respiratory effort related arousal，RERA）　248

呼吸暂停（apnea）　248

壶腹嵴（crista ampullaris）　15

花粉症（pollinosis）　169

华特位（Water position）　129

化脓性炎症（suppurative sinusitis）　139

环杓侧肌（lateral cricoarytenoid muscle）　272

环杓关节（cricoarytenoid joint）　268

环杓关节炎（cricoarytenoid arthritis）　291

环杓后肌（posterior cricoarytenoid muscle）　272

环甲关节（cricothyroid joint）　268

环甲关节炎（cricothyroid arthritis）　291

环甲肌（cricothyroid muscle）　272

环甲间隙（cricothyroid space）　276

环甲膜（cricothyroid membrane）　271

环甲膜切开术（cricothyroid laryngotomy）　334

环甲中韧带（median cricothyroid ligament）　271

环磷腺苷（cyclic adenosine monophosphate，cAMP）　119

环路增益（loop gain）　246

环韧带（annular ligament）　11

环状软骨（cricoid cartilage）　268

环状软骨板（lamina of cricoid cartilage）　268

环状软骨弓（arch of cricoid cartilage）　268

缓激肽（bradykinin）　170

会厌前间隙（preepiglottic space）　276

会厌软骨（epiglottic cartilage）　269

混合瘤（mixed tumor）　378

混合性聋（mixed deafness）　69

混合性听力损失（mixed hearing loss）　33

混声（mixed voice）　338

获得性免疫缺陷综合征（acquired immune deficiency syndrome，AIDS）　73

J

肌电图（electromyography，EMG）　89

肌三角（muscular triangle） 366

肌突（muscular process） 270

基底膜（basilar membrane） 16

畸变产物耳声发射（distortion product otoacoustic emission，DPOAE） 36

急性暴发型真菌性鼻窦炎（acute fulminant fungal sinusitis，AFFS） 149

急性鼻咽炎（acute nasopharyngitis） 222

急性鼻炎（acute rhinitis） 135

急性蝶窦炎（acute sphenoiditis） 141

急性腭扁桃体炎（acute tonsillitis） 227

急性喉气管支气管炎（acute laryngotracheobronchitis） 289

急性喉炎（acute laryngitis） 288

急性化脓性鼻窦炎（acute suppurative sinusitis） 140

急性化脓性中耳炎（acute suppurative otitis media） 48

急性会厌炎（acute epiglottitis） 287

急性卡他性鼻窦炎（acute catarrhal sinusitis） 140

急性卡他性扁桃体炎（acute catarrhal tonsillitis） 227

急性滤泡性扁桃体炎（acute follicular tonsillitis） 227

急性筛窦炎（acute ethmoiditis） 140

急性上颌窦炎（acute maxillary sinusitis） 140

急性腺样体炎（acute adenoiditis） 232

急性咽炎（acute pharyngitis） 222

急性隐窝性扁桃体炎（acute lacunar tonsillitis） 227

嵴帽结石病（cupulolithiasis） 67

计算机化断层显像（computed tomography，CT） 40

季节性变应性鼻炎（seasonal allergic rhinitis） 169

甲杓肌（thyroarytenoid muscle） 273

甲状会厌肌（thyroepiglottic muscle） 273

甲状会厌韧带（thyroepiglottic ligament） 271

甲状软骨（thyroid cartilage） 268

甲状软骨板（lamina of thyroid cartilage） 268

甲状软骨孔（thyroid foramen） 268

甲状软骨前角（anterior horn of thyroid cartilage） 268

甲状软骨上角（superior horn of thyroid cartilage） 268

甲状软骨下角（inferior horn of thyroid cartilage） 268

甲状软骨下切迹（inferior thyroid notch） 268

甲状上结节（superior thyroid tubercle） 268

甲状舌骨外侧韧带（lateral thyrohyoid ligament） 270

甲状舌骨肌（thyrohyoid muscles） 368

甲状舌骨膜（thyrohyoid membrane） 270

甲状舌管癌（thyroglossal duct carcinoma） 373

甲状舌管瘘（thyroglossal fistula） 373

甲状舌管囊肿（thyroglossal duct cyst） 373

甲状下结节（inferior thyroid tubercle） 268

甲状腺癌（cancer of thyroid） 379

甲状腺腺瘤（thyroid adenoma） 378

假声（falsetto） 338

间断性变应性鼻炎（intermittent allergic rhinitis） 169

肩胛舌骨肌（omohyoid muscles） 368

剪切力（shearing force） 24

剪切运动（shearing motion） 24

交叉听力（cross-hearing） 32

紧张部（pars tensa） 9

茎乳孔（stylomastoid foramen） 19

茎突（styloid process） 21

茎突舌骨肌（stylohyoid muscles） 368

茎突咽肌（stylopharyngeus muscle） 211

经鼻内镜鼻腔泪囊造孔术（transnasal endoscopic dacryocystorhinostomy） 201

经鼻内镜眶减压术（endoscopic transnasal orbital decompression） 201

经典性颈清扫术（classical neck dissection） 383

经颅磁刺激（transcranial magnetic stimulation，TMS） 86

经乳突入路面神经减压术（transmastoid approach for facial nerve decompression） 93

精神性聋（psychogenic deafness） 69

颈部闭合性创伤（closed neck trauma） 384

颈部筋膜间隙（cervical fascial spaces） 367

颈部开放性创伤（open neck trauma） 385

颈部血管间隙感染（vascular space infection of neck） 375

颈丛（cervical plexus） 370

颈动脉窦（carotid sinus） 368

颈动脉鞘（carotid sheath） 368

颈动脉鞘间隙（carotid sheath pace） 367

颈动脉鞘筋膜（carotid sheath fascia） 367

颈动脉三角（carotid triangle） 366

颈动脉体副神经节瘤（carotid paraganglioma） 377

颈动脉体化学感受器瘤（carotid chemodectoma） 377

颈动脉体瘤（carotid body tumor） 377

颈动脉小球（carotid glomus） 369

颈后三角（posterior cervical triangle） 366

颈间隙（neck spaces） 367

颈交感干（cervical sympathetic trunk） 370

颈静脉球体瘤（glomus jugulare tumor） 400

颈阔肌（platysma） 367

颈淋巴结清扫术（neck dissection） 382

颈内动脉（internal carotid artery） 369

颈内筋膜（endocervical fascia） 367

颈内静脉（internal jugular vein） 369

颈内静脉淋巴结（internal jugular vein lymph nodes） 372

颈前静脉（anterior jugular vein） 369

颈前区（anterior region of neck） 365

颈前区淋巴结（anterior cervical lymph nodes） 371

颈前三角（anterior triangle of neck） 365

颈浅筋膜（superficial cervical fascia） 366

颈上神经节（superior cervical ganglion） 370

颈深筋膜（deep cervical fascia） 366

颈深筋膜浅层（superficial layer of deep cervical fascia） 366

颈深筋膜深层（deep layer of deep cervical fascia） 367

颈深筋膜中层（middle layer of deep cervical fascia） 367

颈深上淋巴结（upper deep cervical lymph nodes） 372

颈深下淋巴结（lower deep cervical lymph nodes） 372

颈外侧浅淋巴结（superficial cervical lymph nodes） 371

颈外侧区（lateral region of neck） 366

颈外侧深淋巴结（deep cervical lymph nodes） 371

颈外动脉（external carotid artery） 369

颈外静脉（external jugular vein） 369

颈下神经节（inferior cervical ganglion） 370

颈中神经节（middle cervical ganglion） 370

颈总动脉（common carotid artery） 368

酒渣鼻（rosacea） 134

局限性外耳道炎（circumscribed external otitis） 45

K

开放性喉部外伤（open trauma of the larynx） 304

柯德威尔位（Caldwell position） 129

颏舌骨肌（geniohyoid muscles） 368

颏下三角（submental triangle） 365

可塑性（plasticity） 86

空鼻症（nose empty syndrome） 127

恐癌症（carcinophobia） 240

口咽部（oropharynx） 207

枯草热（hay fever） 169

夸大性聋（exaggerated hearing loss） 72

快动眼睡眠期（rapid eye movement，REM） 244

眶尖综合征（orbital apex syndrome） 154

眶内蜂窝织炎（orbital cellulitis） 154

眶下动脉（infraorbital artery） 112

眶下神经（infraorbital nerve） 112

窥耳器（ear speculum） 29

扩大颈清扫术（extended neck dissection） 383

L

莱穆瓦耶发作（Lermoyez attack） 65

劳氏位（Law's position） 40

老年性聋（presbyacusis） 76

犁骨（vomer） 109

利特尔动脉丛（Little's artery plexus） 111

利特尔区（Little's area） 174

良性颅内压增高症（benign intracranial hypertension） 71

良性阵发性位置性眩晕（benign paroxysmal positional vertigo，BPPV） 67

林纳试验（Rinne test，RT） 31

临床耳硬化症（clinical otosclerosis） 59

鳞部（squamous portion） 18

鳞鼓裂（squamotympanic fissure） 18

鳞状细胞癌（squamous cell carcinoma） 102

颅后窝（posterior cranial fossa） 390

颅面骨纤维病（fibro-osseous lesion） 182

颅前窝（anterior cranial fossa） 389

颅中窝（middle cranial fossa） 389

录像电耳镜（video otoscope） 29

滤泡囊肿（follicular cyst） 167

滤泡状腺癌（follicular adenocarcinoma） 380

卵圆窗（oval window） 10

螺旋器（spiral organ） 16

螺旋韧带（spiral ligament） 16

螺旋神经节（spiral ganglion） 17

M

麦粒软骨（triticeal cartilage） 270

脉冲音域（pulse register） 338

慢性鼻窦炎（chronic sinusitis） 142

慢性单纯性喉炎（chronic simple laryngitis） 290

慢性腭扁桃体炎（chronic tonsillitis） 229

慢性肥厚性喉炎（chronic hypertrophic laryngitis） 290

慢性喉炎（chronic laryngitis） 290

慢性化脓性中耳炎（chronic suppurative otitis media） 49

慢性侵袭型真菌性鼻窦炎（chronic invasive fungal sinusitis, CIFS） 149

慢性萎缩性喉炎（chronic atrophic laryngitis） 290

慢性咽炎（chronic pharyngitis） 223

梅尼埃病（Ménière disease） 64

梅氏位（Mayer's position） 40

弥补性装置（prosthetic device） 80

弥漫性外耳道炎（diffuse external otitis） 44

迷路（labyrinth） 13

迷路动脉（labyrinthine artery） 17

迷路震荡（labyrinthine concussion） 63

迷走神经（vagus nerve） 369

免疫豁免部位（privileged immunological site） 77

免疫印迹（immunoblotting, Western blot） 78

面裂囊肿（facial cleft cyst） 165

面神经（facial nerve） 87

面神经减压（facial nerve decompression） 90

面中部骨折（midface fracture） 161

膜半规管（membranous semicircular canals） 15

膜壶腹（membranous ampulla） 15

膜迷路（membranous labyrinth） 13

膜蜗管（membranous cochlear duct） 16

N

囊性水瘤（cyst hygroma） 374

脑膜瘤（meningioma） 186

脑膜脑膨出（meningoencephalocele） 392

内耳（inner ear） 13

内耳道（internal acoustic meatus） 20

内耳道底（fundus of internal acoustic meatus） 20

内耳开窗术（fenestration of inner ear） 61

内耳门（internal acoustic porus） 20

内翻性乳头状瘤（inverted papilloma） 186

内翻性乳头状瘤恶变（malignant inverted papilloma） 193

内淋巴（endolymph） 13

内脏间隙（visceral space） 367

黏膜囊肿（mucosal cyst） 166

黏膜移位缝合修补术（mucosal displacement of septal perporation） 181

黏液表皮样癌（mucoepidermoid carcinoma） 380

黏液囊肿（mucocele） 166

黏液纤毛系统（mucociliary system） 119

颞骨（temporal bone） 18

颞骨骨折（fracture of temporal bone） 96

脓性颌下炎（submaxillary space abscess） 238

P

排放论（volley theory） 24

偏侧性（lateralization） 31

频率（frequency） 21

频谱匹配（pitch-match frequency） 84

频闪喉镜检查（strobolaryngoscopy） 280

平滑肌瘤（leiomyoma） 310

平均听阈（pure tone average, PTA） 33

Q

气导（air conduction, AC） 22

气管（trachea） 343

气管杈（bifurcation of trachea） 343

气管插管术（trachea intubation） 329

气管隆嵴（carina of trachea） 343

气管前间隙感染（pretracheal space infection） 376

气管切开术（tracheotomy） 331

气管与支气管异物（foreign bodies in the trachea and bronchi） 354

气压创伤性中耳炎（barotraumatic otitis media） 99

器官特异性自身免疫性内耳病（organ-specific autoimmune inner-ear disease） 78

器质性聋（organic deafness） 69

前半规管裂（superior semicircular canal dehiscence） 43

前鼻镜（anterior rhinoscope） 124

前鼻孔（nostril） 107

前鼻孔填塞（packing of anterior naris） 175

前连合（anterior commissure） 274

前庭（vestibule） 14

前庭窗（vestibular window） 10

前庭阶（scala vestibuli） 14

前庭裂（vestibular fissure） 274

前庭膜（vestibular membrane） 16

前庭神经节（vestibular ganglion） 17

前庭水管扩大（enlarged vestibular aqueduct） 42

前庭小管（vestibular aqueduct） 20

前斜角肌 (anterior scalene muscle) 368

前组鼻窦 (anterior nasal sinuses) 113

切牙 (incisor teeth) 344

青枝骨折 (greenstick fracture) 158

球颌突囊肿 (globulomaxillary cyst) 165

球囊 (saccule) 15

球囊斑 (macula sacculi) 15

球囊隐窝 (spherical recess) 14

全鼻窦炎 (pansinusitis) 139

全蝶筛切除术 (total spheno-ethmoidectomy) 156

全颈清扫术 (radical neck dissection) 383

缺鼻 (arhinia) 131

R

人工耳蜗 (cochlea implant) 72

人乳头状瘤病毒 (human papilloma virus, HPV) 310

任克间隙 (Reinke's space) 276

任克水肿 (Reinke's edema) 293

乳头状腺癌 (papillary adenocarcinoma) 380

乳突 (mastoid process) 13

乳突部 (mastoid portion) 19

乳突孔 (mastoid foramen) 19

乳突淋巴结 (mastoid lymph nodes) 371

乳突切迹 (mastiod notch) 19

软腭 (soft palate) 209

软骨瘤 (chondroma) 185

S

腮腺淋巴结 (parotic lymph nodes) 371

鳃裂囊肿与瘘管 (branchial cyst and fistula) 373

三角窝 (triangular fossa) 7

嗓音显微外科技术 (phonomicrosurgery) 336

嗓音障碍指数 (voice handicap index, VHI) 281

筛板 (cribriform plate) 111

筛窦 (ethmoid sinus) 114

筛窦骨折 (fracture of ethmoidal sinus) 160

筛骨正中板 (lamina mediana) 109

筛后动脉 (posterior ethmoidal artery) 111

筛后神经 (posterior ethmoidal nerve) 112

筛孔 (cribriform foramina) 111

筛漏斗 (ethmoidal infundibulum) 110

筛泡 (ethmoid bulla) 110

筛前动脉 (anterior ethmoidal artery) 111

筛前神经 (anterior ethmoidal nerve) 112

上鼻甲 (superior nasal concha) 110

上唇动脉 (superior labial artery) 112

上鼓室 (epitympanum) 9

上颌窦 (maxillary sinus) 113

上颌窦根治术 (radical maxillary sinusotomy) 160

上颌窦骨折 (fracture of maxillary sinus) 160

上颌骨额突 (frontal process of maxilla) 107

上颌骨腭突 (palatine process of maxilla) 107

上颌骨骨髓炎 (osteomyelitis of maxilla) 152

上气道阻力综合征 (upper airway resistant syndrome, UARS) 245

烧灼法 (cautery) 175

杓肌 (arytenoid muscle) 273

杓状会厌襞 (aryepiglottic fold) 271

杓状软骨 (arytenoid cartilage) 270

哨声 (whistle) 338

舌扁桃体肥大 (tonsillae vegetation of tongue) 233

舌根淋巴组织增生 (lymphadenosis of radix linguae) 233

舌骨会厌韧带 (hyoepiglottic ligament) 270

舌甲状腺 (lingual thyroid) 219

舌下神经 (hypoglossal nerve) 370

舌咽神经 (glossopharyngeal nerve) 369

神经传导速度 (nerve conduction velocity, NCV) 89

神经电图 (electroneuronography, ENoG) 89

神经鞘瘤 (neurilemmoma) 377

神经纤维瘤 (neurofibroma) 185

神经兴奋性试验 (nerve excitability test, NET) 89

生理性鼻甲周期 (physiological turbinal cycle) 117

生物反馈疗法 (biofeedback) 85

声襞 (vocal fold) 274

声带接触性肉芽肿 (contact granuloma of vocal fold) 294

声带囊肿 (vocal fold cyst) 294

声带突 (vocal process) 270

声带息肉 (polyps of vocal fold) 292

声带小结 (vocal nodules) 292

声带注射喉成形手术 (injection laryngoplasty) 337

声导抗测听 (aural/acoustic immittance/impedance measurement) 34

声反射鼻测量计 (acoustic rhinometry) 127

声门裂 (fissure of glottis) 274

声门旁间隙（paraglottic space） 276

声门区（glottic portion） 274

声门上区（supraglottic portion） 273

声门下间隙（infraglottic space） 276

声门下区（subglottic portion） 274

声强（sound intensity） 21

声顺（compliance） 34

声压（sound pressure） 21

声压级（sound pressure level，SPL） 22

声阻抗（acoustic impedance） 21

施瓦巴赫试验（Schwabach test，ST） 31

食管（oesophagus） 344

食管腐蚀伤（caustic injuries of esophagus） 360

食管镜检查法（esophagoscopy） 351

食管异物（foreign bodies in esophagus） 357

室襞（ventricular fold） 274

舒适级（most comfortable listening level，MCL） 35

数字式助听器（digital hearing aids） 80

双鼻（birhinia） 131

睡眠呼吸紊乱指数（respiratory disturbance index，RDI） 249

睡眠呼吸暂停低通气指数（apnea-hypopnea index，AHI） 247

睡眠呼吸障碍（sleep disordered breathing，SDB） 245

瞬态诱发耳声发射（transiently evoked otoacoustic emission，TEOAE） 36

松弛部（pars flaccida） 9

速发相反应（early-phase response） 170

髓样癌（medullary carcinoma） 380

锁骨上三角（supraclavicular triangle） 366

T

特发性颅内压增高症（idiopathic intracranial hypertension） 71

特发性面瘫（idiopathic facial palsy） 90

特发性突聋（idiopathic sudden sensorineural hearing loss，ISSNHL） 73

特性频率（characteristic frequency） 25

特应质（atopy） 169

调节性 T 细胞（T regulatory cells，Treg） 169

听骨链（ossicular chain） 11

听骨链损伤（traumatic disruption of ossicular chain） 95

听觉训练（auditory training） 72

听力计（audiometer） 31

听力计零级（audiometric zero） 22

听力伤残值（hearing handicap score，HHS） 76

听力损失（hearing loss） 69

听力图（audiogram） 33

听神经（acoustic nerve） 17

听神经瘤（acoustic neuroma） 397

听像（auditory imagery） 84

听性脑干反应（auditory brainstem response，ABR） 36

听性脑干植入（auditory brainstem implant，ABI） 72

听性诱发反应（auditory-evoked responses） 36

听阈（hearing threshold） 21

突发性聋（sudden deafness） 73

驼鼻（hump nose） 131

椭圆囊（utricle） 15

椭圆囊斑（macula utriculi） 15

椭圆囊隐窝（elliptical recess） 14

W

歪鼻（deflected nose） 131

外半规管开窗术（fenestration of lateral semicircular canal） 61

外鼻（external nose） 107

外耳道（external acoustic meatus） 7

外耳道闭锁（atresia） 41

外耳道胆脂瘤（cholesteatoma of external auditory canal） 45

外耳道乳头状瘤（papilloma of external canal） 102

外耳道湿疹（eczema of external ear canal） 44

外耳道峡（isthmus） 7

外耳道异物（foreign bodies in external acoustic meatus） 45

外耳道真菌病（otomycosis externa） 45

外淋巴（perilymph） 13

外伤性鼓膜穿孔（traumatic perforation of tympanic membrane） 94

微纹（striola of Werner） 26

韦伯试验（Weber test，WT） 31

未分化癌（undifferentiated carcinoma） 380

位觉斑（maculae staticae） 15

位置性眼震（positional nystagmus） 38

萎缩性咽炎（atrophic pharyngitis） 226

蜗窗（cochlear window） 10

蜗神经（cochlear nerve） 17

蜗水管外口（external aperture of cochlear aqueduct） 20

蜗性或迷路性耳硬化症（cochlear or labyrinthine otosclerosis） 59

蜗隐窝（cochlear recess） 14

蜗轴（modiolus） 14

无耳畸形（anotia） 41

吴氏鼻 - 鼻咽静脉丛（Woodruff's naso-nasopharyngeal venous plexus） 112

X

吸气性喘鸣（inspiratory stridor） 324

吸气性呼吸困难（inspiratory dyspnea） 324

习服（habituation） 86

下鼻道（inferior nasal meatus） 110

下鼻甲（inferior nasal concha） 110

下鼓室（hypotympanum） 9

下颌舌骨肌（mylohyoid muscles） 368

下颌下间隙（submandibular space） 367

下颌下淋巴结（submandibular lymph nodes） 371

下颌下三角（submandibular triangle） 365

先天性胆脂瘤（congenital cholesteatoma） 51

先天性耳前瘘管（congenital preauricular fistula） 43

先天性喉囊肿（congenital laryngeal cyst） 283

先天性喉蹼（congenital laryngeal web） 284

先天性喉软骨软化症（congenital laryngomalacia） 285

先天性喉下垂（congenital laryngoptosis） 285

先天性后鼻孔闭锁（congenital atresia of posterior naris） 132

先天性聋（congenital deafness） 69

先天性舌根囊肿（congenital cyst of root of tongue） 220

先天性声门下狭窄（congenital subglottic stenosis） 283

先天性声门下血管瘤（congenital subglottic hemangioma） 285

先天性遗传性聋（congenital genetic hearing loss） 79

纤维结构不良（fibrous dysplasia，FD） 182

纤维瘤（fibroma） 101

线粒体 DNA 遗传（mitochondrial DNA inheritance） 79

腺苷酸环化酶Ⅲ（adenylyl cyclase Ⅲ） 119

腺泡细胞癌（acinar cell carcinoma） 381

腺样囊性癌（adenoid cystic carcinoma） 381

腺样体肥大（adenoid vegetation） 232

腺样体面容（adenoid face） 232

响度（loudness） 21

响度匹配（loudness matching） 84

小儿喉痉挛（infantile laryngeal spasm） 301

小儿急性喉炎（acute laryngitis in children） 289

小耳畸形（microtia） 41

小角软骨（corniculate cartilage） 270

小角结节（corniculate tubercle） 270

楔状结节（cuneiform tubercle） 270

楔状软骨（cuneiform cartilage） 270

斜角肌间隙（scalene muscle space） 368

新生儿上颌骨骨髓炎（osteomyelitis of the jaw in neonate） 152

猩红热（febris rubra） 228

行波论（travelling wave theory） 24

性连锁遗传（X-linked inheritance） 79

胸导管（thoracic duct） 372

胸骨甲状肌（sternothyroid muscles） 368

胸骨舌骨肌（sternohyoid muscles） 368

胸声（chest voice） 338

胸锁乳突肌（sternocleidomastoid muscle） 368

胸锁乳突肌区（sternocleidomastoid region） 366

休克（shock） 303

许氏位（Schueller's position） 40

嗅沟（olfactory sulcus） 110

嗅觉感受细胞（olfactory receptor cells） 119

嗅裂（olfactory fissura） 110

嗅黏膜（olfactory mucosa） 116

嗅疲劳（olfactory fatigue） 120

嗅瓶试验（smell bottle test） 128

嗅球（olfactory bulb） 119

嗅神经（olfactory nerves） 112

嗅适应（olfactory adaptation） 120

嗅束（olfactory tract） 119

嗅丝（fila olfactoria） 119

嗅细胞（olfactory cell） 116

嗅腺（olfactory gland） 116

嗅阈检查（smell threshold test） 128

悬雍垂腭咽成形术（uvulopalatopharyngoplasty，UPPP） 252

旋转性眩晕（rotatory vertigo） 62

眩晕（vertigo） 62

血 - 迷路屏障（blood-labyrinth barrier） 77

血 - 脑屏障（blood-brain barrier） 77

血管结扎术（arterial ligation） 176

血管瘤（hemangioma） 101

血管纹（stria vascularis） 16

血管造影（angiography） 56

Y

压力流速曲线（pressure-flow curve） 127

牙根囊肿（dental root cyst） 168

牙源性囊肿（odontogenic cyst） 167

咽白喉（diphtheria fauci） 228

咽扁桃体（pharyngeal tonsil） 208

咽部异物（foreign bodies in pharynx） 255

咽鼓管（pharyngotympanic tube） 13

咽鼓管咽肌（salpingopharyngeal muscle） 211

咽鼓管咽口（pharyngeal opening of auditory tube） 208

咽后间隙（retropharyngeal space） 211

咽淋巴（lymph of pharynx） 212

咽淋巴环（pharyngeal lymphatic circle） 212

咽囊（pharyngeal pouch） 208

咽旁间隙（parapharyngeal space） 211

咽上缩肌（superior pharyngeal constrictor muscle） 210

咽峡（isthmus of fauces） 209

咽下缩肌（inferior pharyngeal constrictor muscle） 211

咽异感症（pharyngeal paraesthesia） 240

咽隐窝（pharyngeal recess） 208

咽运动障碍（motor disorders of pharynx） 242

咽中缩肌（middle pharyngeal constrictor muscle） 211

言语病理师（speech pathologist） 336

言语测听（speech audiometry） 35

言语识别阈（speech reception threshold，SRT） 35

言语训练（speech training） 72

岩部（petrous portion） 19

岩鼓裂（petrotympanic fissure） 18

岩浅大神经（greater petrosal nerve） 87

岩锥（petrous pyramid） 19

掩蔽（masking） 32

眼眶击出性骨折（orbital blow-out fracture） 160

眼球震颤（nystagmus） 37

眼震电图记录法（electronystagmography，ENG） 37

药物中毒性聋（pharmacologic ototoxic deafness） 73

移位性眩晕（translational vertigo） 62

遗传性出血性毛细血管扩张症（hereditary hemorrhagic telangiectasia，HHT） 174

遗传性感音神经性聋（hereditary sensorineural deafness） 79

遗传性聋（hereditary deafness） 70

乙状窦（sigmoid sulcus） 19

异位甲状腺（ectopic thyroid gland） 219

翼管神经（nerve of pterygoid canal） 112

癔症性聋（hysterical deafness） 69

癔症性失声（hysterical aphonia） 302

音叉（tuning fork） 30

音调（pitch） 21

音素平衡（phonetically balanced，PB） 35

音影曲线（shadow curve） 32

隐耳畸形（cryptotia） 41

硬腭（hard palate） 209

永久性听力阈移（permanent threshold shift，PTS） 75

右淋巴导管（right lymphatic ducts） 372

幼年型喉乳头状瘤（juvenile-onset laryngeal papilloma） 310

语后聋（postlingual deafness） 69

语前聋（prelingual deafness） 69

圆窗（round window） 10

圆柱瘤（cylindroma） 381

Z

暂时性听力阈移（temporary threshold shift，TTS） 75

噪声性聋（noise-induced hearing loss） 74

择区性颈清扫术（selective neck dissection） 383

诈聋（simulated deafness） 69

粘连性中耳炎（adhesive otitis media） 47

招风耳（protruding ear） 41

枕额位（occipital-frontal position） 129

枕淋巴结（occipital lymph nodes） 371

枕三角（occipital triangle） 366

真菌性鼻窦炎（fungal sinusitis，FS） 148

砧骨（incus） 11

砧骨窝（incudial fossa） 11

正电子发射断层扫描（positron emission tomography，PET） 84

支气管肺段（bronchopulmonary segments） 343

脂肪瘤（lipoma） 310

直接喉镜（direct laryngoscope） 280

质量声抗（mass reactance） 21

窒息（asphyxia） 303

中鼻甲（middle nasal concha）　110

中耳（middle ear）　9

中耳癌（cancer of middle ear）　103

中耳胆脂瘤（cholesteatoma of middle ear）　50

中鼓室（mesotympanum）　9

中阶（scala media）　14

中斜角肌（middle scalene muscle）　368

终顶（cupula terminalis）　15

舟状窝（scaphoid fossa）　7

周期（cycle）　21

助听器（hearing aid）　72

椎前间隙（prevertebral space）　211

椎前筋膜（prevertebral fascia）　367

锥隆起（pyramidal eminence）　11

姿势图（posturography）　38

籽软骨（sesamoid cartilage）　270

自发性耳声发射（spontaneous otoacoustic emission，
　SOAE）　36

自发性眼震（spontaneous nystagmus）　37

自身免疫性感音神经性聋（autoimmune sensorineural

hearing loss）　78

自身免疫性聋（autoimmune deafness）　71

自身免疫性内耳病（autoimmune inner-ear disease）　78

总鼻道（common nasal meatus）　110

总和电位（summating potential，SP）　36

综合征性遗传性聋（syndromic hereditary hearing loss）
　79

足板（footplate）　11

阻抗（impedance）　34

阻抗匹配作用（impedance matching）　23

阻塞性睡眠呼吸暂停低通气综合征（obstructive sleep
　apnea/hypopnea syndrome，OSAHS）　245

组织学耳硬化症（histologic otosclerosis）　59

最大刺激试验（maximum stimulation test，MST）　89

最轻持续炎症反应（minimally persistent inflammation）
　169

最小气味分辨阈（minimum identifiable odor，MIO）
　120

最小气味感受阈（minimum perceptible odor，MPO）
　120